中国轻工业"十四五"规划立项教材

高等职业教育健康管理专业教材

慢性非传染性疾病
健康管理

江 丹 宋 卉 主编

中国轻工业出版社

图书在版编目（CIP）数据

慢性非传染性疾病健康管理 / 江丹，宋卉主编 . —
北京：中国轻工业出版社，2022.2
ISBN 978-7-5184-3780-1

Ⅰ.①慢…　Ⅱ.①江…　②宋…　Ⅲ.①慢性病—防治
Ⅳ.①R4

中国版本图书馆 CIP 数据核字（2021）第 259662 号

责任编辑：江　娟　王　韧
策划编辑：江　娟　　　　　责任终审：劳国强　　封面设计：锋尚设计
版式设计：王超男　　　　　责任校对：宋绿叶　　责任监印：张　可

出版发行：中国轻工业出版社（北京东长安街 6 号，邮编：100740）
印　　刷：北京君升印刷有限公司
经　　销：各地新华书店
版　　次：2022 年 2 月第 1 版第 1 次印刷
开　　本：720×1000　1/16　印张：24.75
字　　数：470 千字
书　　号：ISBN 978-7-5184-3780-1　定价：56.00 元
邮购电话：010-65241695
发行电话：010-85119835　传真：85113293
网　　址：http://www.chlip.com.cn
Email：club@ chlip.com.cn
如发现图书残缺请与我社邮购联系调换
210946J2X101ZBW

本书编委会

主　编　江　丹　宋　卉

副主编　蔡　琳　牟红安　蔡枫瑜

编　者　蔡枫瑜（泉州医学高等专科学校）

　　　　　蔡　琳（广东食品药品职业学院）

　　　　　冯　娟（广东食品药品职业学院）

　　　　　郭音彤（广东食品药品职业学院）

　　　　　韩明飞（上海城建职业学院）

　　　　　胡　瑶（无锡卫生高等职业技术学校）

　　　　　黄佳玮（无锡卫生高等职业技术学校）

　　　　　江　丹（广东食品药品职业学院）

　　　　　李路浩（广州市越秀区登峰街社区卫生服务中心）

　　　　　刘晓丹（广东食品药品职业学院）

　　　　　鲁　海（广东食品药品职业学院）

　　　　　牟红安（上海城建职业学院）

　　　　　任雅清（广东食品药品职业学院）

　　　　　宋　卉（广东食品药品职业学院）

　　　　　王笑丹（广东食品药品职业学院）

　　　　　徐　溪（广州市天河区龙洞街社区卫生服务中心）

前　　言

第七次全国人口普查结果及相关数据显示，我国 60 岁及以上人口为 26402 万人，占比 18.70%；脑血管疾病、缺血性心脏病、慢性阻塞性肺疾病等慢性非传染性疾病是我国居民死亡的主要原因。党的十八届五中全会之后，以习近平同志为核心的党中央将"健康中国"提高到了国家战略高度，出台了《"健康中国 2030" 规划纲要》，指出群众健康将从医疗转向以预防为主，提高全民健康素养、降低慢病发病率，降低相关死亡率，从而不断提升全民健康水平，为实现"两个一百年"奋斗目标、实现中华民族伟大复兴的中国梦打下坚实的健康基础。

本教材以常见慢性非传染性疾病（以下简称"慢病"）的相关知识、危险因素、高危人群识别为学习基础，以常见慢性健康管理工作流程为主线，以学习情境建设为核心，通过真实案例的行动导向教学模式，根据健康信息收集、健康风险评估与分析、健康方案制定、健康效果评价等慢病管理步骤，全方面、全周期展现健康管理师的慢病工作内容。全书分为三个部分。模块一为慢病管理基础知识，主要介绍慢病管理的学科基础与相关知识，分为慢病管理概述、慢病心理学基础、慢病康复指导基础、慢病中医养生保健疗法、分级诊疗及社区慢病工作、慢病管理与健康保险 6 个内容。模块二为慢病管理分论，按照人体解剖结构的系统分类法，介绍呼吸系统、心脑血管系统、消化系统、内分泌代谢系统、骨关节系统、恶性肿瘤系统等最常见的慢病流行情况、症状、分型、诊断、并发症、用药指导，以及从生活方式、心理、病后康复、中医保健、三级医疗服务等多角度阐述每种慢病的健康管理要点。模块三为慢病健康管理综合实训，以最常见的 3 种慢病高血压、2 型糖尿病、超重与肥胖为例，介绍慢病健康管理的实训项目。

本教材是高等职业教育健康管理专业、老年保健与管理专业及预防医学专业学生的通用教材，也可为健康管理师、全科医师等从事慢病医疗工作者的实际工作参考用书。

鉴于本书涉猎范围较广，编者水平有限，错漏之处在所难免，恳请读者提出宝贵意见及建议，以便改进。

本书主编　江丹、宋卉

2021 年 12 月 29 日

目　　录

模块一　慢性非传染性疾病管理基础知识

模块二　慢性非传染性疾病管理分论

模块三　慢性非传染性疾病健康管理综合实训

模块一　慢性非传染性疾病管理基础知识

项目一　慢性非传染性疾病管理概述

任务一　慢病管理学的学科性质

【思维导图】

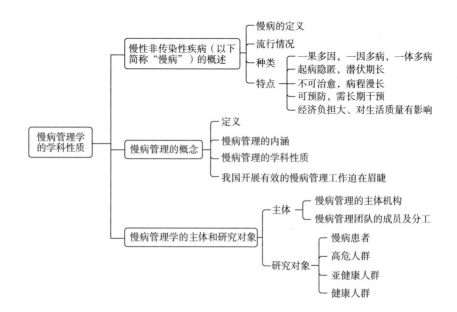

一、慢病的概述

（一）慢病的定义

慢性非传染性疾病（Noninfectious Chronic Disease，NCDs），简称慢病，是对起病隐匿、病程长且病情迁延不愈、病因复杂、有些尚未完全被确认疾病的概括性的总称。慢病是一种长期存在的疾病状态，表现为逐渐的或进行性的器官损害及功能减退，病程后期的致死率、致残率高，但不引起相互传染。

（二）慢病的流行情况

中华人民共和国成立后，国家安定团结，社会稳定发展。20世纪50年代我国死因顺位前五位分别是呼吸系统疾病、传染病、消化系统疾病、心脏病和脑血管疾病。改革开放40余年来，经济快速发展，人民生活水平不断地提高，医疗技术水平提高，尤其是一线城市医疗保健技术已达到国际先进水平。物质种类繁多、文化生活丰富，群众已不再满足于低层次的"吃饱""穿暖"，而更追求"吃好""穿美"，随之而来疾病谱也发生了巨大变化。20世纪80年代死因顺位的前五位已转变为心脏病、脑血管疾病、恶性肿瘤、呼吸系统疾病、消化系统疾病；2020年我国城市居民死因顺位前五位是恶性肿瘤、心脏病、脑血管病、呼吸系统疾病、损伤和中毒；农村居民死因顺位前五位是心脏病、脑血管病、恶性肿瘤、呼吸系统疾病、损伤和中毒。以上数据表明，近40年来慢病患病和死亡率逐渐增加，而感染性疾病和神经系统疾病的患病率和死亡率总体下降。

2020年国家卫生健康委员会组织中国疾病预防控制中心、国家癌症中心、国家心血管病中心开展了新一轮的中国居民慢病与营养监测，调查覆盖全国31个省（自治区、市）超过60万人数，发布了《中国居民营养与慢性病状况报告（2020年）》，指出我国18岁及以上居民高血压患病率为27.5%，糖尿病患病率为11.9%，高胆固醇血症患病率为8.2%，40岁及以上居民慢性阻塞性肺疾病患病率为13.6%，与2015年发布结果相比均有所上升。心脑血管疾病现患病人数2.9亿，其中脑卒中1300万，冠心病1100万，肺源性心脏病500万，心力衰竭450万，风湿性心脏病250万，先天性心脏病200万。居民癌症发病率为293.9人/10万人，仍呈上升趋势，肺癌和乳腺癌分别位居男、女性发病首位。

目前我国有70%的劳动人群有过劳死危险，76%的白领处于亚健康状态；有20%的慢病患者，人数已超过3亿人，占疾病总死亡率的86.6%，主要死因为心脑血管疾病、癌症、慢性呼吸道疾病。产生的医疗支出占疾病总负担的70%以上，庞大的医疗费用给个人、家庭和社会带来巨大的经济负担，也成为影响人民生活质量和制约预期寿命提高的重要因素，因此慢病管理刻不容缓。

（三）慢性非传染性疾病的种类

根据疾病ICD-10分类标准，按照器官系统分类，常见慢病主要包括以下疾病：

（1）呼吸系统疾病　慢性阻塞性肺病等。

（2）循环系统疾病　高血压、冠心病、脑血管疾病、血管性痴呆。

（3）消化系统疾病　慢性胃炎、消化性溃疡、脂肪肝。

（4）内分泌代谢疾病　糖尿病、痛风、血脂异常、肥胖症、骨质疏松症。

（5）慢性泌尿系统疾病　慢性肾功能不全。

（6）骨关节疾病　颈椎病、腰椎间盘突出症、老年性骨关节病。

（7）恶性肿瘤　肺癌、肝癌、胃癌、食道癌、结直肠癌、乳腺癌等肿瘤。

（8）精神和行为障碍　抑郁症、阿尔茨海默症。

慢病主要死因分别为心脑血管疾病、癌症、慢性呼吸系统疾病，占慢病死亡的79.4%，其中癌症死因顺位前五位为肺癌、肝癌、胃癌、食道癌、结直肠癌。其他主要死亡原因为内分泌代谢疾病、消化系统疾病、泌尿生殖系统疾病、神经系统疾病、精神疾病等。

（四）慢病的特点

慢病虽然各属不同的器官、系统，但是具有以下共同特性：

1. 一果多因，一因多病，一体多病

一果多因是指慢病由多种因素共同作用而导致。慢病发病原因复杂，与遗传有一定的关系，为多基因遗传病，但又是多种因素共同作用的结果。以糖尿病为例，与遗传因素、年龄、肥胖、胰岛素抵抗、生活行为方式、妊娠期糖尿病、压力、药物应激等皆相关，在以上多种因素的共同作用下发病。所以对糖尿病患者家族疾病谱分析发现，祖辈有糖尿病，父辈不一定全都患糖尿病，而孙辈也是部分患病。一因多病是指同一个危险因素可导致多种疾病。超重与肥胖既是糖尿病的危险因素，又是高脂血症、脂肪肝、冠心病的危险因素。一体多病是指一个患者常罹患多种慢病。例如高脂血症患者可能同时患有冠心病、高血压等疾病，原因是共同的危险因素使得几种相关的慢病发病风险增加，故能见到多种病都在一个患病个体上。

2. 起病隐匿，潜伏期长

慢病早期症状常无明显症状，或症状较轻，容易被忽略，直到器官损害明显，出现较明显的症状，甚至急性发作时才被发现。例如，因血糖的升高是逐渐的过程，许多糖尿病患者在确诊之前已有数年的糖调节受损史，因未检查或不重视而未确诊；部分患者因健康体检或因病就医检查时被发现；部分糖尿病患者因恶心、呕吐误以为是急性胃肠炎，到医院就医检查时，才被确诊为糖尿病酮症。中国卫生年鉴报告数据显示我国高血压人数已达2.45亿，糖尿病人数有1.21亿（占全球第一）；高脂血症人数1亿，超重或肥胖人数1.6亿~1.7亿，脂肪肝人数1.2亿。与高患病率相反的是，几乎所有的慢病知晓率、治疗率和控制率都较低。《中国心血管健康与疾病报告2020》指出高血压的总体患病率为33.5%，其中18岁以上人群高血压的知晓率、治疗率和控制率分别为51.6%、45.8%和

16.8%，且近年来慢病呈现年轻化趋势。

3. 不可治愈，病程漫长

因慢病病因复杂，无法进行病因治疗，一旦发病主要靠对症治疗，以减轻症状、延缓病程，预防并发症和伤残，提高生命质量为目的。且慢病的病程漫长，产生的进行性的器官损害及功能减退是逐渐的过程，且迁延不愈，为终身性疾病。例如，英国前瞻性糖尿病研究（UKPDS）指出 2 型糖尿病患病 5~10 年才会出现糖尿病周围神经病变，糖尿病肾病往往发生于糖尿病 10 年以上且血糖控制不佳者。因此，除了对症治疗降糖外，需要长期进行健康管理，提高患者依从性，延缓并发症的发生。

4. 可预防，需长期干预

在慢病发病危险因素中，遗传、年龄和性别为不可改变危险因素；而不合理膳食、缺乏运动、烟酒嗜好等不良生活方式，环境因素，滥用药物，超重或肥胖，精神因素等为可改变危险因素。通过对环境、生活方式、体质量等可改变危险因素进行干预，能够预防和延缓慢病发生。且危险因素的干预需要长期坚持，如能保持长期干预可延缓慢病 5~10 年发病，甚至不发病。例如，超重的糖调节受损者，减至理想体重以下可使血糖恢复正常；但如不注意坚持生活方式改变及保持体重稳定，体重很容易反弹，又出现血糖升高。

5. 经济负担大，对生活质量产生影响

慢病需要终身治疗，且随病情进展，并发症和合并症逐渐增多，多数需要反复住院，故慢病患者的平均医疗费用高，据统计我国慢病产生的医疗支出占疾病总负担的 70% 以上。晚期患者还可能丧失基本生活能力，产生抑郁、焦虑情绪，出现心身疾病，影响生活质量；生活失能者需要长期照护又产生医疗支出外的费用。因此，慢病健康管理刻不容缓。

二、慢病管理的概念

慢性非传染性疾病管理（Chronic Disease Management，CDM，以下简称慢病管理），是指通过对慢性非传染性疾病及其风险因素进行定期检测、连续监测、评估与综合干预管理的医学行为及过程，达到促进健康、延缓进程、减少并发症、降低致残率、提高生存质量、控制医药费用的目的。

（一）慢病管理内涵

慢病管理是将健康管理理念应用到慢病预防和控制中的一种综合的、一体化的保健体系，是指组织与慢病相关的人员，向慢病患者提供全面、主动、连续的管理，以达到促进健康、延缓慢病病程、预防慢病并发症、降低病残率、降低病死率、提高生活质量并降低医疗费用的科学管理模式。其特点是以人群为基础，以生物-心理-社会医学模式为出发点，把消除危险因素作为管理的首要任务，同时重视疾病的临床治疗、康复锻炼、并发症的预防及治疗，全面评估患者存在的健康问题，全方位、多视角为慢病患者提供卫生服务。主要内涵包括慢病早期筛查、慢病风险预测、慢病预警与综合干预，以及慢病人群的分级管理、慢病管理效果评价等，见图1-1。

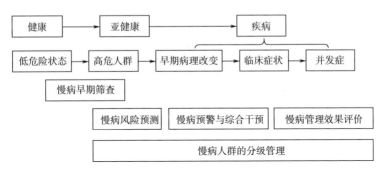

图1-1 疾病的健康管理

慢病管理是一个基于患者、医生、药师、护理人员和其他学科专业人员共同合作而建立的慢病防治模式，通过有针对性、系统的健康管理活动，使管理对象增加健康知识、纠正不健康的生活方式，消除或减轻影响健康的危险因素，坚持合理的药物治疗，以达到促进健康、延缓慢病进程、减少并发症、降低伤残率、提高生命质量的目的。

（二）慢病管理的学科性质

慢病管理学是一门综合学科，融合临床医学、管理学、预防医学、医疗保险等知识，运用管理学的知识，对慢病进行综合性管理，以达到良好控制和治疗慢病的科学。

慢病管理是健康管理的一个重要内容，不等同于传统的临床医学，慢病管理是将管理学的知识应用于常见慢病的预防与控制过程中形成的。目前，慢病的防治效果不太满意，这可能和临床医师独挑大梁、医护病人比不足的医患模式相关。根据国内外经验可知，慢病的管理工作不仅需要疾病相关专业的医学知识，更需要营养学、护理学、药学、心理学以及统计学、计算机信息系统、卫生经济学、人际沟通、环境保护等多个学科的共同参与，通力合作。从事慢病管理的专业人才不同于传统意义上的医师，需要多个学科的知识构架，通过高效的管理完成慢病防治工作。

（三）我国开展有效的慢病管理工作迫在眉睫

世界各国均非常重视慢病的管理工作，并通过此项工作降低了死亡率，减少了医疗费用的支出，在改善了患者的治疗效果的同时，也节约了社会资源。在健康管理方面投入1元，相当于减少3~6元医疗费用。如果加上由此产生的劳动生产率提高的回报，实际效益是投入的8倍。如芬兰推行的健康管理项目，将全国的心血管疾病死亡率从450人/10万人下降到约150人/10万人，下降至原来的

34%，效果显著。美国的实践也证明健康管理是提高国民健康水平的最为经济、有效的措施。

在短短 40 多年内我国经济、社会飞速发展，已经进入提高人力资本、提升全社会劳动生产率，实现人口红利从数量型向质量型的转换，并助力经济和综合国力持续健康发展的新阶段。与此阶段相对应的人口老龄化不断加快，居民经济收入、饮食习惯、生活方式的改变，使得国民身体素质发生巨大改变。《中国居民营养与慢性病状况报告（2020 年）》指出膳食结构不合理问题突出，膳食脂肪供能比持续上升，与 2015 年相比农村首次突破 30% 推荐上限，食用油、食用盐摄入量远高于推荐值，而水果、豆及豆制品、奶类消费量不足。儿童、青少年经常饮用含糖饮料问题已经凸显。15 岁以上人群吸烟率、成人 30 天内饮酒率超过四分之一，身体活动不足问题普遍存在。我国 18 岁及以上居民男性和女性的平均体重分别为 69.6kg 和 59kg，与 2015 年发布结果相比分别增加 3.4kg 和 1.7kg。城乡各年龄段居民超重率、肥胖率继续上升，成年居民超重率、肥胖率超过 50%，18 岁及以上居民超重率和肥胖率分别为 34.3%、16.4%。6～17 岁、6 岁以下儿童、青少年超重率、肥胖率分别达到 19%、10.4%，且呈现出上升速度较快的发展趋势。同时，疾病流行病学谱已从传染性疾病向慢性非传染性疾病转变，现有确诊慢病患者超过 3 亿人，所产生医疗费用的增长速度已经极大超过我国居民的承受能力。因此，开展有效的慢病管理工作迫在眉睫。

为了加强慢病的防控工作，除了形成三级预防体系之外，国家从政策层面上对慢病管理进行了倾斜。2016 下半年以来国家发布的政策《"健康中国 2030" 规划纲要》《国家慢性病综合防控示范区建设管理办法》和《中国防治慢性病中长期规划（2017—2025 年）》都对慢病管理防控做出了重要部署。《"健康中国 2030" 规划纲要》提出"共享共建、全民健康"的战略主题，以人民健康为中心，坚持以基层为重点，以改革创新为动力，坚持预防为主、防治结合的原则，中西医并重，把健康融入所有政策，聚焦重点人群，促进医疗以治病为中心向以健康为中心的转变，达到提高人民健康水平的目的。这是首次以国务院名义印发慢病防治规划，是今后 5～10 年做好慢病防治工作、提高居民健康期望寿命、推进健康中国建设的纲领性文件，是贯彻落实全国卫生与健康大会精神，努力全方位、全周期保障人民健康的重大举措，对于全面建设小康社会、推进健康中国建设具有重大意义。

三、慢病管理学的主体和研究对象

管理是人们在社会组织中为了实现预期的目标进行的以人为中心的协调活动，管理学则是系统研究管理活动的基本规律和一般方法的科学。慢病管理学是运用管理学的知识，对慢病进行综合性管理，以达到良好控制和治疗慢病的科学。管理科学包括管理主体、管理对象以及管理媒介三个方面。管理媒介是管主体通过某些方式方法对管理对象进行管理的工具。慢病管理可以理解为由主体、客体及支持性环境等要素之间的互动关系，是由人、场地、设备设施、信息等要素组成的一系列活动和措施的综合。

（一）慢病管理的主体

慢病管理的主体构成包括行政机构、医疗机构、慢病管理服务提供或活动组织机构，以及管理团队人员。机构主要指慢病健康管理与健康促进涉及的各级部门，包括卫生健康委员会、疾病预防控制中心、综合医院、社区卫生服务中心、食品药品监督管理部门等，担负着制定和完善慢病管理相关法律、规划、评价、考核、技术指导等职责任务。慢病管理团队人员包括医师、药剂师、营养师、康复治疗师、护理人员、心理咨询师、运动指导师、健康信息管理人员等多学科、多专业人员共同分工协作。慢病管理团队是慢病管理的基础，也是全面化管理的保证。

1. 健康管理师

健康管理师在团队的具体分工是健康信息采集、危险因素评估、随访管理、宣教等管理工作。此外，健康管理师是整个慢病管理团队的协调者，不仅协调管理不同人群，还需要协调团队成员，确保给予管理对象最适宜的健康管理方案。

2. 医师

医师是慢病管理团队的灵魂人物，是慢病管理团队重要的专业技术人员，尤其慢病诊治专家具有较高的权威性，包括专科医师、全科医师，也包括中、西医师。医师负责诊治患者、制订慢病管理计划、指导团队其他人员工作、指导患者自我管理技能，作为这个团队核心人员，可提高慢病防治效果，提高病患依从性。

3. 营养师

营养师是食物的专家，也是慢病管理团队的另一个重要角色。营养师根据管理对象具体情况，结合疾病状态，对管理对象进行营养评估，制订合理的营养方案，包括饮食方案制订、饮食操作指导等，为不同人群提供最恰当的膳食食谱，指出食物陷阱，降低危险因素，辅助治疗疾病。尤其是在慢性肾衰竭、肿瘤晚期、中风后遗症、糖尿病等疾病管理中，营养师已显示出越来越重要的地位。

4. 运动指导师

运动锻炼是生活方式干预的重要内容。运动指导师可以从专业角度评估不同人群心肺功能、平衡感、柔韧性等生理状态，判断其是否适合运动、适合哪种类型的运动，为其制订运动处方，评估运动效果。例如冠心病高危人群、稳定期的老年冠心病患者，运动处方就有很大差异。

5. 心理咨询师

慢病管理是一个漫长的过程，患者可能需要长期服药并配合各种治疗，容易心情低落，甚至对疾病治疗丧失信心，出现自暴自弃等抑郁行为。而有些患者在生活方式管理过程中预期过高，达不到预期效果，也会出现难以坚持的情况，针对不同人群如何进行心理疏导，以及如何判定心理问题的严重程度十分必要。因此，心理咨询师有着重要的作用。例如，肥胖症患者在减肥过程中容易出现失望、懈怠、报复性饮食等心理状态及情况，心理咨询师可以介入帮助患者的心理疏导，坚定减肥信念。

6. 药剂师

慢病患者往往因病情复杂需要服用多种药物，这些药物之间是否存在相互作用，怎样保证患者用药的正确性、依从性，需要个体化指导。药剂师可以指导慢病患者合理用药，指导服药方法、注意事项，核对药物的禁忌证，避免使用对病情有害的药物等。目前有些大医院已开展药理部门诊，药剂师对慢病患者提供个体化指导。

7. 护理人员

护理人员不仅是临床护理者，往往还是健康信息传递者、健康教育者、患者和家属的知心朋友、管理者和协调者。在慢病管理领域处于前哨阵地的位置，发挥着重要作用。慢病患者需要掌握一定的自我护理技能，如糖尿病患者需要掌握微机血糖仪的使用方法、胰岛素的注射技巧，同时需要护理人员指导其正确的操作技术。目前有些大医院已开展专科护理门诊，护理人员对慢病患者提供个体化护理服务。此外，在目前健康管理师缺乏的现状下，往往是护理人员发挥着多元化角色，承担着健康宣教、心理疏导和协调作用。

8. 康复治疗师

康复治疗师是在疾病的康复过程中，负责康复评定、制订康复治疗处方，进行功能恢复相关治疗，帮助患者更快更好地恢复身体功能的专家，并提供康复理疗咨询服务。康复治疗师包括物理治疗师、作业治疗师、言语治疗师、假肢矫形器治疗师、社会工作者等工作人员，也可以一人兼任多个工作项目。康复治疗师尤其在脑卒中后遗症、心脏康复、慢性颈肩关节疼痛和慢性疼痛等疾病领域起到非常重要的作用。

9. 健康信息管理人员

健康信息管理人员可以是专职人员，也可以由健康管理师兼任。信息化的慢病管理是未来发展的趋势，健康信息采集、危险因素评估、随访管理等工作都需要录入健康管理系统，健康信息管理人员需要建立、不断完善和更新数据库信息，保证人民的健康信息无缺失，以便医师、营养师、康复治疗师等其他团队成员能随时查看病患人群资料。此外健康信息的收集有利于行政部门收集数据、统计分析，了解全民的健康状况。

（二）慢病管理的对象

仅对慢病患者进行管理，并不能达到慢病管理的总目标。慢病管理应当延伸到高危人群和一般人群的管理。与传统临床医疗工作对象为患病人群，被动等待患者就医的情况不同，在

健康管理的
服务对象

健康管理模式下，慢病管理不仅面向患者，还包括高危人群、亚健康人群和健康人群。慢病管理以预防医学理论为基础，提出早期干预，以有效控制危险因素为方法，提升健康服务能力为手段，是"预防为主、防治结合"的思路转变，这也是符合《"健康中国2030"规划纲要》的卫生与健康工作方针。另外，人是社会性生物，其饮食习惯、行为方式、心理等均与所处的社会环境有关，改变人的行为方式亦需要社会环境的支持，所以，慢病管理工作中不能忽视社会环境对慢病患者及高危人群的影响。

1. 慢病患者

慢病患者又称已确诊慢性病的人群，在治疗疾病的同时，患者更需要在生活和行为方式上进行全面改善，监测危险因素，降低疾病风险水平，延缓疾病进展和并发症发生，提高生活质量。对于病情相对稳定、无严重并发症的患病人群，健康管理团队需要为其制订治疗方案，同时指导患者积极参与自身管理，改善不良生活方式，正确用药，保持心理平衡，促进功能康复，定期随访，提高生活质量。对于病情不稳定或已发生并发症的患病人群，则应以专科医师为主，全科医师、健康管理师为辅，健康管理的目的为延缓疾病进程，减少致残率和致死率。

2. 高危人群

高危人群是已有明显高危倾向并需要立即改善健康状况的群体。需要定期监测健康和疾病危险，密切监控危险因素，降低风险，及时采取干预措施，预防慢病的发生。对高危人群，健康管理团队应定期筛查，通过健康信息收集、健康风险评估，为其找出个体的危险因素，进行生活方式指导，特别是饮食指导和运动指导，降低健康风险水平，预防慢病发生。

3. 亚健康人群

亚健康是指人的机体虽然无明显的疾病，但呈现活力降低、适应性减退的一种生理状态，机体各系统的生理功能和代谢过程低下的状态。亚健康是介于健康与疾病之间的一种生理功能降低的状态。对于亚健康人群，通过定期进行健康风险评估及健康指导，制订健康改善计划，及时疾病预警，尽量使该群体恢复健康状态。

4. 健康人群

对于健康人群，健康管理团队通过开展合理的营养指导、运动指导、戒烟限酒、心理平衡、充足睡眠等内容的健康教育，提高慢病预防知识；同时，为该群体创建良好的健康环境，使健康人保持良好的生活和行为方式，加强自我健康管理，保持低风险水平，尽享健康人生。

任务二　慢病管理的主要内容

【思维导图】

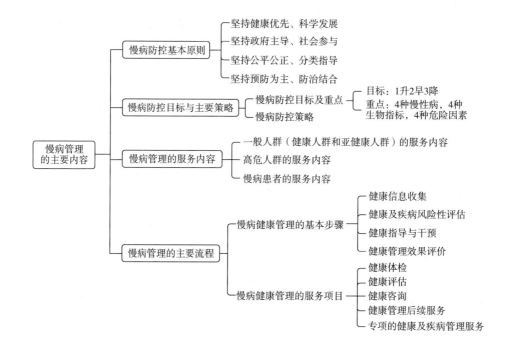

一、慢病防控基本原则

根据《"健康中国2030"规划纲要》遵循的原则，以提高全民健康素养、实现国民健康长寿为目标，慢病防控应遵循以下基本原则。

（一）坚持健康优先、科学发展

把健康摆在优先发展的战略地位，立足国情，将促进健康的理念融入公共政策制定实施的全过程，加快形成有利于健康的生活方式、生态环境和经济社会发展模式，实现健康与经济社会良性协调发展；推动健康服务领域从规模扩张的粗放型发展转变到质量效益提升的绿色集约式发展。同时，推动中医药和西医药相互补充、协调发展，提升健康服务水平。

（二）坚持政府主导、社会参与

坚持政府主导，发挥市场机制作用，深化医药卫生体制改革。逐步建立各级政府主导、相关部门密切配合的跨部门慢病防治协调机制，健全疾病预防控制机构、基层医疗卫生机构和医院分工合作的慢病综合防治工作体系。动员社会力量和群众广泛参与，发挥科技创新和信息化的引领支撑作用，形成有中国特色、促

12

进全民健康的制度体系，营造"共建共享"，有利于慢病防治的社会环境。

（三）坚持公平公正、分类指导

以农村和基层为重点，推动健康领域基本公共服务均等化，维护基本医疗卫生服务的公益性。在初步阶段，可充分考虑不同地区社会经济发展水平和慢病及其危险因素流行程度，制定适合不同区域的具体防治目标和控制策略；同时关注弱势群体和流动人口，提高慢病防治的可及性、公平性和防治效果。慢病管理发展阶段，应逐步缩小城乡、地区、人群间基本健康服务和健康水平的差异，实现全民健康覆盖，促进社会公平。

（四）坚持预防为主、防治结合

坚持预防为主、防治结合、中西医并重，转变服务模式，构建整合型医疗卫生服务体系。以城乡全体居民为服务对象，以控制慢病危险因素为干预重点，以健康教育、健康促进和患者管理为主要手段，利用新媒体拓展健康教育；强化基层医疗卫生机构的防治作用，加快医联体融合，形成有效的帮扶关系，促进预防、干预、治疗三者的有机结合。

二、慢病防控目标与主要策略

（一）慢病防控目标

慢病防控目标被归纳总结为"1升、2早、3降"。"1升"为努力提升居民健康行为水平；"2早"即对高血压、糖尿病、恶性肿瘤以及其他重大慢性疾病努力做早诊断、早治疗；"3降"为努力降低重大慢性疾病的发病率、病死率、病残率。

防控重点为4-4-4。第一个4为4种慢性病，即心脑血管疾病、糖尿病、恶性肿瘤、慢性呼吸系统疾病；第二个4为4种主要生物指标，即血压升高、血糖升高、血脂异常、超重和肥胖；第三个4为4种危险行为，即使用烟草、膳食不合理、身体活动不足、饮酒过量。

（二）慢病防治策略

慢病防治策略主要针对不同人群，分别采用最适宜的手段，实施不同内容的预防干预和管理。即面向3个人群（一般人群、高危人群、患病人群）、关注3个环节（控制危险因素、早诊早治、规范性治疗）和运用3种手段（健康促进、健康管理、疾病管理）进行预防干预和管理的策略。

三、慢病管理的服务内容

（一）一般人群

一般人群包括健康人群和亚健康人群，健康指导与干预的主要措施是健康教育，包括在一般人群中宣传慢病的定义、症状、诊断、常见并发症、危险因素等防治知识；提倡合理膳食、控制体重、适量运动、限盐、戒烟、限酒、心理平衡的健康生活方式，以降低慢病的发病率。

（二）高危人群

高危人群是慢病管理的重点人群。在高危人群中开展慢病筛查，一旦发现早期患者，应及早实行干预，以降低慢病的发病率，主要措施包括定期体检、生活方式干预、健康教育等。高危人群的健康教育要有目的性，对不同慢病的高危人群进行相应的生活方式指导，以达到预防慢病的目的。

（三）慢病患者

慢病患者的健康管理主要是健康教育、自我管理指导、生活方式指导与随访管理，包括初诊患者和并发症患者。健康教育除了一般人群的相关内容外，还需要进行用药知识指导；自我管理指导包括家用监测仪器使用，生活方式指导及记录；对已确诊的慢病患者纳入慢病管理，了解患者服药情况，填写随访记录单，分类管理；对慢病患者定期随访，监测相关指标，发现问题及时转诊。

按照《国家基本公共卫生服务规范》（2017年），高血压、糖尿病等慢病健康管理的服务内容如下：

1. 筛查和渠道

对辖区内35岁及以上常住居民，每年为其免费测量一次血压（非同日三次测量）。对工作中发现的2型糖尿病高危人群进行有针对性的健康教育，建议其每年至少测量1次空腹血糖（FBG），并接受医务人员的健康指导。通过机会性筛查、健康体检、重点人群筛查等途径发现慢病患者。推行首诊测压，每年首次到乡镇卫生院、社区卫生中心/站就诊时必须测量血压。

2. 随访评估

将已确诊的慢病患者纳入健康管理，定期随访血压、血糖、体重、腰围等，检查足背动脉搏动，并评估是否存在危急重症情况，是否需要转诊，对于紧急转诊者，应在2周内主动随访转诊情况。若不需紧急转诊，询问上次随访到此次随访期间的症状，患者患病情况和生活方式，包括心脑血管疾病、吸烟、饮酒、运动、主食摄入情况等。了解患者服药情况，填写随访记录单。

3. 分类管理

对所有患者进行有针对性的健康教育，与患者一起制订生活方式改进目标并在下一次随访时评估进展。告诉患者出现哪些异常时应立即就诊。对控制满意、不满意、出现不良反应或新的并发症者应分类管理。

（1）控制满意：病情控制满意，无药物不良反应、无新发并发症或原有并发症无加重的患者，预约下一次随访时间。

（2）对第一次出现病情控制不满意，或出现药物不良反应的患者，结合其服药依从性，必要时增加现用药物剂量，更换或增加不同种类的降压药物，2周内随访。

（3）对连续两次出现控制不满意或药物不良反应难以控制以及出现新的并发症或原有并发症加重的患者，建议其转诊到上级医院，2周内主动随访转诊情况。

4. 慢病健康体检

对所有慢病患者，建议每年进行 1 次较全面的健康检查，可与随访相结合。内容包括体温、脉搏、呼吸、血压、身高、体重、腰围、皮肤、浅表淋巴结、心脏、肺部、腹部等常规体格检查，并对口腔、视力、听力和运动功能等进行判断。具体内容参照《居民健康档案管理服务规范》健康体检表。

四、慢病管理的主要流程

（一）慢病健康管理的基本步骤

1. 健康信息收集

只有全面了解个人的健康状况，才能有效地维护个人的健康。个人健康信息包括基本健康资料、一般情况、生活方式状况、体格检查及量表、实验室检查和辅助检查等内容。

健康管理师
工作流程

（1）基本健康资料　对于首次就诊者，需收集姓名、性别、年龄、出生日期、身份证号码（其他证件）、文化程度、婚姻状况、职业、工作单位、详细住址、医疗费用支付方式、经济状况、家庭成员、本人电话、联系人姓名、联系人电话、信息提供者等基本资料。

（2）一般情况　主要指目前健康状况、现病史和症状、既往史、个人史、婚育史、药物及食物过敏史、职业性毒物接触史；家族成员健康状况、慢病家族史、一般心理状况。女性还要了解月经史。

了解患者对保健知识的需求，对定期体检的态度、对慢病的康复信心以及情绪状态。一般而言对保健知识需求高的患者依从性较好，能积极地定期体检，疾病控制及愈后都较好。

（3）生活方式状况　包括膳食情况，如饮食是否规律、荤素辛辣喜好、油盐糖嗜好、烹饪喜好、零食嗜好；身体活动包括交通方式、家务劳动、运动锻炼情况；吸烟量、频率及时间；饮酒史，如饮酒类型、饮酒量及时间；睡眠状况；饮水情况，如饮用自来水、净化过滤水、河水、塘水或井水；厨房排风设施及燃料类型；居住情况，如室内及小区环境情况。

居住环境对罹患慢病部分失能患者有很大的影响，例如脑卒中后遗症偏瘫的老年患者，如果居住在无电梯的高层，则可能因外出不便利导致无法康复锻炼，甚至无法做到保证充足的日晒时间，不利于病后社区康复，甚至发生骨质疏松症等情况。

（4）体格检查及量表　体温、血压、心率、身高、体重、身体质量指数（BMI）、腰围、臀围、腰臀比、皮肤、浅表淋巴结、心脏、肺部、腹部等常规体格检查，并对口腔、视力、听力和运动功能等检查。填写基本心理量表，判断气质、性格、行为类型，了解个性特征及心理健康状况，评估心理状况，如有特殊心理状况者，应使用焦虑、抑郁量表筛查。

（5）实验室检查和辅助检查　包括血常规、尿常规、肝功能（血清谷草转氨酶、血清谷丙转氨酶和总胆红素）、肾功能（血清肌酐和血尿素）、空腹血糖、血脂（总胆固醇、甘油三酯、低密度脂蛋白胆固醇、高密度脂蛋白胆固醇）、心电图和腹部 B 超（肝胆胰脾）以及相关疾病特殊检查项目。

2. 健康及疾病风险性评估

健康及疾病风险性评估是根据所收集的个人健康信息，对个人的健康状况及未来患病或死亡的危险性用数学模型进行量化评估，对调查者进行归类及罹患其他慢病风险预测。通过健康评估，区分一般人群、高危人群、疾病人群以及并发症人群。疾病风险性评估预测罹患其他慢病的风险评估，例如缺血性心血管疾病10年发病风险评估、高血压患者心血管危险分层与评估、血脂异常者动脉粥样硬化性心血管疾病（ASCVD）危险评估等。

按照疾病轻重缓急、治疗难易度分级管理十分必要，不同级别医疗机构承担不同疾病状况的治疗，实现基层首诊和双向转诊，有效利用卫生资源，做好疾病防控和管理。

3. 健康指导与干预

在健康风险评估的基础上，制订个体和群体健康计划。其主要目的是帮助个体综合认识健康风险，改变危险因素，提出健康改善目标，慢病管理团队制定药物干预方案和个体化的健康干预措施，控制健康危险因素，实现个人健康计划的目标。需要注意的是健康管理团队制订的方案需征得患者的同意及家属的支持，有利于提高依从性，从而可以从多方面帮助个人实现健康管理目的。群体健康计划是以疾病为单位，针对不同患病人群的健康指导，鼓励患者主动发现危险因素、纠正不健康的行为和习惯，达到防控慢病的目的。

4. 健康管理效果评价

通过健康指导与干预，健康管理团队应定期随访。一般人群、高危人群的随访工作以健康管理师为主，疾病人群应以全科医师为主，并发症人群则以专科医师为主，根据不同的慢病随访要求对健康管理效果进行评估，判断健康改善计划是否达标，以及制订下一阶段的健康管理计划。

在健康管理的过程中，如发现有病情加重、紧急情况、新的并发症等出现，健康管理师应立即请全科医师协助，判断被管理者的状况，必要时立即转诊。如患者病情稳定，可转入社区随访管理及康复治疗，有效利用卫生资源，做好疾病防控和管理。

（二）慢病健康管理的服务项目

慢病健康管理的服务项目包括健康体检、健康评估、健康咨询、健康管理后续服务、专项的健康及疾病管理服务。

1. 健康体检

健康体检是以人群的健康需求为基础，按照早发现、早干预的原则来选定体检的项目，检查的结果对后期的健康干预有明确的指导意义。健康体检项目可以根据个人的年龄、性别、工作环境等进行调整。

2. 健康评估

通过分析个人健康史、家族史、生活方式、心理因素等资料，为服务对象提供健康评估报告，包括个人体检报告、总体健康评估报告、疾病风险报告等。

3. 健康咨询

健康管理师通过电话或网络与个人进行沟通，解释健康信息，解释健康评估结果及其对健康的影响，制订个人健康管理计划，制订随访计划等。

4. 健康管理后续服务

跟踪随访服务对象健康管理计划的实现状况、主要的危险因素改变情况，必要时提供健康指导、健康教育、心理疏导等。组织患者成立互助小组、病友群等，定期推送健康信息、专家讲座、经验介绍等。

5. 专项的健康及疾病管理服务

对慢病患者，可选择针对特定疾病或危险因素的服务，如糖尿病健康管理、心血管疾病及相关危险因素管理、精神压力缓解、戒烟、运动、膳食咨询等。对未患病的个体，可选择的服务有健康教育、疾病高危人群筛查、改善生活方式的指导等。

综上所述，慢病健康管理的主要流程如图 1-2 所示。

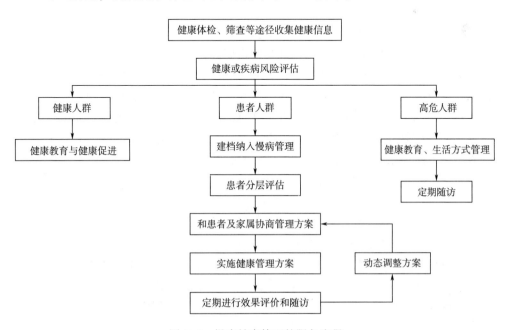

图 1-2 慢病健康管理的服务流程

任务三　慢病健康管理的干预策略

【思维导图】

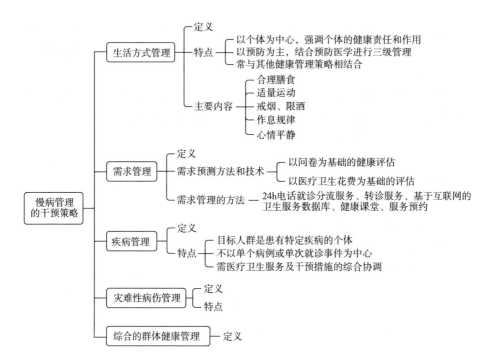

慢病健康管理的服务对象是全人群，面向健康人群、亚健康人群、各种慢病患者，开展针对常见慢病的健康管理与促进服务，服务内容包括医疗的和非医疗的健康管理与促进服务。医疗的健康管理与促进服务主要针对躯体疾病治疗、身体功能恢复等患病与康复期人群，包括疾病管理、残疾人群康复管理、灾难性病伤管理等干预手段，以提供中西医技术并重的健康管理与促进为主；非医疗的健康管理与促进服务主要是指面向全人群，重点是健康人群、亚健康人群的生活方式管理、就医需求管理、养生保健、健康教育等内容的干预手段，以控制健康危险因素为核心，体现三级预防并举策略。

一、生活方式管理

生活方式与健康最为密切相关，高血压、冠心病、脑卒中、糖尿病、恶性肿瘤等常见慢病，与吸烟、饮酒、不健康饮食、缺乏身体活动等不良的生活方式有关，往往存在一因多果、一果多因、多因多果、互为因果，各种危险因素与慢病之间的内在关系已基本明确。

1. 生活方式管理的定义

生活方式管理是指以个人或自我为核心的卫生保健活动，强调个人选择行为方式的重要性。通过健康促进技术，比如行为纠正和健康教育，来促进个体和人群远离不良行为，减少健康危险因素对健康的损害，预防疾病，改善健康。膳食、身体活动、吸烟、饮酒、精神压力等是目前生活方式管理的重点。

2. 生活方式管理的特点

（1）以个体为中心，强调个体的健康责任和作用。选择什么样的生活方式纯属个人意愿和行为。往往当不良生活方式引起疾病甚至更加严重的状态时，人们才可能意识到需要改变。另外，生活方式管理是一个漫长的过程，健康管理师的作用是纠正其不良的生活方式，而改变的主体还是需要被管理者本人接受、遵守，因此应当强调个人对健康的责任，而不是完全依靠外力完成生活方式改变。

（2）以预防为主，结合预防医学进行三级管理。预防是生活方式管理的核心，不仅在于预防疾病的发生，还在于逆转或延缓疾病的进程。因此，应针对每个慢病个体和群体的发病特点，结合预防医学进行三级管理，可获得生活方式干预的最佳效果。

（3）常与其他健康管理策略相结合。对于慢病生活方式管理常与疾病管理、综合的群体健康管理相结合，协同作用，达到最好的效果。

3. 生活方式管理的主要内容

（1）合理膳食　指提倡能提供全面、均衡营养的膳食，食物多样，才能满足人体各种营养需求，达到营养平衡、促进健康的目的。《中国居民膳食指南》可作为权威的指导，详见项目十任务五"肥胖症的健康管理"。

（2）适量运动　根据不同年龄、不同身体状况，推荐适合的运动方式和运动量。例如健康成年人每周至少进行 3 次中等强度运动，每次运动 30 分钟以上，运动以不疲劳为度；而冠心病患者则应在运动前评估是否存在禁忌证，运动强度以不引起心脏不适为度。

（3）戒烟、限酒　30 年来我国的烟草相关死亡率大幅度增长，中国成为世界上最大的烟草消费国。中国戒烟率非常低，只有 11% 吸烟者成功戒烟，82% 吸烟者从未考虑戒烟，估计 72% 的非吸烟者包括 180 万名儿童暴露于二手烟。男性中归因于吸烟的主要死亡原因为肺癌，女性中归因于吸烟的主要死亡原因为慢性阻塞性肺疾病。长期大量饮酒会导致酒精性脂肪肝、冠心病、高血压、肥胖症等各种慢性并发症。对吸烟者的健康宣教重点是宣传吸烟有害健康，任何时候戒烟都不晚，对身体有好处；饮酒不宜过量，严禁酗酒，建议成年男性一天饮用的酒精量不超过 25 克、女性不超过 15 克，尽可能喝低度酒。

（4）规律作息　睡眠时间的规律性，远比实际睡觉或起床时间重要，规律作息，形成生物钟，保证良好的睡眠，对于消除疲劳、恢复身体机能、提高免疫能力有着积极的作用。健康管理的目的是指出作息问题，促进良好的作息习惯。

（5）心理平衡　心理平衡是指能恰当地评价自己、应对日常生活压力、有效率地工作和学习、对家庭和社会有所贡献的良好状态。通过运动锻炼、中医养生保健等方式调节自身情绪和行为，心理咨询和诊治等方法能使得不良心理状态获得解决。

实践证明行为改变绝非易事，形成习惯并终身坚持是健康行为改变的终极目标。

二、需求管理

（一）需求管理的定义

需求管理包括自我保健服务和人群就诊分流服务，帮助人们更好地使用医疗服务和管理自己的健康。需求管理是通过帮助消费者维护自身健康和寻求恰当的卫生服务，控制卫生成本，促进卫生服务的合理利用。需求管理的目标是减少昂贵的、临床非必须的医疗服务，同时改善人群的健康状况，常用手段包括：寻求手术的替代疗法、帮助病人减少潜在危险因素并采纳健康的生活方式、鼓励自我保健和干预等。卫生服务消费需求的主要因素包括患病率、感知到的需要、病人偏好、健康因素以外的动机。

（二）需求预测方法和技术

（1）以问卷为基础的健康评估　以健康和疾病风险评估为代表，通过综合性的问卷和一定的评估技术，预测未来的一定时间内个人的患病风险，以及谁将是卫生服务的主要利用者。

（2）以医疗卫生花费为基础的评估　分析已经发生的医疗卫生费用，预测未来的医疗花费。

（三）需求管理的方法

需求管理常见的方法有：24小时电话就诊分流服务、转诊服务、基于互联网的卫生服务数据库、健康课堂、服务预约等。

三、疾病管理

（一）疾病管理的定义

疾病管理是指为慢病患者提供相关的医疗保健服务，在医疗卫生服务系统中为病人协调医疗资源。一般包括患者确认过程、循证实践指导、医生与服务提供者协调运作、患者自我健康教育、过程与结构的评价与管理、定期报告与反馈等。

疾病管理更强调患者自我管理的重要性，对于慢病每个人都是"自我健康的CEO"，在慢病管理团队的跟踪服务下，患者自我监测相关指标并记录，例如糖尿病患者微机血糖仪自我监测，高血压患者使用电子血压计自测血压；同时坚持改善自己的行为，如坚持遵医嘱服药、合理饮食以及症状检测等。患者必须及时、定期与管理团队交流自己的疾病状态。有研究显示慢病患者接受自我管理自身疾病的健康教育后，降低了重复看病的频率。

（二）疾病管理的特点

疾病管理具有下列特点：①目标人群是患有特定疾病的个体；②不以单个病例或单次就诊事件为中心，而关注个体或群体连续性的健康状况与生活质量，这是疾病管理与传统的单个疾病管理的区别；③医疗卫生服务及干预措施的综合协调至关重要。疾病管理强调利用循证医学来指导和增强个人能力，预防疾病恶化，以患者健康状况改善为基本衡量标准，来评价管理的临床效果、社会效益和经济效益。

四、灾难性病伤管理

（一）灾难性病伤管理的定义

灾难性病伤管理是疾病管理的一个特殊类型。"灾难性"是指对健康的危害十分严重，或者造成的医疗卫生花费巨大，常见于肿瘤、肾衰、器官移植、脑损伤等情形。灾难性病伤管理比较少见，其发生和结果都是难以预知的，往往需要长期复杂的医疗卫生服务，服务的可及性受家庭、经济、保险等方面影响较大。灾难性病伤管理要求高度专业化的疾病管理，通过综合利用患者和家属教育，患者自我保健选择和多学科小组的管理，使医疗上需求复杂的患者能在临床、花费和心理上获得最优化结果。

（二）灾难性病伤管理的特点

灾难性病伤管理项目具有下列特点：①转诊及时；②综合考虑各种因素，制订出适宜的医疗服务计划；③具备一支多学科多专业的服务队伍，能够有效应对可能出现的多种医疗状况；④最大限度地帮助病人进行自我管理；⑤患者及家属满意。对于慢病而言，灾难性病伤管理更多的情况可能是在急性并发症发作时的应对措施，例如紧急转诊，是否开通医联体绿色通道，保证最有效率的医疗卫生服务。

五、综合的群体健康管理

综合的群体健康管理通过协调和组合不同的健康管理策略来对个体或群体提供更为全面的健康管理服务。不同组合的综合群体健康管理策略都体现了以健康需求为中心的思想。例如企业要对员工进行需求管理，保险机构和医疗服务机构要开展疾病管理，也可以将不同慢病种类纳入群体健康管理，此法有的放矢，按需求、按病种管理。

任务四　慢病管理的模式

【思维导图】

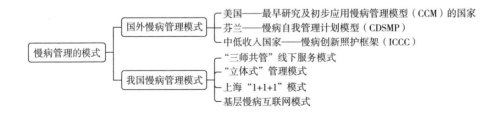

一、国外慢病管理模式

国外对慢病管理模式的探索起步较早，下面介绍美国等国家对慢病的管理模式。

（一）美国——最早研究及初步应用慢病管理模型（CCM）的国家

20世纪70~90年代是美国慢病发病的高峰期，为了降低过快增长的医疗费用，美国应用慢病管理模型动员政府、医护人员、患者均参与到管理活动当中，把慢病管理工作作为公共卫生服务重点投入的项目。通过优化医疗资源的配置，增强全民健康意识，满足慢病患者的健康需求，取得了慢病发病率下降、延缓并发症的发生、降低医疗支出的成效。

近年来，美国将信息技术应用到慢病管理领域，在CCM基础上构建出以家庭为基础的慢病远程管理模式，建立患者专项档案，实时监测数据，及时调整治疗方案。通过远程网络的系统管理，使得慢病患者的生活及行为方式得到极大改善，慢病的发病率、病死率、致残率明显降低，从而达到促进健康、提高生活质量的目的。

（二）芬兰——慢病自我管理计划模型（CDSMP）

20世纪70年代开始，芬兰开启了慢病自我管理计划模型。该模式重点干预和管理慢病患者饮食、行为习惯、锻炼强度、心理变化、疾病病程等因素，并分析疾病相关的资料，传播健康知识。通过CDSMP模型，改善了人群健康状况，让患者逐步实现自我管理，显著降低了医疗费用，延缓慢病并发症的发展，达到了国民生命质量提高的成效。这种模式不仅改善了人群健康状况，极大提高了其生命质量，而且还得到了WHO的高度赞赏，澳大利亚及欧洲、亚洲各国得到广泛应用，并向全世界各国推广。

（三）中低等收入国家——慢病创新照护框架（ICCC）

WHO提出ICCC更适合中低等收入国家的慢病创新照护框架。该模型结合了CCM、CDSMP管理模型对某些要素进行调整，强调政府及政策的支持，增加经费培养全科医生，以慢病患者为重点签约对象，开展签约服务，对签约慢病患者及家庭成员提供基本诊疗服务、相关随访、健康教育等。ICCC 模型以预防为重点，为慢病患者提供一体化、综合化的管理，增强自主管理意识及自我管理技能，从根本上实现初级卫生保健工作的目标。

二、我国慢病管理模式

（一）"三师共管"线下服务模式

自 2012 年起福建省厦门市通过不断探索，创新建立"大医院专科医生+基层家庭全科医生+健康管理师"共同服务的"三师共管"线下服务模式。该模式从大医院门诊量比例较高的慢病入手，以两大慢病（高血压、糖尿病）为切入点，推行"三师共管"家庭医生签约服务，优先为慢病患者、老年人等重点人群提供以"多快好省"为品牌特点的优质服务，并以奖励性绩效考核为手段，对家庭医生团队人员进行多方面激励，形成"三师"利益共同体，柔性地引导和推动优质医疗资源和患者向基层"双下沉"。

（二）"立体式"管理模式

近年来我国已经形成了以三级医院为指导、以社区卫生服务中心为中心、以社区卫生服务站为基础的慢病三级预防体系。然而在大部分基层医疗单位，管理形式依然比较单一，对患者的慢病管理能力较为缺乏，因此中华中医药学会已经在部分基层中医医院率先探索"立体式"的科学管理模式，为患者提供全面、连续、主动的管理，以达到促进健康、延缓慢病进程、减少并发症、延长寿命、提高生活质量等全方位多角度的健康服务。

（三）上海"1+1+1"模式

2016 年上海在社区卫生服务综合改革中，推出"1+1+1"签约服务试点。即居民根据自愿，在与家庭医生签约的基础上，可再选择 1 家区级和 1 家市级医院签约。试点优先满足 60 岁以上老年人与慢病居民的签约需求，再逐步扩大，签约居民通过家庭医生，可以优先预约就诊，帮助患者及时转诊到大医院，找到合适的医生，还可以享受慢病长处方（从 1~2 周配药量扩大到 1~2 个月）、延伸处方（在社区延续上级医院的处方）等便利服务。目前，上海市"1+1+1"医疗机构组合签约人数已超 500 万名，其中 60 岁及以上老年人 322 万名，已签约居民中 72%在"1+1+1"签约医疗机构组合内就诊，在签约社区卫生服务中心就诊比例达到 50%。广州医疗模式与上海医疗模式类似。

（四）基层慢病互联网模式

互联网在排队叫号、检查报告、一站式结算、诊后随访等就医流程中带来了巨大的改变。慢病管理信息化企业通过与基层医疗机构的广泛合作，可以为慢病患者提供包括体检、诊断、电子病历、专家咨询、药物配送等全流程的慢病管理服务，同时结合线下医院、药房和体检中心等，形成闭环的服务模式。

　　此外，国内还有以药房为中心的线上线下融合管理模式，以及基于移动医疗APP 和可穿戴设备的纯粹线上管理模式等。虽然现在慢病的患病率仍逐年升高，患病人群总数庞大，很多人的健康意识依旧缺乏，但值得庆幸的是，我们正在为改善这种状况做出努力，也取得了一定的成绩。《"健康中国 2030"规划纲要》提出了全面提升中华民族健康素质，实现人民健康与经济社会协调发展的国家战略，相信通过广大医务人员、健康管理工作者的共同努力，人们也会更加注重健康，慢病防控工作也将步入一个新台阶。

参考文献

　　[1]刘国莲．社区常见慢性病预防与管理指南[M]．银川:宁夏人民出版社,2015.

　　[2]国务院新闻办．中国居民营养与慢性病状况报告（2020 年）[EB/OL]．http://www.gov.cn/xinwen/2020-12/24/content_5572983.htm

　　[3]王德,殷潇凡,谢正,等．健康中国行动实施精准解读[M]．上海:上海交通大学出版社,2021.

　　[4]中共中央国务院．"健康中国 2030"规划纲要[EB/OL]．http://www.gov.cn/xinwen/2016-10/25/content_5124174.htm

　　[5]宋卉,刘华．健康管理概览[M]．北京:中国轻工业出版社,2020.

　　[6]中华人民共和国国家卫生和计划生育委员会．国家卫生计生委关于印发《国家基本公共卫生服务规范(第三版)》的通知[Z].2021-04-12.

　　[7]中国心血管健康与疾病报告编写组．中国心血管健康与疾病报告 2020 概要[J]．中国循环杂志,2021,36(6):521-545.

项目二　慢性非传染性疾病的心理学基础

【学习目标】
　　知识要求
　　1. 掌握心理测验的定义、人格测验的内涵。
　　2. 掌握慢病常见的心理问题，慢病伴发心理问题的共同特点，慢病心理干预措施。
　　3. 熟悉智力测验量表的适用范围。
　　4. 了解心理测验的分类方法、人格测验调查表的种类。
　　能力要求
　　1. 掌握简易智力状态量表的检查方法。
　　2. 能够为慢病患者选择合适的心理干预措施。

任务一　医学心理测验概述

【思维导图】

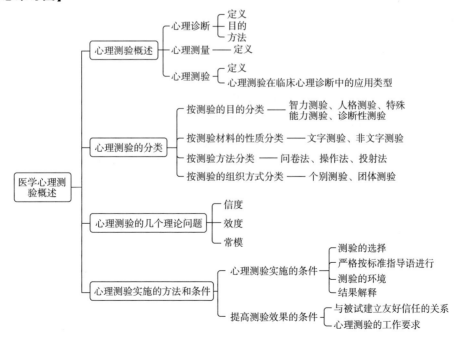

一、心理测验概述

（一）心理诊断

心理诊断是医护人员运用心理学的技术、方法和手段评定病人的心理障碍、心理疾病，确定它的性质和程度，从而做出对疾病判断的过程。心理诊断的对象可以是正常人，也可以是心理障碍的患者。诊断可以是正常人的智力活动、心理过程以及性格的类型等，也可以是患者心理（精神）障碍的性质及其程度。

生物医学诊断的目的是为鉴别患者有无躯体疾病，但在医疗工作中经常会遇到许多患有心身疾病或心理障碍的患者。在慢病工作中患者的躯体疾病同时伴随大量的心理问题，有的虽然没有器质性疾病，无生理、生化方面的改变，但精神状态却出现异常，常需要医护人员进行心理诊断。健康管理工作者只有对引起疾病的心理社会因素做出正确的诊断，才能采用有效的心理治疗方法进行治疗。

心理诊断主要是通过心理测验所得到的资料的分析，对被测验者（或患者）的心理状态和个性特征做出结论。心理诊断常用方法有会谈法、观察法、测验法、临床神经心理检查等。

（二）心理测量

心理测量是心理评估的方法之一。心理现象是可以被测量的，不过这种测量是一种间接的测量，是通过观察人的代表性行为，对于贯穿在人的全部行为活动中的心理特点做出推论和数量化分析。在实际应用中，人们常常把心理测验和心理测量这两个术语混用。应用心理测验量表时，被试者依据测验内容做出回答或反应，测试者按照一定的规则对其进行评分，并经过进一步的转换，得出结论。

（三）心理测验

1. 心理测验的定义

心理测验是心理测量的工具，是指依据心理学的原理和技术，对人的心理现象或行为进行数量化测量，从而确定心理现象在性质和程度上的差异。量表是心理测量的主要形式，是由一些精心挑选的、能够正确而可靠地反映人的某些心理特点的问题或操作任务组成，通过被试者对测验内容的回答或反应，依据一定的标准进行评分，按照相关规则进行进一步的转换后，得出结论。

在标准的情境下，取出个人行为样本来进行分析和描述的方法，或者说，是对个体行为样本客观的、定量的和标准化的测定。心理测验作为研究心理现象的科学方法，已广泛应用于临床诊断。通过各种心理测验可以客观地对患者的心理状态以及认识过程、情绪、意志、兴趣、性格、气质、行为等方面进行评估，是临床诊断和科研工作必不可少的方法。

2. 心理测验在临床心理诊断中的应用

心理测验从产生起，就一直被广泛运用于临床疾病之中，已成为咨询、诊断、治疗的一个组成部分。心理测验可以对心理现象的某些特定方面进行系统评定，并且测验一般采用标准化、数量化的原则，所得到的结果可以参照常模进行比较，避免了一些主观因素的影响。我们了解一个人的方式有很多，如谈话、观察、听取周围人对他的评价等，但这些都具有主观性、片面性，不能取代心理测验的作用。

心理测验在临床疾病中主要用于心理评估、诊断。对躯体疾病我们可以通过生理、生化指标来判断有无器质性病变，对心理疾病或心身疾病的心理障碍则从生理、生化指标上很难直接确认，这就必须借助心理测验来进行。其应用主要有以下几个类型。

（1）智力评估　对疾病患者的智能水平进行鉴定，或对脑器质性损害及退行性病变进行诊断，智力测验是重要的参考指标。如脑中风后遗症患者可能出现血管性痴呆，导致智力下降。

（2）人格异常判定　许多疾病的致病原因与人格因素有关，可通过各种人格测验来判断其异常程度及人格中哪些具体的方面异常，为疾病的诊治和康复服务。例如 A 型人格者做事讲究效率，如有冠心病、高血压等慢病，则可能因为急躁易怒出现心绞痛、脑出血风险。

（3）行为评定　行为的异常和症状的表现水平需要通过评定量表来评估患者的症状程度。

（4）情绪评定　心身疾病和心理障碍都伴有一定的情绪反应，尤其是以焦虑及抑郁为突出。医生常意识到患者的情绪异常，但繁重的工作压力和生物模式的影响，使他们不可能去区分情绪在疾病中所起的作用，以及患者是否已发展到情绪障碍，或患者属于何种情绪障碍，因而就要使用各种测量或评定情绪的量表。如焦虑、抑郁是两种不同的情绪障碍，需要使用汉密尔顿焦虑量表、汉密尔顿抑郁量表区分。

（5）心理诊断　对智力、记忆、思维、感知，有无障碍或障碍的程度，需要进行诊断，为进行药物和心理治疗奠定基础。

二、心理测验的分类

心理测验种类繁多，已经出版的心理测验有 5000 多种，而且还在不断增加。根据心理测验不同的分类标准，心理测验可为不同的种类。

（一）按测验的目的分类

1. 智力测验

智力测验主要用于儿童智力发育水平的鉴定、脑器质性损害以及神经退行性疾病的参考指标。常用的有比奈-西蒙量表、斯坦福-比奈量表、韦克斯勒智力量表等，可判断个体智力水平的高低。

2. 人格测验

人格测验主要用于测量个性中除能力以外的部分，包括个体的兴趣、爱好、态度、气质、性格等，临床常用于某些心理障碍以及心理咨询中人格的诊断。常用的人格测验有艾森克人格问卷（EPQ）、明尼苏达多项人格测验（MMPI）、卡特尔人格测试（16PF）、罗夏墨迹测验等。

3. 特殊能力测验

特殊能力测验主要用于测量个体的各种特殊能力，如思维、记忆、绘画、音乐等。该测试可以用于职业的指导和咨询以及人事管理和工作分配等方面。

4. 诊断性测验

诊断性测验为临床诊断疾病的辅助工具。常用的有90项症状自评量表（SCL-90）、焦虑自评量表（SAS）、抑郁自评量表等（SDS）。

（二）按测验材料的性质分类

1. 文字测验

测验项目由文字材料，如词汇和句子等组成，要求被试者用文字或语言来回答。优点是实施方便，可进行团体测试；缺点是容易受到被试者文化背景的影响，有一定的局限性。

2. 非文字测验

测验项目由非文字材料组成，如图片、工具和模型等，要求被试者通过操作来完成测验。优点是不受被试者文化背景的影响；缺点是费时较长，不适合团体测验。

（三）按测验方法分类

1. 问卷法

测验项目多采用回答问题的方式，让被试者对问卷中的问题进行回答"是""否"或者在给定的几个选择中做出回答。这种测验方式得到的结果更易于评分和统计，如明尼苏达多项人格测验（MMPI）、艾森克人格问卷（EPQ）等。

2. 操作法

让被试者通过手动操作的方式来完成测验。多用于测试被试者的感知觉和运动等操作能力，如韦氏智力量表。

3. 投射法

向被试者提供意义比较含糊的刺激情境，如一些意义不明的图片或者一个不完整的句子等，让被试者根据自己的理解和感受做出描述或回答，借以推断其人格特征，如罗夏墨迹测验、主题统觉测验等。

（四）按测验的组织方式分类

1. 个别测验

每次测试只有一个被测者，通常以一对一面对面的方式进行，如韦氏智力量表。此类测试的优点是，主试对被测者的行为等反应有更多的观察和控制机会；缺点是耗时较长，不能在短时间内搜集大量资料，而且个别测验程序复杂，主试需要具备较高的素质。

2. 团体测验

每次测试可以有多个被测者参加，优点是在短时间内可以搜集到大量资料，缺点是被测者行为不易控制，容易产生测量误差。

三、心理测验的几个理论问题

（一）信度

信度又称可靠度，指的是测量的一致性程度。一个好的测量工具必须稳定可靠，即多次测量的结果要保持一致，否则便不可信。信度用系数来表示。一般来说系数越大，说明一致性高，测得的分数可靠；反之则相反。在临床中使用心理测验时，要看标准化的测验手册，其中都有说明本测验的信度。

（二）效度

效度是指测量的正确性，即一个测验或量表能够测量出其所要测量的东西的程度。效度所要回答的基本问题是：一个测验测量是什么特性？它对所要测量的特性测得有多准？效度反映工具的有效性、正确性。如测量一个患者的智力，如果选用的工具不是公认的智力测验量表，而是某门功课的考题。这样几次测量，虽然得分可能一致（信度高），但得到的却是一个人掌握知识的水平而不是智力。

（三）常模

在工作中对于测量后得到的分数应与经过标准化的常模进行比较后才能进行正确判断。常模是测验取样的平均值，即正常的或平均的成绩。有了常模，一个人的测验才能通过比较得知被测者正常还是异常。例如如果正常人的体温一般不超过 37.4℃，血压在 $95\sim160$mmHg/$60\sim94$mmHg，这些参数可以作为生理常模。由于人的心理现象较生理活动更为复杂，所受的影响因素更多，所以每一种心理测验工具都要建立自己的常模，甚至同一量表在不同的国家、地区应用或随着时间的变迁，都要重新建立新常模，这样才能保证测量结果的可靠性和准确性。

四、心理测验实施的方法和条件

尽管心理测验有用且有效，但在临床工作中却不能滥用。因为心理测验是一种比较严谨的科学技术手段。它从理论的提出，工具的测定，都要经过大量反复的论证和修改，最后实际应用时，也要不断修订常模和验证效度。所以在使用测验时要考虑实施的方法和条件，以及使用测验的资格人。有权使用心理测验的人，需要一定的心理学知识，并经过专项测验工具的使用培训。此外，还要注意以下几个问题。

（一）心理测验实施的条件

1. 测验的选择

选择测验要看测验的名称和作者，还必须考虑每个测验的特殊功能，其目的是什么、测验的适用年龄以及信度、效度和常模是全国的还是地区的。

2. 要严格按标准指导语进行

当根据目的选择某一测验后，要注意严格的指导语的使用，一般标准化的测验对指导语和实测的步骤有严格的规定。主试事先要熟悉测验手册，实施过程中每一步都要按指导语进行，不可有任意性。处理结果最好选用计算机软件，以减少手工计算处理的误差。

3. 测验的环境

在实施测验时，一般要在专用房间内进行，团体测验时，事先要做好一些准备，并多备用一些问卷、笔，以防出现问题，个别实测主试要面试被试。时间最好选在被试精神状态最佳时进行，实施整个过程周围应安静，不允许有人打扰。

4. 结果解释

测验的结果要按测验手册的处理方法进行。结果由有心理测验资格的专业工作者进行解释，决不可简单化。

（二）提高测验效果的条件

1. 与被试建立友好信任的关系

主试和被试的友好信任态度关系到测验结果的准确性。因而在实测时主试要经常对病人表示关心、热情、同情、友好并尊重病人。要有耐心，病人有了困难要设法给予鼓励，增加病人完成测验的信心。对病人提出的问题要给予必要的回答。对在测验中出现的各种问题要做记录，以便为解释结果时参考。对于不合作的病人，主试一定要耐心讲清楚测验的意义，在临床诊断、治疗中的作用，以争取合作；防止病人夸大病情，测验过程中主试要有敏锐的观察力，对故意装病，不去努力的，可加以注意，并指出对诊治的影响。

2. 心理测验的工作要求

（1）测验的选择、施测、计分和解释都必须由受过专门训练的心理学工作者或医生来进行，不经过培训无权使用心理测验。

（2）对测验材料及结果保密。一是对测验材料的保密；测验的工具、手册、资料均属科研保密材料，应有人专门保管；二是对测验结果材料的保密，测验的结果只供心理诊断参考，测验工作者有为其保密的责任和义务，不经本人同意不得向任何人、机构公布。

（3）保证被试的合法权益。不经被试本人同意不得向有关部门提供证词、查询。

【拓展阅读】

对待心理测验的几种错误观念

1. 心理测验万能论

有人认为心理测验可以解决一切问题，对测验甚至顶礼膜拜，奉若神明。认为心理测验非常客观，所以在做决定时只依靠测验结果，达到对测验分数迷信的程度。

2. 测验无用论

当心理测验结果并非测试者或被测试者所期待的数据时，或因操作者对测验结果解释的不适当，产生测试无用论；有些人认为测验是有害的，应当排斥；有些人认为测验侵犯个人隐私，如有些人格测验。

3. 文化公平测验

文化背景对测验结果的影响一直有争论。一开始人们希望找到排除了文化影响的测验，后来很快被人们认识到这是不可能的，于是开始编制所谓的文化公平测验。实际上这也只是相对的文化公平，没有绝对的文化公平。因此有人认为应找出造成各个团体文化差异的原因，再设法消除它。

4. 心理测验即智力测验

过去有些人可能认为心理测验就是智力测验，通过检测智商（IQ）可以判断未来，也就是遗传决定论。这也是一种误解，心理测验长期受着此错误的支配，蒙受了不少不白之冤。

任务二　慢病常见的心理测验量表

【思维导图】

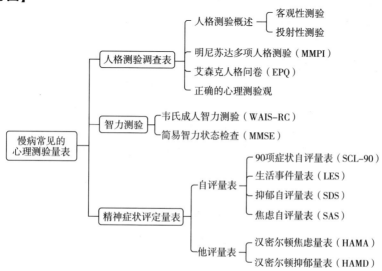

【任务描述】

心理学家将人的性格分为 A、B、C 型。其中 A 型性格的人比较争强好胜，办事风风火火，急躁易怒，容易激动和紧张，这类性格的人容易患冠心病等心脏疾病，又被称为"冠心病性格"；B 型性格与 A 型性格相反，是一种舒缓的、善于自我调节的性格特点，B 型性格的人不慌不忙，随和易处，没有过多的紧张和压力，可以轻松愉快地对待生活中的不顺；而 C 型性格表现为少言寡语、多愁善感、逆来顺受、抑郁内向，他们虽然表面上不大发脾气，但是一直在压制自己内心的愤怒，为了使别人高兴不惜牺牲自己的需要和愿望，过度忍让。C 型性格的人患癌症的危险要远高出一般人，又称为"癌症性格"。

讨论：请你从心理学角度分析人格与疾病的关系？

一、人格测验调查表

（一）人格测验概述

心理学对于人格有多种定义，一般认为人格是个体与其环境交互作用的过程中形成的一种独特的心身组织，个体在需要、动机、兴趣、态度和价值观念等方面有着显著不同的表现。人格是多层次、多侧面的心理特征的整合，一般具有相对稳定性，但当个体的生理、心理或环境发生改变时，人格中的各种特征可能发生或大或小的变化，从而在整体上表现出一个人的人格改变。

人格测验是以人格为测量对象的测验。心理学界不同心理学派的学者对人格有着不同的看法，采用不同的方法评估人格。在心理测量的领域中，人格测验主要用于测量个性中除了能力以外的部分，如性格、气质、动机、兴趣、态度和人际关系等心理特征，对于临床诊断和心理咨询、病后治疗均具有重要价值。人格测验的形式多而复杂，大体上可分为客观性测验和投射性测验。

1. 客观性测验

通常采取调查表或问卷的方式进行。人格问卷是根据某种人格理论编制，结构明确，编制严谨，列举一系列问题，每个问题陈述一种思想、情感和行为，每个问题采用"是""否"或选择相应选项的方式进行，被测者根据自己的实际情况做出选择性回答。人格问卷可以从不同角度反映各种人格特质，简便易行，应用广泛。常用的有：明尼苏达多相人格调查表、艾森克人格问卷和卡特尔人格因素问卷等。

2. 投射性测验

精神分析理论认为，个体对事物的感知、联想和反应是由潜意识或内心深处的矛盾冲突所决定的。因而客观性测验不能很好地反映被测者人格的真实情况。投射是指个体将自己内心的动机、需要、态度、欲望、冲突和价值观等人格特征不自觉地反映在外界事物或他人的一种心理作用。投射测验采用意义含糊、模棱两可的非结构性刺激材料，如模糊的墨迹、无明确意义的图片或不完整的句子等，让被测者根据自己的认知和理解来联想和解释。投射性测验也是人格测量中的一种常用方法，其理论假设是建立在精神非理论基础之上的，常用的投射性测验有罗夏墨迹测验和主题统觉测验等。

本节仅介绍明尼苏达多项人格测验、艾森克人格问卷相关内容。

（二）明尼苏达多项人格测验（MMPI）

MMPI 是由明尼苏达大学教授哈瑟韦（Hawthaway）和麦金力（J. C. Mckinley）两人根据经验校标法编制的，是迄今应用极广、颇富权威的一种纸-笔式人格测验。MMPI 广泛应用于多个领域，可以协助医生对受试者的精神状况做出诊断从而确定病情的轻重，对疗效判定和预后有一定的参考价值。

MMPI 共有 566 个项目（陈述句），其中 16 个为重复项目。与临床量表有关者多集中在前 399 题。MMPI 要求被测者有小学以上的文化程度，年龄在 16 岁以上。测试时间通常没有限制，正常人一般在 45 分钟左右可以完成。MMPI 有 10 个临床量表，4 个效度量表。

1. 10 个临床量表

（1）Hs：疑病（Hypochondriasis）——对自己身体功能的异常关心。

（2）D：抑郁（Depression）——与忧郁、淡漠、悲观、思想与行动缓慢有关。

（3）Hy：癔症（Hysteria）——依赖、天真、外露、幼稚及自我陶醉，并缺乏自知力。

（4）Pd：精神病态（Psychopathic Deviate）——多反映病态人格（反社会、攻击型人格）。

（5）Mf：男性化-女性化（Masculinity-femininity）——高分的男性表现敏感、爱美、被动、女性化；高分女性表现男性化、粗鲁、好攻击、自信、缺乏情感、不敏感。极端高分考虑同性恋倾向和同性恋行为。

（6）Pa：偏执（Paranoia）——偏执、不可动摇的妄想、猜疑。

（7）Pt：精神衰弱（Psychasthenia）——紧张、焦虑、强迫思维、自觉感到不如人和不安。

（8）Sc：精神分裂（Schizophrenia）——思维混乱、情感淡漠、行为怪异。

（9）Ma：轻躁狂（Hypomania）——联想过多过快、观念飘忽、夸大而情绪激昂、情感多变。

（10）Si：社会内向（Social Introversion）——高分者内向、胆小、退缩、不善交际、屈服、紧张、固执及自罪；低分者外向、爱交际、富于表现、好攻击、冲动、任性、做作、在社会关系中不真诚。

2. 4个效度量表

反映被测者粗心、不明题意、掩饰以及测验时的态度。

（1）Q：疑问量表（Question），没有回答的题数和对"是"和"否"都做反应的题数。399题中原始分超过22分，566题原始分超过30分，结果不可信。

（2）L：说谎量表（Lie），是追求尽善尽美的回答。超过10分，结果不可信。

（3）F：诈病量表（Validity），高分表示受测者不认真、理解错误，表现一组无关的症状，或在伪装疾病。

（4）K：校正量表（Correction），此量表用于测验受试者是否愿意议论个人事情。主要判断被试者对测验的态度是否隐瞒或防卫，其次是修正临床量表的得分。

3. MMPI分数的解释

MMPI使用者必须受过专业培训，MMPI的各个分量表分数都要转换成标准 T 分（以50为平均数，10为标准差），并绘制在人格剖析图上。解释可以按照得分进行，也可以与常模进行比较。一般来说，T 分超过70，说明存在严重的心理问题。对于MMPI分数的解读并不是逐个量表进行，而是要用一组量表的分数进行诊断和人格分析。

（三）艾森克人格问卷（EPQ）

由艾森克教授夫妇于1975年编制，分为成人（16岁以上）和青少年儿童（7~15岁）两种。

量表的题目分属于四个分量表：内向-外向（E）、神经质（N）、精神质（P）和测谎（L），前三个量表代表人格理论中的三个维度，这三个维度的不同，构成了个人不同的人格特征。第四个分量表为测谎（L），测量说谎或掩饰，反映被试者的社会质朴或幼稚程度。四个量表的题目混合编排，问卷前印有答题指导语。被测者按照每个项目的陈述，根据自己的试剂情况选择"是"或"否"，把答案划在答题纸上。各个分量表的意义如下：

1. E量表测评性格内外向

分数高表示人格外向，可能是好交际、渴望刺激和冒险，情感易于冲动。分数低表示人格内向，可能是好静，善于内省，除了亲密的朋友之外，对一般人缄默冷淡，不喜欢刺激，喜欢有秩序的生活方式，情绪比较稳定。

2. N量表测评情绪的稳定性

分数高可能是焦虑、担心、常常郁郁不乐、忧心忡忡，有强烈的情绪反应，以至于出现不够理智的行为。

3. P量表测定精神质

精神质并非暗指精神病，它在所有人身上都存在，只是程度不同。但如果某人表现出明显程度，则容易发展成行为异常。分数高可能是孤独、不关心他人，难以适应外部环境，不近人情，感觉迟钝，与别人不友好，喜欢寻衅搅扰，喜欢干奇特的事情，并且不顾危险。

4. L量表为效度量表

L量表是测定被试者的掩饰、假托或自身隐蔽的量表，是效度量表。高分表示掩饰。

全部题目答完后，计算出四个分量表原始分，对照常模，换算成T分（平均分为50，标准差为10）。制成剖析图，就可以进行人格分析了。首先看L量表的分数，若T分大于70者无效。结果的解释：根据受测者在各量表上获得的总分（粗分），据常模换算出标准分T（总分）便可分析受测者的个性特点。各量表T分在43.3~56.7分为中间型，T分在38.5~43.3分或56.7~61.5分为倾向型，T分在38.5分以下或61.5分以上为典型。

（四）正确的心理测验观

测验是重要的心理学研究方法之一，是决策的辅助工具。心理测验的出现代替了内省法对行为和内心状态的观察。它是目前心理学研究中不可缺少的研究方法之一。因为它可以在短时间内收集大量的信息，而且可以收集有时无法通过实验室研究得到的数据和资料，可以弥补实验法的不足。

但是心理测验从理论到方法都还存在许多问题，因此过分夸大心理测验的科学性和准确性也是不对的。因此，我们对心理测验的得分做出解释时要小心，尤其是拿测验预测个别人的行为或心理活动时更应慎之又慎。

二、智力测验

智力测验是测量个体智商水平高低的测验，对于脑器质性损害或神经退行性疾病的成年人，可以通过智力测验判断躯体的病变程度，具有十分重要的医学意义。常用的成人智力测验量表有韦氏成人智力测验、简易智力状态检查。

1. 韦氏成人智力测验（WAIS-RC）

WAIS-RC可以测验言语理解能力、记忆能力与注意能力、知觉组织能力，也可以用来评估精神发育迟滞、痴呆导致的智力障碍严重程度、认知功能损害程度。适用于16岁以上人群。包括11个分测验，分成言语量表和操作量表两部分：言语部分包括知识、领悟、算术、相似性、数字广度、词汇共6个分测验；操作部分包括数字符号、图画填充、木块图、图片排列、图形拼凑共5个分测验。

2. 简易智力状态检查（Mini-mental State Examination，MMSE）

简易智力状态检查由Folstein于1975年编制，是最具影响的认知缺损筛选工具之一，被选入诊断用检查提纲（DIS）。用于65岁以上的老年人群的智力检查，常作为卒中后遗症、阿尔茨海默症的智力检查手段。包括时间定向力、地点定向力、即刻记忆、注意力及计算力、延迟记忆、语言、视空间7个方面，可快速、简便地判断认知缺损筛选，见表 2-1。

表 2-1　　　　　　　　　　　　**简易智力状态检查**

姓名：	性别：		年龄：
病区：	床号：		病案号：

文化程度：大学以上、大学、高中、初中、小学、文盲

临床诊断：

CT/MRI 诊断：

序号	检查内容	评分
1	今年的年份？ 现在是什么季节？ 现在是几月份？ 今天是几号？ 今天是星期几？	1　　0 1　　0 1　　0 1　　0 1　　0
2	我们现在是在哪个城市？ 我们现在是在哪个区？ 我们现在是在什么地方（地址、门牌号）？ 我们现在是在哪个医院？ 这里是第几层楼？	1　　0 1　　0 1　　0 1　　0 1　　0
3	现在我告诉你三个东西，在我说完后，请你重复一遍这三种东西是什么。请记住这三种东西，过一会儿我还要问你树、钟、汽车（各 1 分，共 3 分）	3　2　1　0
4	100-7=？连续 5 次，或倒背"瑞雪兆丰年"（各 1 分，共 5 分）	5 4 3 2 1 0
5	现在请你说出刚才我让你记住的那三种东西（各 1 分，共 3 分）	3　2　1　0
6	（出示手表）这个东西叫什么？ （出示铅笔）这个东西叫什么？	1　　0 1　　0
7	请你跟我着说："春雨贵如油"	1　　0
8	我给你一张纸，请按照我说的去做，现在开始："用右手拿这张纸（1 分），用两只手将它对折起来（1 分），放在你的左腿上（1 分）"	3　2　1　0
9	出示写有"请闭上你的眼睛"的卡片。请你念一念这句话，并按着上面的意思去做	1　　0

续表

10	请你给我写一个完整的句子（句子要有主、谓语，且有意义）	1	0
11	（出示图案）请你照这个样子把它画下来 	1	0
	总分		

三、精神症状评定量表

精神症状评定量表是用于量化观察中所得印象的一种筛查工具，是心理评估中搜集资料的重要手段之一。根据病种可分为焦虑量表、抑郁量表和躁狂量表等；根据评定内容可分为一般性心理卫生评定量表和精神症状评定量表；根据对象的年龄可分为成人用量表、儿童和老人用量表；根据评定者的性质分为自评量表和他评量表。下面按照评定者的性质介绍几种常见的量表。

（一）自评量表

自评量表通常是由一系列的陈述句或问题组成，要求被测者根据自己的实际情况做出判断。自评量表通常有简短的指导语，说明评定的主要目的、评定的时间界定、症状的严重程度或频度等。在施测时要提醒受试者注意自评量表多为评定过去一周到两周的情况。自评量表中应用最广泛的是症状自评量表，主要用于神经症、适应障碍以及轻度精神障碍患者，对于有自知力缺失的患者不适用。常见有 90 项症状自评量表（SCL-90）、生活事件量表（LES）、抑郁自评量表（SDS）和焦虑自评量表（SAS）。

1. 90 项症状自评量表（SCL-90）

SCL-90 是世界上最著名的心理健康测试量表之一，能较准确地反映患者的精神症状，是当前使用最为广泛的精神障碍和心理疾病门诊检查量表，适用对象为 16 岁以上的人群。

（1）测验材料　前 9 个因子分别为躯体化、强迫症状、人际关系敏感、忧郁、焦虑、敌对、恐怖、偏执、精神病性；第 10 个因子为其他，包含不能纳入前 9 个因子的 7 个项目。SCL-90 总共 90 个问题，包含有较广泛的精神病症状学内容，从感觉、情感、思维、意识、行为直至生活习惯、人际关系、饮食睡眠等，均有涉及，从 10 个方面反映患者的心理症状情况。每项因子分都反映出患者在某一方面的情况，可了解其症状分布特点及病情演变过程。

（2）测验的计分　每个项目采取 5 级评分制，分别为：①没有：自觉并无该项问题（症状）；②很轻：自觉有该问题，但发生得并不频繁、严重；③中等：自觉有该项症状，其严重程度为轻到中度；④偏重：自觉常有该项症状，其程度为中到严重；⑤严重：自觉该症状的频度和强度都十分严重。有多个统计指标，最常用的是总分和因子分。总分是 90 个单项分相加之和，能反映患者病情的严重程度，它的变化也可以反映病情的变化。

2. 生活事件量表（LES）

20 世纪 30 年代 H. Selye 提出应激的概念，生活事件作为一种心理社会应激源对心身健康的影响引起广泛关注。"生活事件量表"主要是对个体遭遇的精神刺激进行定性和定量分析。生活事件量表目前有多个版本，一般常用的是 1986 年由杨德森和张亚林编制的生活事件量表。

（1）测验材料　LES 共含有 48 条我国较常见的生活事件，包括三方面的问题。一是家庭生活方面（28 条），二是工作学习方面（13 条），三是社交及其他方面（7 条）。

（2）适用范围　LES 适用于 16 岁以上的正常人、神经症、心身疾病、各种躯体疾病患者以及自知力恢复的重性精神病患者，主要应用于：①神经症、心身疾病、各种躯体疾病及重性精神疾病的病因学研究；②指导心理治疗、危机干预，使心理治疗和医疗干预更有针对性；③甄别高危人群，预防精神疾病和心身疾病，对高危人群加强预防工作；④指导正常人了解自己的精神压力，维护心身健康，提高生活质量。

（3）施测步骤　LES 属自评量表，填写者须仔细阅读和领会指导语。根据调查者的要求，填写者首先将某一时间范围内（通常为一年内）的事件记录下来。有的事件虽然发生在该时间范围之前，如果影响深远并延续至今，可作为长期性事件记录。然后，由填写者根据自身的实际感受，而不是按常理或伦理道德观念去判断那些经历过的事件对本人来说是好事或是坏事，影响程度如何，影响持续的时间有多久。对于表上已列出但并未经历的事件应一一注明"未经历"，不留空白，以防遗漏。

（4）测验的计分　一过性的事件，如流产、失窃要记录发生次数，长期性事件如住房拥挤、夫妻分居等不到半年计为 1 次，超过半年计为 2 次。影响程度分为 5 级，从毫无影响到影响极重分别计 0、1、2、3、4 分，即无影响＝0 分、轻度＝1 分、中度＝2 分、重度＝3 分、极重＝4 分，影响持续时间分三月内、半年内、一年内、一年以上共 4 个等级，分别计 1、2、3、4 分。

生活事件刺激量的计算方法如下：①某事件刺激＝该事件影响程度分×该事件持续时间分×该事件发生次数；②正性事件刺激量＝全部好事刺激量之和；③负性事件刺激量＝全部坏事刺激量之和；④生活时间总刺激量＝正性事件刺激量＋负性事件刺激量。

（5）结果的解释 95%的正常人一年内的 LES 总分不超过 20 分，99%的不超过 32 分。LES 总分越高反映个体承受的精神压力越大。负性生活事件的分值越高对心身健康的影响越大，正性生活事件分值的意义尚待进一步的研究。

3. 抑郁自评量表（SDS）

SDS 是自评量表，用于衡量抑郁状态的轻重程度及其在治疗中的变化，评定时间为最近一周。SDS 由 20 个与抑郁症状有关的条目组成，反映了四种抑郁状态的特异症状，如精神性-情感症状、躯体性障碍、精神运动性障碍和抑郁的心理障碍。SDS 量表按 1~4 级评分，正性表述用顺序计分，负性表述用反序计分，然后将所有项目得分相加，即得到总分，在计算出抑郁指数（抑郁指数等于总分/80），此指数的范围在 0.25~1.0，指数越高，抑郁程度越严重。

4. 焦虑自评量表（SAS）

SAS 从量表的形式到具体的评定方法与 SDS 相似，有 20 个项目，4 级计分，将所有项目的得分相加，经过换算（原始分乘以 1.25 后取整数部分，得到标准分）后取得最后的分数，总分超过 40 分可考虑筛查阳性。

（二）他评量表

他评量表通常由专业人员填写，评定者按照量表内容的要求，根据自己的观察，或向受试者身边的知情人（父母、亲属或长期照顾其生活者）了解具体情况，综合信息进行评估，做出判断。他评量表要求使用者有相关的专业知识和经验，应当受过专业培训。如 Hamilton 抑郁量表、Hamilton 焦虑量表、简明精神症状评定量表（BPRS）、适应性行为量表、生活事件量表（LES）以及简易智力状态检查（MMSE）等。

1. 汉密尔顿焦虑量表（Hamilton Anxiety Scale，HAMA）

汉密尔顿焦虑量表是最早精神科临床中常用的量表之一，由 Hamilton 于1959 年编制。包括 14 个项目，主要用于评定神经症及其他病人的焦虑症状的严重程度，也可以评估心理或药物干预前后焦虑症状的改善情况。不适宜于估计各种精神病时的焦虑状态。需经过训练的 2 名评定员进行联合检查，一般采用交谈和观察的方法，待检查结束后，2 名评定员独立评分。

2. 汉密尔顿抑郁量表（Hamilton Depression Scale，HAMD）

HAMD 由 Hamilton 于 1960 年编制，是临床上评定抑郁状态时应用得最为普遍的量表，用于抑郁症、躁郁症、神经症等多种疾病的抑郁症状的评定，尤其适用于抑郁症。如用于抑郁症在治疗前后进行评分，可以评价病情的严重程度及治疗效果。这项量表需经过培训的两名评定者对患者进行 HAMD 联合检查（一般采用交谈与观察的方式），两名评定者分别独立评分。

【任务解答】

冠心病的危险因素之一是心理压力，A 型人格长期处于紧张压力的状态，紧张容易导致血管收缩，如本人有动脉粥样硬化病史，则容易引起冠心病，故说 A 型人格为"冠心病性格"。部分癌症的发病与情绪有关，心理压力、抑郁使得人体机体免疫力低下或导致内分泌紊乱失调，使得肿瘤细胞快速生长、增殖，引起恶性肿瘤或使其病情出现转移或扩散的可能，故说 C 型人格是"癌症性格"。

任务三　慢病的心理干预

【思维导图】

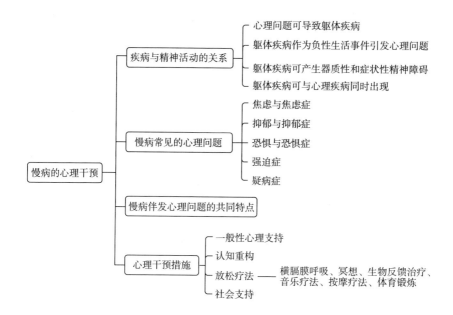

【任务描述】

帮助癌症患者放松下来

张爷爷，65 岁，在某医院被诊断为肾癌早期，他非常紧张、焦虑，影响饮食和睡眠。癌症患者伴有焦虑、抑郁、恐惧的心理状态是十分普遍的现象。当机体处在充分放松的状态下，人体的肾上腺素分泌减少，血管扩张，血液循环改善，心率平稳，血压正常，脏器的供血充足，体内的代谢增加，所以癌症患者学习和练习放松及相应的生物反馈治疗有助于疾病的恢复。

慢病患者的
心理健康

讨论：1. 什么是生物反馈治疗？

2. 请你指导张爷爷进行横膈膜呼吸疗法。

由于慢病一般具有病程长、病因复杂、难治愈、易复发、治疗费用高、预后差、常伴有严重的并发症甚至残疾的发生，因此会对慢病的患者产生各种心理上的压力和影响。《2017 中国城镇居民心理健康白皮书》调查研究显示心理健康状态与躯体生理健康状态密切相关，躯体健康状况越差，心理问题发生率越高。

一、疾病与精神活动的关系

疾病不仅是躯体功能障碍，也包括心理、精神方面的疾病。心理问题会导致躯体化障碍，躯体的疾患也会引发不同程度的心理问题。

1. 心理问题可导致躯体疾病

心理上的不适可能会以身体不适的症状表现出来，在医学上称之为心理问题"躯体化"。当心理出现焦虑恐惧等情绪时可能会反映在身体出现各种不适，如腹痛、腹泻、消化不良等症状。

2. 躯体疾病作为负性生活事件引发心理问题

在慢病的诊断、发展以及漫长的治疗过程中，由于患者的心理素质及承受能力不同，因此会产生不同程度的心理问题，如焦虑、烦躁、抑郁，甚至有自杀的倾向。国外有研究显示慢病患者中 30%～40%有不同程度的厌世绝望感，而正常人中仅有 4%；尤其是在 50 岁以上的老年患者中，厌世感出现比例更高，有的几乎经常产生自残自杀的念头。

3. 躯体疾病可产生器质性和症状性精神障碍

幻觉、妄想、痴呆、意识障碍等症状都是躯体疾病和脑器质性疾病所致精神障碍可能出现的临床表现。脑卒中后遗症患者因脑供血不足出现血管性痴呆，表现为认知功能障碍及相关脑血管疾病的神经功能障碍两个方面，严重时可并发记忆力下降、精神错乱、肢体瘫痪等。

4. 躯体疾病可与心理疾病同时出现

某些躯体疾病可与心理疾病同时出现，此时属于精神科诊断范畴，应积极请精神科专家明确诊断。

二、慢病常见的心理问题

慢病患者在患病初期常有焦虑及恐惧等共同心理问题，患病后自我关注度升高，久病出现习惯性心理，病情加重时对家庭及他人依赖心理增强，机体部分功能障碍或失能患者可能会情绪激动，难以接受；某些疾病不愿意同伴知晓。癌症患者可能出现害羞与罪恶感，家属的隐瞒可能导致患者猜疑心加重，出现自卑、自责心理。除此之外还会产生以下心理问题：

（一）焦虑与焦虑症

焦虑是指个体因预感到某种不利情况出现时而产生的一种担忧、紧张不安、恐惧、不愉快等综合情绪体验。焦虑通常表现为持续性的精神紧张，如担忧、不安全感或发作性惊恐状态，常伴有自主神经功能失调，病人在躯体功能方面出现口干、胸闷、心悸、血压升高、呼吸加深加快、皮肤苍白、失眠、尿频、腹泻、出冷汗、双手震颤等现象。严重焦虑时可表现为肌张力增高、消化不良、食欲减退以及睡眠障碍。

当焦虑的严重程度和客观事件或处境明显不符，或持续时间过长时，就变成了病理性焦虑，符合相关诊断标准，即可诊断为焦虑症，也称为焦虑障碍，对人的心身会造成危害。

（二）抑郁与抑郁症

抑郁或抑郁障碍是指由各种原因引起的以心境低落为主的精神状态，常伴有焦虑、激越、无助感、无价值感、绝望感甚至产生自杀念头等精神症状；以及食欲下降、体重减轻等各种躯体症状和生理功能症状（如早醒）。

抑郁的具体表现可出现：①情绪沮丧；②对日常生活失去兴趣，无愉快感；③精力减退，无明显原因的持续性贫乏感；④自信心下降，或自卑、内疚感；⑤失眠、早醒或睡眠过多；⑥明显的食欲减退或增加；或明显的体重下降或增加；⑦有自杀的观念或行为；⑧性欲明显减退；⑨注意力下降；⑩联想困难或自觉思考力明显下降。一天之中情绪有较大波动，早上较重，晚上最轻。

（三）恐惧与恐惧症

恐惧是人的一种情绪，是因为周围不可预料或不确定因素而导致的无所适从的心理或生理的强烈反应，或因受到威胁而产生并伴随着逃避愿望的情绪反应。恐惧反应的特点是对威胁表现出高度的警觉，出现难以控制的惊慌状态，严重者出现激动不安，思维和行为失去控制，甚至休克，同时可出现剧烈心跳、口渴、出汗和发抖等躯体反应。

恐惧症是恐惧的一种病态形式，患者体验到一种极度的或非理性的害怕，产生与现实刺激不相符的恐惧情绪，伴有躯体反应和回避行为。

（四）强迫症

强迫症是一种以强迫症状为主要临床表现的神经症，其典型特点是强迫与反强迫同时存在，两者尖锐冲突使患者焦虑或痛苦。患者会反复出现强迫观念与行为，患者自知力完好，明知不必要，却无法摆脱，内心十分痛苦。

（五）疑病症

疑病症主要是指患者担心或相信患有一种或多种严重躯体疾病的持久的先占观念，患者因躯体症状而反复就医，但是反复医学检查的阴性结果和医生的解释也不能打消患者的顾虑，患者常伴有焦虑和抑郁。

三、慢病伴发心理问题的共同特点

（1）相同的躯体疾病可能引起不同的精神症状，不同的病因可能引起相似的症状。例如阿尔茨海默病与血管性痴呆的发病机理不同，但症状十分相似。

（2）精神症状的出现和躯体疾病的病情常常有平行的对应关系。躯体症状严重时，精神症状也会明显。癌症后期因瘤体压迫导致疼痛，可能会出现抑郁症，且疼痛发作越频繁，持续时间越久，症状越重，所以晚期癌症自杀率十分高。

（3）躯体疾病伴发的精神症状常常不稳定，可以由一个状态转向另一个状态，可以由一种症状群转向另一种症状群，可能反复多次出现。

（4）精神障碍是由躯体疾病引起的，精神障碍又影响着躯体疾病的转归。如糖尿病血糖控制不良的"脆性糖尿病"者，因反复低血糖导致恐惧症，使得患者害怕治疗，反而不利于临床治疗。

四、心理干预措施

（一）一般性心理支持

一般性心理支持，是一种以"支持"为主的特殊性心理治疗方法。不用去分析求治者的潜意识，而主要是支持、帮助求治者去适应目前所面对的现实，故又称为非分析性治疗。

这一治疗方法的内涵非常丰富，治疗者与患者建立良好关系，在此基础上合理地采用劝导、启发、鼓励、同情、支持、评理、说服、消除疑虑和提供保证等交谈方法，帮助患者认识问题、改善心境，使患者发挥其潜在能力，提高应付危机的技巧，提高适应困难的能力，帮助患者走出心理困境，促进患者康复。为了取得较好的效果，首先通过倾听与患者建立良好的信任关系；在此基础上，给患者做出专业的解释，打消患者的疑虑；给出患者专业的建议，帮助患者去分析问题，建立自信，帮助患者提高应对困境的能力。

（二）认知重构

认知重构这一术语于1975年由Meichenbaum提出，他描述的是一种适用于压力相关失调患者的应对技术，当个体面对身体疾病时产生消极知觉时，能帮助其建构积极思维的过程。

由于慢病患者的病程较长，并发症多，身体上的各种不舒适会影响到患者的认知，患者会出现焦虑、抑郁、强迫、疑病、反复就医甚至不相信医生的诊断。个别患者可能就此对疾病治疗失去信心，出现严重消极念头，甚至自杀。所以在慢病的心理干预过程中，应结合患者的病情、病种、个性特征等相关因素为患者制定个性化的方案，帮助患者正确认知自身的疾病，用正确的观念去面对疾病，配合治疗，积极调整心身状态。认知重构试图通过改变患者对己、对人或对事的看法与态度来改变所呈现的心理问题。

启动认知重构主要有以下几个阶段：

1. 察觉

起初识别和确认压力源，写下在脑海中出现的想法（挫折和苦恼）；接下来识别为什么这些情境或事件会成为压力源，以及这些压力源都造成了哪些情绪变化；最后对最主要的压力源以及相关情绪做出评价。

2. 对情境的再评价

再评价并不是合理化的过程，也不是一个压抑情感的过程，而是将相关因素的一次新的集结或重组，是敞开接受新想法的过程。

3. 采纳及替代

态度转变中最难的一步就是执行，一旦一个新的心理构念产生了，就必须马上采纳和执行。

4. 评估

对新的态度做出评估，并确定它的价值。如果新的构念发挥作用了，就带着那些仍待解决的问题重复这一过程。

（三）放松疗法

放松疗法是指通过非药物治疗帮助患者改善自觉症状。放松疗法包括横膈膜呼吸自然疗法、冥想、生物反馈治疗、音乐疗法、松弛疗法、按摩疗法以及体育锻炼。

1. 横膈膜呼吸

横膈膜呼吸是最简便的放松训练，与普通呼吸不同的是，它还包括了下腹的运动，在练习瑜伽时，这种技术还被称为调息法。练习横膈膜呼吸最好采取舒适的姿势，或坐或躺，闭上双眼，解开束紧腰部和颈部的衣服。第一次练习时，手最好放在胃部，感觉每次呼吸时腹部的起伏。与所有松弛心身的放松技术一样，横膈膜呼吸要求排除杂念，注意力集中。如果觉察到了杂念，摒除它们，重新把注意力放在呼吸上。

每次呼吸包括四个阶段：吸入、呼气之前的暂停、呼出、在下一个呼吸循环开始前的暂停。患者采用卧位或半卧位姿势；用鼻子缓慢自然地吸气，此时，胸部须保持平稳，不能有胸廓的膨胀，而是让所吸入的空气把胃往下部推，使腹部产生向外鼓的运动，直至使肺部充分吸满空气；呼气之前的暂停；当将空气慢慢地向外呼出时，鼓起的腹部渐渐向下还原；在下一个呼吸循环开始前的暂停。通过深沉而缓慢的呼吸，就能使人体变得更加松弛。横膈膜呼吸不同于医学上的强力呼吸，它轻缓、放松、越深入则越舒适。

2. 冥想

冥想是使大脑从感觉超载中解脱出来的最好的办法，也是很有效的放松技术。冥想是一种对内部刺激的反省活动，是一种改变意识的形式，它通过获得深度的宁静状态而增强自我知识和良好状态。在做冥想练习时，一定是在一个幽静的环境，不受外界干扰的地方，让身体处于舒服的姿势，最好每天在同一时间同一地点练习，这样更容易集中注意力，练习时的姿势一定是舒适的，可以长时间保持稳定不动且不疲倦的姿势，练习前都要做几个缓慢深长的呼吸，让自己平静下来，进入冥想状态。

3. 生物反馈治疗

生物反馈是使用仪器来放大躯体器官的电化学能量，通过特殊仪器提供的数据来学会监控自己，从而提高自身生理反应的意识（呼吸、血压、心率、肌肉紧张度等）。通过一定的肌肉训练程序，有意识地控制自己的心理生理活动，降低唤醒水平，改善躯体及心理功能紊乱状态，达到治疗疾病的目的。

4. 音乐疗法

音乐在意识层面和无意识层面都会对情绪产生深远的影响，因此治疗性的音乐被用来帮助患者释放潜在的负性情绪。音乐治疗师用快节奏、高音量的音乐帮助患者释放潜在的愤怒情绪，用慢节奏、振奋的音乐来稳定情绪，恢复患者身体组织器官的活力。由于音乐曲调的多样化和个人的品位不同，因此在进行音乐之前根据情况选择合适的音乐。

5. 按摩疗法

按摩疗法是一种放松技术，对皮肤、肌肉、韧带等的推拿，以减轻肌肉的紧张感和增加肌肉周围关节的舒适感。对紧张的肌肉进行按摩，首先能提高神经反射感受器的活动，从而引起血管扩张和循环增强，进而减少神经的过度工作，达到减轻肌肉紧张的目的。

6. 体育锻炼

体育锻炼可以降低休息状态下的心率、血压和肌肉紧张度，帮助维持或重新达到平衡状态。经常锻炼的人有更高程度的自信心和较低程度的沮丧、焦虑等。对于慢病患者，可以在专业人士的指导下去制订并完成锻炼计划。例如瑜伽锻炼，特别强调身体姿势与呼吸控制的整合，保持内心平静，可以帮助女性释放压力或挫折感。

（四）社会支持

社会支持是一种应对技能，通过亲人、朋友或其他组成的群体的陪伴可以缓冲或驱散压力的消极效应。按照支持主体将社会支持分为四类：由政府和正式组织（非政府组织）主导的正式支持；以社区为主导的"准正式支持"；由个人网络提供的社会支持；由社会工作专业人士和组织提供的专业技术性支持。

【任务解答】

1. 生物反馈治疗

生物反馈是使用仪器来放大躯体器官的电化学能量，通过特殊仪器提供的数据来学会监控自己，从而提高自身生理反应的意识（呼吸、血压、心率、肌肉紧张度等）。通过一定的肌肉训练程序，有意识地控制自己的心理生理活动，降低唤醒水平，改善躯体及心理功能紊乱状态，达到治疗疾病的目的。

2. 横膈膜呼吸疗法

患者采用卧位或半卧位姿势；用鼻子缓慢自然地吸气，此时，胸部须保持平稳，不能有胸廓的膨胀，而是让所吸入的空气把胃往下部推，使腹部产生向外鼓的运动，直至使肺部充分吸满空气；呼气之前的暂停；当将空气慢慢地向外呼出时，鼓起的腹部渐渐向下还原；在下一个呼吸循环开始前的暂停。通过深沉而缓慢的呼吸，就能使人体变得更加松弛。

参考文献

［1］王红,左俊英,陈世蓉,等. 全球慢性非传染性疾病的状况及预防控制策略［J］. 国外医学·社会医学分册,2005,22(1):10-14.

［2］胡佩诚. 临床心理学［M］. 北京:北京大学医学出版社,2014.

［3］全国慢性病预防控制工作规范(试行)［EB/OL］.［2011-04-13］. http://www.gov.cn/gzdt/2011-04/13/content_1842875. htm

［4］国务院办公厅关于印发中国防治慢性病中长期规划(2017-2025年)的通知.［EB/OL］.［2017-02］. http://www.gov.cn/zhengce/content/2017-02/14/content_5167886. htm

［5］金瑜. 心理测量［M］. 上海:华东师范大学出版社,2012.

［6］Brian Luke Seaward. 许燕译. 压力管理策略［M］. 北京:中国轻工业出版社,2008.

［7］梁红,费立鹏. 探讨国内生活事件量表的应用［J］. 中国心理卫生杂志,2005(01):42-44.

［8］李萍,胡艳艳,魏继云,等. 家庭整体心理干预对老年高血压患者的干预效果及对生活质量的影响［J］. 临床医学研究与实践,2019,4(29):166-168.

［9］易军南,张海丽. 认知心理干预对高血压病患者遵医行为和临床疗效的影响研究［J］. 当代医学,2019,25(29):181-182.

［10］王晓娟. 心理干预对军队离退休干部高血压患者生活质量的影响分析［J］. 实用临床护理学电子杂志,2019,4(48):131+178.

［11］韩宏云,刘保群,程云. 精神病人焦虑的生物反馈治疗［J］. 当代医学,2011,17(08):46-47.

项目三　慢性非传染性疾病的康复指导基础

【学习目标】

　　知识要求

　　1. 掌握康复、康复医学的定义，康复医学的服务对象；掌握康复功能评定的内容、康复治疗学的定义、掌握康复治疗学常用的手段。

　　2. 掌握康复医学团队的人员构成、慢病康复管理的基本原则。

　　3. 熟悉康复功能评定的目的，康复医学、社区康复的对象和工作方式；慢病康复管理工作流程。

　　4. 了解康复医学的主要内容、康复医学与临床医学的关系；日常生活活动能力和社区功能评定的内容。

　　能力要求

　　1. 能够讲述康复医学和临床医学的区别；社区康复与机构康复的差异。

　　2. 能够判断慢病患者是否需要康复医学介入治疗。

【任务描述】

　　张某，女，67岁，因动脉硬化性脑梗死住院治疗3个月，目前右侧肢体瘫痪，能用勺吃饭，大便能控制，小便有时控制不住，能自己洗脸、刷牙、穿衣和洗澡，能拄拐上厕所，在家中步行，但上下楼梯比较困难，回答问题准确，记忆力正常，现转入社区康复治疗。

　　讨论：1. 该患者社区康复的目的是什么？

　　　　　2. 张某存在哪些功能障碍？

　　　　　3. 张某需要做哪些康复治疗项目？

任务一　康复医学与社区康复

一、康复医学基本概念

（一）康复、康复医学的概念

1. 康复的定义

康复（Rehabilitation）是指通过综合协调地应用各种措施，最大限度地恢复

【思维导图】

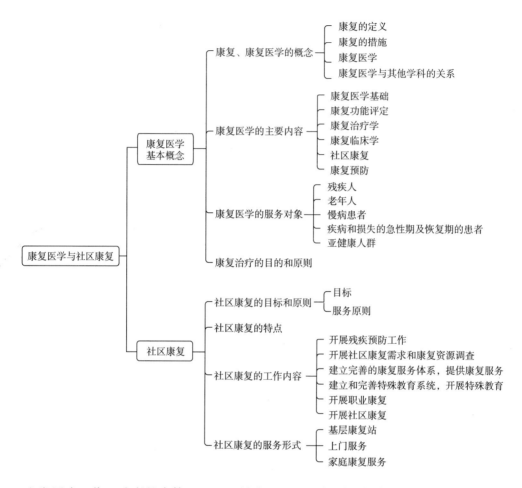

和发展病、伤、残者的身体、心理、社会、职业、娱乐、教育以及和周围环境相适应方面的潜能，消除或减轻其躯体、心理和社会功能障碍，达到个体最佳功能水平，从而提高生存质量，使其重返社会。

用于现代医学领域，康复主要是指心身功能、职业能力、社会生活能力的恢复。Rehabilitation 中国大陆译为"康复"，中国台湾译为"复健"，中国香港译为"复康"。恢复（Recovery）一般是指患病后健康水平下降，治疗和休息后健康恢复到病前水平，亦即达到了 100% 的恢复。康复（Rehabilitation）是指伤病后健康水平下降，虽经积极处理，但健康水平复原不到原先水平的情况，亦即达不到100% 的恢复。所以"康复"（Rehabilitation）与疾病后的"恢复"（Recovery）在现代医学领域并不完全等同。

第一次世界大战中，Rehabilitation 首次具有"对心身残疾者进行治疗，使其重返社会"的含意。1969 年世界卫生组织（WHO）康复专家委员会对康复的定义做了如下说明：康复是指综合地和协调地应用医学的、社会的、教育的和职业的措施，对患者进行训练和再训练，使其能力达到尽可能高的水平。1981年WHO康复专家委员会又把康复定义为：康复是指应用各种有用的措施，以减轻残疾的影响，使残疾人重返社会。1993年WHO的文件中提出"康复是一个帮助病员或残疾人在生理或解剖缺陷的限度内和环境条件许可的范围内，根据其愿望和生活计划，促进其在身体上、心理上、社会生活上、职业上、业余消遣上和教育上的潜能得到最充分发展的过程。"

2. 康复的措施

现代医学领域康复的措施包括医学康复、康复工程、教育康复、社会康复以及职业康复。其中，医学康复是指通过临床医疗的方法为功能障碍者提供服务；康复工程是指通过假肢、矫形器、辅助用具及环境改造来达到改善、替代或重建功能的目的；教育康复是指通过对功能障碍者进行特殊教育，促进全面康复的手段；社会康复是从社会的角度推进和保证医学康复、教育康复和职业康复的进行，使其适应家庭、工作环境，充分参与社会生活，采取与社会生活有关的措施，促使残疾人重返社会；职业康复是为功能障碍者训练职业能力，恢复就业资格，取得就业机会。

3. 康复医学

康复医学是指具有独立的理论基础、功能测评方法、治疗技能和规范的医学应用学科。旨在应用医学科学及其有关技术，最大限度地恢复和发挥残疾人或患者的潜在能力和残存功能，包括躯体、心理、精神和社会等方面的整体功能，促进其重返社会。康复医学与预防医学、临床医学、保健医学共同组成了全面医学，是现代医学的重要组成部分。近半个世纪以来，现代康复医学得到了蓬勃发展，它是人类医学事业发展的必然趋势，也是现代科学技术进步的必然结果。

4. 康复医学与其他学科的关系

临床医学是以人体疾病为中心，通过诊断，查找疾病病因，以药物、手术为手段，治疗目的是逆转病理过程，挽救生命。预防医学是以人群为研究对象，研究影响健康的因素及作用规律，制定预防人类疾病发生的措施，以预防伤残和疾病为目的。保健医学是以维持健康的各种行为，包括饮食保健、运动调节、心理保健、传统保健、保健品保健。康复医学是以功能障碍为中心，强调非药物治疗，治疗目的是恢复患者躯体、心理、生活、社会能力。康复医学发展的起始阶段只是临床医学的延续，是对治疗后的功能障碍进行康复。

随着康复医学的不断完善，与临床医学逐步融合、相互渗透，不仅仅是临床医学的延续，也贯穿临床医学的始终。在临床处理的初期引入康复治疗，临床治疗效果好，也能减少后遗症。康复医学与临床医学有着不可分割的联系（表3-1）。

表 3-1	康复医学与临床医学的区别	
	临床医学	康复医学
核心理念	以人体疾病为中心	以功能障碍为中心
行为模式	强调生物学模式	强调生物、心理、社会模式
对象	各类患者	功能障碍者、残疾者
评估	疾病诊断和系统功能	躯体、心理、生活/社会独立功能
治疗目的	以疾病为核心，强调去除病因，挽救生命，逆转病理和病理的生理过程	以功能障碍为核心，强调改善、代偿、替代的途径提高功能，提高生活质量，回归社会
治疗手段	药物、手术为主	非药物治疗为主，患者主动参与和训练
工作模式	专业化分工模式	团队模式

（二）康复医学的主要内容

康复医学包括康复医学基础、康复功能评定、康复治疗学、康复临床学、社区康复及康复预防几个部分，涉及基础医学、医学影像学、临床医学、医学心理学等多学科知识。

1. 康复医学基础

康复医学基础包括运动学、神经生理学、环境改造学。

（1）运动学　包括运动解剖学、运动生理学、运动生化学、生物力学等。

（2）神经生理学　包括神经发育学、神经控制的神经学基础等。

（3）环境改造学　包括康复工程、建筑、生活环境设计等。

2. 康复功能评定

康复功能评定包括运动学评定、电生理学评定、心肺功能评定、有氧活动能力评定、医学心理学评定、语言和吞咽功能评定、日常生活活动能力评定和职业能力的检查及鉴定知识，详见项目三任务二。

3. 康复治疗学

康复治疗学包括物理疗法、作业治疗、言语治疗、心理治疗、康复护理、康复工程和中国传统康复疗法知识，详见项目三任务二。

4. 康复临床学

康复临床学是指对各类伤残、病残的患者进行有针对性的综合康复治疗。包括骨关节疾病康复、神经疾病康复、心血管疾病康复、慢性疼痛疾病康复、老年病康复、儿科病康复等。

5. 社区康复

社区康复是指在社区层次上采用综合的康复措施，充分利用社区资源，包括依靠有残损、残疾、残障的人员本身以及他们的家庭和社区，使残疾人得到全面的康复服务，提高生活质量和回归正常的社会生活。

6. 康复预防

（1）一级预防 旨在预防可能导致残损的各种疾病或损失，避免发生原发性残疾。例如，通过指导人们进行积极的运动锻炼和生活方式修正，减少或预防心脑血管疾病的发生，从而预防冠心病、脑血管意外（脑卒中）导致的残疾。

（2）二级预防 疾病或损伤发生之后，采用综合措施，防止并发症、功能障碍或继发性残疾的发生。例如在脑血管意外之后，尽早进行体位摆放，肢体功能训练，能够预防关节挛缩，避免痉挛畸形。

（3）三级预防 指残疾已经发生的情况下，采取各种措施防止进一步恶化。包括通过积极的功能训练，改善或提高患者躯体和心理功能；通过适应、代偿和替代的途径，提高患者生活自理和独立能力，恢复或增强娱乐、工作和学习的能力，使其重返家庭和社会。

（三）康复医学的服务对象

康复医学的服务对象主要是由于损伤以及急、慢性疾病和老龄带来的功能障碍者和先天发育障碍者。

1. 残疾人

残疾人包括肢体、精神、智力或感官有长期损伤的人，这些损伤与各种障碍相互作用，可能阻碍残疾人在与他人平等的基础上充分和切实地参与社会。WHO 统计全球目前约有占总人口 10% 的各类残疾者，且每年以新增 1500 万人的速度递增；中国残联 2010 年数据显示，我国各类残疾人总数已达 8500 万，约占中国总人口比例的 6.21%。

2. 老年人

老年人有不同程度的内脏、肌肉、关节等功能退变和功能障碍，需要通过康复治疗得到改善。我国人口老龄化严重，截至 2021 年年底我国 60 岁及以上老年人口有 2.64 亿人，占总人口 18.7%；预计到 2050 年前后我国老年人口数将达到峰值 4.87 亿，占总人口的 34.9%。

3. 慢病患者

慢病患者主要是指各种内脏疾病、神经疾病和运动系统疾病患者。这些患者往往由于疾病而减少身体活动，并因此产生继发性的概念衰退，除临床治疗外，进行积极的康复治疗，有助于改善他们的躯体和心理功能，减轻残疾程度，提高生活的独立性。目前，我国有康复需求的各类慢病患者已超过 2 亿人。

4. 疾病和损失的急性期及恢复期的患者

许多急性期及恢复早期的疾病和损伤的患者需早期开展康复治疗，早期康复不仅可促进疾病的临床治愈，预防并发症，而且也为疾病的后期功能康复创造了条件。这类人群已逐渐成为康复医学最主要的治疗对象。

如针对脑卒中、脑外伤、脊髓损伤、老年性认知功能损害等神经系统疾病患者进行的康复；对手外伤、骨关节病、骨折等骨关节疾病患者进行的康复；对冠心病、高血压等内脏疾病患者进行的康复；对小儿脑瘫、孤独症等儿童疾病患者进行的康复等。

5. 亚健康人群

亚健康即指非病非健康状态，是介于健康与疾病之间的状态。对亚健康状态人群进行康复治疗干预有助于恢复健康，提高生活质量。

【拓展阅读】

残疾的分类

根据《国际残损、残疾、残障》分类标准，残疾可分为以下三类：

1. 残损

残损是生物器官系统水平上的残疾，如听力残损、视力残损、语言残损、认知残损、运动残损、心理残损、内脏残损等。

2. 残疾

残疾是个体水平上的残疾，如运动残疾、生活自理残疾、交流残疾、技能活动残疾、特殊技能残疾、环境适应残疾、其他活动方面的残疾。

3. 残障

残障是社会水平的残疾，是由于残损或残疾，限制或阻碍一个人完成正常的社会作用。残障又可分为身体自主残障（生活不能自理）、定向识别残障、行动残障、就业残障、经济自立残障、社会活动残障。

(四) 康复治疗的目的和原则

康复治疗的目的是通过训练改善生理功能，或通过各种矫形器和辅助具使减弱的功能得到放大或增强，如老年人通过拐杖或助行器帮助行走，保证步态稳定。

康复治疗的基本原则是：因人而异、循序渐进、持之以恒、主观能动，达到全面康复。要充分考虑病情和目标差异、年龄和性别差异、兴趣和文化差异、经济和环境差异等，并且使康复对象主动参与到康复训练中，康复治疗计划的难易程度、强度和总量都应该逐步增加，达到整体康复的效果。此外，康复治疗需要长期持续，有些患者甚至维持终身。

二、社区康复

社区康复（Community-based Rehabilitation，CBR）是 1981 年世界卫生组织康复专家委员会所下的定义："在社区的层次上采取的康复措施，这些措施是利用和依靠社区的人力资源而进行的，包括依靠有残损、残疾、残障的人员本身，以及他们的家庭和社会"。我国从 1986 年正式启动开展社区康复。历经起步、试点、推广，现已进入全面发展阶段。近年来，社区康复作为社区发展的一项战略，已进入了一个多元化、快速发展的新阶段。

（一）社区康复的目标和原则

1. 社区康复的目标

社区康复的主要目标是使残疾人获得有助于整体康复、融入和参与的康复服务；使病残人和慢病、老年病者的心身得到康复；使病残人在社会上能享受均等的机会；使病残人能融入社会。

2. 社区康复的服务原则

（1）社会化　政府负责，多部门参与；服务内容纳入部门职能；挖掘与利用康复资源；动员多方面力量；创造良好的社会氛围。

（2）以社区为本　以社区康复需求为导向，政府将服务纳入发展计划，利用社区内部资源，残疾人及亲属要主动参与与配合，有针对性地开展健康教育。

（3）低成本、广覆盖　以较少投入，保障基本需求，加强资源利用，就地就近，不受疗程限制。

（4）因地制宜　不同国家和地区在经济发展水平、文化教育、康复技术和资源、康复对象的康复需求等方面存在很大差异，只有根据实际情况，采取适合本地区的社区康复模式才能很好地解决当地的康复问题。

（5）技术实用　要求康复技术易懂、易学、易会；如复杂技术向简单化、实用化转化；机构技术向社区、家庭转化；城市技术向农村转化；外来技术向适用本地的传统技术转化。

（6）主动参与　康复对象要树立自我康复意识；积极配合康复训练；参与社区康复服务工作；努力学习文化知识，掌握劳动技能，自食其力，贡献社会。

（二）社区康复的特点

与机构康复相比，社区康复有以下优点，见表3-2。

表3-2　　　　　　　　　　社区康复与机构康复的比较

项目	社区康复	机构康复
康复场所	社区/家庭	康复机构
技术服务性质	普及型、初级卫生保健康复服务	专业性、专科化
康复模式	全面康复	医疗服务
依靠力量	社区、患者及其家庭、政府部门	康复医务人员
参与组织	社区组织和领导	医院组织和领导
技术特点	适宜技术、因地制宜	专门技术（如多种器械、临床康复手段等）
费用	较少	较昂贵

续表

项目	社区康复	机构康复
可及性	就地就近	机构少且集中
服务覆盖面	覆盖面广	覆盖面较小
适应对象	适用于社区内的残障、慢病患者、老年人的中后期康复	适用于康复早期及复杂疑难病例

（1）以社区为基地，社区管理、社区支持，社区受益。社区康复是社区经济和社会发展事业的一个组成部分，由社区负责计划、组织和领导、全社区参与，给予支持，主要依靠社区资源开展社区残疾人的康复服务。

（2）充分利用有限的医学资源，如依靠社区康复原有的卫生保健、社会保障、社会服务网络，协力开展康复服务。社区康复既是一项社区的卫生保健工作，又是一项社区的民政福利的社会服务工作，要求社区的卫生、民政、社会服务等部门共同参与，密切配合。

（3）按照全面康复的方针，为社区残疾人提供医疗、教育、职业、社会等方面的康复服务。一方面充分发挥社区的潜力，在社区力所能及的范围内，尽量为残疾人进行心身的功能训练，帮助上学和就业，促进残疾人回归社会；同时也是充分地利用专业的康复中心、康复医院、康复机构和残疾人康复服务指导中心的帮助，尽量使社区的残疾人得到全面康复。

（4）社区康复的方法简单易行，技术实用有效，器材就地取材，因地制宜，训练时间持久。

（5）广泛动员多方面的积极性，充分发挥患者本人、患者家庭、医护人员、志愿者和社区组织的作用，做到"按需康复"，提高康复效果。

（三）社区康复的工作内容

1. 开展社区残疾预防工作

通过预防接种、营养保健、卫生宣教等工作，做到"早期发现、早期诊断、早期干预"，减少社区内残疾的发生及降低残疾程度。

2. 开展社区康复需求和康复资源调查

通过建档立卡，了解社区内的残疾类别、人数、程度和康复需求，调查了解社区内的康复资源，有利于制订因地制宜、因人制宜的社区康复计划和社区康复的实施。

3. 建立完善的康复服务体系，提供康复服务

以社区内的基层康复站和家庭为基地，采取简单易行、实用有效的康复治疗手段，利用各种辅助具，充分发挥伤、残、病者的潜能和减少功能障碍，以最大限度地恢复伤、残、病者生活自理能力，帮助他们实现功能独立。

4. 建立和完善特殊教育系统，开展特殊教育

与普通人和健全人相比，有心身障碍的残疾儿童更需要接受系统的、可持续

的教育来发展和巩固他们获得的知识和适应环境的能力。充分利用社区的资源，组织残疾儿童接受特殊教育，使其能与健康人一样，享有教育的机会，为今后就业和工作打下基础。

5. 开展职业康复

职业康复是残障患者融入社会，提高生活质量的最有效途径。如果说医疗康复是基础，教育康复是手段，社会康复是融入社会的保障，那么职业康复则是患者走向社会的桥梁。依靠社区的力量，为社区内有就业潜力的青壮年残疾人提供就业咨询、培训和就业机会，帮助消除工作环境障碍，重建工作能力，促进其重返工作或自主创业。

6. 开展社会康复

组织社区内的残疾人单独参加，或和健康人一起参加文娱体育和社会活动，支持残疾人自己的社团活动，增进相互理解和联系，形成全社会理解、尊重、关心残疾人的良好社会风气、和谐的社会环境，帮助残疾人重返社会。

（四）社区康复的服务形式

1. 基层康复站

充分利用社区现有资源和基层力量，依靠社区医疗预防保健网、社区服务网、城乡基层组织、大型厂矿企业以及残疾人组织等，因地制宜地建立各类社区康复站，综合平衡社区内残疾人的康复需求。

2. 上门服务

以社区的康复资源中心为基地，组织具有一定水平的康复人员，到伤、残、病者家庭或社区进行康复技术指导和培训，解决疑难问题和提供上门服务。

3. 家庭康复服务

伤、残、病者在家庭康复指导人员和家属亲友的帮助下，在家庭内开展康复训练，包括疾病知识介绍和防治处理方法、简易康复器材的使用、康复性医疗体育训练、生活自理活动训练、家务活动训练等。

任务二　康复功能评定和康复治疗学

一、康复功能评定

（一）定义

康复功能评定（Rehabilitation Evaluation and Assessment）是康复医学的重要组成部分，即对康复对象功能障碍的种类、性质、部位、范围、严重程度和预后进行有效和准确的评定。康复过程以康复评定开始，又以康复评定结束，期间还需多次进行康复评定。

慢性非传染性
疾病的康复医学

【思维导图】

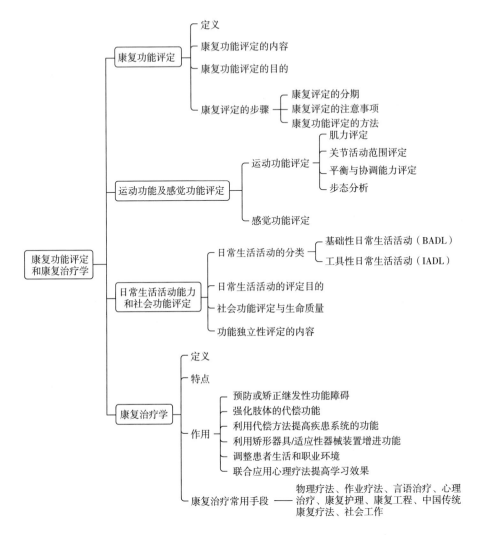

（二）康复功能评定的内容

广义的康复功能评定包括运动学评定、电生理学评定、心肺功能评定、有氧活动能力评定、医学心理学评定、言语和吞咽功能评定以及日常生活活动能力评定和职业能力的检查及鉴定。

因康复评定的内容非常广泛，也可分为躯体功能评定、精神功能评定、言语功能评定、社会功能评定四个方面。

（三）康复功能评定的目的

初次康复治疗前，通过康复评定可以确定康复对象有哪些功能障碍，障碍程度如何，需要何种治疗，希望达到何种目标。经过一定时间的康复治疗后需对效果予以客观定量的评定，以确定继续或修订原治疗方案，或者另外制订治疗措施。

（四）康复评定的步骤

1. 康复评定的分期

康复评定是康复医学的重要组成部分，在康复治疗过程中可能重复多次进行康复评定，且往往以康复评定开始，又以康复评定结束。患者康复的过程实际上就是一个解决问题的过程，通过反复评定判断康复治疗的效果，如图3-1所示。

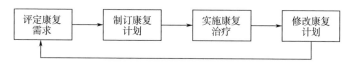

图 3-1　康复工作的流程

（1）初期评定　一般在患者入院初期完成，最迟不超入院后 7 天。目的是全面了解患者的功能状况和障碍程度，据此确定康复目标和制订康复治疗计划。

（2）中期评定　在康复治疗中进行，目的是了解经过一段时间的康复治疗后，患者的功能变化情况，分析原因，并据此调整康复治疗计划。

（3）末期评定　在康复治疗结束时进行，一般在出院前。目的是经过康复治疗后，评定患者的功能情况，评价康复治疗效果，提出出院计划或重返家庭或社会的进一步康复治疗的建议。

2. 康复评定的注意事项

评定前要向患者及其家属说明目的和方法，消除他们的不安，取得积极的配合。评定时间要尽量短，不引起患者的疲劳。评定常由一个人自始至终地进行，以确保准确性。评定一般需做 3 次，然后求出平均值。健侧与患侧要进行对照。评定过程中患者出现明显不适时，应及时中止，并查找原因。

3. 康复功能评定的方法

康复评定的方法包括观察法、访谈法、问卷调查法、量表法和仪器测量法。

（1）观察法　包括外部观察和内部观察。外部观察主要是身体观察，如功能障碍的局部、全身、静态观察、动态功能观察等；而内部观察主要通过言语和行动进行，来观察心理、精神、性格、情绪、智能等方面。

（2）访谈法　通过访谈可以与患者和家属直接接触，了解功能障碍发生的时间、原因、过程及对日常生活、工作、学习造成的影响等大量的第一手资料，还可向患者及家属介绍康复治疗的特点，建立彼此信赖的关系，为今后的训练治疗打下良好的基础。

（3）问卷调查法　能迅速收集多人、多方面的资料，其优点是省时省力，缺点是由于填表人对项目理解的不准确性等因素，可能导致信息的错误或丢失。

（4）量表法　通过运用标准化的量表对患者的功能进行评定的方法，包括自评和他评量表、等级量表和总结性量表等。如国际公认的 Fugl-Meyer 运动量表、Boston 诊断性失语检查等；还有一些则是根据本地区、本单位等需要自行制订的，后者在正式使用之前，需要对该量表的信度、效度、灵敏度和统一性进行研究。

（5）仪器测量法　借助仪器设备对患者进行直接测量，如使用量角器测量关节活动度，其优点是功能状况的体现精确良好，较为客观。

二、运动功能及感觉功能评定

（一）运动功能评定

运动功能评定包括肌力评定、关节活动范围评定、平衡与协调能力评定以及步态分析。

1. 肌力评定

肌力是指肌肉主动收缩时产生的力量。患者肌力降低会虚弱无力、生活不能自理、对未来失去信心，故肌力的恢复常常是主要康复诉求。肌力评定是运动系统功能评定的基本内容之一，是通过测定受试者在主动运动时单一肌肉或肌群产生的最大收缩力量来评价肌肉的功能状态，从而判断患者有无肌力下降及下降范围和程度。常用的评定方法有徒手肌力检查和器械检查两大类。

2. 关节活动范围评定

关节活动范围评定又称关节活动度，是关节运动时关节远端到近端所通过的弧度，可分为主动关节活动范围和被动关节活动范围。主动关节活动范围主要由肌肉主动收缩产生；被动关节活动范围则由外力产生，肌肉无主动收缩。

3. 平衡与协调能力评定

平衡是指人体在日常活动中维持自身稳定性的能力，是人体在日常生活保持姿势独立的前提，尤其是步行及其他复杂运动的基础。人体维持正常的平衡能力需要足够的肌力，恰当的肌张力，良好的关节活动范围、视觉、躯体感觉、前庭功能及中枢神经系统的整合功能。

平衡与协调能力评定主要是了解被评定对象是否存在平衡功能障碍，分析引起平衡功能障碍的原因，确定是否需要进行康复治疗，预测可能发生跌倒的危险性。平衡的三种状态包括静态平衡、自动动态平衡和他动动态平衡。

4. 步态分析

步行周期是指一侧下肢完成从足落地到再次落地的时间，根据下肢在步行时的位置分为支撑相和摆动相。

（二）感觉功能评定

感觉是人脑对直接作用于感受器的客观事物的个别属性的直接反映，正常的感觉是人体进行有效功能活动的基本保证，感觉障碍是神经系统疾病中常见的症状之一，是指在反映刺激物个别属性的过程中出现困难和异常的变态心理现象。

因此，感觉检查是康复过程中非常重要的评价内容。

感觉分为躯体感觉和内脏感觉两大类。躯体感觉又根据感受器的部位不同，分为浅感觉、深感觉和复合感觉。浅感觉是感受器在皮肤内的感觉，主要包括痛觉、触觉和温度觉。深感觉是指深部组织的感觉，包括位置觉、运动觉和振动觉。深感觉感受器在肌肉、肌腱、关节和骨膜。复合感觉包括两点辨别觉、图形觉和实体辨别觉。复合感觉是大脑综合分析的结果，因此只适合在深感觉、浅感觉均正常的被检查者中进行。康复评定主要是评定躯体感觉，熟练掌握感觉评定方法，能为制订康复训练计划及及时调整治疗方案提供依据。

三、日常生活活动能力和社会功能评定

日常生活活动（Activities of Daily Living，ADL）是指人们维持生产及适应生产环境而每天反复进行的、最基本的、具有共性的活动。广义的日常生活活动还包括人们在家庭、工作机构及社区中的一切独立活动，又称复杂性或工具性日常生活活动。

1. 日常生活活动的分类

ADL能力包括衣、食、住、行、个人卫生等基本动作和技巧，是人们在家庭和社区中获得的最基本能力。患者丧失这些活动能力，不仅会影响患者的自我形象和生存质量，甚至影响整个家庭。因此，日常生活活动能力的评定是康复评定工作中最基本和最重要的内容。根据日常活动的种类分为：

（1）基础性日常生活活动（Basic ADL，BADL）是指人们在社区中独立生活所必需的每日反复进行的活动，包括进食、梳妆、洗漱、如厕、穿衣、站立、行走、驱动轮椅、上下楼梯等。

（2）工具性日常生活活动（Instrumental ADL，IADL）是指人们在社区中独立生活所需要的关键性的较高级的技能，如使用电话、购物、做饭、采购、驾车、阅读、书写、洗衣、使用家具及电器等，这些活动常需要借助一些工具。

2. 日常生活活动的评定目的

通过评定，确定患者在日常生活活动方面是否独立及独立程度，分析不能独立的原因，确定和修订护理目标，制订康复护理方案，对治疗提供指导，防止意外伤害，提供合适的照料流程与项目，以及观察康复治疗的疗效。

3. 社会功能评定与生命质量

社会功能评定的目的是了解患者的生命质量、独立能力，判断其社会适应性。

生命质量（Quality of Life，QOL）又称为生活质量、生存质量，慢病患者因长期患病与治疗，使患者在心理、日常生活及社会活动等方面均受到不同程度的影响。慢病因其是身体结构及功能改变，无法彻底治愈，需要长期治疗、护理及特殊康复训练的疾病，潜伏期长、起病隐匿、病程时间长且不易控制，易出现并

发症等特点，其患者的生命质量也已成为临床评价疗效的重要指标之一。根据 WHO 的标准，生存质量的评定至少应该包括六大方面，即身体功能、心理状况、独立能力、社会关系、生活环境、宗教信仰与精神寄托。国际上对慢病患者生命质量（QOL）已经有很多成熟的测量量表，如简明健康状况调查问卷、疾病影响度量表、诺丁汉姆健康调查表、健康指数等。

4. 功能独立性评定的内容

功能独立性评定是 1983 年美国物理医学与康复学会提出的"医学康复统一数据系统"中的重要内容。它不仅评定躯体功能，还评定言语、认知和社交功能，是近年来提出的一种更全面、客观地反映残疾者日常生活活动能力的评定方法，成为判断是否具备独立生活能力的重要指标。

功能独立性评定的内容包括自理能力、括约肌控制、转移、行走、交流、社会认知 6 个方面的 18 项内容。其中，自理能力包括进食、梳洗修饰、洗澡、穿裤子、穿上衣、如厕 6 项；括约肌控制包括膀胱管理（排尿）、直肠管理（排便）2 项；转移包括床、椅、轮椅间转移，如厕，盆浴或淋浴 3 项；行走包括步行/轮椅、上下楼 2 项；交流包括理解、表达 2 项；社会认知包括社会交往、解决问题、记忆 3 项。每项 7 级，最高得 7 分，最低得 1 分，总得分最高为 126 分，最低为 18 分。得分越高，独立水平越好；反之越差。得分的高低以患者是否独立和是否需要他人帮助及其程度或使用辅助设备的程度为依据。根据评定结果，功能独立性评定分为 8 个等级：126 分，完全独立；108～125 分，基本独立；90～107 分，极轻度依赖；72～89 分，轻度依赖；54～71 分，中度依赖；36～53 分，重度依赖；19～35 分，极重度依赖；18 分，完全依赖。也可以粗分为 3 个等级：108～126 分为独立；54～107 分为有条件依赖；18～53 分为完全依赖。

四、康复治疗学

（一）康复治疗学的定义

康复治疗学是为帮助患者获得知识和技能，最大程度获得躯体、精神和社会功能的一个主动的、动态过程，可最大程度增加患者的活动功能，将残疾和残障降低到最低程度，从而促进获得能力和参与能力。

（二）康复治疗的特点

康复治疗强调"以患者功能为中心"，目的是改善患者的功能及其障碍，使患者能独立完成功能获得，同时又能适应自己的周围环境。强调患者主动参与，在实施康复治疗前，首先要获得患者的信任，使他们了解治疗方案的重要性，只有患者主动参与，才能保证康复治疗的有效性。康复治疗是团队模式工作，由多学科的专业人员组成，康复治疗小组共同进行。在实施中虽有先后，但原则上主要是治疗同步进行、穿插安排，以发挥康复小组共同作用模式，提高患者的康复治疗效果。

最后，康复治疗应尽早介入，并贯穿于整个治疗的始终，患者应长期坚持、终身康复。脑血管意外、脊髓损伤等较严重的患者，患者急救后转入康复病房后，经亚急性期康复治疗，出院后在家中或社区需要定期进行康复训练，甚至是重返职业岗位后仍要坚持康复训练。

（三）康复治疗的作用

康复治疗有预防或矫正继发性功能障碍、强化肢体的代偿功能、利用代偿方法提高疾患系统的功能、利用矫形器具或适应性器械装置增进功能、调整患者生活和职业环境，以及应用心理疗法改善患者行为表现以提高患者的学习效果等作用。

1. 预防或矫正继发性功能障碍

对瘫痪肢体进行关节的被动活动预防关节周围肌肉的挛缩；针对痉挛肌肉而导致肌肉挛缩可进行持续牵伸以对抗挛缩造成的肢体畸形；定时变换体位缓解感觉丧失或减弱骨突部位皮肤状况以预防压疮的发生；对膀胱进行细致的护理以预防膀胱结石形成，输尿管反流或肾盂肾炎等并发症。

2. 强化肢体的代偿功能

利用渐进抗阻训练强化截瘫患者双上肢的肌力，以便患者进行功能转移时，能起到代偿功能的作用；利用渐进抗阻训练强化偏瘫患者健侧肢体的肌力，以代偿患者在日常生活中的稳定性；利用唇读或语读（即用眼观察说话者的口型变化猜测说话内容）的方式与严重失聪者进行语言交流。

3. 利用代偿方法提高疾患系统的功能

利用治疗性的运动方式提高急性梗死恢复期患者的心脏功能；利用助听器补充部分听力丧失；对力量减弱的肌肉基于渐进抗阻运动训练以提高其肌力。

4. 利用矫形器具或适应性器械装置增进功能

利用电子喉代偿喉切除术患者进行发声；利用手掌、腋杖和矫形支具辅助患者步行；利用轮椅帮助行走障碍患者进行日常功能活动；利用假肢使下肢截肢患者能进行步行，上肢截肢者能进行上肢的功能活动。

5. 调整患者生活和职业环境

调整患者生活和职业环境，使患者充分发挥残存功能，适应残疾情况。将不能上下楼梯的患者移居到楼房的底层以方便出行；加宽房间内、浴室内过道，以利于轮椅通过；对站立和步行功能障碍患者，建议改成坐位职业；训练家庭成员帮助患者培养适应性行为避免出现病态行为。

6. 联合应用心理疗法改善患者行为表现以提高患者的学习效果

利用手势或示范的方法指导具有言语沟通障碍的患者；利用松弛疗法结合深呼吸、轻松的社交活动结合游戏等方法缓解精神紧张的患者；利用小组集体活动方式，促进具有相同残疾性质和程度的患者进行心理、社会能力的恢复；利用反复学习结合口头教导方法帮助记忆力较差患者掌握新的活动技巧。

（四）康复治疗常用手段

1. 物理疗法（Physical Therapy，PT）

物理疗法包括运动疗法和物理因子疗法。运动疗法是物理疗法的核心部分，主要是通过运动（力学方法）对身体的功能障碍和功能低下进行预防、改善和功能恢复的治疗方法。物理因子疗法是使用电、光、声、磁、水、蜡等物理因子治疗手段，促进患者的恢复。

2. 作业疗法（Occupational Therapy，OT）

作业疗法是指针对病、伤、残者的功能障碍，指导患者参与选择性、功能性活动的治疗方法。此疗法主要以人体功效学和职业功能评定学为基础，包括认知训练、感觉统合训练、矫正起居和自助具制作、压力治疗、缅怀治疗与心理辅导、康复环境设计及改造、社区及家庭生活技能训练等。其主要作用是减轻残疾、保持健康。增强患者参与社会、适应环境、创造生活的能力。如利用患者进食、梳洗、穿衣、轮椅与床间的转移等动作，改善患者日常生活能力；选用木工活、纺织、刺绣、制陶、手工艺品制作等，改善患者双手功能等。

3. 言语治疗（Speech Therapy，ST）

言语治疗是针对脑卒中、颅脑外伤后、小儿脑瘫、头颈部肿瘤以及一些先天缺陷患者引起的交流能力障碍和口语发音障碍等进行评定，并进行训练和矫治的方法。常见交流能力障碍包括：对语言的理解、表达和学习获得的障碍，如失语症、言语发育迟缓；常见口语障碍包括：构音障碍、口吃等。

4. 心理治疗（Psychological Therapy，PT）

心理治疗是通过观察、谈话、实验和心理测验法（智力、人格、神经心理等）对患者的心理异常进行诊断，采用精神支持疗法、暗示疗法、催眠疗法、行为疗法、脱敏疗法、松弛疗法、音乐疗法和心理咨询等对患者进行心理治疗的方法。通过专业的心理治疗可以帮助患者改善心理危机、心理创伤、各种类型的神经症等，以重新恢复患者的自信心。

5. 康复护理（Rehabilitation Nursing，RN）

康复护理是用护理学方法照料残疾者，除治疗护理手段外，尚采用与日常生活活动有密切联系的训练方法帮助患者在病房中进行自理生活的训练。利用床上良肢位的摆放，预防患者关节肌肉的挛缩畸形；通过教给患者定时翻身和变换体位预防压疮的发生；利用自助具的帮助，训练患者在病房中练习进食、穿衣等动作，加强患者的自理生活能力；通过进行膀胱护理和再训练，改善膀胱的功能。总之，这些训练的目的是使患者从被动接受他人的护理，转变为自己照料自己的自我护理等。

6. 康复工程（Rehabilitation Engineering，RE）

康复工程是应用现代化工程学的原理和方法，恢复或重建患者功能的科学。

通过研制功能代偿性用品，如假肢、矫形器或辅助器具的制作，使患者最大限度代偿或重建患者的躯体功能；通过研制康复评定设备和功能训练器械等，系统评定患者的运动功能，制定患者准确有效的治疗方案，以最大限度恢复患者的运动功能；通过设计无障碍和环境改造等途径，方便残疾者室内和社区内的活动。

7. 中国传统康复疗法（Chinese Traditional Rehabilitation Medicine，CTRM）

中国传统康复疗法是整理、发掘、研究、总结用中国传统医学的理论和方法解决康复医学中所面临问题的医学方法，包括按摩、太极拳、针灸、气功、推拿等。中国传统康复疗法是中国医药宝库的组成部分，有独特的疗效，也是我国康复医学赶超国际先进水平的重要切入点。

【拓展阅读】

中华武术运动——太极拳

据"中国太极拳"官网报道 21 世纪人类生活发生的一个明显变化，就是人们更加重视健康，而且无论是年轻人还是老年人都更多地重视运动锻炼。中医学认为中年以后人体会出现上盛下虚的情况，所以民间有句话"人老腿先老"，故老年人因摔倒导致骨折非常常见。

《美国医学会杂志》报道华盛顿大学医学院的科学家从美国 8 个治疗机构中心为老年人设计锻炼项目的结果发现，参加锻炼的 2328 名年龄在 60 岁以上的老年人，摔倒的可能性减少了大约 13%，年龄在 70 岁以上者摔倒的可能性下降了25%。而在多种运动锻炼形式中，以太极拳的效果最佳。推测，中国太极拳的锻炼方式有助于加强老年人双腿的稳定能力，降低因摔倒而受伤的可能性。美国政府因此专门拨款支持有关中国太极拳运动防止跌倒现象的科学研究，所以，20世纪90年代后太极拳这一中华武术运动，在美国乃至世界逐渐流行起来。

（摘自"中国太极拳"官网）

8. 社会工作（Social Work，SW）

社会工作是残疾人全面康复的组成部分，它是指从社会的角度推进医疗康复、教育康复、职业康复等工作，动员社会各界、各种力量，为残疾人的生活、学习、工作和社会活动创造良好的社会环境，使他们能够平等地在社会中生活并充分发挥自己的潜能，自强自立，享有健全人同样的权利和尊严，并为社会履行职责，做出贡献。如通过对患者进行系统评定，加强患者适应社会的能力和对社会各种资源的利用度；与社会福利、服务、保险和救济部门联系，帮助患者解决康复治疗的费用；通过与各专业各成员间协调关系，帮助患者配合各专业进行全面康复；通过与社会部门联系，解决患者出院后存在的困难等。

任务三　慢病康复管理策略

【思维导图】

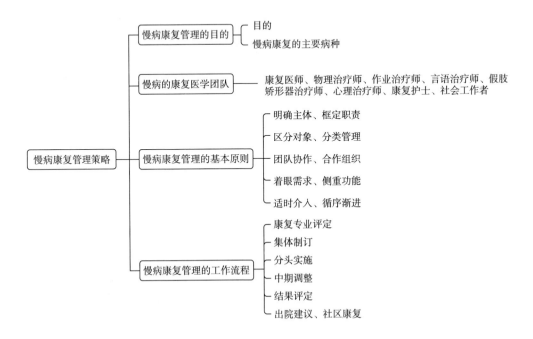

一、慢病康复管理的目的

慢病康复是从整体观出发，通过对人体进行整体的分析，借助现代医学精准治疗的概念进行调节，从而加速人体伤病后的恢复进程，预防和/或减轻其后遗功能障碍程度，以提高其生存质量为最终目标。

慢病康复管理主要包括：卒中后遗症的康复、慢性阻塞性肺病的康复、心脏康复、慢性疼痛疾病康复、慢性骨关节疾病康复和亚健康人群的康复。康复治疗有其特殊性，不论何种疾病，康复所关注的是基于生物-心理-社会医学模式下的概念、活动、社会参与受限问题，符合 WHO 1990 年对健康概念的阐述，即身体、心理和社会适应上的完好状态。

康复的工作形式是康复治疗组，Altred 于 1961 年指出康复医学的建立不是一种偶然，而是许多人员的积极合作，悉心筹划一个详尽方案，从而组成一个重建功能的集体。这个集体的微观表达就是康复治疗组，一个康复治疗组理论上由康复医师、物理治疗师、作业治疗师、言语治疗师、心理治疗师、假肢与矫形器师、康复护士、社会工作者共同组成，执行康复治疗时具体专业按需组成，一般以"康复医师、康复护士和物理治疗师、作业治疗师"为主体。如有中枢神经系统疾病患者再加入言语治疗师，骨科加入康复工程师，还包括患者及其家属；组成专业随病情需要动态变化，小组人员的组成应是动态的，应根据康复治疗不同时期患者的需要而随时调整。

二、慢病的康复医学团队

康复医学涉及多个学科，要靠多个学科的配合而实现全面康复的目标，对于慢病，康复医学团队成员主要包括：

1. 康复医师

主要负责患者的医疗情况，组织康复治疗团队，制定康复目标和康复方案，检查评估康复治疗计划的实施结果。

2. 物理治疗师（士）

主要负责躯体运动功能的评定和训练。

3. 作业治疗师（士）

指导患者进行有目的的作业活动，恢复生活自理、学习和工作能力。

4. 言语治疗师（士）

对各类言语障碍者进行评定和治疗。

5. 假肢矫形器治疗师（士）

进行肢体测量及功能检查，确定制作处方及制作假肢、矫形器。

6. 心理治疗师（士）

对患者进行必要的临床心理测验，提供心理咨询及进行必要的心理治疗。

7. 康复护师（士）

负责住院患者的临床康复护理。

8. 社会工作者

通过扮演引导者角色、专家的角色、社会治疗角色、计划者角色等帮助人们发现问题，并采取解决问题的行动，缓解由于竞争、压力产生的紧张及冲突。

三、慢病康复管理的基本原则

管理是由计划、组织、指挥、协调及控制等职能为要素组成的活动过程。基于以上，慢病患者接受康复治疗时进行管理的基本原则有以下几点。

1. 明确主体、框定职责

慢病患者接受康复治疗时进行管理首先是康复医师和治疗师的职责所在，康复医师是对患者进行管理的主体，也是对整个康复治疗组进行管理的主体，康复治疗师在本专业范畴内根据分工职责不同对患者进行协同管理；在整个康复治疗进展到末期时，作为管理主体的康复医师、康复治疗师要将管理职责顺延交到患者本人手中，此时需要强调自我管理，管理主体成为患者本人，要求其对自我主动锻炼、康复训练进行管理，对日常生活行为习惯等进行矫正，对功能缺失或代偿后的情况要进行环境适应性训练等。

2. 区分对象、分类管理

康复治疗追求的是改善患者的功能，提高其生活质量，帮助其回归社会。根据功能受限、活动受限、参与受限的程度不同，不同程度的患者对康复治疗的需求侧重点不同。其中，功能受限集中在器官水平，活动受限是指个体水平，参与受限是就社会水平而言。在这个层面上，管理的对象是患者，但需要分类管理。当管理主体顺延为患者本人时，其管理对象还是自身，其实质是自我要求，自我约束，根据分类要求自我管理，在这个意义上来说，"管理就是管好自己、理顺关系"。

3. 团队协作、合作组织

康复治疗采用多专业联合的方式，通过康复治疗组形式实现，康复治疗组是指来自相同与不同学科有着相同的理念与目标的专业人员以一定的方式有机地结合而成的一个团体。治疗组的活动是"以患者为中心、医师为指导，团结各类人员共同为患者的全面康复服务"，整个康复医学团队需要分工协作，一般来说康复治疗组由物理医学与康复医师作为组长。

4. 着眼需求、侧重功能

康复治疗强调个体化治疗，要求因人而异，根据不同患者不同的功能恢复需求，制订康复治疗计划和实施方案，分别推进，在这一过程中，如何合理安排治疗组中治疗师及患者本人的主被动治疗，使各要素充分发挥作用，如何根据功能恢复的目标要求合理地使用各专业治疗师乃至患者、患者陪护，以求得最佳的康复效果都是管理需要解决的问题。

5. 适时介入、循序渐进

康复治疗对介入时机非常敏感，同种疾病介入时机不同，康复治疗效果迥异，不同的康复治疗手段也对治疗时机有不同需求。康复治疗介入后必须遵从循序渐进的基本原则，按阶段管理，统筹先后次序及康复进度。例如脑血管疾病早期康复有助于改善脑卒中患者受损的功能，减轻残疾的程度，原则上只要患者生命体征平稳，病情48小时内无进展，就可以进行康复治疗。

四、慢病康复管理的工作流程

康复治疗具体服务方式，根据患者疾病及功能受限情况，有康复机构康复、上门康复、社区康复服务的方式。其中，康复机构康复还存在三级转诊问题的考量。慢病康复管理有其特定的工作流程，按照专业评定、集体制定、分头实施、中期调整、结果评定、出院建议、社区康复的流程进行。

（一）康复专业评定

康复医师会同康复治疗师为患者进行评定，确定患者存在的主要问题，按功能、活动受限、参与局限性3个水平进行分类。

1. 物理治疗师主要收集并评估患者躯体和肢体运动能力

包括关节活动范围、肌张力、肌力和肌肉耐力、全身耐力和心肺功能、协调和平衡能力（坐位、立位）体位转移能力、步行能力和步态、使用轮椅的能力。

2. 作业治疗师主要收集并评估患者日常生活、学习、娱乐和工作能力

包括患者的日常生活活动能力（衣、食、住、行、个人卫生等）感觉及知觉、认知能力、家务活动能力、职业能力、使用矫形器及辅助工具的能力、精细动作的能力。

3. 言语治疗师主要收集并评估患者的言语交流能力

包括失语症、构音障碍、失用症、认知能力、心理状态、目前的交流方式。

4. 护师主要收集并评估患者在日常生活中的安全隐患（跌倒、损伤、烫伤、压疮等）、营养、病房内的活动情况，收集背景性因素包括个人卫生、心理素质、生活方式、习惯、教养、应对方式、社会背景、教育水平、职业、过去和现在的经验、家庭经济状况、家庭及社会的支持。

5. 吞咽治疗师主要收集并评估患者的吞咽功能

包括全身营养状况、认知能力、吞咽时各相（口腔相、咽相、食管相）的功能状态，包括咀嚼能力、舌运动。

6. 膀胱直肠组主要收集并评估膀胱直肠功能

包括小便次数、尿量、颜色、辅助具、感染、失禁、潴留、残余尿量等；大便次数、性状、颜色、控制能力、感觉等；影响膀胱直肠的药物使用情况；肛门指检。

（二）集体制订

各治疗师总结整理评定结果，提出专业认定（功能、活动、参与受限）、设定治疗目标（近期、远期）、处理原则、治疗方案、确定治疗重点内容、影响康复进程的因素、注意事项，形成文字，由康复医师汇集。

由康复医师汇总各专业治疗师意见，主要安排如下：评定结果汇总及总结；目前最重要并急需解决的问题；近期目标（目标应具有阶段性）、远期目标；处理原则、具体治疗方案；治疗的重点方案；影响康复进程的因素（有利因素和不利因素）；注意事项。

（三）分头实施

各治疗师实施执行康复治疗项目。

（四）中期调整

阶段性目标达成后再次进行专业评定，讨论治疗效果是否达标，调整不合适的方案。

（五）结果评定

远期目标达成后再次评定结果，集体制定新的目标，或者评定是否达到出院标准。

（六）出院建议、社区康复

达到出院标准者，返家进一步进行社区康复。

【任务解答】

1. 张某社区康复目的是通过康复训练尽可能达到最佳生理功能，生活部分甚至完全自理，使他重获生活信心，重新回归家庭和社会，更好地生活下去。

2. 张某存在的功能障碍包括：①右侧肢体瘫痪；②上下楼梯能力障碍；③小便控制能力不足。

3. 张某可以做的康复治疗项目包括：物理疗法、作业疗法、康复护理（小便有时控制不住)、康复工程（拐杖或助行器）、中国传统康复疗法（按摩、针灸、推拿)。

参考文献

[1]夏保京,王少清.慢性病管理学[M].上海:第二军医大学出版社,2014.

[2]李冬,姚文山.老年康复护理[M].武汉:华中科技大学出版社,2021.

[3]郭声敏,刘鹏飞,冯利.康复护理学[M].北京:中国科学技术出版社,2020.

[4]王陇德.健康管理师基础知识(第2版)[M].北京:人民卫生出版社,2019.

[5]邓红,朱秀敏,殷建营.社区护理[M].合肥:中国科学技术大学出版社,2020.

[6]武留信,曾强.中华健康管理学[M].北京:人民卫生出版社,2016.

[7]王德,殷潇凡,谢正,等.健康中国行动实施精准解读[M].上海:上海交通大学出版社,2021.

[8]陈碧华,王青青,牟红安.心脏康复手册[M].上海:复旦大学出版社,2021.

[9]朱小棠,井明鑫.老年人康复护理[M].北京:海洋出版社,2020.

项目四　慢性非传染性疾病的中医保健疗法

【学习目标】

知识要求

1. 掌握中医养生保健的定义、中医养生保健的方法。

2. 掌握慢病管理的目的、慢病的中医养生保健原则。

3. 熟悉九种中医体质种类的名称。

4. 了解中医养生保健的渊源、中医养生保健的基本观念。

能力要求

能够阐述慢病管理与中医养生保健之间的关系。

【任务描述】

　　A 先生，32 岁，平时喜欢熬夜看剧、看球赛，有时半夜肚子饿会点外卖加餐。最近总是感觉夜晚入睡困难，白天精神差，做什么事情都提不起精神。

　　请根据中医养生保健的基础知识给 A 先生做出养生建议。

任务一　中医养生保健基础知识

　　中医养生保健学是在中医理论指导下，根据人体生命活动变化规律，研究调摄心身、养护生命、防病延年的理论和方法的中医学分支学科。它以"正气为本"，提倡"预防为主"，强调辨证思想，要求人们用持之以恒的精神，自觉地、正确地运用养生保健的知识和方法，通过自养自疗，提高身体素质和抗衰防病的能力，达到延年益寿的目的。

一、中医养生保健的渊源

　　《黄帝内经》是我国最早的医学典籍，奠定了中医学理论体系的基础，从生理、病理、诊断、治疗、养生以及运气等方面论述了中医对疾病的认识，与健康管理与自然、生物、心理、社会整合的医学模式理念不谋而合。《神农本草经》是我国最早的药物学专著，把药物分为"上品""中品""下品"，其中"上品"药如枸杞子、地黄、人参、杜仲等有增年、长年、抗老的效果。唐代孙思邈《千

【思维导图】

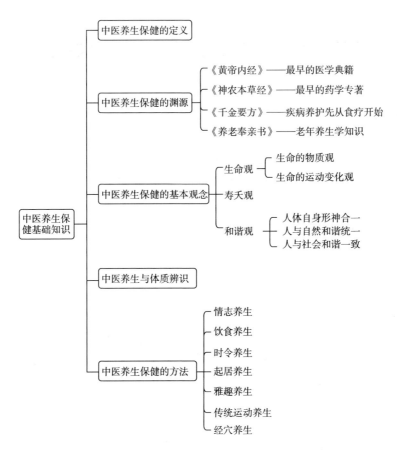

金要方》广泛收集、整理了养生方法，提出"凡欲治病，先以食疗。既食疗不愈，后乃药尔"，认为疾病的养护先应从食疗开始。宋代陈直《养老奉亲书》从衣食住行方面论述了调摄精神、饮食调养、起居护养、顺时奉养的老年养生学知识。经过漫长的实践和总结，中医养生学逐渐形成了生命观、寿夭观、和谐观等基本观念。

二、中医养生保健的基本观念

（一）生命观

生命观是人类对生命现象长期观察、思考所形成的观点。中医学认为生命是自然界天地之气相合而成的。《素问·宝命全形论》曰："人以天地之气生，四时之法成……人生于地，悬命于天，天地合气，命之曰人。"就个体而言，生命直接来源于父母的先天之精，又经后天精气的滋养而发育成人。精气神是生命活动的基础，精充、气足、神旺是生命充满活力的根本保证。生命观主要包括生命的物质观和生命的运动变化观两个方面。

1. 生命的物质观

中医学认为生命存在的性质是物质性的，生命由物质化生，生命活动就是物质的运动。《内经》认为生命物质是宇宙中的"太虚元气"，在天、地、日、月、水、火相互作用下，由无生命的物质演变化生出来的。《素问·天元纪大论》曰："故在天为气，在地成形，形气相感而化生万物矣。"天地之间所有的物种都是在时间进行中由物质的运动和变化而形成的。精、气、神是人体生命的三宝，精是生命的物质基础，气是生命活动的动力，神是生命的主宰。精、气、神三者密不可分，协调统一，维持"形与神俱"的正常生命状态。

2. 生命的运动变化观

天地之气的运动是生化宇宙万物的根本，生命是天地之气运动的产物，《素问·天元纪大论》曰："故在天为气，在地成形，形气相感而化生万物矣。"生命是运动变化的过程，《素问·六微旨大论》曰："不生不化，静之期也。"指出运动变化是永恒的，唯有无限期的运动变化，才能生化不息。

生命存在的物质性决定了生命运动的实质是物质的运动，即精、气、神的运动是生命存在的保证。

（二）寿夭观

中医养生学的宗旨不是追求长生不老，而是"尽终天年"。生、长、壮、老、死是人体生命过程的自然规律。所谓"天年"即自然寿数，古人认为"上寿百二十年，中寿百岁，下寿八十"，能享尽"天年"，自然衰老而死的称为"寿"；不及"天年"，早衰而死的称为"夭"。命门元气说认为命门为"立命之门"，内藏元精、元气、元神，为生命活动的三大物质要素，供给生命活动所需要的能量，从而产生生命过程的各种功能，称为"先天生后天"。命门元气说认为人的生死寿夭取决于命门的元气多少，元气多少是先天遗传的，"当其受生之时，已有定分焉……故终身无病者，待元气之自尽而死，此所谓终其天年者也。"提示人的寿命是先天遗传决定的，想要达到寿命极致，需要靠后天调摄保养，避免额外消耗，但不能超越寿命极限。

后天调摄保养是决定人体寿夭的重要因素，受到自然环境、生活方式、社会因素、疾病损伤等影响。首先，自然环境包括地理因素、生活环境等。古人认为我国西北高原地带气候寒冷，元气不易耗散，所以多寿；东南地区气候炎热，元气容易发泄，所以多夭。生活环境如南方地区居住在低楼层，居住环境阴暗潮湿，容易罹患关节疾患，说明生活环境对人体发病有必然的影响。其次，不良生活方式是损寿、疾病的主要原因，《素问·奇病论篇》云："此肥美之所发也，此人必数食甘而多肥也……转为消渴。"指出甜食和高脂饮食是导致糖尿病的发病因素。再次，战争、社会经济水平低下等社会因素可引起许多疾病，导致人的寿夭差别。最后，事实上能享尽天年、"无疾而终"的人是极少的，疾病促进衰老，衰老诱发疾病，两者难分难解。经济落后地区死亡原因以传染病、呼吸道疾病为主；经济发达地区以慢阻肺、冠心病、高血压等慢病为主。

（三）和谐观

中医养生学的和谐观认为人与自然、人与社会、人体内部都应保持协调，养生的目标就是达到人、自然、社会之间和顺融洽的状态。《素问·上古天真论》云："上古之人，其知道者，法于阴阳，和于术数，食饮有节，起居有常，不妄作劳，故能形与神俱，而尽终其天年，度百岁乃去。"人们想要保持身体健康享极天年，应顺应自然规律，并且合理饮食、规律生活、劳逸适度、调摄精神，做到天人合一、形与神俱的和谐观，具体包括以下几方面：

1. 人体自身形神合一

人体自身形神合一是通过机体的五脏、六腑、经络、官窍各组织器官按五行规律相互依赖、相互制约、协调统一实现的。五脏是人体生命活动的中心，贮藏和主宰人体赖以维持生命活动的精、神、气、血、水谷精微等重要物质和精神活动。人体想要健康长寿，必须保持精神和形体的统一和谐，避免不良精神刺激对人体产生的影响，以保证生理活动的顺利进行。《素问·举痛论》有"怒则气上，喜则气缓，悲则气消，恐则气下，惊则气乱，思则气结"，说明情绪异常会导致气机升降失常，致疾病加重或恶化。

2. 人与自然和谐统一

人是自然界的产物，生活于自然环境之中，人与自然具有相应的关系，共同受阴阳五行法则的制约，并遵循同样的运动变化规律，因此必须依据自然的变化来调整自身的阴阳平衡，从而达到益寿延年的目的。《素问·宝命全形论》曰："天覆地载，万物悉备，莫贵于人，人以天地之气生，四时之法成。"

自然气候的变化有一定的规律性，以一年为一个周期有春夏秋冬四季；且随着天地阴阳的消长，气候又有风、寒、暑、湿、燥的改变。人体在自然气候变化的影响下，身体也会随之发生改变。在生理上，春夏之时，阳气与温热之气候相应而易发泄于外；秋冬之时，阴气与寒冷之气候相应而易敛藏于内，故应依据自然变化调整身体的阴阳平衡，从而达到益寿延年、防病保健的目的。在这一理论的指导下，中医提出了诸多因时制宜的养生方法，如《内经》所说的"春夏养阳，秋冬养阴"等。

3. 人与社会和谐一致

人不仅是自然的一部分，也是社会的一部分，不仅有自然属性，还有社会属性，人体和社会环境也是辩证统一的。社会环境包括社会生产力、生产关系、经济条件、劳动条件、卫生条件、文化教育以及家庭关系等各种社会联系。社会环境供给人所需要的物质生活资料，满足人们的生理需要，又形成和制约着人的心理活动，影响着人生理、心理上的动态平衡。《内经》有"上知天文，下知地理，中知人事，可以长久"，说明了人体健康需要知识技能和社会适应性的完好，人和社会关系的稳态失调可以导致疾病。这与健康管理的理念是一致的。

三、中医养生与体质辨识

中医养生学的宗旨不是追求长生不老，而是尽终天年。养生不是一成不变、千篇一律的，不同年龄、性别、体质，人体是有差异的，故中医养生保健应遵循因人制宜的原则，在辨识个体差异的基础上选择合适的养生方法和措施，纠正体质偏颇，达到最佳的祛病延年的目的。

体质是在先天禀赋和后天获得的基础上所形成的形态结构、生理功能和心理状态方面综合的、相对稳定的固有特质，是人类在生长、发育过程中所形成的与自然、社会环境相适应的人体个性特征。人体先天禀赋的差异使得人外形具有差异，如头发稀疏与浓密差异、皮肤颜色差异、骨骼粗细差异。不同的地理环境、饮食习惯、劳作习惯也可导致人的体质差异，如东南地区地势平坦，气候温暖潮湿，西北地区海拔较高，气候寒冷干燥，就会造成不同地区的人有不同的体质和特殊的地方病。古代就有金型人、木型人、水型人、火型人、土型人的"五行识人"论述。

2009年4月9日中华中医药学会发布了《中医体质分类与判定标准》，是我国第一部指导和规范中医体质研究及应用的文件，旨在为体质辨识与中医体质相关的疾病、养生保健、健康管理提供依据，使体质分类科学化、规范化。该标准将体质分为平和质、气虚质、阳虚质、阴虚质、痰湿质、湿热质、血瘀质、气郁质、特禀质九个类型。研究显示人群中32.75%为平和质，平和质身体强健，对自然环境和社会环境适应能力较强。其余偏颇体质均有一定的发病倾向，应注意调护养生。中医体质学以生命个体的人为研究出发点，旨在研究不同体质构成特点、演变规律、影响因素、分类标准，从而应用于指导疾病的预防、诊治、康复与养生。中医养生以"三因制宜"为原则，主张因人养生、因地养生、因时养生。

【拓展阅读】

中医体质分类与特征

1. 平和质

以阴阳气血调和，以体态适中、面色红润、精力充沛等为主要特征，体形匀称健壮。其人性格随和开朗，平素患病较少，对自然环境和社会环境适应能力较强。

2. 气虚质

以元气不足，以疲乏、气短、自汗等气虚表现为主要特征，形体肌肉松软不实。其人易患感冒、内脏下垂等病，病后康复缓慢，不耐受风、寒、暑、湿邪。

3. 阳虚质

以阳气不足，以畏寒怕冷、手足不温等虚寒表现为主要特征，形体肌肉松软不实。其人易患痰饮、肿胀、泄泻等病，感邪易从寒化，耐夏不耐冬，易感风、寒、湿邪。

4. 阴虚质

以阴液亏少，以口燥咽干、手足心热等虚热表现为主要特征，体形偏瘦。其人易患虚劳、失精、不寐等病，感邪易从热化，耐冬不耐夏，不耐受暑、热、燥邪。

5. 痰湿质

以痰湿凝聚，以形体肥胖、腹部肥满、口黏苔腻等痰湿表现为主要特征，其人易患消渴、中风、胸痹等病，对梅雨季节及湿重环境适应能力差。

6. 湿热质

以湿热内蕴，以面垢油光、口苦、苔黄腻等湿热表现为主要特征，形体中等或偏瘦。其人易患疮疖、黄疸、热淋等病，对夏末秋初湿热气候，湿重或气温偏高环境较难适应。

7. 血瘀质

以血行不畅，以肤色晦黯、舌质紫黯等血瘀表现为主要特征，形体胖瘦均见。其人易患症瘕及痛证、血证等，不耐受寒邪。

8. 气郁质

以气机郁滞，以神情抑郁、忧虑脆弱等气郁表现为主要特征，形体瘦者为多。其人性格内向不稳定、敏感多虑，易患脏躁、梅核气、百合病及郁证等，对精神刺激适应能力较差，不适应阴雨天气。

9. 特禀质

以先天失常，以生理缺陷、过敏反应等为主要特征。过敏体质者易患哮喘、荨麻疹、花粉症及药物过敏等；对易致过敏季节适应能力差，易引发宿疾。先天禀赋异常者或有遗传性疾病如血友病、先天愚型等，胎传性疾病如五迟、五软、解颅、胎惊等。

四、中医养生保健的方法

中医养生保健的具体方法有情志养生、饮食养生、时令养生、起居养生、雅趣养生、传统运动养生和经穴养生，此外成人房事养生也是中医养生保健方法之一，其目的是通过各种养生手段强身健体、保持健康，纠正亚健康状态，预防疾病，或病后辅助临床治疗提高身体抗病能力，延缓疾病发展，提高生存质量。

（一）情志养生

情志养生是通过控制和调节情绪以达到心身安宁、情绪愉快的养生方法，包括修德怡神和怡情摄神。修德怡神是指通过提高自身道德品质，使精神情绪不被外界影响，保持开朗、乐观、豁达的状态。《素问·上古天真论》有"恬淡虚无，真气从之，精神内守，病安从来？"故人需常存仁爱之心、常怀坦荡之胸、常做乐善之事、常省修德之身、常以恬淡为务。怡情摄神是指通过暗示、开导、疏泄、调气、节制、情志相胜等法使情志回归正常的精神养生法。《灵枢·师专》有"人之情，莫不恶死而乐生，告之以其败，语之以其善，导之以其所便，开之以其所苦，虽有无道之人，恶有不听者乎。"

（二）饮食养生

饮食养生是根据个人体质类型，通过改变饮食方式，选择合适的食物，从而获得健康的养生方法。饮食养生法以人为本，"五谷为养，五果为助，五畜为益，五菜为充，气味和而服之，以补精益气"，合理搭配膳食，同时食饮有节，适时加入中药药膳提高疗效，从而达到"阴平阳秘，精神乃治"。饮食养生需注意年龄差异，小儿和老年人宜食熟软、易消化之品，忌生冷之品。疾病时应注意饮食禁忌和服药禁忌，《灵枢·五味》有"肝病禁辛，心病禁咸，脾病禁酸，肾病禁甘，肺病禁苦。"

（三）时令养生

时令养生是按照春夏秋冬四时节气变换、昼夜晨昏规律，按不同时令阴阳变化规律和特点调节人体的养生方法。《内经·阴阳应象大论》有"夫四时阴阳者，万物之根本也。所以圣人春夏养阳，秋冬养阴，以从其根……逆其根，则伐其本，坏其真矣。故四时阴阳者，万物之始终也，死生之本也。逆之则灾害生，从之则苛疾不起，是谓得道。"人若违背自然规律，正气就会受到削伐，易患疾病或加速衰老。

《素问·四气调神大论》对四时补养进行了详细论述，"春三月，此谓发陈。天地俱生，万物以荣，夜卧早起，广步于庭，被发缓形，以使志生；生而勿杀，予而勿夺，赏而勿罚，此春气之应，养生之道也。逆之则伤肝，夏为寒变，奉长者少。夏三月，此为蕃秀。天地气交，万物华实，夜卧早起，无厌于日，使志无怒，使华英成秀，使气得泄，若所爱在外，此夏气之应，养长之道也。逆之则伤心，秋为痎疟，奉收者少，冬至重病。秋三月，此谓容平。天气以急，地气以明，早卧早起，与鸡俱兴，使志安宁，以缓秋刑，收敛神气，使秋气平，无外其志，使肺气清，此秋气之应，养收之道也。逆之则伤肺，冬为飧泄，奉藏者少。冬三月，此谓闭藏。水冰地坼，无扰乎阳，早卧晚起，必待日光，使志若伏若匿，若有私意，若已有得，去寒就温，无泄皮肤，使气亟夺，此冬气之应，养藏之道也。逆之则伤肾，春为痿厥，奉生者少。"《素问·生气通天论》有"暮而收拒，无扰筋骨，无见雾露，反此三时，形乃而薄"，则表明夜晚气门关闭，人体要躲避雾露风寒邪气，如不注意养护则筋骨容易患病。

（四）起居养生

起居养生是根据起居环境、作息规律、劳逸适度等日常生活规律调养人体作息的一种方法。首先，住宅环境、空气污染、磁场、马路噪声均会对人体健康产生影响，适宜的居住环境有利于健康。《素问·太阴阳明论》有"伤于湿者，下先受之"，表明人体长期居住于潮热的环境容易患关节疾患。其次，作息不规律会导致生物钟紊乱，容易出现健康隐患，作息规律就是起居有常，长寿老人最大的特点就是生活有规律。最后工作休闲都应量力而行，不能超过人体承受能力。《备急千金药方·养性》曰："养性之道，常欲小劳，但莫大疲及强所不能堪尔。"

（五）雅趣养生

雅趣养生是通过音乐、弈棋、书画、品读、垂钓、花鸟、旅游等愉快的活动，培养和发挥高雅的情趣、爱好而颐养身心的方法。此法可以帮助人们找到生活的乐趣，舒畅情志，充实闲暇时间，但要注意切勿沉迷其中，没有节制。如有些老年人喜欢垂钓，即使严寒、酷暑也坚持每日户外垂钓，冬天容易受风寒，夏天容易罹患中暑，反而不利健康。

（六）传统运动养生

传统运动养生是通过中国传统运动的方式来维护健康、增强体质、延长寿命、延缓衰老的养生方法。它既能锻炼肌肉、骨骼及筋骨，又注重调摄人的心神和气机，是具有中华传统文化特色的养生方法。东汉华佗创编了五禽戏，模仿虎、鹿、熊、猿、鸟五种动物的动作，是最早的中国传统导引养生功法。其他的传统运动养生项目有太极拳、八段锦、易筋经、六字诀、形神桩等。传统运动养生强调意念、呼吸和躯体运动三者相配合，主张动静结合、运动适度，三因制宜，循序渐进、持之以恒的原则，强调机体内外的协调统一，和谐适度。

（七）经穴养生

经穴养生是以中医经络学说为基础，以刺激腧穴、调整经络气血为手段，采取艾灸、推拿、拔罐、刮痧、敷贴等方式，达到调和脏腑阴阳、疏通经络的养生方法。经穴养生可增强体质、防病治病、益寿延年。例如艾灸足三里可健脾益胃，促进消化，强壮身体，老年人常灸足三里可预防中风；刮痧疗法可以疏通经络气血，达到减肥美容的疗效。

中医养生保健的方法不是相互独立的，结合中医体质，根据患者兴趣爱好选择合适的雅趣养生和传统运动养生项目，并且将饮食、时令、起居养生、经穴养生相结合，才可达到效果。例如，老年人的传统运动养生应结合时令养生。按照《素问·四气调神大论》所述，春夏宜夜卧早起，运动锻炼时间可选择在早晨6~7点太阳刚升起时，夏天还可以傍晚后运动，因万物华实，可使气得泄；而到了秋季，则宜早卧早起，因天气以急，地气以明，所以运动锻炼最好选择在上午9~10点太阳光较强烈之时；冬季宜早卧晚起，因水冰地坼，必待日光，故运动锻炼也应选择在上午9~10点，又因秋冬季节收敛神气，故运动锻炼不宜大汗，更不宜选择夜晚运动。

任务二　慢性非传染性疾病与中医养生保健

【思维导图】

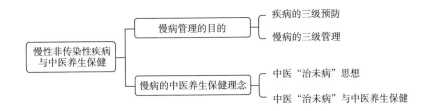

一、慢病管理的目的

预防医学将慢病的预防分为三级。一级目标针对致病因子（或危险因子）采取的措施，也是预防疾病的发生和消灭疾病的根本措施；二级目标是发病期所进行的阻止病程进展、防止蔓延或减缓发展的主要措施；三级目标是防止病情恶化，减少疾病的不良作用，防止复发转移；预防并发症和伤残；对已丧失劳动力或残废者通过康复医疗，促进其心身方面早日康复，使其恢复劳动力。

慢病管理与
中医养生保健

慢病管理与预防医学的三级预防理念是相对应的，从健康管理角度出发，慢病的健康管理亦可分为三级。一级管理是通过讲座、义诊、宣传、咨询等方式使得人民群众熟知慢病相关科普知识，并通过多种健康促进手段，改变不良行为和生活方式，达到促进健康、预防慢病的目的；二级管理是通过自我检查、体检、慢病筛查、CDC 普查等方法尽早发现高危人群和慢病人群，一经诊断尽早纳入慢病管理路径，并积极开展药物、手术、生活方式管理等综合方法，延缓慢病病程；三级管理是通过对慢病人群的定期随访评估干预效果、积极进行并发症筛查，尽可能减少并发症、降低伤残率、提高生命质量。简而言之，一级管理目标是健康促进；二级管理目标是早发现、早诊断、早治疗；三级管理目标是减轻痛苦、延长生命、临终关怀，见图 4-1。

由此可知，慢病管理是将人群分类为一般人群、高危人群、患病人群、并发症人群，通过控制危险因素、早诊早治、规范性治疗与管理，达到促进健康、延缓慢病病程、减少并发症、降低伤残率、提高生命质量的目的。

二、慢病的中医养生保健理念

慢病的三级管理策略与中医治未病的理念是一致的。治未病即采取适当的措施，防治疾病的发生发展。最早源自于《黄帝内经》"上工治未病，不治已病，

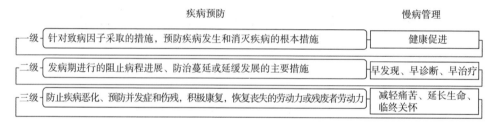

图 4-1　疾病三预防与慢病三管理的关系

此之谓也"。历代医家都非常重视"治未病"。《扁鹊见蔡桓公》就有病在表皮，热水敷烫；病在皮肉，针灸治疗；病在肠胃，汤药治疗；病在骨髓，无奈何也。说明古代医学者早已了解疾病发展规律、不同时期处理方法、预判疾病转归。唐代孙思邈《千金要方》提出了上医医未病之病、中医医欲病之病、下医医已病之病，是中医治未病的进一步发展。中医治未病的主要思想是未病先防、既病防变、病后防复，古代医家历来防重于治，防病的手段就是中医养生保健的方法。中医养生保健的原则也有三点：第一是未病先防；第二是既病防变，扶助正气、驱除邪气；第三是预后防复发。另外，还要注重养心，保持良好的心态。

【拓展阅读】

扁鹊见蔡桓公

——先秦·韩非

扁鹊见蔡桓公，立有间，扁鹊曰：君有疾在腠理，不治将恐深。桓侯曰：寡人无疾。扁鹊出，桓侯曰：医之好治不病以为功！居十日，扁鹊复见，曰：君之病在肌肤，不治将益深。桓侯不应。扁鹊出，桓侯又不悦。居十日，扁鹊复见，曰：君之病在肠胃，不治将益深。桓侯又不应。扁鹊出，桓侯又不悦。居十日，扁鹊望桓侯而还走。桓侯故使人问之，扁鹊曰：疾在腠理，汤熨之所及也；在肌肤，针石之所及也；在肠胃，火齐之所及也；在骨髓，司命之所属，无奈何也。今在骨髓，臣是以无请也。居五日，桓侯体痛，使人索扁鹊，已逃秦矣。桓侯遂死。

中医养生保健是通过情志养生、饮食养生、时令养生、起居养生、雅趣养生、传统运动养生和经穴养生等多种方法，使人体适应内外环境、保持阴阳平衡，从而达到祛病延年的目的。而慢病管理的具体方法，如生物医学监测、心理干预、饮食指导、运动指导、其他生活方式指导、用药指导、随访管理等内容与传统中医养生保健方法极为相似。

对于患病人群，中医主张治疗的同时注意养生保健。如糖尿病古人称之为"消渴"，《千金药方》认为"消渴"发病与"凡积久饮酒，未有不成消渴，然则大寒凝海而酒不冻，明其酒性酷热物无以加，脯炙盐咸，酒客耽嗜，不离其口"有关，做出"若能如方节慎，旬月可瘳。不自爱惜，死不旋踵"的疾病预判，提出"其所慎有三：一饮酒，二房室，三咸食及面"的养生注意事项。

总之，慢病中医养生保健应结合中医体质，按照不同阶段、不同症状辨证进行个体化管理，并结合饮食、时令、起居养生，根据患者兴趣爱好选择合适的雅趣养生和传统运动养生项目，并适当配合经穴养生，达到辅助医学治疗与管理的目的。中医养生保健可以为慢病三级管理达到更好的效果。

【任务解答】

分析 A 先生情况：A 先生有熬夜、吃夜宵的习惯，最近表现为夜晚入睡困难，白天精神差，做什么事情都提不起精神，推测是熬夜导致的亚健康。

适合 A 先生的中医养生保健方法有：①饮食养生，戒掉吃夜宵习惯，吃宵夜时间一般比较迟，容易引起消化不良，影响睡眠；②起居养生，纠正不良作息，早睡早起；③雅趣养生，他可以培养一些兴趣爱好如书画、音乐、弈棋来规划自己的闲暇时间；④建议 A 先生晚饭后适当运动，如果喜欢传统运动养生项目也可以参与一些。

参考文献

[1]马烈光,蒋力生.中医养生学(第 3 版)[M].北京:中国中医药出版社,2016.

[2]田惠光,张建宁.健康管理与慢病防控(第 2 版)[M].北京:人民卫生出版社,2015.

项目五　分级诊疗与社区慢病管理工作

【学习目标】

知识要求

1. 掌握分级诊疗制度的概念、分级诊疗制度的意义；家庭医生签约服务的内容；社区慢病管理工作内容。

2. 熟悉三级医疗架构及诊治范围，家庭医生团队成员组成及职责；社区慢病防控的目标。

3. 了解分级诊疗、家庭医生签约制度及社区慢病管理制度相关背景；分级诊疗的常见工作模式及运作困难。

能力要求

1. 能够阐述分级诊疗制度的转诊要求。

2. 能够积极担任社区慢病管理团队成员，开展签约对象慢病管理工作。

【任务描述】

案例：患者林某，女，58 岁，退休，近日总感头晕、头痛、耳鸣等，主动到居住地社区卫生服务中心诊查，测量血压达 150/92mmHg，诊断为"高血压 1 级"，给予药物降压。全科医生意见签订"家庭医生签约服务"协议，接受全面高血压健康管理。

讨论：1. 林某签约后可享受哪些相关服务内容？

2. 如何开展社区高血压慢病管理及登记报告制度？

任务一　分级诊疗制度

一、分级诊疗制度的概念

（一）分级诊疗的内涵

分级诊疗就是按照疾病的轻、重、缓、急及治疗的难易程度进行分级，不同级别的医疗机构承担不同疾病的治疗，逐步实现从全科到专业化的医疗过程。

分级诊疗制度的核心在于明确各级各类医疗机构在诊疗功能上的不同定位。

【思维导图】

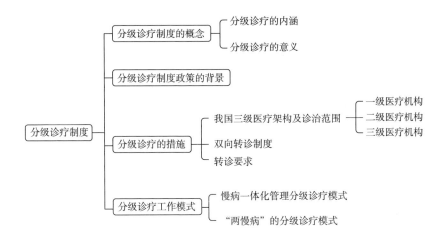

理想的分级诊疗工作模式：基层医疗卫生机构主要为常见病、多发病患者提供基本医疗服务，为病情相对稳定或上级医院转诊来的患者提供康复和护理服务；二级医疗机构主要接收各类急性病患者、危重症稳定期患者以及手术后恢复期的病人；三级医疗机构主要对于急危重症和疑难病开展诊疗。

（二）分级诊疗的意义

"以健康为中心"的发展理念，分级诊疗制度促进"三医联动"改革和深化医共体的建设，有利于做实做细基层签约、基本公共卫生服务等工作，有力地推进信息化建设，是《"健康中国 2030"规划纲要》加快转变健康领域发展方式，全方位、全周期维护和保障人民健康的具体体现。通过分级诊疗为大型医疗机构"减负"，没有简单病例的重复，可将主要精力放在疑难危重疾病方面，有利于高尖端医学技术水平的提升；分级诊疗使得基层医疗机构可获得大量常见病、多发病病人，从而提高基层医疗卫生机构的整体服务能力，更好地为人民群众的健康服务，群众满意度进一步提升，从而步入良性循环；因常见病、多发病在基层医疗机构诊治，医疗服务价格更低、起付线更低、报销比例更高，可极大地降低患者医疗费用负担。疑难病、复杂病通过大型公立医院与基层联动的预约挂号、预约床位及绿色转诊通道，可明显缩短在大医院住院、候床的时间，节约患者时间和费用。

二、分级诊疗制度政策的背景

长期以来我国卫生事业一直坚持城乡三级医疗服务网络建设。随着社会经济转型，城镇化加快、人口老龄化等，我国居民基本健康需求增长迅速，需求多样化，给现有的基本医疗卫生服务带来挑战。一方面，现有医疗服务体系布局不完善、优质医疗资源不足和配置不合理，不能有效满足激增的预防、治疗和康复、护理等服务需求；另一方面，以三级医院为主提供常见病、多发病的诊疗服务，不仅使用了大量优质医疗资源，还引起居民就医不便，造成医疗费用负担加重，不利于从根本上解决"看病难，看病贵"的问题。在上述背景下，党的十八大进一步提出合理配置医疗资源、构建分级诊疗服务体系的要求，为医疗卫生服务体系和基本医疗保障制度改革指明了方向。

2015 年中央政府发布《国务院办公厅关于推进分级诊疗制度建设的指导意见》（国办发〔2015〕70 号），提出逐步形成基层首诊、双向转诊、急慢分治、上下联动的分级诊疗模式。基层首诊就是坚持群众自愿的原则，通过政策引导，鼓励常见病、多发病患者首先到基层医疗卫生机构就诊；双向转诊通过完善转诊程序，重点畅通慢性期、恢复期患者的向下转诊，逐步实现不同级别和类别医疗机构之间的有序转诊；急慢分治是通过完善亚急性、慢病服务体系，将度过急性期的患者从三级医院转出，落实各级各类医疗机构急慢病诊疗服务功能；上下联动是在医疗机构之间建立分工协作机制，促进优质医疗资源纵向流动。新常态下分级诊疗制度建设的内涵侧重于体系各层级间诊疗功能的有机整合与协同，通过统筹城乡医疗资源，明确各级各类医疗卫生机构职责分工，有效引导优质医疗资源和患者的下沉，规范就医秩序，确保基本医疗卫生服务的公平可及。

（1）为大型医疗机构"减负"，没有简单病例的重复，可将主要精力放在疑难危重疾病方面，有利于高尖端医学技术水平的提升。

（2）"强基层"，基层医疗机构可获得大量常见病、多发病病人，从而提高基层医疗卫生机构的整体服务能力，更好地为人民群众的健康服务，群众满意度进一步提升，从而步入良性循环。

（3）常见病、多发病在基层医疗机构诊治，医疗服务价格更低、起付线更低、报销比例更高，可极大地降低患者医疗费用负担。疑难病、复杂病通过大型公立医院与基层联动的预约挂号、预约床位及绿色转诊通道，可明显缩短在大医院住院、候床的时间，节约患者时间和费用。

（4）体现"以健康为中心"的发展理念，促进"三医联动"改革和深化医共体的建设，有利于做实做细基层签约、基本公共卫生服务等工作，有力地推进信息化建设。

三、分级诊疗的措施

（一）我国三级医疗架构及诊治范围

1. 一级医疗机构

一级医疗机构为村卫生室和社区卫生服务中心。负责对一般常见病、多发病的诊治。

2. 二级医疗机构

二级医疗机构为乡镇卫生院和县二级医院。

（1）乡镇卫生院　主要接诊 A 型病例（即病种单纯、病情较稳定的一般门诊、住院病例及与技术水平、设施设备条件相适应的病例）。包含：①急性期治疗后病情稳定，需要继续康复治疗的病人；②诊断明确，不需特殊治疗的病人；③各种恶性肿瘤病人的晚期非手术治疗和临终关怀；④需要长期治疗与管理的慢性病人；⑤老年护理病人；⑥一般常见病，多发病病人；⑦上级医院下转的康复期病人。

（2）县二级医院　主要接诊 B 型、C 型病例（即急需紧急处理但病种单纯的一般急诊和病情复杂或有复杂的合并症，病情较重的急、慢性病人，诊断治疗均有很大难度、预后差的病例）及与技术水平、设施设备条件相适应的部分 D 型病例。包含：①临床各科危急重症，基层医院难以实施有效救治的病例；②基层医疗机构及一级医院不能确诊的较疑难复杂病例；③较大伤亡事件中受伤的病人。

3. 三级医疗机构

三级医疗机构为市三级医院、市外三级医院。

（1）市三级医院　主要接诊 C 型和 D 型病例（即病情危重、随时有生命危险，有循环、呼吸、肝、肾、中枢神经功能衰竭病变之一者以及与技术水平、设施设备条件相适应、国家确定的部分重大疾病）的救治。包含：①临床各种危急症病人。②二级医疗机构因技术或设备条件限制不能处置的上转病人。③二级医院不能确诊的疑难复杂病例。④重大突发公共卫生事件中发生的病例。

（2）市外三级医院　主要接诊 D 型病例和国家确定的重大疾病救治病例。包含：①临床各种危急症病例。②县、市级医疗机构因技术或设备条件限制不能处置的上转病例。③市级医院不能确诊的疑难复杂病例。

（二）双向转诊制度

各级各类医疗机构要建立双向转诊绿色通道，成立分级诊疗责任科室，指定专人具体负责，并设立专线电话及时提供咨询服务；制定具体分级诊疗实施细则，明确转诊服务流程，确保转诊服务的人性化和连贯性、有效性。

基层医疗机构上转病人时必须填写《分级诊疗转诊记录单》，详细填写患者的基本情况，诊疗用药情况和建议上转医院名称；上级医疗机构下转病人时必须详细填写《分级诊疗转诊记录单》，并附患者的治疗情况及下一步的康复计划和下转医疗机构名称（原经治医疗机构或基层医疗机构）；危急重症患者上转时，上、下级医疗机构要做好"无缝"对接工作，上送或下接均需派出专人护送，并书面和口头同时向接诊医生介绍病情；接诊医疗机构对转来的病人要及时、认真进行登记，并安排专人将患者送至病区或门诊做进一步治疗。各医疗机构对上转来的患者统一实行"一优先、两免费"，即优先就诊，免收挂号费、诊查费的政策。

（三）转诊要求

除危急重症病例和病人及病人家属强烈要求外，对因技术、设备等能力所限需要转上级医院治疗的病人，原则上基层医疗机构上转至二级医院，二级医院诊疗有困难的病人上转至三级医院或专科医院。转诊病人或病人家属持下级医院开具的"分级诊疗转诊单"到对应的上级医疗机构就诊；上转病人病情稳定后，上级医院应及时将病人转回基层医院做进一步的康复治疗。

对长期在外务工或危急重症病人，接诊医疗机构和医务人员应及时告知病人或病人家属转诊规定，督促其尽快向基层医疗机构和所在地医疗机构报告并补办相关手续。

四、分级诊疗工作模式

目前国内"基层首诊、双向转诊、急慢分治、上下联动"的分级诊疗模式已经初步形成。但还存在着规模形式化、实质性运转不足等诸多问题，如：部分地区大医院没有配套的费用补充机制，不愿意放病人到基层医疗机构；基层医疗机构存在硬件设施建设、医疗技术水平和人才培养等方面普遍不理想的状况，人员工作积极性差且药品缺乏；医疗服务价格不尽合理，医疗保险支付政策保障机制还需完善，群众普遍对基层医疗缺乏信心。但是相信通过不断地工作改进，逐步健全保障机制，分级诊疗服务能力最终可全面提升。下面以福建省、浙江省为例论述各省不同落实方案。

（一）慢病一体化管理分级诊疗模式

福建省三明市积极探索"以健康为中心"的医疗改革新模式，通过构建区域健康管护组织，医防融合，大力开展健康教育、健康促进行动和推进慢病一体化管理，努力为人民群众提供全方位、全过程、全周期的卫生健康服务。具体如下：①建立县、乡、村三级慢病管理网络，在县总医院成立高血压、糖尿病、严重精神障碍、肺结核等4个县域慢病管理中心，在乡镇卫生院设慢病管理站，在乡村设慢病管理员；②建立患者健康档案，根据慢病患者病情严重程度划分为红标、黄标、绿标，分别由县、乡、村慢病管理人员实施动态管理，并建立上下转接机制，及时调整管理方案；③县级慢病管理中心、乡镇慢病管理站分别组建由专业技术骨干、护士长及乡村医生组成的慢病健康管理服务团队，明确职责、分片包干、责任到人，定期驻乡入村开展服务；④通过微信群、"医疗服务云"APP，为慢病患者提供在线交流、健康教育、用药指导、预约诊疗等服务，实现县、乡、村三级联动及医患在线互动；⑤调动慢病健康管理积极性，制定《慢性病健康管理项目工分及绩效考核办法》，设立慢病管理服务项目专项工分，每年拿出专项经费，作为慢病健康管理绩效薪酬，调动医护人员积极性；⑥强化慢病患者基层就诊激励，对已确诊的高血压、糖尿病和重性精神疾病、慢性阻塞性肺疾病、脑卒中及后遗症和支气管哮喘等六类患者，在基层医疗卫生机构就诊可免费提供39种限定基本药物。

（二）"两慢病"的分级诊疗模式

浙江省慢病分级诊疗改革以高血压、糖尿病为突破口，依托县域医共体和城市医联体，综合推进医保支付和基层补偿机制改革等配套措施，建立起医防融合、连续服务和分级诊疗协同机制，引导"两慢病"患者到基层就诊和管理。具体如下：①建立分级诊疗闭环：要求基层医疗卫生机构、二级医院、三级医院在疾病诊治过程中严格遵守分级诊疗的规定。慢病患者从基层机构转诊到上级医院，再从上级医院下转到基层，要严格遵循双向转诊的指征规定，做到"应转必转"；又要落实首诊负责制，明确患者在诊疗过程中不同阶段的责任主体，保障患者诊疗服务的连续性；还要优化转诊流程、提高效率。②落实全周期健康管理：组建全专融合型家庭医生团队，基层全科医生作为慢病患者全周期健康管理的负责人和协调人，与专科医师及团队其他成员共同对"两慢病"患者进行规范的药物治疗、持续的生活方式干预和健康宣教、定期的随访管理、及时的转诊服务、年度体检和评估；同时，充分发挥患者的健康责任意识，引导患者参与治疗和管理方案的制订、自我管理，养成健康生活方式。③综合施策、协同推进：通过医保支付方式改革、用药保障、补偿激励、信息化建设等多方面措施，促进医疗机构、医务人员以及慢病患者形成利益共同体。完善"两慢病"门诊用药保障机制；完善绩效评价和基层补偿机制；基层医疗卫生机构绩效评价指标；加强卫生信息化保障。

【拓展阅读】

日本分级诊断制度

日本是具有与我国人口、医疗背景最相似的亚洲国家。最新数据显示65岁以上人口占总人口比例的26.59%，人口老龄化非常严重；由于日本是一个狭长的岛国，偏僻地区较多，城市化进程不一致，导致日本也存在医疗卫生资源配置不平衡和就诊病人流向不合理的现状。此外，日本也未建立家庭医生制度和法律强制的转诊制度。

对此日本分级诊疗改革的主要做法是：①设定层级明确、功能协同的三级医疗圈，促进医疗资源的适宜配置。一次医疗圈以市町村为单位，为居民提供便捷的门诊服务；二次医疗圈根据交通、人口密度、社会经济、患者流进和流出比例等，提供住院服务；三次医疗圈以都、道、府、县为单位的区域中心医院提供高精尖的住院服务，且除转诊外基本没有门诊服务；②医疗机构分级分类，分为一般诊疗所、牙科诊疗所和医院；③医院病床功能分化，有一般病床和疗养病床；④加强分级诊疗双向转诊建设。如日本静冈县立综合医院，共挂靠9个专病定点医院，分别为地域肿瘤诊疗指导、急救、灾害救治、康复指导、偏远地区医疗支援、结核病诊治、疑难罕见病诊治、艾滋病诊治、脏器移植等，见图5-1。

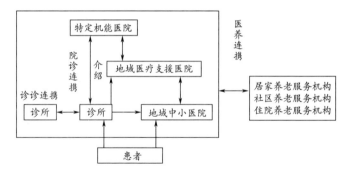

图 5-1　日本双向转诊流程图

任务二　家庭医生签约服务

【思维导图】

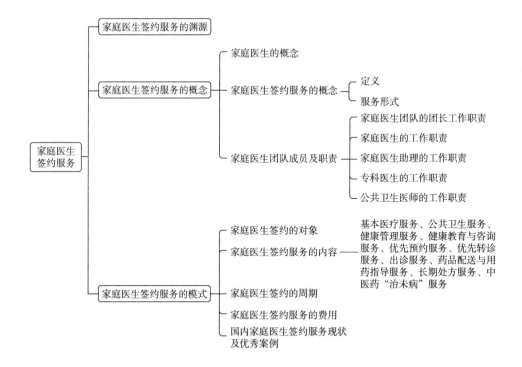

一、家庭医生签约服务的渊源

英国是家庭医生制度的发源地。20 世纪 50 年代英国开始探索开展社区医疗服务，60 年代伴随全科医学的诞生，需向个人、家庭与社会提供连续、综合的基本卫生服务，进一步推进了家庭医生签约服务制度相关领域的研究和实践。20 世纪末以家庭医生为核心的家庭医生制医疗模式在西方迅速发展，目前世界上已有 60 多个国家和地区正在推广，成为较为成熟的一种医疗模式。

家庭医生
签约服务的内容

自 2016 年 6 月 6 日起我国开始推行家庭医生签约服务，《关于印发推进家庭医生签约服务指导意见的通知》（国医改办发〔2016〕1 号）、《关于推进家庭医生签约服务的指导意见》相关文件的出台标志着在我国正式推行家庭医生签约制度。2018 年《国务院办公厅关于改革完善全科医生培养与使用激励机制的意见》（国办发〔2018〕3 号）、《关于完善基层医疗卫生机构绩效工资政策保障家庭医生签约服务工作的通知》（人社部发〔2018〕17 号）及《关于规范家庭医生签约服务管理的指导意见》（国卫基层发〔2018〕35 号）相继出台，要求各地要建立家庭医生签约服务的考核评价机制，纳入基层医疗卫生机构综合绩效考核范围，定期组织考核，考核结果要与基层医疗卫生机构绩效工资总量和主要负责人的薪酬挂钩。此举对于推进完善基层医疗卫生机构绩效激励机制、提升家庭医生签约服务规范化管理水平、加强基层医疗卫生服务体系建设、建立分级诊疗制度、维护和增进人民群众健康具有重要意义。

二、家庭医生签约服务的概念

（一）家庭医生的概念

家庭医生是为群众提供签约服务的第一责任人，有别于国外的私人医生。

现阶段家庭医生主要由以下人员承担：基层医疗卫生机构注册全科医生、具备能力的乡镇卫生院医师和乡村医生，或符合条件的公立医院医师和中级以上职称的退休临床医师，特别是内科、妇科、儿科、中医医师。

同时，鼓励符合条件的非政府办医疗卫生机构（含个体诊所）提供签约服务，并享受同样的收付费政策。

（二）家庭医生签约服务的概念

家庭医生签约服务是以全科医生为核心团队、依托基层医疗卫生机构、通过自愿签订契约的方式为行政区域内常住居民提供的安全、便捷、连续、有效、经济的基本医疗、公共卫生、健康管理及其他个性化的医疗卫生服务。

家庭医生签约服务一般采取团队服务形式，主要由家庭医生、社区护士、公共卫生医师（含助理公共卫生医师）等组成，并有二级以上医院医师（含中医类别医师）提供技术支持和业务指导。为更好地满足群众的中医药服务需求，将逐步实现每个家庭医生团队都有能够提供中医药服务的医师或乡村医生，有条件的地区还可以吸收药师、健康管理师、心理咨询师、社（义）工等加入团队。

（三）家庭医生团队成员及职责

家庭医生签约服务团队由家庭医生（全科医生）、护士、公共卫生医师（含助理公共卫生医师）等组成，有条件的可吸收中医师、药师、健康管理师、心理咨询师、营养师、康复治疗师、社（义）工等加入团队。家庭医生与相对固定的一个或数个家庭医生助理组成签约服务单元，专科医师、公共卫生医师或健康管理师为签约服务单元提供协作。所有的服务在团队内进行合理分工，团队成员相互协作，达到使签约居民少生病、早诊早治、减轻医疗费用负担的目的。

家庭医生团队组成见图 5-2。

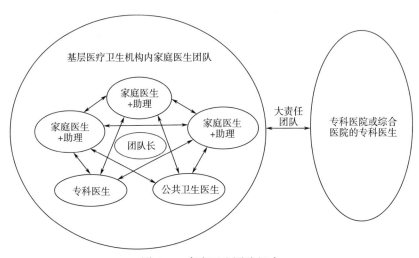

图 5-2　家庭医生团队组成

1. 家庭医生团队的团长工作职责

家庭医生团队的团长原则上由具有一定临床经验的全科医生担任，也可根据实际情况选择其他人员担任，负责整个团队的工作安排及团队成员的绩效考核等工作，在本团队家庭医生签约服务工作中发挥着"轴心"的作用。

具体工作职责包括：①完成自身工作岗位所负责的医疗任务，如由全科医生担任团队长，则团队长同样担任全科医生日常工作；②全面负责管理本团队的各项工作，细化团队人员职责和分工，协调团队内部的工作程序；③与团队成员共同讨论协商制订本团队的各阶段工作目标及工作方案，并组织实施，经常督促、考核与检查，按时总结汇报；④进行工作质量控制和阶段总结，并参与团队人员的绩效考核，督促本团队成员严格执行各项规章制度和技术操作常规，防止医疗事故发生；⑤全面掌握本团队签约居民健康情况，组织实施人群分类管理；⑥定期组织召开团队会议，传达新政策；⑦做好团队外部和内部的组织沟通和协调工作，合理利用辖区及团队资源，促进工作落实，树立团队品牌。

2. 家庭医生的工作职责

家庭医生是家庭医生签约服务的签约主体，家庭医生与相对固定的一个或数个助理组成家庭医生签约服务单元。村卫生站视为乡镇卫生院派驻的全科诊室，乡村医生与网络化管理的乡镇卫生院组成全科医生团队，并接受团队的指导和双向转诊。

具体工作职责包括：①负责签约居民的健康管理工作，每年为签约居民或家庭进行健康评价，制订具体的管理措施，并提供健康管理后续服务；②运用中西医适宜技术，开展常见病、多发病诊疗工作，坚持首诊负责制；③对诊断不明的病人向团队长反映请会诊，为有需求的签约服务对象优先提供综合医院的转诊服务，协助双向转诊工作；④认真执行各项规章制度和技术操作常规，严防发生医疗差错事故；⑤规范书写各种医疗文书；⑥发现传染病患者并协助转诊、隔离；⑦为有需要的符合上门服务条件的签约居民提供上门医疗、康复指导、家庭病床等服务；⑧慢病患者访视工作，为诊断明确的高血压、糖尿病等慢病进行治疗、行为干预、监测和健康评估，提供定期随访、用药指导等；⑨协助做好严重精神障碍患者的用药指导、家庭监护指导、家庭康复治疗等；⑩做好健康教育和健康促进工作，推广健康处方。

3. 家庭医生助理的工作职责

家庭医生助理与家庭医生组合建立家庭医生签约服务单元，为固定的家庭医生提供协助，双方协作为签约居民提供更优质的医疗服务。家庭医生助理主要由全科护士或健康管理人员担任，团队长可根据其团队成员的组成情况，也可由团队中的中医医生、理疗科医生、妇幼保健医生、口腔科医生、五官科医生或低年资全科医生、助理医师等担任。

具体工作职责包括：①协助完成诊疗接待、家庭医生签约服务的介绍及现场签约，建立健康档案；②接听预约电话、预约登记、来诊登记、安排及导诊；③协助进行血压、血糖、身高、体重等健康信息的采集，对签约居民进行电话或上门回访，对到诊患者的健康信息及时进行更新；④了解签约患者及其家庭成员的情况，反馈给家庭医生；⑤开展健康促进活动，如健康教育讲座、义诊咨询、各类慢病自我管理小组等，监督正确执行医嘱，开展社区健康服务；⑥协助家庭医生开展上门访视及家庭病床访视，上门护理或提供健康服务；⑦协助家庭医生通过健康教育、义诊、小组活动等方式，推广家庭医生签约服务，并协助家庭医生进行签约，处理签约居民健康数据的档案录入工作；⑧协助家庭医生、专科医生开展社区老年护理、社区康复、社区精神卫生、社区慢病预防与管理、社区营养运动指导等工作。

4. 专科医生的工作职责

专科医生包括中医医生、理疗科医生、妇幼保健医生、口腔科医生、五官科医生、精神科医生等具有专科特色的医生等。

具体工作职责包括：①针对其专科慢病的居民健康情况与家庭医生进行病情交流；②对家庭医生要求会诊的患有相关专科疾病的患者进行诊疗；③参与团队内疑难疾病的病情讨论并给予专科意见和技术支持；④协助家庭医生对慢病、严重精神障碍患者等进行预防、筛查、诊断评估、随访、用药指导、控制及监测等工作；⑤协助开展孕产妇保健、免疫接种、新生儿访视、计划生育指导与管理工作；⑥参加咨询义诊、健康教育讲座等各项健康促进活动。此外，中医医生可对0~6岁儿童及老年人提供中医健康管理服务。

5. 公共卫生医师的工作职责

公共卫生医师的工作职责包括：①为签约对象提供疾病预防知识，协助进行预防接种，参与健康促进服务；②对适宜签约对象给予预防接种的建议；③与家庭医生合作组织实施慢病监测等预防控制工作；④开展精神卫生服务；⑤对签约服务对象的传染病、突发公共卫生事件的预防控制、初步处理、家庭访视等公共卫生工作；⑥参与社区诊断，并负责对社区居民的疾病谱等数据进行分析整合，与团队成员分析多发病的易患因素，协商制定干预措施。

三、家庭医生签约服务的模式

（一）家庭医生签约的对象

家庭医生签约的对象为全镇（行政村）的常住居民，重点人群为老年人、孕产妇、儿童、残疾人、贫困人口、计划生育特殊家庭成员以及高血压、糖尿病、结核病和严重精神障碍患者等。

家庭医生服务团队为签约对象提供门诊为主的服务，包括提供基本医疗、健康咨询、心理疏导、疾病预防、免疫接种、用药指导、不良生活方式的干预等，并根据具体情况开展家庭出诊、家庭病床等上门服务，依病情需要进行分诊。

（二）家庭医生签约服务的内容

现阶段，家庭医生团队可结合自身服务能力及医疗卫生资源配置情况，为签约居民提供以下10种医疗服务，各地还可以因地制宜，开展其他服务：

1. 基本医疗服务

涵盖常见病和多发病的中西医诊治、合理用药、就医指导等。

2. 公共卫生服务

涵盖国家基本公共卫生服务项目和规定的其他公共卫生服务。

3. 健康管理服务

对签约居民开展健康状况评估，在评估的基础上制订健康管理计划，包括健康管理周期、健康指导内容、健康管理计划成效评估等，并在管理周期内依照计划开展健康指导服务等。

4. 健康教育与咨询服务

根据签约居民的健康需求、季节特点、疾病流行情况等，通过门诊服务、出诊服务、网络互动平台等途径，采取面对面、社交软件、电话等方式提供个性化健康教育和健康咨询等。

5. 优先预约服务

通过互联网信息平台预约、现场预约、社交软件预约等方式，家庭医生团队优先为签约居民提供本机构的专科科室预约、定期家庭医生门诊预约、预防接种以及其他健康服务的预约服务等。

6. 优先转诊服务

家庭医生团队要对接二级及以上医疗机构相关转诊负责人员，为签约居民开通绿色转诊通道，提供预留号源、床位等资源，优先为签约居民提供转诊服务。

7. 出诊服务

在有条件的地区，针对行动不便、符合条件且有需求的签约居民，家庭医生团队可在服务对象居住场所按规范提供可及的治疗、康复、护理、安宁疗护、健康指导及家庭病床等服务。

8. 药品配送与用药指导服务

有条件的地区，可为有实际需求的签约居民配送医嘱内药品，并给予用药指导服务。

9. 长期处方服务

家庭医生在保证用药安全的前提下，可为病情稳定、依从性较好的签约慢病患者酌情增加单次配药量，延长配药周期，原则上可开具 4~8 周长期处方，但应当注明理由，并告知患者关于药品储存、用药指导、病情监测、不适随诊等用药安全信息。

10. 中医药"治未病"服务

根据签约居民的健康需求，在中医医师的指导下，提供中医健康教育、健康评估、健康干预等服务。

此外，家庭医生团队还有上门诊治和家庭病床服务。凡符合家庭病床建床标准的病人，经申请后由家庭病床科主诊医师上门会诊，确定适宜建立家庭病床。家庭病床医生填写申请表，通过网络向医保中心申请，获批准后可建立家庭病床。家庭病床以 3 个月为一个治疗周期，如病情需要，应重新办理建床审批手续。家庭病床有关收费标准，依照当地卫生部门及社保局制定的收费标准执行。

（三）家庭医生签约的周期

根据服务半径和服务人口，合理划分签约服务责任区域，居民或家庭自愿选择 1 个家庭医生团队签订服务协议，明确签约服务内容、方式、期限和双方的责任、权利、义务及其他有关事项。签约周期原则上为一年，期满后居民可续约或选择其他家庭医生团队签约。

（四）家庭医生签约服务的费用

家庭医生团队为居民提供约定的签约服务，根据签约人数按年收取签约服务费，由医疗保险基金、基本公共卫生服务经费和签约居民付费等方式共同分担。签约服务中的基本公共卫生服务项目费用从基本公共卫生服务专项经费中列支。具体标准和分担比例由各地卫生健康、人力资源社会保障、财政、价格等部门根据签约服务内容、签约居民结构以及基本医疗保险基金和公共卫生服务经费承受能力等因素协商确定，各地区均有差异。

（五）国内家庭医生签约服务现状及优秀案例

经过 5 年的发展，我国的家庭医生签约服务已在多个省市取得较好的成绩，截至 2021 年 5 月，家庭医生签约服务重点人群签约率已经超过 60%，2021 年年底实现 80% 以上的乡镇卫生院和社区卫生服务中心向符合条件的慢病患者提供长期处方服务。未来随着人才队伍的发展，将逐步形成以全科医生为核心的签约服务队伍。

2017 年原国家卫生计生委正式向全社会推荐国内六大家庭医生服务模式，它们是：上海市"1+1+1"签约服务模式、福建省厦门市"三师共管"签约服务模式、浙江省杭州市"医养护一体化"签约服务模式、安徽省定远等县"按人头总额预付"模式、江苏盐城大丰区"基础包+个性包"签约服务模式、深圳"罗湖模式"，此六种模式各具特色，从不同方面推动了中国家庭医生签约服务的发展，见表 5-1。

表 5-1 现行主要的六种家庭医生服务模式对比

服务模式	具体做法	特点
上海市"1+1+1"签约服务模式	以家庭医生为核心，居民自愿选择 1 名社区卫生服务中心家庭医生签约，并可在全市范围内选择 1 家区级二级医院、1 家市级三级医院进行组合签约	兼顾考虑签约居民的全科和专科诊疗需求，引导居民分级诊疗
厦门市"三师共管"签约服务模式	基层单位的全科医师和健康管理师、三级医院的专科医师形成"1+1+N"的"三师共管"，慢病先行，将高血压、糖尿病等 9 种慢病下沉到社区，专科医生制订诊疗方案，全科医生执行并监测病情，健康管理师负责日常随访和健康管理	以"慢病先行"和"三师管理"使优质医疗资源和患者向基层"双下沉"
杭州市家庭型"医养护一体化"服务	有序整合居民的养老医疗康复和护理服务需求，签约医生将为居民提供基本医疗、健康管理与评估、上下转诊、建立家庭病床等个性化的医护养一体化服务	提供医疗、养老、护理一体化的健康服务，实现"医养融合"
定远县"按人头总额预付"签约服务模式	建立县乡村三级服务、责任、利益、管理"四位一体"县域医疗服务共同体，形成"随访巡诊村为主，体检服务镇上做，优质资源县提供"的县乡村三级医务人员共同参与的家庭医生服务模式	县乡村三级医疗共同体，医保经费总额包干
盐城大丰区"基础包+个性包"签约服务模式	以村卫生室为主体，乡村医生为签约服务第一责任人，乡镇卫生院提供技术支撑，以基本医疗公共卫生为主的基础包和"梯度结构、种类合理、特色鲜明、内容丰富、适应不同人群"的付费初级包、中级包和高级包为载体，满足不同类别签约居民的个性化健康需求	不同签约服务包满足了居民个性需求，丰富了家庭医生服务内涵

续表

服务模式	具体做法	特点
深圳"罗湖模式"	整合公立医院和社康中心成立一体化、紧密型、唯一法人的罗湖医院集团，建立"管理共同体"，完善权责一致的引导机制，构建责任共同体，完善利益分配机制，改革医保基金管理方式	以居民健康为核心，紧密型医联体实现有序诊疗

【拓展阅读】

厦门"三师共管"家庭医生签约服务模式

厦门"三师共管"模式是以"慢病先行，两病起步"的策略，即以社区居民健康需求为导向，立足糖尿病、高血压等慢病入手，以大医院专科医师、基层全科医师和健康管理师组合的分级诊疗模式，2016年进一步构建了"1+1+N"三师共管家庭医生签约服务模式。

1. 三师共管的内涵外延

（1）以基层全科医师为居民签约服务与管理为核心主体。负责落实、执行治疗方案、病情日常监测和协调双向转诊，根据每个签约对象健康及疾病状况提供个性化健康服务及决定是否联系预约三级医院专科医生及安排健康管理师。

（2）健康管理师侧重于居民健康教育和患者的行为干预，与专科医师、全科医师一起为病人进行日常全方位、多角度、全程的共同管理模式，搭建出高血压、糖尿病等慢病的防治、健康管理组织框架，有效提升慢病患者的治疗达标率，降低并发症的发生，提高患者的生活质量。

（3）医院专科医师负责明确诊断与治疗方案、指导基层全科医师，实现在专科医师指导下的签约对象"三师共管"服务。

厦门"三师共管"服务流程见图5-3。厦门家庭医生签约服务费筹资机制见图5-4。厦门家庭医生签约服务费分配机制见图5-5。

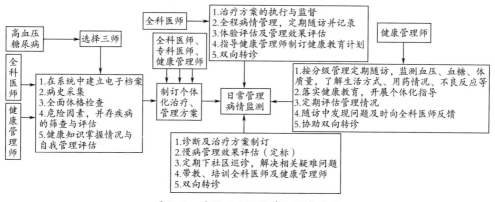

图5-3　厦门"三师共管"服务流程

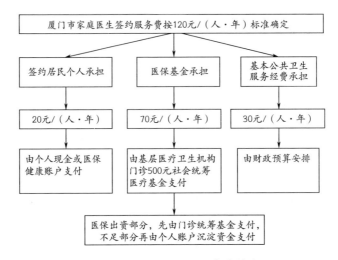

图 5-4　厦门家庭医生签约服务费筹资机制

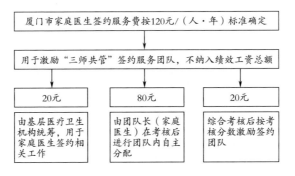

图 5-5　厦门家庭医生签约服务费分配机制

2. "三师共管"模式优点

（1）对病人进行全程化管理，避免了患者因常见病、多发病问题而过度就医造成医疗资源的浪费。

（2）改善病人的血压、血糖控制水平，从而降低了脑卒中、视网膜脱落、糖尿病肾病等急慢性并发症的发生和发展，有效地降低门诊和住院次数，从根本上控制医疗费用快速增长。

（3）在血压（血糖）控制水平、高血压（糖尿病）知识、高血压（糖尿病）自我管理行为、社区首诊和双向转诊意愿、患者疾病经济负担改善效果明显。

（4）与现代健康服务技术"互联网+"相融合，通过家庭医生签约服务手机APP"厦门 i 健康"为居民提供线上健康咨询、预约就诊、健康宣教以及转诊、慢病随访、健康管理、线上续方等服务；主动推送健康教育知识，绑定智能设备实时监测体征信息，为慢病患者提供精细化分标管理。

（5）依据糖尿病治疗的权威指南开发了"糖尿病临床决策支持系统"综合智能决策系统，镶嵌于基层医生工作站，系统标化有效规范了基层医生糖尿病的诊治行为及诊疗规范，强化了一线药物使用、综合管理等理念，成为了基层医生治疗糖尿病的有力助手。

当然家庭医生签约并非发展已成熟，现阶段仍存在一些问题，如：①家庭医生职业吸引力低，数量严重不足，急需提升人才队伍建设水平；②基层家庭医生队伍，特别是农村队伍能力不强，居民从心底不信任家庭医生，需加强培养引导提升，根据各地情况调整团队结构；③部分地区签约服务配套政策制定不到位，考核激励机制不完善，支撑体系不完善，有待进一步完善和落实具体运行机制；④部分地区相关制度、优惠措施等宣传效果不明显，居民不了解签约服务，需积极利用多方渠道扩大影响力，提升签约政策的吸引力；⑤慢病相关医疗保险制度的引导作用未充分发挥；⑥配套信息化建设存在滞后，需进一步提高。

任务三　社区慢病管理工作

【思维导图】

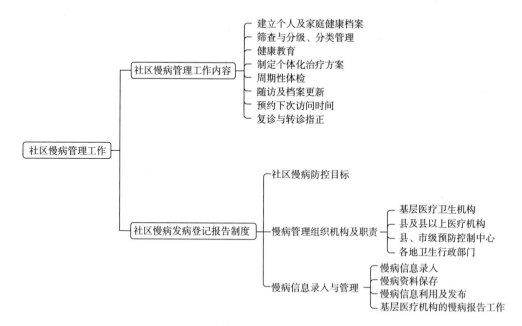

社区慢病健康管理是以全科医师、社区护士、药师、心理咨询师、健康管理师、营养师等作为慢病管理服务的主力军，对社区一般人群、健康人群、患病人群的健康危险因素进行全面监测、分析评估、预测、预防、维护的全过程。随着

慢病人群的逐年升高，国家也出台了慢病防控的相关政策促进社区慢病工作的落地，主要是高血压、糖尿病的病种管理。

一、社区慢病管理工作内容

社区慢病工作的侧重点在于健康监测、体检和健康知识普及。通过健康监测，锁定慢病高危人群，借助健康宣教普及健康知识，定期进行慢病筛查，达到帮助市民预防慢病的目的；通过对患病人群的健康管理达到稳定病情、预防并发症的作用。具体工作内容如下。

（1）建立个人及家庭健康档案，包括健康问题、长期用药、主要疾病及目前健康状况（并发症、伴发症）各项化验检查（逐步完善）、生活方式，进行综合评估，提出诊断、治疗、健康指导计划等；同时可建立家庭健康档案。

（2）按照《社区高血压、糖尿病病例管理流程》做好普通人群的高血压、糖尿病筛查、筛检工作，及早发现健康危险及并发症，分级分类开展健康管理工作。

（3）健康教育，包括高血压、糖尿病相关知识的宣传，如诊断标准、危害、需终身服药，定期监测血糖、血压；不良生活方式的干预，低盐饮食、平衡膳食、适量运动、保持适宜体重、戒烟限酒、心理平衡。

（4）制定个体化治疗方案，家庭医生上门服务进入家庭也是一个对病人全面了解的过程，了解其家庭环境及承受能力，明确病人的需求，有利于个体方案的实施，提高病人的遵医行为。

（5）慢病是一个多因多果的疾病，周期性体检有助于发现其他潜在病变。例如糖尿病、高血压患者可以每年获得一次免费体检的机会。

（6）每次访视后完善病人对应健康档案信息资料，做好及时更新存档。

（7）详细记录病人住址、通讯方式，留给病人社区卫生中心、责任医生等的联系方式，并且预约下次访问时间。

（8）社区卫生服务设备简陋，提供的是适宜技术，解决的是基本健康问题，应告知病人特殊情况随时复诊，并掌握好转诊指征，做好急、危、重症病人的及时转诊。

二、社区慢病发病登记报告制度

慢病发病登记报告是慢病预防控制工作的重要内容之一，通过发病登记报告可以系统收集居民主要慢病发病相关信息，及时发现患者，并开展有针对性的疾病管理；通过对威胁人群健康的主要慢病进行长期监测，掌握疾病分布和流行特征，为开展慢病综合防治工作提供决策、评估依据和管理信息，为政府部门分析确定预防控制策略措施和评价防治效果提供基础数据。

（一）社区慢病防控目标

通过对慢病发病进行登记报告，及时发现慢病病人（脑卒中、冠心病、高血压、糖尿病、恶性肿瘤及中枢神经系统良性肿瘤），以便基层医疗卫生机构开展规范化管理；掌握主要慢病的分布和流行特征；掌握当地慢病发病死亡率的流行水平和变化趋势，为政府部门分析确定预防控制策略措施和评价防治效果提供科学依据。

（二）慢病管理组织机构及职责

1. 基层医疗卫生机构

①社区卫生服务站（村卫生室）收集辖区内新发慢病个案信息，上报所辖社区卫生服务中心或乡镇卫生院，并协助核实病例的调查。②社区卫生服务中心（乡镇卫生院、防保组）：开展慢病发病登记报告工作，建立健全本单位登记报告管理组织与登记报告制度；指定专门部门及人员及时、准确、完整地填写报告卡；对辖区内报告工作进行培训和指导，定期检查所管辖村医的工作质量；对所辖疾病预防控制中心要求核实的病例进行入户或电话调查；发现监测工作中存在的问题，及时反馈至当地疾病预防控制中心。

2. 县及县以上医疗机构

开展慢病发病报告工作，核查及时反馈至当地疾病预防控制中心。

3. 县、市级预防控制中心

定期对各辖市、区慢病登记报告工作进行督导和质量检查，及时通报反馈；负责全市慢病登记报告信息的收集、汇总，每年年初对上一年资料进行整理、统计分析，撰写年度分析报告，并报送省级疾病预防控制中心和市级卫生健康部门。

4. 各地卫生行政部门

负责当地慢病发病报告登记工作的组织和领导，考核评估，以及为慢病登记报告工作提供各种保障措施。

（三）慢病信息录入与管理

1. 慢病信息录入

通常新发的慢病都需要登记慢病发病报告卡，各报告单位应将核实无误后的登记报告卡录入计算机或当地慢病网络直报信息系统，有条件的地区从医院信息管理系统（HIS）抽取相关信息。各报告单位和辖市、区级疾病预防控制中心应建立完善报告资料信息管理制度，并指定专人负责慢病发病登记报告信息管理工作，确保报告信息资料安全。

2. 慢病资料保存

各报告单位和辖市、区级疾病预防控制中心应妥善保存慢病发病登记报告卡和报表等原始资料应至少存放 5 年，电子资料需 2 份备份永久保存。每次访视后完善病人对应健康档案信息资料，做好及时更新存档。

3. 慢病信息利用及发布

慢病发病报告资料、人口学资料等实行辖区内共享的原则，辖区内各相关医疗单位、肿瘤防治部门、疾病预防控制中心等可以信息互通，相互验证、补充，实行资源共享。慢病发病登记报告信息管理和使用必须遵守国家有关法律、法规以及当地卫生行政部门有关规定，不得擅自对外提供个案信息资料和发布有关数据。其他部门或机构查询发病登记资料，必须经卫生行政部门书面批准，同时注明使用目的、查询范围、时段和类别。

4. 基层医疗机构的慢病报告工作

社区卫生服务站、村卫生室的医生发现辖区内慢病病例应立即登记，填写《报告卡》，并上报至所属社区卫生服务中心或乡镇卫生院。

社区卫生服务中心在建立居民健康档案的过程中，对于发现并确诊的慢病病人，应详细填写《报告卡》；对于就诊的慢病初诊病人，首诊医师应详细填写《报告卡》；对于疾病预防控制中心反馈的死亡补发的病例，社区医生应上门核实，如果发现死者曾经被诊断为慢病，则应详细询问家属诊断时间、诊断名称和诊断单位等信息，并填写《报告卡》。

目前社区慢病健康管理模式仍然有很大的不足，关键是对于健康危险因素的干预效果不明显，健康档案管理流于形式，且社区的医疗资源（人员、设备等）与医院对比存在劣势。

【任务解答】

1. 林某签约后可以享受：①基本诊疗和护理服务包括健康咨询、制订健康随访计划、健康评估、健康指导，此外，还包括慢病每年免费体检、慢病患者提供治疗所需的长处方等项目。②健康教育指的是为居民传授健康知识、慢病常识、提供生活方式指导。③健康档案管理的工作包括收集与管理个人及家庭的健康状况、生活方式情况、各项化验检查结果，进行综合评估，提出诊断、治疗、健康指导计划、用药指导、每次访视后完善健康档案确保资料不断更新。④有向上级医院转诊的绿色通道，可优先预约就诊。⑤根据需要可享受上门服务，如家庭出诊、家庭病床服务。

2. 开展社区高血压慢病管理及登记报告制度

①登记慢病发病报告卡，慢病信息录入；②慢病资料保存；③慢病信息利用及发布；④每次访视后完善病人对应健康档案信息资料，做好及时更新存档。

参考文献

[1]吕韵,景日泽,王德猛,等.家庭医生签约服务的激励机制内涵分析——基于厦门市"三师共管"模式[J].中国全科医学,2021,24(16):1995-2002.

[2]陈强.倾力打造慢病管理和家庭医生签约服务的"厦门特色"——专访福建省厦门市卫

生健康委党组书记、主任姚冠华[J]. 健康中国观察,2020(12):70-72.

[3]胡亚琼,刘宇,冷锋. 借力分级诊疗制度的慢病管理实践[J]. 解放军医院管理杂志,2019,26(12):1157-1161.

[4]刘锐,杨旦红,吴欢云,等. 通向健康中国的家庭医生签约服务模式比较研究[J]. 中国全科医学,2020,23(25):3139-3145.

[5]胡亚琼,刘宇,冷锋. 借力分级诊疗制度的慢病管理实践[J]. 解放军医院管理杂志,2019,26(12):1157-1161.

[6]顾亚明. 日本分级诊疗制度及其对我国的启示[J]. 卫生经济研究,2015,3:8-12.

项目六　慢病管理与健康保险

【学习目标】

知识要求

1. 掌握我国多层次健康保险体系的构成名称及每个险种各自的保障对象。

2. 掌握健康保险中健康管理的作用。

3. 掌握我国健康保险体系的经营原则。

4. 掌握城镇职工医疗保险与城乡居民医疗保险的异同点；商业保险与社会医疗保险的区别。

5. 熟悉健康保险对慢病的意义。

6. 了解商业健康保险的角色及未来发展趋势。

能力要求

1. 能够阐述我国多层次健康保障体系的重要构成。

2. 能够判断消费者购买的健康保险属于健康保险体系哪一类产品。

任务一　慢病与健康保险

【思维导图】

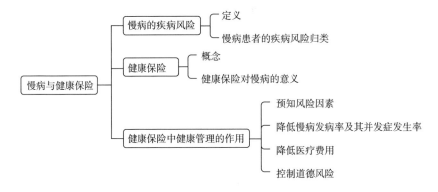

一、慢病的疾病风险

风险是某一特定危险情况发生的可能性和后果的组合，它是发生不幸事件的概率。疾病风险是指在人的生活过程中，由于疾病带来的生理、心理、劳动、经济状况等损失的风险。

　　慢病是一种逐渐的进行性的组织器官损害的过程，其发生与多种危险因素相关。例如，遗传因素是慢病的危险因素，由于遗传因素的存在，使得个体患病风险比无家族史人群增加数倍，这就是慢病的患病风险。高血压、糖尿病等慢病不仅会使人体健康状况下降，还可能出现冠心病、脑卒中、糖尿病足、慢性肾脏病等并发症风险，给家庭、社会带来沉重的经济负担。慢病的疾病风险具有社会性、普遍性、客观性、不确定性、复杂性、危害的严重性和不具备完全经济补偿性等特征。

健康保险与
健康管理

　　慢病患者所面临的疾病风险可以归类为以下几种：①慢病患者必须去医院就医，可能产生巨额医疗费用而无力承担的风险。②工作能力丧失或降低，不能从事任何工作，或者必须改变工作，从而带来收入损失并可能导致健康状况恶化的风险。③由于生活不能自理导致经济恶化，无法承受高额护理费用而使健康状况恶化的风险和并发心理疾病的风险。因高血压、糖尿病、冠心病和脑卒中等慢病反复住院治疗，是导致家庭卫生支出突增的主要原因，因疾病并发症带来的巨额医疗也使得许多家庭因病致贫的风险增加。

二、健康保险

（一）健康保险的概念

　　保险是投保人根据合同约定，向被保险人支付保险费，保险人对于合同约定的可能发生的事故因其发生所造成的财产损失承担赔偿保险金责任，或者当被保险人死亡、伤残、疾病或者达到合同约定的年龄、期限时承担给付保险金责任的商业保险行为。不同于其他商业保险，健康保险是以保障人的身体健康为目标的，对因疾病或意外伤害所发生的医疗费用，或因疾病或意外失能所致收入损失的保险，或因年老、疾病或伤残需要长期护理而给予经济补偿的保险。《伤害及健康保险》中提出健康保险可分为疾病保险、失能保险和医疗保险。

（二）健康保险对于慢病的意义

　　保险可起到一个风险管理的作用，对于慢病而言，因整体患病率在当今社会逐年升高，被保险人通过病前购买保险可对将来发病治疗需要的费用做补偿，降低因疾病产生的经济负担，避免因健康状况恶化无力承担巨额医疗费用的风险、工作能力丧失导致的收入损失，或出现因病致贫、因病返贫的状况，健康保险对于被保险人起到险前预防、险中抢救、险后赔偿的作用。对于社会而言，完善的医疗保障制度，特别是慢病的大病医保制度成为了许多重大疾病患者解决医疗花费等问题的关键。

三、健康保险中健康管理的作用

健康管理在健康保险中的含义与卫生服务行业中有些细微差别，它是保险管理与经营机构在为被保险人提供卫生服务保障和医疗费用补偿的过程中，利用卫生服务资源或与医疗、保健服务提供者的合作，所进行的健康指导和诊疗干预管理活动。健康管理强调事前和事中的风险控制，使健康保险从传统的事后控制向事前、事中控制发展，从而有效地控制风险发生的概率和大小。即通过一级预防建立健康生活方式，降低发病；通过二级预防做到早发现、早诊断、早治疗，降低人群医疗费用；通过三级预防，预防并发症的发生，减轻减缓病程，提高生活质量。

【拓展阅读】

大病保险创新——广东江门的"社区健康预防"模式

中国人寿广东省分公司自 2014 年 1 月 1 日承保江门市城乡居民和城镇职工大病保险项目以来，在当地政府的指导和支持下，积极开展社区健康预防保障工作，推行家庭医生创新试点服务，通过健康管理、预防保健、病人康复和慢病管理等服务，探索将大病保险赔付由被动控制向主动预防方式转变。自 2014 年 7 月 31 日第一家社区家庭医生诊所揭牌运营至今，取得了一定成效，社会反映良好。

其主要做法是：设立诊所，组建团队；签约定点药店；开展特定病种门诊服务；举办各种慢病的防治、青少年心理健康、关爱女性疾病防治及公共卫生等多方面健康讲座和公益活动，推进健康管理；家庭医生除了在日常诊疗中指导居民进行健康管理，还经常为居民举行健康讲座引导居民通过改善生活习惯，实行健康管理，实现预防保健目标。家庭医生诊所还与社区居家养老中心及养老院建立了联系，家庭医生团队每周定期到社区居家养老中心及养老院为老人提供预防保健及诊疗服务，接受服务的老人超过一万人，弥补了社区养老缺乏医疗保健服务的不足。

个人在健康及疾病的过程中移动模式见图 6-1。

健康管理是健康保险业的产物，其目的在于使被保险人更好地保持健康、合理治疗、恢复健康，保险公司达到减少理赔金额、提高经济效益的目的。健康保险中通过对亚健康群体与慢病患者开发新险种，并为其提供专业化的慢病管理服务，既能充分体现健康保险在国家保障体系中的作用，又能满足居民对健康保险多样化的需求。改变目前国内保险公司注重发生事故后被动地进行费用偿付管理，转向事前、事中、事后的全程管理，主动为客户提供慢病管理服务。

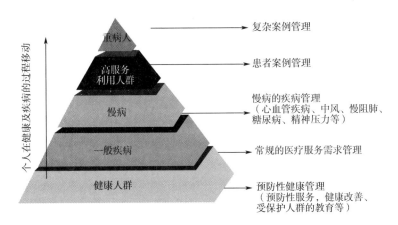

图 6-1　个人在健康及疾病的过程中移动模式

1. 预知风险因素

入保前的健康体检和健康告知可广泛搜集客户的健康资料，同时应用健康风险评估方法对客户现有的健康状况做出科学的评估，对将来的罹患重大疾病的客观预测，及早发现健康的危险因素，并对健康危险因素进行分级，按风险因素的不同级别，制定不同的费率标准，避免选择带来的盲目性。

2. 降低慢病发病率及其并发症发生率

哈佛大学公共卫生学院疾病预防中心的研究表明，通过有效地改善生活方式，80%的心脏病与糖尿病，70%的脑卒中以及50%的癌症是可以避免的，个人的不健康危险因素是可以控制并降低的。因此，通过主动为客户提供健康促进、预防保健、康复指导等专业化的多种健康管理服务，不仅可增强客户的健康意识，减少或降低其健康危险因素的影响；同时，通过建立健康的生活方式，提高防病能力，可从根本上降低疾病发病率和并发症发生率。

3. 降低医疗费用

近年来，由于健康评价及健康管理技术的发展，使得尽早鉴别高危人群的目标得以实现，使健康保险由事后管理向事前、事中、事后管理转变，因而可以有的放矢地进行早期的预防控制，减少投保人患病风险，维持低水平的保健消费，一般是从投保费中支付健康管理的费用。这种办法对于投保人，提高了个人的健康水平，减少了患病的风险；对于保险行业，有效地减少了医疗费用的支出，提高了客户的满意度，对于促进销售、提供服务、控制风险、增加盈利都具有重要意义。可以取得受保人、单位和保险公司"三赢"的良好效益。

4. 控制道德风险

从重视单纯治疗向防治结合转变，提高患者的主动性，使患者尊重医生，尊重医生的劳动，积极与医生配合，敢于承担一定的风险，使得自己的病情得到治疗，心身健康得到更大的保障，加强医患互动，使医生与患者彼此更加理解、尊重、信任，从而改善医患环境，实现互动双赢的局面，从而有利于道德风险和医疗资源过度消费的控制。

总之，对于健康保险而言，实施慢病的健康管理不仅可以减少参加者的疾病发生机会，而且对保险公司而言，也可以降低赔付率，降低公司的经营风险。因此在健康保险中实施健康管理具有重要的意义。

任务二　我国健康保险的体系构成与原则

【思维导图】

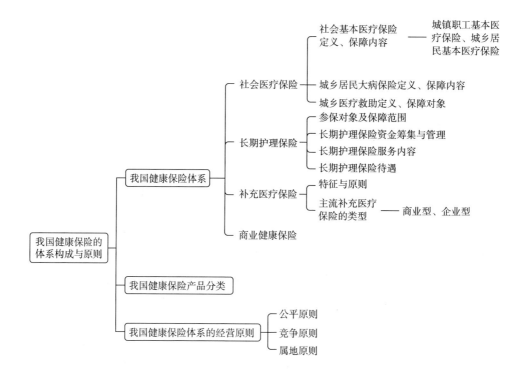

【任务描述】

张女士，51岁，患有糖尿病2年，需要经常到医院看病复诊。已知张女士为广州某单位职工，根据属地原则，其用人单位有帮助其参加基本医疗保险的义务。

讨论：1. 根据张女士的情况，推测单位为其购买哪种健康保险。

　　　2. 张女士可以享受何种保险待遇？

一、我国健康保险体系

当前我国的健康保险是一个多层次的保障体系，主要由社会医疗保险、长期护理保险制度、补充医疗保险和商业健康保险组成，见图 6-2。

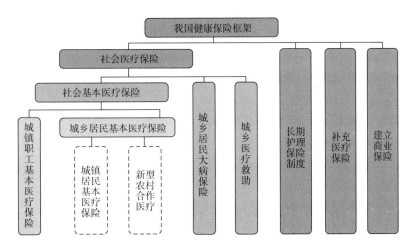

图 6-2 我国健康保险体系的构成

来源：人社部、广发证券研究发展中心。

（一）社会医疗保险

目前我国社会医疗保险体系主要由社会基本医疗保险、城乡居民大病保险以及城乡医疗救助组成。

1. 社会基本医疗保险

社会基本医疗保险是由国家立法对公民实施的健康保险制度，通过强制性社会保险原则和方法筹集资金保证人民平等地获得适当的医疗服务。社会基本医疗保险是政府通过税收或社会保险费缴纳方式筹集医疗保险基金。政府负责社会医疗保险计划的制订、管理和实施，向全体公民提供统一标准的医疗保险待遇。社会基本医疗保险是我国多层次医疗保障体系的基础，是一个逐步建立、覆盖人群逐步扩大、保障水平逐步提升的进程，仍在不断改进和整合，不断完善国民医保体系、建立更加公平和可持续的社会保障制度。目前，我国的社会基本医疗保险包括城镇职工基本医疗保险、城镇居民基本医疗保险两部分，详细介绍见项目六任务三。

（1）城镇职工基本医疗保险 在城镇职工基本医疗保险制度建立之前，我国职工的医疗主要依靠公费医疗和劳保医疗，费用由国家和企业承担，缺乏有效的约束机制，造成经济和医疗资源的浪费以及分配不均衡，难以维系运转且不能适应社会经济发展的需要。1998 年国务院发布《国务院关于建立城镇职工基本医疗保险制度的决定》（国发〔1998〕44 号），要求在全国范围内进行城镇职工基本医疗保险制度改革，提出"城镇所有用人单位及其职工都要参加基本医疗保险，实行属地管理；基本医疗保险费由用人单位和职工双方共同负担；基本医疗保险基金实行社会统筹和个人账户相结合""职工个人缴纳的基本医疗保险费，全部计入个人账户。用人单位缴纳的基本医疗保险费分为两部分，一部分用于建立统筹基金，一部分划入个人账户"。至此，我国城镇职工基本医疗保险制度确立，并伴随着国民经济的发展不断调整和完善，成为职工医疗开支的基础性保障制度。

（2）城乡居民基本医疗保险 当前城乡居民基本医疗保险是由原城镇居民基本医疗保险、新型农村合作医疗（简称"新农合"）整合而成的。

在"新农合"之前，我国农村合作医疗已经有一定的基础和发展，经历了从 20 世纪 40 年代的萌芽、50 年代的初创、70 年代的鼎盛、80 年代的解体，到 90 年代以来的恢复发展，在保障农民获得基本卫生服务、缓解农民因病致贫和因病返贫方面发挥了重要的作用。2002 年 10 月中国明确提出各级政府要积极引导农民建立以大病统筹为主的新型农村合作医疗制度，即"新农合"，由政府组织、引导、支持，农民自愿参加，个人、集体和政府多方筹资，以大病统筹为主的农民医疗互助共济制度。

城镇居民基本医疗保险是在城镇职工基本医疗保险制度建立、新农合制度试点启动以及城乡医疗救助制度建立的基础上，为实现基本建立覆盖城乡全体居民医疗保障体系目标而设立的。2007 年国务院发布《国务院关于开展城镇居民基本医疗保险试点的指导意见》，针对城市非从业居民实施医疗保障，参保对象是"不属于城镇职工基本医疗保险制度覆盖范围的中小学阶段的学生（包括职业高中、中专、技校学生）、少年儿童和其他非从业城镇居民"，自愿参加；费用支付方面，重点针对参保居民的住院和门诊大病医疗支出、有条件的地区可以逐步试行门诊医疗费用统筹。

2016 年国务院发布《国务院关于整合城乡居民基本医疗保险制度的意见》（国发〔2016〕3 号）提出"推进城镇居民医保和新农合制度整合，逐步在全国范围内建立起统一的城乡居民医保制度"，覆盖范围是"除职工基本医疗保险应参保人员以外的其他所有城乡居民""加强基本医保、大病保险、医疗救助、疾病应急救助、商业健康保险等衔接"，均衡城乡保障待遇，逐步统一保障范围和支付标准。城乡居民社会医疗保障覆盖人群的扩大、保障水平的提升，城乡居民的社会基本医疗保障在资金统筹、支付标准等方面需要一个更加统一的制度。截至 2017 年年底，全国各省普遍启动城镇居民基本医保和新农合整合工作，80%以上地市已实施统一的城乡居民医保制度，打破了城乡"二元"结构，初步实现了"六个统一"（统一覆盖范围、统一筹资政策、统一保障待遇、统一医保目录、统一定点管理、统一基金管理）。

2. 城乡居民大病保险

城乡居民大病保险的保障对象是城镇居民医保、新农合的参保人。社会基本医疗保险的初步建立，给老百姓提供了基本医疗保障；但由于城乡居民基本医疗保险保障水平较低，肿瘤等大病医疗费用对普通居民来说依然是沉重的负担，部分居民因病致贫、因病返贫的问题依然比较突出。2015 年《国务院办公厅关于全面实施城乡居民大病保险的意见》（国办发〔2015〕57 号），提出"2015 年底前，大病保险覆盖所有城镇居民基本医疗保险、新型农村合作医疗（城乡居民基本医保）参保人群……到 2017 年，建立起比较完善的大病保险制度，与医疗救助等制度紧密衔接"。

城乡居民大病保险其实就是对城镇居民医保和新农合参保人针对肿瘤等重大疾病的"二次报销"，参与大病保险的地区基本都采取"免费"参保方式，保险资金来源于居民医保筹集资金或历年结余基金，不需参保人员额外缴费。目前，我国城乡居民大病保险已实现 100% 地区实施、100% 参保人群覆盖、100% 待遇支付兑现、90% 左右的统筹地区大病保险业务由商保承办。以浙江省为例，该省2013 年年初率先开展试点，2013 年城乡居民大病保险试点地区的人均筹资水平为 17 元左右，保额平均在 10 万元以上。但该省金华地区按每人 35.2 元的筹资标准推行大病保险，与基本医保结合后，总体报销比例最高达 90%。

3. 城乡医疗救助

城乡医疗救助是指通过政府拨款和动员社会力量等多种渠道筹建基金，对农村五保户、城乡居民最低生活保障对象以及其他特殊困难群众，资助其参加城乡居民基本医疗保险，并对其难以负担的基本医疗自付费用给予补助（以住院救助为主，同时兼顾门诊救助）的制度；近年来，重特大疾病也被纳入救助的范围。

城乡医疗救助实行属地管理，救助对象包括七类人员：①城乡低保对象；②农村五保对象；③在乡重点优抚对象（不含 1~6 级残疾军人）；④城乡重度（1、2 级）残疾人员；⑤城镇低收入老年人，即本人收入低于该市企业退休人员基本养老金最低标准的 60 周岁以上老年人；⑥家庭经济困难大学生，即辖区内各类全日制普通高等学校（包括民办高校）、科研院所中接受普通高等学历教育的全日制本专科生、全日制研究生中的城乡低保、农村五保等困难家庭大学生，以及其他享受国家助学金大学生，重度（1、2 级）残疾大学生；⑦其他低收入人员。

（二）长期护理保险制度

长期护理保险制度是以长期处于失能状态的参保人群为保障对象，重点解决重度失能人员基本生活照料和与基本生活密切相关的医疗护理等所需费用。2016年人力资源和社会劳动保障部下发《人力资源社会保障部办公厅关于开展长期护理保险制度试点的指导意见》（人社厅发〔2016〕80 号）、2020 年国家医保局、财政部出台《关于扩大长期护理保险制度试点的指导意见》（简称"37 号指导意见"），针对我国老龄化问题，探索建立长期护理保险制度，从而保障失能人员基本生活权益、提升体面和有尊严的生活质量，促进社会公平正义、维护社会稳定，促进养老服务产业发展和拓展护理从业人员就业渠道。长期护理保险制度是以习近平新时代中国特色社会主义思想为指导，全面贯彻党的十九大和十九届二中、三中、四中全会精神，坚持以人民健康为中心，深入探索建立适应我国国情的长期护理保险制度，进一步健全更加公平更可持续的社会保障体系，不断增强人民群众在共建共享发展中的获得感、幸福感、安全感，充分体现社会主义优越性的一项政策。

1. 长期护理保险参保对象和保障范围

从职工基本医疗保险参保人群起步，重点解决重度失能人员基本护理保障需求，优先保障符合条件的失能老年人、重度残疾人。如卒中后遗症失能的病人、阿尔茨海默症晚期失能老人、肿瘤后期临终关怀病人都是长期护理保险的保障对象。

长期护理保险是与经济困难的高龄、失能老年人补贴以及重度残疾人护理补贴等政策相衔接的。处于疾病恢复期，生命体征平稳，需继续治疗和专业护理，但家庭无法满足其需求；有最近 6 个月内本市定点医疗机构出具的出院小结，本人或家属提出长期护理保险申请都属于长期护理的保障范围。

2. 长期护理保险资金筹集与管理

筹资以单位和个人缴费为主，单位和个人缴费原则上按同比例分担，其中单位缴费基数为职工工资总额，起步阶段可从其缴纳的职工基本医疗保险费中划出，不增加单位负担；个人缴费基数为本人工资收入，可由其职工基本医疗保险个人账户代扣代缴。长期护理保险基金管理参照现行社会保险基金有关制度执行。基金单独建账，单独核算。

3. 长期护理保险服务内容

长期护理保险服务内容包括基本生活照料、常用临床护理两个部分。基本生活照料有头面部清洁、洗发、指甲护理、温水擦浴、沐浴、协助进食进水、口腔清洁、协助更衣、整理床单、排泄护理、失禁护理、床上使用便器、人工取便术、晨间护理、晚间护理、会阴护理、药物管理、协助翻身、协助床上移动、借助器具移动、皮肤外用药涂擦、安全护理、生活自理能力训练、压疮预防护理、留置尿管的护理、人工肛门便袋护理等 27 个项目。常用临床护理有开塞露给药、鼻饲、药物喂服、物理降温、生命体征监测、吸氧、灌肠、血糖监测、压疮、伤口换药、静脉血标本采集、肌肉注射、皮下注射、造口护理、PICC 导管维护等15 个项目。

符合长期护理保险需求评估申请的基本条件：申请人在社区事务受理服务中心申请"绿色通道"评估，递交初次评估规定的材料，还需提供最近 6 个月内本市定点医疗机构出具的出院小结。定点评估机构在接到受理信息后的 3 个工作日内出具评估报告。区医保中心在收到评估报告后的次日出具《长期护理保险护理需求评估结果告知书》，并通过所在社区事务受理服务中心告知申请人评估等级及相对应的长期护理保险待遇。

4. 长期护理保险待遇

长期护理保险基金主要用于支付符合规定的机构和人员提供基本护理服务所发生的费用。经医疗机构或康复机构规范诊疗失能状态持续 6 个月以上，经申请并通过评估认定的失能参保人员，可按规定享受相关待遇。根据护理等级、服务提供方式等不同实行差别化待遇保障政策，鼓励使用居家和社区护理服务。对符合规定的护理服务费用，基金支付水平总体控制在 70% 左右。

【拓展阅读】

上海全面推行长期护理保险试点

自 2018 年 1 月 1 日起，长期护理保险在上海市全面开展试点工作。长期护理保险制度是指以社会互助共济方式筹集资金，对经评估达到一定护理需求等级的长期失能人员，为其基本生活照料和与基本生活密切相关的医疗护理提供服务或资金保障的社会保险制度。长期护理保险护理服务有 3 类：第一类是社区居家照护，由护理人员为居家的参保老人上门提供照护服务，或在社区日间照料中心等场所集中提供照护服务；第二类是养老机构照护，由养老机构为入住的参保老人提供照护服务，护理服务内容有 40 余项，涵盖基本生活照料和常用临床护理；第三类是住院医疗护理，按照现行的基本医保制度规定结算相关费用。

来源：2018 年 1 月 2 日《健康报》

（三）补充医疗保险

补充医疗保险是指单位或特定人群，根据企业的经济效益和职工疾病的严重程度，自愿购买辅助健康保险。补充医疗保险是介于社会医疗保险与商业健康保险间的健康保险，对基本医疗保险起到补充作用，通常是在政府的政策鼓励下自愿推行，依法独立承办，根据权益或效率原则享受相应的待遇水平，举办者自负经营风险。

1. 补充医疗保险的特征与原则

补充医疗保险既不同于社会医疗保险，也不同于商业健康保险，是介于两者间的健康保险。首先，补充医疗保险具有商业健康保险的一般特征，如具体经营方式、费率确定、管理方式等与商业健康保险相同。其次，补充医疗保险属于社会保障范畴，因被纳入社会医疗保险体系可享受财政、税收上的优惠政策。

补充医疗保险的实施有以下几个原则：①只有参加了社会基本医疗保险的企

业或单位才能办理补充医疗保险；②补充医疗保险是对社会基本医疗保险的补充，但它不能替代社会基本医疗保险；③企业或单位自愿决定是否实行补充医疗保险计划，国家给予政策上的鼓励和扶持；④补充医疗保险必须与社会基本医疗保险有机衔接，互为补充。

2. 目前主流的补充医疗保险的类型

（1）商业型　由已参加社会基本医疗保险的企业向商业保险公司投保，购买商业保险用以补偿职工社保赔付限额之外的高额医疗费用。补充医疗责任可以针对普通医疗、住院医疗、手术医疗、意外伤害医疗、特种疾病医疗等。

（2）企业型　参保社会基本医疗保险的企、事业单位可以建立补充医疗保险，与当地基本医疗保险制度相衔接，资金由单位集中使用，单独建账、单独管理，用于本单位个人负担较重的在职职工和退休人员的医疗费用补助；不得划入基本医疗保险个人账户，也不得另行建立个人账户或变相用于职工其他方面的开支。

（四）商业健康保险

商业健康保险是以人的身体为保障对象，以权利和义务对等关系为前提，保险人在收取保险费建立健康保险基金的基础上，对被保险人因疾病或意外伤害造成的医疗费用支出和收入损伤进行补偿，包括疾病保险、医疗保险、收入保障保险和长期看护保险。疾病保险是指以疾病的发生为给付条件的保险；医疗保险是指以约定医疗的发生为给付条件的保险；收入保障保险是指以因意外伤害、疾病导致收入中断或减少为给付保险金条件的保险；长期看护保险是指以因意外伤害、疾病失去自理能力导致需要看护为给付保险金条件的保险，详细论述见项目六任务四。

二、我国健康保险产品分类

健康保险产品体系有广义和狭义之分。广义的健康保险产品体系是指由各种不同种类、不同功能的在销售产品及一系列和产品有关的制度、规则、文化等要素所构建的总体。产品不只是满足客户需求，还要满足公司、队伍、监管、合作与竞争等多方面的需求，它是公司价值、队伍价值、客户价值三者的统一。

狭义的健康保险产品体系，是指由各种不同种类、不同功能的在销售的健康保险产品构建的总体；即从消费者角度了解的保险产品，通过购买最合适的保险产品提供其需要的医疗保障。因此，健康保险产品体系主要包含医疗保险、疾病保险、失能收入损失保险和长期护理保险四大类产品，而保险公司将这些产品根据消费者的基本保障需求、投资理财需求以及高端保障等需求进行了产品的组合研发从而使得健康保险产品体系种类繁多，见表6-1。

表 6-1　　　　　　　　　　　　**我国健康保险产品分类**

	大类	小类	险种	保险项目
健康保险产品体系	医疗保险产品	普通医疗保险产品	门诊医疗保险产品	包含普通门诊医疗费用保险、特殊门诊医疗费用保险
			住院医疗保险产品	住院医疗费用保险
				住院津贴保险
			手术医疗保险产品	无论门诊还是住院发生的手术费用
			综合医疗保险产品	包括门诊、住院、手术等一切费用
		特种医疗保险产品	女性生育保险产品	保护产前（后）检查费、分娩费、手术费
			牙科医疗保险产品	基本牙科治疗：补牙费、牙周治疗费
				重大牙科治疗：根管治疗费、牙冠修复费等
			眼科医疗保险产品	眼科常规：检查费和视力检查费
				眼镜：购买的镜架及镜片费用
		高额医疗保险产品		
	疾病保险产品	特殊疾病保险产品、重大疾病保险产品、疾病贷款偿还保险产品等		
	失能收入损失保险产品	意外伤害失能收入损失保险产品、疾病失能收入损失保险产品		
	长期护理保险产品	单一责任长期护理保险产品、寿险保单附加长期护理保险产品、失能收入损失保险产品的扩展、医疗费用保险附约、万能型长期护理保险产品		

三、我国健康保险体系的经营原则

（一）公平原则

任何健康保险制度都应该遵循公平的原则。首先，健康保险的公平原则表现为它的可及性。可及性是指健康保险的可得性，任何人不管其性别、年龄、职业、健康状况和经济条件，均有机会享受到医疗保障制度，均可获得相同的卫生服务和相等的服务质量。在德国、法国，95%以上的人口都有健康保险，基本是达到全民保险的程度。当前，我国城镇职工基本健康保险还只能覆盖15%左右的全国人口，城乡居民基本医疗保险和多种形式的健康保障制度还在完善中。其次，健康保险的公平原则还表现为它的可负担性。也就是说，健康保险可以免费或低收费的形式提供医疗卫生服务，或者与个人收入挂钩。例如，我国的社会基本医疗保险的待遇水平只限于满足基本医疗需求，保证公平公正，任何人均无特殊优待。又如城镇职工基本医疗制度的个人自付部分平均占20%，进一步控制个人的支出也是健康保险制度改革需要考虑的问题。

（二）竞争原则

健康保险的竞争表现在价格的竞争和消费者的竞争。价格的竞争是显而易见的，如果一个健康保险计划具有价廉、质优的服务，就会有很强的市场竞争力。而消费者的竞争除了价格因素以外，医疗质量和服务态度也会起到非常重要的作用。无论是社会健康保险计划之间还是商业健康保险公司之间都有竞争的存在，但后者表现得更为明显。

（三）属地原则

《国务院关于建立城镇职工基本医疗保险制度的决定》（国发【1998】44号）规定"所有用人单位及其职工都要按照属地化管理原则参加所有统筹地区基本健康保险。"我国的基本健康保险原则上以地级以上地区为统筹单位，也可以县（市）为统筹单位。由于国内各统筹地区人口年龄组成、参保人数、筹资强度、疾病风险不同，因此抗风险的能力和医疗服务的水平也有很大的不同。目前来说经济发达的区域、人口年龄组成中退休人口占比低的区域抗风险能力和医疗服务水平高，反之则低。以广州为例，城镇职工基本医疗保险拥有住院享受70%基本医疗报销比例外，还可享受一定比例的门诊统筹医疗报销。此外，如参保人患有20种指定慢性病还可享受200元/（病种·月）门诊报销额度，每个病人最多可同时享有3个病种报销，即最高600元/（人·月）门诊报销额度。指定慢病包括阿尔茨海默症、癫痫、肝硬化、高血压病、冠状动脉粥样硬化性心脏病、类风湿关节炎、慢性肾功能不全（非透析）、慢性肾小球肾炎、慢性心力衰竭（心功能Ⅲ级以上）、慢性阻塞性肺疾病、脑血管疾病后遗症、帕金森病、强直性脊柱炎、糖尿病、膝关节骨性关节炎、系统性红斑狼疮、心脏瓣膜替换手术后抗凝治疗、炎症性肠病（溃疡性结肠炎、克罗恩病）、支气管哮喘、重性精神疾病（精神分裂症、分裂情感性障碍、偏执性精神病、双相情感障碍、癫痫所致精神障碍、精神发育迟滞）等。

【任务解答】

1. 已知张女士为广州某单位职工，其用人单位根据属地原则有帮助其参加基本医疗保险，推测单位为其购买的是城镇职工基本医疗保险。

2. 张女士可享受城镇职工基本医疗保险的门诊和住院相应的基本医疗报销待遇。张女士为糖尿病患者，根据广州政策，属于门诊指定慢病20种报销范畴，还可以享受每月200元的门诊报销额度。

任务三　我国社会基本医疗保险

【思维导图】

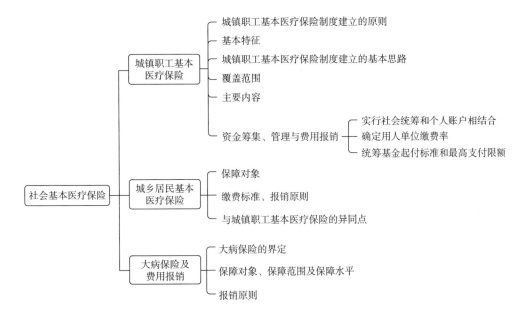

【任务描述】

案例：2020年12月末，某企业员工李先生突然肚子持续性疼痛，到该市医疗保险定点的三甲医院就医，经医生检查确诊为急性阑尾炎，并按照流程办理住院手术治疗，住院5天，复查后身体状况良好，现办理出院手续进行费用结算。住院床位费、手术费、治疗费、护理费、药费、化验费等共计2.6万元。李先生参加了当地城镇职工基本医疗保险，医保报销目录内费用2.2万元。

已知：某市社会平均月工资0.5万元，政策规划基本医疗保险报销的封顶线是社会平均月工资的6倍，当地医保封顶线之内报销比例为80%，起付线为0.3万元（如报销总支付金额低于起付线，则无法使用社保统筹）。

讨论：1. 请帮助李先生计算医疗报销额度。

2. 李先生个人需支付多少费用，自付比例占总费用比例多少？

一、城镇职工基本医疗保险

城镇职工基本医疗保险是为补充劳动者因疾病风险造成的经济损失而建立的一项社会保险制度。

城镇职工基本医疗保险制度建立的原则包括：①基本医疗保险的水平要与社

会生产力发展水平相适应；②实行属地管理，城镇所有用人单位及其职工都要参加基本医疗保险；③基本医疗保险费用由用人单位和职工双方共同负担；④基本医疗保险基金实行社会统筹和个人账户相结合。通过用人单位和个人共同负担建立医疗保险基金，参保人员患病就诊发生医疗费用后，由医疗保险经办机构给予一定的经济补偿，以避免或减轻劳动者因患病、治疗所带来的经济风险。

（一）城镇职工基本医疗保险的基本特征

政府确保计划安全运营，按属地原则差异化管理。城镇职工基本医疗保险是由政府发起，政府负责基金管理和医疗费用报销。因各地基本情况不同、经济水平差异较大，因此按照属地原则采取市（地）级统筹，给予当地政府一定的自主决策权。政府根据当地经济情况制定缴纳政策，应在企业运行成本与医保筹资之间取得平衡，且根据医疗保险基金使用状况调整筹资水平。如果出现收不抵支的情况，政府设法依靠财政资源进行补充，以保证当期的医疗保险资金收支平衡。

依法建立、强制参加，通过补偿医疗费用开支实现健康和医疗保障。缴费单位必须向当地社会保险经办机构办理社会保险登记，参加社会保险，缴费单位、缴费个人应当按时足额缴纳社会保险费。国家基本医疗保险主要通过报销医疗费用降低参保人医疗支出的方式实现医疗保障。在职员工必须履行缴费义务才可享有基本医疗保险的相关待遇。

企业和个人享有税费优待。按照法律和政策法规定的缴费比例实际缴付的基本医疗保险费，允许单位在企业所得税税前扣除，个人在应纳税所得额中扣除。

（二）城镇职工基本医疗保险制度建立的基本思路

根据建立社会主义市场经济体制的需要和配套推进国有企业改革的要求，结合现阶段的基本国情以及《中共中央、国务院关于卫生改革与发展的决定》（中发［1997］3号）精神，我国城镇职工基本医疗保险制度是以"低水平、广覆盖、双方负担、统账结合"为基本思路。

"低水平"就是基本医疗保险的水平，必须与我国的生产力发展水平相适应，充分考虑财政和企业的实际承受能力。即确定基本医疗保险的水平只能提供财政和企业能够承受的基本医疗保障，不能根据需要。"广覆盖"就是要尽可能使所有的单位和职工参加进来，这是社会保险大数法则的要求，更是建立现代企业制度及社会主义市场经济体制的客观要求。基本医疗保险制度的实施范围要覆盖城镇所有用人单位和职工，包括中央、省属单位、外商投资企业、私营企业和乡镇企业及其职工、城镇个体经济组织业主及其从业人员等。没有一定的覆盖范围，就实现不了医疗保险的互助共济、均衡负担、统筹调剂、分散风险的功能。"双方负担"指的是改变原有公费、劳保医疗制度中职工医疗费用由国家和企业包揽的弊端，建立由用人单位和职工共同缴费的机制。"双方负担"既有利于扩大医疗保险基金来源，又有利于打破医疗保障的"大锅饭"，增强职工自我保障意识和医疗费用节约意识。"统账结合"是基本医疗保险制度实行社会统筹和个人账户相结合，此办法既可以发挥个人医疗账户的积累作用，增强个人自我保障意识和节约医疗费用，又可以发挥社会统筹医疗基金的互济作用，解决单位和职工大额医疗风险，是具有中国特色的社会医疗保险制度。

（三）城镇职工基本医疗保险制度的覆盖范围

所有单位及其职工都要按属地管理原则参加所在统筹地区的基本医疗保险，执行统一政策，实行基本医疗保险基金的统一筹集、使用和管理。职工基本医疗保险原则上以地级以上行政区（包括地、市、州、盟）为统筹单位，也可以县（市）为统筹单位，京、津、沪原则上在全市范围内实行统筹。通过属地原则，使基本医疗保险可在全市范围内实行基本医疗保险基金统筹，同时也便于管理和方便职工就医。

针对铁路、电力、远洋运输等跨地区生产流动性较大的企业及其职工，《决定》还指出可以相对集中的方式异地参加统筹地区的基本医疗保险。

（四）城镇职工基本医疗保险制度的主要内容

1998年12月国务院发布《关于建立城镇职工基本医疗保险制度的决定》（国发〔1998〕44号），要求在全国范围内建立以城镇职工基本医疗保险制度为核心的多层次的医疗保障体系。指出医疗保险制度改革的主要任务是建立城镇职工基本医疗保险制度，即适应社会主义市场经济体制，根据财政、企业和个人承受能力，建立保障职工基本医疗需求的社会医疗保险制度。

1. 实行社会统筹和个人账户相结合

基本医疗保险基金由统筹基金和个人账户构成。职工个人缴纳的基本医疗保险费，全部计入个人账户。用人单位缴纳的基本医疗保险费分为两部分，一部分用于建立统筹基金，一部分划入个人账户。统筹基金和个人账户要划定各自的支付范围，分别核算，不得互相挤占。

2. 确定用人单位缴费率

在总结过去试点经验教训基础上，根据全国财政和企业实际负担医疗费用的水平测算，确定用人单位缴费率控制在职工工资总额的6%左右。用人单位缴纳的基本医疗保险费一部分用于建立统筹基金，一部分划入个人账户。划入个人账户的比例为用人单位缴费的30%左右，具体比例由统筹地区根据个人账户的支付范围和职工年龄等因素确定。医疗保险缴费享有免除收入所得税待遇，在税前列支。

3. 统筹基金起付标准和最高支付限额

起付标准原则上控制在当地职工年平均工资的10%左右，最高支付限额原则上控制在当地职工年平均工资的4倍左右。起付标准以下的医疗费用，从个人账户中支付或由个人自付。起付标准以上、最高支付限额以下的医疗费用，主要从统筹基金中支付，个人也要负担一定比例。超过最高支付限额的医疗费用，可以通过商业医疗保险等途径解决。统筹基金的具体起付标准、最高支付限额以及在起付标准以上和最高支付限额以下医疗费用的个人负担比例，由统筹地区根据以收定支、收支平衡的原则确定。

从近几年各地实行大病医疗费用社会统筹的执行情况看，起付标准大多确定在当地职工年平均工资的 5% ~ 15%，起付标准以下的医疗费用个人一般都能承受，社会统筹部分的医疗基金也基本能够保证支付。统筹基金的最高支付限额就是通常所说的"封顶线"，是指由统筹基金所能支付的基本医疗费用最高限额，超出最高支付限额以上的医疗费用，则不在基本医疗保险范围内解决，而要由企业补充医疗保险、商业医疗保险等途径解决。如某参保职工一年发生医疗费 5 万元，统筹基金最高支付限额为 3 万元，其他 2 万元则不能通过城镇职工基本医疗保险支付，需要通过其他渠道解决。

2021 年国务院办公厅发布了关于建立健全职工基本医疗保险门诊共济保障机制的指导意见 {国办发〔2021〕14 号}，提出增强门诊共济保障功能，是对原《决定》的补充。意见指出建立完善职工医保普通门诊费用统筹保障机制，在做好高血压、糖尿病等群众负担较重的门诊慢性病、特殊疾病（以下统称门诊慢特病）医疗保障工作的基础上，逐步将多发病、常见病的普通门诊费用纳入统筹基金支付范围。普通门诊统筹覆盖职工医保全体参保人员，政策范围内支付比例从50%起步，随着医保基金承受能力增强逐步提高保障水平，待遇支付可适当向退休人员倾斜。同步完善城乡居民基本医疗保险门诊统筹，并逐步提高保障水平。近几年职工基本医疗保险通过实践不断地补充相关条例，逐步提高全民保障水平。

（五）城镇职工基本医疗保险资金筹集、管理与费用报销

1. 城镇职工基本医疗保险资金筹集与管理

《决定》规定了基本医疗保险费用由用人单位和职工共同缴纳，用人单位缴费率控制在有关部门核定的上年度单位职工工资总额的 6% 左右，职工缴费率一般为本人缴费基数的 2%，并可做相应调整。对于退休人员参加基本医疗保险安排，各地有不同的政策，一般会有一个参保年限的要求，大多数退休后可以继续享受医疗保险报销的待遇，且个人不需再缴纳基本医疗保险费。

政府负责医疗保险基金管理在地方称为基本医疗保险基金管理中心，在基本医疗保险制度中，国家财政只负责社会医疗保险经办机构的行政费用。

中华人民共和国社会保障卡正反面图见图 6-3。

2. 城镇职工基本医疗保险费用报销

根据《关于建立城镇职工医疗保险制度的决定》的规定只有在"两定点"和"三目录"规定的范围内发生的医疗费用才能进入社会统筹保险，同时还有统筹基金的起付标准、封顶线、支付目录和分担比例的规定。

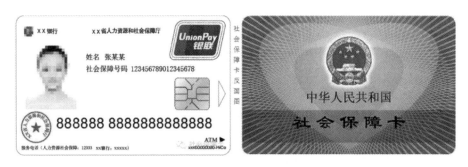

图 6-3　中华人民共和国社会保障卡正反面图

"两定点"即定点医院和定点药店（处方外配药品购买）；"三目录"即药品、诊疗项目和服务设施目录。起付标准称为扣除保险，是指参保人发生医疗费用后，首先自付一定额度的医疗费用，超过此额度的医疗费用才由医疗保险经办机构支付，这个自付额度称为"起付线"。社会统筹基金开始分担的医疗费用的金额起点，原则上控制在统筹地员工年平均工资的 10% 左右，超过这个水平的医疗费用由社会统筹基金支付。封顶线也称最高限额保险方式，是与起付线方式相反的费用分担方法。该方法先规定一个医疗费用封顶线，医疗保险机构只支付低于封顶线以下的医疗费用，超出封顶线以上的医疗费用由被保险人或由被保险人与其单位共同负担。社会统筹最高支付限额，原则上控制在统筹地员工年平均工资的 4~6 倍，超过这个水平的医疗费用统筹基金不再支付。共付制又称按比例分担，即医疗保险机构和被保险人按一定的比例共同支付医疗费用，这一比例又称共同负担或共同付费率。社会统筹基金分担医疗费用时，要求个人分担一定比例；在规定的三目录（药品、设备和诊疗范围）以外发生的医疗费用，社会统筹基金不予支付。

个人在购买城镇职工基本医疗保险的当地住院或门诊产生统筹的费用，只需要出示身份证、社保卡，属于"两定点""三目录"规定的范畴可通过当地医保系统直接结算报销，不需要额外资料。如个人在购买地外住院产生的医疗费用则需要先行支付现金，其后凭有关单据和资料向社保购买地提出医疗费用报销申请，当地市社保机构不高于本市医疗收费标准予以报销。市外医疗费用又分为两种：已办理常住内地就医备案的参保人在备案医院住院费用报销、未按规定转诊或登记自行到市外就医的住院费用的报销。具体申请材料见表 6-2。

表 6-2　　　　　　　　　参保人在异地住院费用报销申请材料

序号	项目
1	费用明细清单（原件 1 份）
2	门诊病历（复印件 1 分，验原件）

续表

序号	项目
3	原始收费收据（原件1份）
4	加盖医疗机构公章的住院病历（需到医院病案室复印：入院记录、医嘱单、手术记录、出院记录及相关检查报告单）（复印件1份）
5	疾病诊断证明书（急诊住院需出具医院急诊证明）（原件1份）
6	参保人社会保障卡（复印件1份，验原件）
7	参保人身份证（复印件1份，验原件）；委托他人代办的应当提供代办人身份证（复印件1份，验原件）
8	参保人银行存折或银行卡（当地城市办理的工商银行、建设银行、农业银行、中国银行）（复印件1份，验原件）
9	《当地社会医疗保险参保人异地就医定点医疗机构登记表》（原件1份）

注：＊已办理备案者需要提供材料9，未办理者则不需要。

城镇职工基本医疗保险的特点是"基本保障广覆盖"，社会统筹报销下有门槛、上有封顶，不承担全部医疗费用，个人和用工单位也要分担支付范围以外的其余医疗费用。在两定点、三目录之外，超过地方支付最高限额的，应当由个人分担的报销比例，以及大部分门诊发生的医疗费用自付，国家鼓励建立多层次医疗保险几乎已分担大额医疗费用。如重大疾病保险，确诊为合同规定的重大疾病就会给付保险金额。2020年6月1日《中华人民共和国基本医疗卫生与健康促进法》第八十三条就提出"国家鼓励发展商业健康保险，满足人民群众多样化健康保障需求"，这无疑是对商业健康保险发展极大的鼓励。

二、城乡居民基本医疗保险

城乡居民基本医疗保险是整合城镇居民基本医疗保险和新型农村合作医疗两项制度，建立统一的城乡居民基本医疗保险制度。

1. 城乡居民基本医疗保险的保障对象

不属于城镇职工基本医疗保险制度覆盖范围的中小学阶段的学生（包括职业高中、中专、技校学生）、少年儿童和其他非从业城镇居民都可自愿参加城镇居民基本医疗保险。

2. 城乡居民基本医疗保险缴费标准、报销原则

城镇居民基本医疗保险以家庭缴费为主，政府给予适当补助。参保居民按规定缴纳基本医疗保险费，享受相应的医疗保险待遇，有条件的用人单位可以对职工家属参保缴费给予补助。国家对个人缴费和单位补助资金制定税收鼓励政策。学生、儿童每人每年筹资标准是100元，个人缴纳医疗保险费60元，其余40元

由政府补助。重度残疾、享受低保待遇和特殊困难家庭的学生儿童，个人不缴费，医疗保险费全部由政府补助。70周岁以上的老年人个人缴纳医疗保险费120元，其余440元由政府补助；其他非从业城镇居民个人缴纳医疗保险费330元，其余230元由政府补助。

城镇居民基本医疗保险基金主要用于支付参保居民的住院和门诊大病、门诊抢救医疗费，支付范围和标准按照城镇居民基本医疗保险药品目录、诊疗项目、医疗服务设施范围和标准执行。城镇居民基本医疗保险参保居民就医实行定点首诊和双向转诊制度，起付标准与城镇职工基本医疗保险一样，基金支付比例按不同级别医疗机构确定，一级（含社区）、二级、三级医疗机构基金支付比例为75%、60%、50%。

3. 与城镇职工基本医疗保险的异同点

城镇职工基本医疗保险和城镇居民基本医疗保险是两种不同的医疗保险形式，具有不同的针对性和受众范围。城镇职工医保是针对与单位建立了劳动关系的城镇职工，医保由单位和个人共同缴纳医保费用，单位缴大部分，个人缴小部分；而城镇居民医保是国家就城镇无业人员、城镇低收入家庭建立的基本医疗保险。缴费基数的差异：职工医保缴费基数是职工本人的工资，需每月扣缴；居民医保的基数是城镇最低生活保障，一年一缴。在保障范围的差异，职工医保每年返所缴保险费的30%左右到个人账户可以作为门诊费用，由职工个人自行支配，住院按社保医疗范围报销费用；而居民医保只报销在二级以上医院住院医疗费的50%~70%，门诊费不报销。享有待遇的差异：职工社保医保为按月缴费，缴够25年后可不再缴，之后可一直享受医保待遇，包括门诊和住院，城镇居民医保缴一年享受一年，不缴费不享受。

三、大病保险及费用报销

（一）大病保险的界定

《关于开展城乡居民大病保险工作的指导意见》中的界定是"大病保险是一项在基本医疗保障的基础上，对大病患者发生的高额医疗费用给予进一步保障的制度性安排。"也就是说，大病保险是以基本医保为基础，当参保人患大病产生高额医疗费用时，对基本医保补偿后需个人负担的合规医疗费用再给予保障，以解决大病患者"因病致贫、因病返贫"问题。

大病保险中所说的"大病"并不是医学上病种的概念，不是指一个病种或者某个病种。这与商业重大疾病保险的"大病"不同。大病保险中，是不是"大病"不是简单按照病种来区分，而是从费用角度出发，以被保险人是否实际发生高额医疗费用作为大病的界定标准。高额医疗费用是指患者因病而自付的医疗费用超过规定数额的部分，国际上通常以灾难性医疗费用支出为标准。当城镇居民、农村居民一年内个人或家庭负担医疗费用累计分别达到当年当地城镇居民人均可支配收入、农村居民年人均纯收入时，就会发生灾难性医疗支出，达到了高额医疗费用的标准，由大病保险进行一定的费用报销。

（二）大病保险的保障对象、保障范围及保障水平

大病保险通常以参加基本医疗保险为基础，因此其保障对象是国家基本医疗保险的参保人。大病保险的保障范围应与基本医疗保险相衔接。当参保人因病发生高额医疗费用时，首先由基本医保提供基本医疗保障后，大病保险再对高额医疗费用中个人自负的部分，按规定予以赔偿。保障水平是指大病保险对参保人自负医疗费用提供赔偿的标准，统筹取决于合规医疗费用、起付线、报销比例和封顶线等的规定。

（三）大病保险的报销原则

大病保险报销要坚持以人为本，统筹安排。坚持政府主导，专业运作，责任共担，持续发展，因地制宜，机制创新。

城镇职工基本医疗保险的个人凭借"医疗保险卡""大病医疗保险缴费卡"；大病医疗费统筹基金拨付审批表、出院诊断证明（紧急抢救应出具紧急抢救诊断证明）、"大病统筹患者住院医疗费用结算清单"及"住院费结账单"（住院报销凭证）等可申请报销。

参与农村合作医疗的个人凭借参合居民身份证或户口簿原件、参合证（卡）原件、新农合补偿结算单、费用清单，或加盖原件收取单位公章的复印件；出院小结，或加盖原件收存单位公章的复印件；特殊慢病患者提供慢病证明，或者二级以上医疗机构出具的特殊慢病诊断证明、门诊病历；医疗机构费用发票，或加盖原件收存单位公章的复印件；本人或能够提供与患者有关系证明的关系人银行汇款账号可申请报销。

【任务解答】

1. 李先生上月住院手术，总费用 2.6 万元，医保报销目录内费用 2.2 万元，当地社会平均工资 0.5 万元/月，报销封顶线是社会平均工资 6 倍（勿略起付线），封顶线之内费用报销比例是 80%。

统筹地最高支付限额＝当地平均工资×月份×6＝0.5×12×6＝36（万元）

统筹报销＝医保报销费用×80%＝2.2×80%＝1.76（万元）

2. 因为医保报销目录内费用 2.2 万元，故可知总费用中有 0.4 万元是不能参加统筹报销，需要李先生自付的。

李先生个人支付费用＝2.6－1.76＝0.84（万元）

任务四　我国商业健康保险

【思维导图】

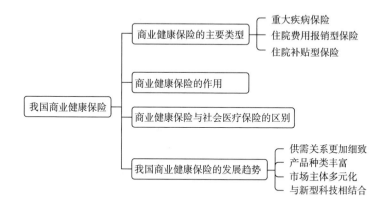

【任务描述】

李女士，48 岁，原在海南省某农场医院工作。2019 年 7 月 9 日，李女士因身体不适到医院就诊，后经海南省人民医院确诊为乳腺癌。半年前她曾购买某保险公司某种商业保险，确诊后她向保险公司提出索赔申请。保险公司在第一时间协助其办理相关手续，得知她住院的消息，业务人员也多次打电话向她表示慰问。2019 年10 月 10 日，经保险公司审核确认，赔付保险金 11.1188 万元。

讨论：1. 李女士确诊乳腺癌属于商业保险中的哪类疾病？

2. 她购买了哪种类型保险？

商业健康保险是以被保险人的身体为保险标的，保证被保险人在疾病或意外事故所致伤害时的直接费用或间接损失获得补偿的保险，包括疾病保险、医疗保险、收入保障保险和长期看护保险。疾病保险是指以疾病的发生为给付条件的保险；医疗保险是指以约定医疗的发生为给付条件的保险；收入保障保险是指以因意外伤害、疾病导致收入中断或减少为给付保险金条件的保险；长期看护保险是指以因意外伤害、疾病失去自理能力导致需要看护为给付保险金条件的保险。

一、商业健康保险的主要类型

（一）重大疾病保险

重大疾病保险是指由保险公司经办的以特定重大疾病，如恶性肿瘤、心肌梗死、脑溢血等为风险发生时，当被保人达到保险条款所约定的重大疾病状态后，由保险公司根据保险合同约定支付保险金的商业保险行为。重大疾病保险是以疾病的发生为给付条件的。一般情况下，只要被投保人在合同约定范围内被确诊患有重大疾病，其医疗费用可以按照合同约定额度进行赔偿。2021 年 2 月 1 日起，重疾险新规首次引入轻度疾病定义，将恶性肿瘤、急性心肌梗死、脑中风后遗症 3 种核心疾病按照严重程度分为重度疾病和轻度疾病两级，并且该三种轻度疾病可以获赔的保险金额比例上限确定为总保额的 30%。

（二）住院费用报销型保险

住院费用报销型保险是以被投保人发生疾病或意外而导致的住院医疗费用为给付条件的，保险公司根据规定的比例，按照被保险人在医疗过程中，实际所花费诊疗费和医药费的总额进行赔付。该款保险与其他商业保险、社保形成互补。一般情况下要在被保人住院结束后才能赔付，需要提供相应的住院费用发票。

（三）住院补贴型保险

住院补贴型保险是被保险人因意外或疾病导致住院，该险种在一定程度上补贴被保险人住院期间的住院费用和误工损失。作为一种定额给付型医疗保险，它是医保的有力补充。其中与住院费用报销型保险类似，是需要提供住院费用发票才能进行报销。

二、商业健康保险的作用

对大多数人来讲，疾病是在所难免的，健康保险可以补偿因此带来的负担；对企业和单位而言，商业健康保险已经日益成为企业员工福利体系的一部分，不失为一种激励机制；对国家和社会而言，商业保险可以补充社会医疗保险保障额度的不足，为国民的健康做出贡献。

商业健康保险在国内还是大部分和人寿保险混合经营，在国外商业健康保险和人寿保险是单独经营的。目前国内已经有四家专业健康保险公司：中国人民保险股份有限公司（中国人保）、中国人寿保险公司（中国人寿）、中国太平保险公司（太平保险）及中国平安保险股份有限公司（中国平安），健康保险单独经营是未来商业保险的发展趋势。

需要指出的是个人应分清商业保险和社会基本医疗保险的主次关系。社会基本医疗保险和养老保险保障是个人最基本的保障，在此前提下方可规划经济可承受的商业健康保险，首先应关注意外伤害保险和重大疾病保险，其次才是补充性保险。

商业健康保险以家庭年收入的 10%~15%，保额设定为年收入的 6~10 倍为宜，不应过度负担。

三、商业健康保险与社会医疗保险的区别

社会医疗保险是国家为使公民在年老、患病、失业、工伤、生育等丧失劳动能力的情况下能够获得补偿和帮助所建立的保障制度。以"社会公平"为原则，

强制投保，保费由个人、企业、政府三方面合理负担，其目的是确保劳动者的基本生活，维护社会稳定，具有覆盖面广、对投保人群不设限制、保费相对低廉、赔付门槛较低等优点。但也存在一些不足之处，如保障水平较低，保险种类和功能单一，无法满足社会各阶层的不同要求。

商业健康保险主要形式是保险公司根据合同约定，当被保险人死亡、伤残、疾病或达到约定的年龄、期限时承担给付保险金的责任。通过设计不同的费率、不同的产品，给客户提供了重大疾病保险、住院费用报销型保险、住院补贴型保险等更多的选择。投保人自愿投保，由个人向保险公司支付保险费。

商业健康保险和社会医疗保险比较：首先，两者属性不同。商业健康保险是保险公司运用经济补偿手段经营的一种险种，保险公司可以从中营利；而社会医疗保险作为一种社会福利事业具有非营利性质。其次，保险对象和作用不同。商业医疗保险以自然人为保险对象，其作用在于当投保的公民因意外伤害或疾病而支出医疗费用时，而不是为了保障被保险人的基本生活，也不具有维护社会公平的作用；社会医疗保险主要以劳动者为保险对象，由社会保险部门或其委托单位给予基本补偿，有利于社会安定和维护社会公平，实际上是国民收入再分配的一个方面。再次，两者权利与义务对等关系不同。商业健康保险的权利与义务是建立在合同关系上，即保险公司与投保人之间的权利与义务关系是一种等价交换的对等关系。而社会医疗保险的权利与义务关系建立在劳动关系上，他们所领取的保险给付金与所缴纳的保险费数额并不成正比例关系，即权利与义务关系并不对等。总之，社会医疗保险重在保障，商业健康保险重在赔偿，两者各行其道，相辅相成。

四、我国商业健康保险的发展趋势

随着人均寿命的延长，慢病患病率的增多，恶性肿瘤等重大疾病的发病率增加，人们保险意识不断地提高，我国的商业健康保险也将进入更加成熟的时期。

（一）供需关系更加细致

主要表现在消费群体的层次愈发分明，针对各个层次的服务也划分得更加细致，一般可划分为高、中、低三个层次。高层次收入主要是指收益高的企业或团体、高收入的家庭和消费能力强、追求高品质的人群。对于这个层面的消费者通常以高端医疗作为推介产品。中收入层一般对重大疾病医疗类的保险需求较高。针对低收入层则以基本医疗保障为主。

（二）产品种类丰富

根据人群的不同需求，保险公司推出了针对不同人群和特定疾病的保险，例如护理保险、养老保险和养生保险。细分不同人群的需求，设计不同的产品，可以使产品的针对性更强，能够更加有效地保障受保人的利益。

（三）市场主体多元化

随着商业健康保险的发展，很多保险公司纷纷设立了专门的部门来管理商业健康保险，并提供医疗服务。同时积极与政府及医疗机构合作，给顾客提供多元化的服务模式，提高了服务效率及市场竞争能力。

（四）与新型科技相结合

许多保险公司都有独立研发的 APP，方便客户随时了解各种健康保险品种及个人投保信息，保险业务进展等。将个人的病历档案存载于电子设备中并通过网络更新，可以有效地保证信息的时效性，以及保证在异地医疗救援时，救护单位能获取足够的病人信息。此外，为了解影响人群健康的因素，可以通过随身电子设备来收集人们的健康信息，如电子手环、手机等移动电子设备。

【任务解答】

1. 李女士确诊乳腺癌属于商业保险中的恶性肿瘤，属于疾病。
2. 从赔付金额和报销流程推测，李女士购买了重大疾病保险。

参考文献

[1]中国中央国务院印发《"健康中国 2030"规划纲要》.[EB/OL].[2016-10].http://www.gov.cn/xinwen/2016-10/25/content_5124174.htm.

[2]辛丹.健康保险与健康管理[M].北京:中国财政经济出版社,2018.

[3]卓志.健康保险学[M].北京:中国财政经济出版社,2017.

[4]吴涛.我国商业健康保险的发展现状及趋势分析[J].劳动保障世界,2019(23):42.

模块二　慢性非传染性疾病管理分论

【项目七任务一思维导图】

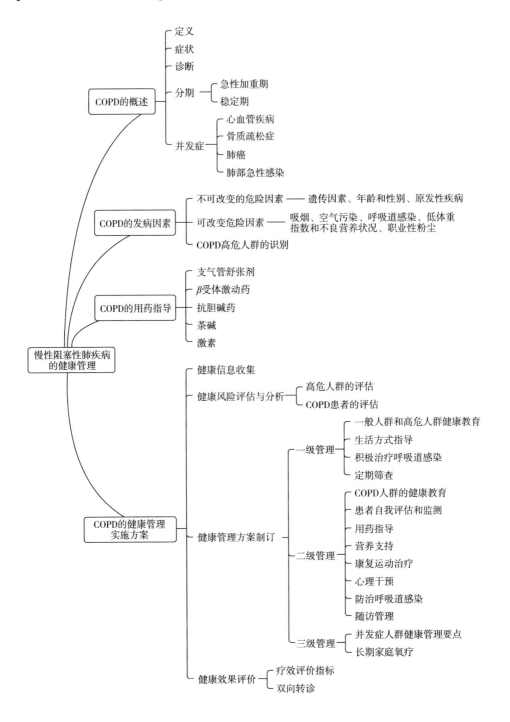

慢性阻塞性肺疾病的健康管理
- COPD的概述
  - 定义
  - 症状
  - 诊断
  - 分期
    - 急性加重期
    - 稳定期
  - 并发症
    - 心血管疾病
    - 骨质疏松症
    - 肺癌
    - 肺部急性感染
- COPD的发病因素
  - 不可改变的危险因素 —— 遗传因素、年龄和性别、原发性疾病
  - 可改变危险因素 —— 吸烟、空气污染、呼吸道感染、低体重指数和不良营养状况、职业性粉尘
  - COPD高危人群的识别
- COPD的用药指导
  - 支气管舒张剂
  - β受体激动药
  - 抗胆碱药
  - 茶碱
  - 激素
- COPD的健康管理实施方案
  - 健康信息收集
  - 健康风险评估与分析
    - 高危人群的评估
    - COPD患者的评估
  - 健康管理方案制订
    - 一级管理
      - 一般人群和高危人群健康教育
      - 生活方式指导
      - 积极治疗呼吸道感染
      - 定期筛查
    - 二级管理
      - COPD人群的健康教育
      - 患者自我评估和监测
      - 用药指导
      - 营养支持
      - 康复运动治疗
      - 心理干预
      - 防治呼吸道感染
      - 随访管理
    - 三级管理
      - 并发症人群健康管理要点
      - 长期家庭氧疗
  - 健康效果评价
    - 疗效评价指标
    - 双向转诊

126

项目七　慢性呼吸系统疾病健康管理

任务一　慢性阻塞性肺疾病的健康管理

【学习目标】

知识要求

1. 掌握慢性阻塞性肺疾病的定义、症状、诊断、分期。

2. 掌握慢性阻塞性肺疾病的危险因素、高危人群、健康管理要点及健康效果评价指标。

3. 熟悉慢性阻塞性肺疾病的分期和康复锻炼方法。

4. 了解慢性阻塞性肺疾病的用药指导常识。

能力要求

1. 能够根据健康信息进行慢性阻塞性肺疾病人群分类。

2. 能够为一般人群、高危人群、慢性阻塞性肺疾病患者人群设计不同的健康管理方案。

【任务描述】

患者李某，男，58岁，秋冬季咳嗽，咳白色黏液痰6年。两年前登3层楼出现胸闷，进行性加重，最近平地快行出现气促。诊断：慢性阻塞性肺疾病（COPD）。有20年吸烟史，戒烟1年，有饮酒习惯。平时无运动习惯。辅助检查：BP 130/82mmHg，胸片、胸部CT未见异常，父母亲有高血压病史。

讨论：1. 李某存在哪些COPD危险因素？

　　　2. 还需要做哪些检查？

一、慢性阻塞性肺疾病的概述

慢性阻塞性肺疾病（COPD）简称慢阻肺，是一种以气流受限为特征的，常见、多发、高致残率和高致死率的慢性呼吸系统疾病。气流受限不完全可逆，呈进行性发展，与肺部对有害气体或有害颗粒的异常炎症反应有关。

COPD与慢性支气管炎、阻塞性肺气肿密切相关，但又不完全相同。慢性支气管炎是指在除慢性咳嗽的其他已知原因后，患者每年咳嗽、咳痰 3 个月以上，并连续 2 年者。肺气肿则指肺部终末细支气管远端气腔出现异常持久的扩张，并伴有肺泡壁和细支气管的破坏而无明显的肺纤维化。当慢性支气管炎、肺气肿患者肺功能检查出现气流受限并且不能完全可逆时，则能诊断 COPD。如患者只有"慢性支气管炎"和（或）"肺气肿"，而无气流受限，可视为 COPD 的高危期。支气管哮喘是一种特殊的气道炎症性疾病，虽有气流受限但具有可逆性，故不属于 COPD。一些已知病因或具有特征病理表现的气流受限性疾病，如肺囊性纤维化、弥漫性泛细支气管炎以及闭塞性细支气管炎等均不属于 COPD。

（一）COPD 的症状

COPD 的主要临床症状有：①慢性咳嗽：通常为首发症状。初起咳嗽呈间歇性，晨起明显，以后早晚或整日均有咳嗽，但夜间咳嗽多不明显。少数病例咳嗽不伴咳痰，也有少数病例虽有明显气流受限但无咳嗽症状。②咳痰：咳嗽后通常咳少量黏液性痰，在清晨较多，合并感染时痰量增多，常有脓性痰。③气短或呼吸困难：这是 COPD 的标志性症状，是使患者焦虑不安的主要原因，呈进行性、持续性，早期仅于劳力时出现，后逐渐加重，以致日常活动甚至休息时也感气短。④喘息和胸闷：不是 COPD 的特异性症状。部分患者特别是重度患者有喘息，胸部紧闷感通常于劳力后发生，与呼吸费力、肋间肌的等容性收缩。⑤其他症状：晚期患者常有体重下降、食欲减退、精神抑郁和（或）焦虑等，合并感染时可咳血痰或咯血。少数患者，仅有不可逆气流受限改变而无慢性咳嗽、咳痰症状。

（二）COPD 的诊断

COPD 诊断主要依据病史和症状：有暴露于危险因子的历史；慢性咳嗽、咳痰和气促；肺功能检查提示有不完全可逆的气流受限者可明确诊断。作为 COPD 诊断的金标准，肺功能检查是 COPD 诊断、严重程度、预后、疗效评价的主要指标，不完全可逆的气流受限是 COPD 诊断的必备条件。吸入支气管扩张剂后一秒钟用力呼气容积（FEV1）/用力肺活量（FVC）<70% 及 FEV1<80% 预计值，可确定为不完全可逆气流受限。对有暴露于危险因子的历史的咳嗽、咳痰的患者即使无呼吸困难症状也应该做肺功能检查。

持续存在的气流受限是诊断慢阻肺的必备条件。肺功能检查是诊断慢阻肺的金标准。凡具有吸烟史和（或）环境职业污染及生物燃料接触史，临床上有呼吸困难或咳嗽、咳痰病史者，均应进行肺功能检查。慢阻肺患者早期轻度气流受限时可有或无临床症状。胸部 X 线检查有助于确定肺过度充气的程度及与其他肺部疾病鉴别。

（三）COPD 的分期

COPD 病程漫长，可根据症状是否稳定分为两期。

1. 急性加重期

患者呼吸道症状超过日常变异范围的持续恶化，并需改变药物治疗方案，在疾病过程中，患者常有短期内咳嗽、咳痰、气短和（或）喘息加重，痰量增多，脓性或黏液脓性痰，可伴有发热等炎症明显加重的表现。

2. 稳定期

患者的咳嗽、咳痰和气短等症状稳定或症状轻微，病情基本恢复到急性加重前的状态。

【拓展阅读】

肺功能检查

肺功能检查是一项无痛、无创、准确可靠的反映肺功能状态的检查。通过肺功能检查可以对一些肺部疾病做出早期诊断，例如，肺间质疾病早期表现可以是弥散功能降低；小气道功能异常可以是慢性阻塞性肺疾病如慢性支气管炎肺功能障碍的早期表现；此外，肺功能检查还可指导临床治疗，如支气管哮喘病人应用支气管扩张剂后，肺功能检查可作为一项重要的疗效判断指标。

肺功能检查包括通气功能、换气功能、呼吸调节功能及肺循环功能等。

肺通气功能测定：是单位时间内肺脏吸入或呼出多少气体，以及以多快速度呼出。其中最重要的有三个参数（FEV1、FVC 和 FEV1/FVC）。

FEV1 即一秒钟用力呼出容积，代表一秒钟内尽最大努力能呼出的气体量。

FVC 即用力肺活量，是指用力吸气后尽最大力气、最快速度呼气所能呼出的气体量。

FEV1/FVC 值非常重要，代表个人用力呼出总量中第一秒用力呼出气体的比例，正常值是 70%~85%，FEV1/FVC 值小于 70% 可以确定气道阻塞。

弥散功能检查：是测定氧气从肺泡进入血液及血液中二氧化碳进入肺的交换能力，是反映肺气体交换能力的最常用检查项目。

支气管舒张实验：是通过测定患者吸入支气管扩张剂前后 FEV1 的变化来判断气道阻塞的可逆性，检查时首先要进行普通肺通气功能测定，一旦常规肺功能检查提示 FEV1/FVC 小于 70%，则存在阻塞性通气功能障碍。

（四）COPD 的并发症

COPD 常与其他疾病合并存在，最常见的是心血管疾病、抑郁和骨质疏松，这些并发症可发生在轻度、中度、重度及严重气流受限的患者中，对疾病的进展产生显著影响，对住院率和病死率也有影响。

1. 心血管疾病

这是慢阻肺最常见和最重要的并发症，可能与慢阻肺共同存在，常见的有：①缺血性心脏病：COPD 患者合并缺血性心脏病较为常见，但慢阻肺患者发生心肌损伤易被忽略，因而缺血性心脏病在慢阻肺患者中常诊断不足。②心力衰竭：这也是常见的 COPD 并发症，约有 30% 的慢阻肺稳定期患者合并不同程度的心力衰竭。此外，约有 30% 的心力衰竭患者合并慢阻肺，合并慢阻肺常是急性心力衰竭患者住院的原因。③心房颤动：是最常见的心律失常，COPD 患者心房颤动的发生率增加。造成明显的呼吸困难和活动能力下降。④高血压：高血压是 COPD 患者最常见的并发症，对疾病的进展产生很大影响。

2. 骨质疏松

骨质疏松是 COPD 的主要并发症，多见于肺气肿患者。在体重指数下降和无脂体重降低的 COPD 患者中，骨质疏松也较为多见。全身应用激素治疗显著增加骨质疏松的风险，应避免在 COPD 急性加重时反复使用激素治疗。

3. 肺癌

肺气肿和肺癌的相关性高于气流受限和肺癌的相关性，同时具有肺气肿和气流受限者患肺癌风险最大，而高龄和大量吸烟史进一步增大风险。肺癌是轻度慢阻肺患者死亡的最常见原因，合并慢阻肺使肺癌患者预后更差，增加术后并发症，例如支气管胸膜瘘、肺炎、长时间漏气、长时间机械通气等。对于慢阻肺患者，预防肺癌最好的措施是戒烟。

4. 肺部急性感染

慢性阻塞性肺疾病易并发肺部感染，此时长伴有畏寒、发热、呼吸困难、咳嗽、咳痰加重，血象中白细胞总数及中性粒细胞增多。老年体弱患者有时虽感染严重，但无发热，常易引起呼吸衰竭，应提高警惕。

二、COPD 的发病因素

COPD 的发病与个体易感性和环境因素有关，最主要的环境危险因素是吸烟、环境污染和反复的呼吸道感染。下面将从危险因素是否能改变进一步阐述 COPD 的危险因素。

COPD 的
危险因素

（一）不可改变的危险因素

1. 遗传因素

COPD 是遗传因素和环境因素相互作用的多基因疾病，且有家族聚集倾向。有证据表明，同卵双生双胞胎肺功能减退有一致性，而异卵双生双胞胎不存在此一致性。

2. 年龄和性别

年龄是慢阻肺的危险因素，年龄越大，慢阻肺患病率越高。慢阻肺患病率在男女性别之间的差异报道不一致，但是，有研究报道女性对烟草烟雾的危害更敏感。

3. 原发性疾病

原发性疾病，如哮喘和气道高反应性也参与慢阻肺的发病过程。哮喘不仅可以和 COPD 同时存在，也是 COPD 的危险因素。

(二) 可改变的危险因素

1. 吸烟

吸烟是 COPD 最重要的环境致病因素。与非吸烟者比较，吸烟者的肺功能异常率较高，一秒钟用力呼气容积（FEV1）年下降率较快，死亡风险增加。据统计，我国发生 COPD 的患者至少72%是吸烟者，有15%~20%的吸烟者发展为 COPD，吸烟量越大，COPD 患病率越高。妊娠、出生和青少年时期直接和间接暴露于有害因素时可以影响肺的生长，肺的生长发育不良是 COPD 的危险因素。被动吸烟同样能增加发生 COPD 的危险，父母吸烟的儿童有呼吸道症状、呼吸道疾病以及肺功能降低的发生率比父母不吸烟的儿童高。孕妇吸烟可能会影响子宫内胎儿发育和肺脏生长，并对胎儿的免疫系统功能有一定影响。

2. 空气污染

空气中的颗粒物质（PM）和有害气体物质（二氧化硫、二氧化氮、臭氧和一氧化碳等）对支气管黏膜有刺激和细胞毒性作用，空气中的烟尘或二氧化硫明显增加时，COPD 急性发作显著增多。其他粉尘如二氧化硅、煤尘、棉尘等也刺激支气管黏膜，使气道清除功能遭受损害，为细菌入侵创造条件。此外，生物燃料烟雾也是导致 COPD 的因素。生物燃料是指柴草、木头、木炭、庄稼秆和动物粪便等，其烟雾的主要有害成分包括碳氧化物、氮氧化物、硫氧化物和未燃烧完的碳氢化合物颗粒与多环有机化合物等。使用生物燃料烹饪时产生的大量烟雾可能是不吸烟妇女发生慢阻肺的重要原因。生物燃料所产生的室内空气污染与吸烟具有协同作用。

3. 呼吸道感染

呼吸道感染是 COPD 发病和加剧的重要因素，病毒和（或）细菌感染是 COPD 急性加重的常见原因。儿童期下呼吸道感染是以后形成 COPD 的独立危险因素之一。慢性支气管炎增加发生慢阻肺的可能性，并可能与急性加重的次数和严重程度有关。

4. 低体重指数和不良营养状况

出生时低体重儿被认为是危险因素之一，胎儿在子宫内16周后为肺发育的重要时期，此期可影响成年后的肺功能。出生时体重与成年后一秒钟用力呼气容积（FEV1）值有关系，慢性支气管炎的病死率与出生时体重成反比。低体重指数也与慢阻肺的发病有关，体重指数越低，慢阻肺的患病率越高。吸烟和体重指数对慢阻肺存在交互作用。同时，有研究表明营养状况不良会影响肺功能及患 COPD 的倾向。

5. 职业性粉尘

当职业性粉尘（二氧化硅、煤尘、棉尘和蔗尘等）的浓度过大或接触时间过久，可导致 COPD 的发生。职业环境接触的刺激性物质、有机粉尘及过敏原等可导致气道反应性增高，通过这一途径参与慢阻肺的发病。

此外，有学者认为 COPD 的发病与患者的社会经济地位相关。室内外空气污染程度不同、营养状况等与社会经济地位的差异可能存在一定内在联系。

（三）COPD 高危人群的识别

具有下列一项及以上危险因素者，视为高危人群：①长期吸烟者；②职业粉尘暴露者；③家族史；④慢性咳嗽、咳痰者；⑤出生时低体重儿或营养不良者；⑥反复下呼吸道感染者。健康管理师应积极发现一般人群的危险因素，识别高危人群，尽早制订健康干预方案纳入健康管理。

三、COPD 的用药指导

药物治疗用于预防和控制症状，减少急性加重的频率和严重程度，提高运动耐力和生命质量。根据疾病的严重程度，逐步增加治疗，如没有出现明显的药物不良反应或病情恶化，则应在同一水平维持长期的规律治疗。根据患者对治疗的反应及时调整治疗方案。

1. 支气管舒张剂

支气管舒张剂可松弛支气管平滑肌、扩张支气管、缓解气流受限，是控制慢阻肺症状的主要治疗措施。与口服药物相比，吸入剂的不良反应小，因此多首选吸入治疗。

2. β 受体激动药

主要有沙丁胺醇和特布他林等，为短效定量雾化吸入剂，数分钟内起效，$15\sim30$min 达到峰值，疗效持续 $4\sim5$h，每次剂量 $100\sim200\mu$g（每喷 100μg），24h 内不超过 $8\sim12$ 喷。主要用于缓解症状，按需使用。主要的不良反应为震颤和心动过速。

3. 抗胆碱药

主要品种有异丙托溴铵气雾剂，可阻断 M 胆碱受体，定量吸入时开始作用时间较沙丁胺醇等短效 $\beta2$ 受体激动剂慢，但其持续时间长，$30\sim90$min 达最大效果，可维持 $6\sim8$h，使用剂量为 $40\sim80\mu$g（每喷 20μg），每日 $3\sim4$ 次，该药不良反应小，长期吸入可改善慢阻肺患者的健康状况。

4. 茶碱

茶碱可改善中重度 COPD 患者的呼气流量、肺活量、动脉血氧和二氧化碳的水平。常见的不良反应如恶心、心动过速、震颤等。

5. 激素

主要为吸入型糖皮质激素，长期规律地吸入激素适用于 FEV1 占预计值百分数<50%（Ⅲ级和Ⅳ级）且有临床症状及反复加重的慢阻肺患者。不推荐对 COPD 患者采用长期口服激素及单一吸入激素治疗。

【任务描述】

李某的危险因素有：①20 年吸烟史，虽已戒烟，但已形成损害；②慢性咳嗽咳痰 6 年。专科医师给予其做肺功能检查提示 FEV1/FVC 值 65%，判断存在轻度肺道阻塞。

讨论：李某应该纳入哪一级别健康管理？请给其设计健康管理方案。

四、COPD 的健康管理实施方案

（一）健康信息收集

建立详尽的个人健康信息档案是实施健康管理的关键步骤，应尽可能全面收集个体的健康信息。具体内容主要包括：个人一般情况（性别、年龄等）、家族史、反复感染史、生活方式（膳食、体力活动、吸烟、职业暴露等）、体格检查（身高、体重等）、营养状况、目前健康状况、药物使用情况以及体检数据（如胸部 X 线、心电图结果等）。

（二）健康风险评估与分析

1. 高危人群的评估

高危人群是 COPD 预防重点，早期诊断是早期治疗的前提。对有危险因素的成年人，有必要通过普查和定期健康体检及早进行常规肺功能测定，从而在早期发现肺功能损害的 COPD 患者。高危人群，特别是 60 岁以上的人群、重度吸烟者、长期从事接触粉尘或刺激气体的人员，不管有无症状，建议每年进行一次肺功能测定筛查。

2. COPD 患者的评估

COPD 诊断主要依据病史和症状。有暴露于危险因子的历史；慢性咳嗽、咳痰和气促；肺功能检查提示有不完全可逆的气流受限者可明确诊断。一般检查项目包括：身高、体重、BMI、皮褶厚度计评估营养状况。辅助检查包括：肺功能检查、胸部 X 线、血常规、痰液检查、血气分析。对有暴露于危险因子的历史的咳嗽、咳痰的患者即使无呼吸困难症状也应该做肺功能检查。通过肺功能测试，可以及早发现是否患有 COPD，并评判出 COPD 的病情程度，及时进行治疗。

（三）健康管理方案制定

COPD 防治必须采取全人群、高危人群和病人相结合的防治策略，预防为主，三级预防并重。针对不同人群采取有针对性的预防措施，从控制危险因素水平、早诊断、早治疗和病人的规范化管理三个环节入手。针对一级管理人群，健康管理师应作为主体，工作的重点为健康教育、生活方式管理与随访；针对二、三级管理人群，健康管理师应积极配合医师随访要求，给予患者相应的健康指导。

1. 一级管理

一级管理针对一般人群和高危人群，重点是高危人群，目标是预防 COPD 的发生。综合措施如下：

（1）健康教育 采取针对全人群与高危人群的策略开展多种形式的健康教育，使全人群认识到预防 COPD 的重要性，树立 COPD 可以预防和控制的信念。鼓励居民改变不良行为和生活方式，减少 COPD 危险因素的流行，掌握防治 COPD 的基本技能。健康教育是做好 COPD 管理的基础，可提高人群对 COPD 的认识，积极降低危险因素的暴露，降低人群总体危险水平。

（2）生活方式指导

①戒烟：戒烟是预防 COPD 最有效的措施。研究表明戒烟后呼吸道上皮细胞增生，纤毛运动增强，感染减少。有关社区戒烟的研究显示，连续 7 年对于一个社区采取戒烟教育，能明显降低该社区 COPD 的发生率。对长期吸烟者，应询问每位患者每日吸烟数量及吸烟习惯等，并应用清晰、强烈、个性化方式建议其戒烟；评估吸烟者的戒烟意愿后，帮助吸烟者在 1~2 周的准备期后采用"突然停止法"开始戒烟；指导患者应用戒烟药物对抗戒断症状，如尼古丁贴片、尼古丁咀嚼胶（非处方药）、盐酸安非他酮缓释片和伐尼克兰；对戒烟成功者进行随访和监督，避免复吸。

②加强营养支持、适量运动：营养不良增加 COPD 发生概率，特别是在儿童期。对于体重消瘦者，可适当增加膳食中蛋白质的比例，建议每日饮用牛奶 250mL，并增加深色蔬菜的摄取。如发现营养不良情况，应积极前往营养门诊诊治，纠正营养不良状态。COPD 高危人群可通过运动锻炼提高机体抵抗力，降低 COPD 发生风险。运动方式可选择耐力训练和力量训练。耐力训练是指持续某种强度的运动，主要包括快走、慢跑、上下楼梯等；力量训练主要包括各种持器械体操和抗阻力训练。同一训练强度下，间歇运动优于持续运动训练。

③改善环境，控制职业性危害：大气污染及职业危害是 COPD 发生的重要因素。采取积极措施改善环境，如改善工作区域的环境，保证空气的流通，厨房配有排气装置等，远离空气污染的人群密集场所，加强职业防护，如 3M 口罩、职业场所安装新风系统，有助于降低对呼吸道的损伤，降低一般人群特别是高危人群 COPD 发生率。

（3）积极治疗呼吸道感染 长期、反复感染可破坏气道正常的防御功能，损伤细支气管和肺泡。儿童期、老年人都应做好呼吸道防护，在冬春等感冒疾病多的季节尽量少去人群密集的场所，进入人群密集场所、地铁、公交、电影院等密闭空间可佩戴医用口罩，还可以定期接种流感疫苗、肺炎疫苗减少反复呼吸道感染机会。

（4）定期筛查 为达到 COPD 早发现、早诊断、早治疗的目的，应在全人群中普查以期早发现高危人群，COPD 高危人群每年进行肺功能筛查，以便早发现疾病人群。

2. 二级管理

二级管理主要针对处于稳定期的 COPD 患者，目的是减少急性发作和医院就诊次数、减慢肺功能衰退速度、延缓病情进展。如有急性呼吸道感染、严重呼吸衰竭和心力衰竭的患者应及时转入医学干预，积极进行临床治疗。

（1）健康教育 COPD患者健康教育是一个综合教育的过程。健康教育的方式，可通过进行有组织的主题讲座、对出院后的病人进行不定期电话随访、相关音像资料播放和宣传栏等。主要内容包括COPD的防治知识；强化控烟意识；指导患者进行正确的康复锻炼；制订合理的营养膳食，讲解营养不良的危害性和提高营养水平的重要性；加强患者及其家属在氧疗及呼吸肌辅助通气方面的指导；指导患者正确应用抗生素、支气管扩张剂及止咳祛痰药物。

通过对COPD患者提供科学、有效的健康教育，使病人正确认识COPD的相关知识，坚持呼吸功能锻炼，改善肺功能，可以有效地帮助病人预防并发症，延缓COPD的发展，掌握预防复发的相关措施，提高生活质量，减少住院次数。

（2）患者自我评估和监测 稳定期的患者每3~6个月进行一次评估，CAT问卷是一种可靠、标准化的方法，主要用于对COPD患者健康状况进行简便和可靠评价。CAT问卷共包括8个问题，核心在于咳嗽、咳痰、胸闷、睡眠、精力、情绪这6项主观指标和运动耐力、日常运动影响这两项耐受力评价指标。患者CAT评估测试≥2分的差异或改变量即可提示具有临床意义。CAT问卷见表7-1。

表7-1 CAT问卷（COPD评估测试）

症状	分数						症状
我从不咳嗽	0	1	2	3	4	5	我一直在咳嗽
我一点痰也没有							我有很多很多痰
我没有任何胸闷的感觉							我有很严重的胸闷
当我爬坡或上一层楼梯时，我没有气喘的感觉							当我爬坡或上一层楼梯时，我感觉非常喘不过气
我在家里能做任何事情							我在家里做任何事情都很受影响
尽管我有肺部疾病，但我对离家外出很有信心							由于我有肺部疾病，我对离家外出一点信心都没有
我的睡眠非常好							由于我有肺部疾病，我的睡眠相当差
我精力旺盛							我一点精力都没有

注：根据自身情况对每个项目做出相应评分（0~5），CAT分值范围是0~40。得分为0~10分的患者被评定为COPD"轻微影响"；11~20分者为"中等影响"；21~30分者为"严重影响"；31~40分者为"非常严重影响"。

如有长期氧饱和度≤95%者，可使用家用血氧饱和度检测仪进行指尖血氧饱和度监测。如果有血氧饱和度下降，除了病因治疗外，多需要配合吸氧治疗改善机体缺氧状态。

（3）用药指导　COPD患者在疾病稳定期，应遵医嘱使用各种药物，健康管理师特别要注意患者药物使用方法是否正确和用药注意事项，指导患者正确用药。

（4）营养支持　COPD患者中营养不良发生率较高，在门诊患者中约有25%，住院患者中有近50%，出现呼吸衰竭时达60%。良好的营养是防治COPD的重要组成部分，有效的营养干预和合理的饮食指导对COPD患者的疾病康复及生活质量的提高都有显著意义。COPD患者应给予高蛋白、高脂肪和低碳水化合物，三大产能营养素的合理比例为碳水化合物占总热能的50%、脂肪为20%~30%、蛋白质为15%~20%。COPD患者还应注意各种矿物质及维生素的补充。

（5）康复运动治疗　康复运动治疗可以使进行性气流受限、严重呼吸困难而很少活动的患者改善活动能力、提高生活质量，是COPD患者一项重要的治疗措施。康复运动治疗包括呼吸生理治疗、肌肉训练、营养支持、精神治疗与教育等多方面措施。

呼吸生理治疗方面包括帮助患者咳嗽，用力呼气以促进分泌物清除，使患者放松，进行缩唇呼吸以及避免快速浅表的呼吸以帮助克服急性呼吸困难等措施。在肌肉训练方面有全身性运动与呼吸肌锻炼。呼吸肌锻炼是COPD患者重要的康复措施，通过指导患者进行缩唇呼吸、腹式呼吸，以加强胸、膈呼吸肌肌力和耐力，改善呼吸功能。每天训练3~4次，每次重复8~10次，10~15min/次。具体方法是：①缩唇呼吸：缩唇呼吸的技巧是通过缩唇形成的微弱阻力来延长呼气时间，增加气道压力，延缓气道塌陷。病人闭嘴经过缩唇（吹口哨样），缓慢呼气，同时收缩腹部。吸气与呼气时间比为1：2或1：3。缩唇大小程度与呼气流量，以能使距离口唇15~20cm处，与口唇等高点水平的蜡烛火焰随气流倾斜又不至于熄灭为宜。②腹式呼吸：病人可取立位、平卧位或半卧位，两手分别放于前胸部和上腹部。用鼻缓慢吸气时膈肌最大程度下降，腹肌松弛，腹部凸出，手感到腹部向上抬起。呼气时用口呼出，腹肌收缩，膈肌松弛，膈肌随腹腔内压增加而上抬，推动肺部气体排出，手感到腹部下降。

适量的全身性运动有助于COPD患者提高机体抵抗力，可以采用耐力训练和力量训练联合的运动训练方式，运动形式有步行、登楼梯、踏车等。对于不能耐受持续运动的患者，可用间歇运动替代。运动强度为达到目标心率（最高心率的70%~85%），最大耗氧量的60%。目前，关于COPD患者运动的时间和频率尚无固定标准，美国胸科学会建议运动训练计划应持续8~12周，每周2~5次，每次至少20~30min。

（6）心理干预　COPD患者常有焦虑、抑郁、悲观等心理问题，常发生于年轻女性、吸烟、FEV1 较低、咳嗽及合并心血管疾病的患者。抑郁的发生与患者较差的健康状况或反复病情加重等有关，抑郁情绪是肺康复计划中断的一个危险因素。健康管理师通过心理辅导启发、引导患者认识疾病，同时积极进行肺功能康复可改善患者的焦虑和抑郁，提高战胜疾病的信心。在病情变化（如出现并发症）或存在其他心理社会因素时，应特别注意情绪评估；如患者有抑郁症、焦虑症、人格障碍、药物成瘾、认知功能障碍等表现时应将其转至精神科医师就诊。同时争取患者家属的配合，使患者保持最佳的心理状态，减轻患者的焦虑和抑郁。

（7）防治呼吸道感染　防治呼吸道感染有降低危险因素暴露、积极预防感冒、疫苗接种等多种措施。①降低危险因素暴露对 COPD 患者是非常重要的基础治疗措施，具体可参照高危人群的干预措施。②COPD 患者每因呼吸道感染而症状进一步加重，因此预防感冒和下呼吸道感染至关重要。常规的防治方法同一级管理人群。如患者有新发鼻塞、流涕、咳嗽、咳痰等呼吸道症状，应积极转全科医师诊断及治疗。③疫苗接种是预防相应病原体感染的有效治疗手段。流行性感冒（流感）疫苗接种可降低 COPD 患者的严重程度和病死率。23 价肺炎球菌多糖疫苗（PPSV23）接种可降低 65 岁以下的 COPD 患者（FEV 1 占预计值百分数<40%或存在合并症）社区获得性肺炎的发病率。在 COPD 中，尤其是年龄>65 岁的患者，推荐每年接种流感疫苗和每 5 年接种肺炎球菌疫苗。

（8）随访管理　稳定的 COPD 患者随访管理主要包括：每 3 个月进行营养状况评估，3~6 个月进行 CAT 问卷评估，缺氧者每日自我血氧饱和度监测及登记。至少每年一次肺功能检查、胸部 X 线。如随访时患者有咳嗽咳痰加重，或有新发感冒症状或有胸闷发作，应积极转诊至全科医师、专科医师处。

测量身高、体重、营养状况、心率、呼吸情况、胸围，查血生化、心电图等。

【拓展阅读】

呼吸康复治疗

呼吸康复的定义是，"在全面评估基础上，为患者提供个体化的综合干预措施，包括但不限于运动锻炼、教育和行为改变，目的是改善慢性呼吸疾病患者的生理及心理状况，并促进健康行为的长期保持。"呼吸康复可减轻患者呼吸困难症状、提高运动耐力、改善生活质量、减轻焦虑和抑郁症状、减少急性加重后 4 周内的再住院风险。对于有呼吸困难症状的患者，呼吸康复应作为常规推荐。相对禁忌证包括：不稳定心绞痛、严重的心律失常、心功能不全、未经控制的高血压等，或存在影响运动的神经肌肉疾病、关节病变、周围血管疾病等，或严重的认知功能或精神障碍等。

规律的运动训练是呼吸康复的核心内容。每个慢阻肺患者的运动训练计划应根据全面评估结果、康复目标、康复场所以及可提供的仪器设备来决定。运动训练处方包括运动方式、频率、持续时间、运动强度和注意事项。运动方式分为有氧训练、阻抗训练、平衡柔韧性训练、呼吸肌训练等。有氧训练又称耐力训练，是指机体动用全身大肌群按照一定的负荷维持长时间运动能力，常见的有氧运动包括快走、慢跑、游泳、打球等；阻抗训练又称力量训练，是指通过克服一定量的负荷来训练局部肌肉群的一种运动方式，阻抗训练方式通常包括器械训练和徒手训练，器械训练使用的器械主要包括哑铃、弹力带、各种阻抗训练器械，徒手训练采用抗自身重力方式如深蹲、俯卧撑等；平衡柔韧训练可以提高患者柔韧性，对于预防运动损伤、扩大关节活动范围有重要作用，常见的柔韧训练包括太极拳、八段锦、瑜伽等；呼吸肌功能下降是导致慢阻肺患者肺通气功能不足、气促的常见原因之一，呼吸训练主要包括缩唇呼吸、腹式呼吸及呼吸肌耐力训练。

3. 三级管理

三级管理的人群是已发生并发症的 COPD 患者，目的是促进康复、改善活动能力、提高生活质量及工作能力、降低病死率。

此期因病情复杂，应以药物治疗为主，每一个患者的治疗方案都应该个体化，因为患者症状的严重程度并不一定总是和气流受限的程度相关，还受到其他因素的影响，例如急性发作的频率和严重程度，出现呼吸衰竭、合并症（比如心血管疾病，骨质疏松等），以及患者整体的健康状态。当病情稳定时，健康管理师可根据实际情况帮助患者进行呼吸肌锻炼及运动锻炼，改善患者的健康状态和运动耐量，同时根据患者病情每 1~3 月定期随访。

此期患者常伴有严重缺氧情况，如有以下情况之一者，应配备家用氧疗机进行长期家庭氧疗：①动脉血氧分压≤55mmHg 或氧饱和度≤88%，无论有无高碳酸血症；②动脉血氧分压 55~70mmHg，或氧饱和度<89%，并有肺动脉高压、心力衰竭或红细胞增多症。一般用鼻导管吸氧，氧流量为 1~2L/min，吸氧时间>15h/d。目的是使患者在海平面静息状态下，达到动脉血氧分压≥60mmHg 和（或）使氧饱和度升至 90%，以保证周围组织的供氧，维持重要器官的功能。长期家庭氧疗在延缓 COPD 病情进展中有重要作用，对具有慢性呼吸衰竭的患者可提高生存率，对血流动力学、血液学特征、运动能力、肺生理和精神状态都会产生有益的影响。

（四）健康效果评价

1. 疗效评价指标

COPD 健康管理疗效评价指标包括：①评估症状和生活方式：包括呼吸困难、咳嗽、心理状态等症状，吸烟、饮酒、运动等生活方式的变化，COPD 患者康复训练的情况等；②测量身高、体重、营养状况、心率、胸围，查血常规、心电图等；③肺功能测定、胸部 X 线；④了解患者服药情况；⑤如病情需要可通过检查血气分析、血氧饱和度以了解患者缺氧程度。COPD 慢病门诊随访检查项目见表 7-2。

表 7-2　　　　　　　　　　　COPD 慢病门诊随访检查项目

监测内容	初诊	每天	每月	季度复诊	年度复诊	必要时
症状	√		√	√	√	
生活方式	√	√	√	√	√	
服药情况	√		√	√	√	
身高	√				√	
体重	√			√	√	
营养状况评估	√			√	√	
心率	√			√	√	
胸围	√				√	
血常规	√				√	
心电图	√				√	√
肺功能测定	√			√	√	√
CAT 问卷	√			√	√	
胸部 X 线	√				√	√
自我血氧饱和度监测		√				
血气分析						√
血氧饱和度						√

2. 双向转诊

COPD 患者如出现：①症状明显加重；②潜在的严重 COPD；③有新的体征

出现；④急性加重发作且经初始治疗失败；⑤存在严重的合并症或频繁急性加重；⑥高龄（年龄>75岁者）；⑦家庭支持不足，如无家庭氧疗机等，需及时转诊住院评估或者收住院治疗。健康管理师遇到此类情况，应积极向社区医师寻求帮助，判断病情，及时向上级医院转诊。经治疗病情稳定，可转入社区门诊定期随访及健康管理。

【任务解答】

李某健康管理步骤如下：

1. 尽可能全面收集李某的健康信息，包括：性别、年龄、家族史、反复感染史、生活方式（膳食、体力活动、吸烟、职业暴露等）、体格检查（身高、体重等）、营养状况、目前健康状况、药物使用情况以及体检数据（如胸部 X 线、心电图结果等）。

2. 为李某建立居民健康档案，纳入 COPD 慢病随访人群。

3. 根据肺功能及症状对李某进行健康风险评估：稳定期 COPD 患者，血压正常，应纳入二级健康管理。

4. 健康管理方案如下：

（1）健康教育 COPD 的防治知识，如宣传 COPD 的症状、体征、常见的并发症以及危险因素，提倡健康的行为，以降低 COPD 发病率。

（2）生活方式管理

① 改变不良的生活习惯，继续保持戒烟，强化控烟意识。减少饮酒量，每天饮用白酒不超过 50g。

②降低危险因素暴露，减少暴露于香烟、污染空气和粉尘环境中。

③加强营养支持，应给予高蛋白、高脂肪和低碳水化合物。三大产能营养素的合理比例为碳水化合物占总热能的 50%，脂肪为 20%~30%，蛋白质为 15%~20%。还应注意各种矿物质及维生素的补充。

④适量运动进行体育锻炼，可采用耐力训练和力量训练联合的运动训练方式，运动形式有步行、登楼梯、踏车等。

⑤ 坚持康复运动治疗，指导患者进行缩唇呼吸、腹式呼吸，改善呼吸功能。每天训练 3~4 次，每次重复 8~10 次，10~15min/次。

⑥用药管理：指导其正确使用吸入长效支气管舒张剂。

⑦防治呼吸道感染，避免到人群密集场所，密闭场所佩戴口罩。按时接种流感疫苗和肺炎疫苗。

⑧追踪随访，3 月后自测 CAT 问卷、复查肺功能。

【项目七任务二思维导图】

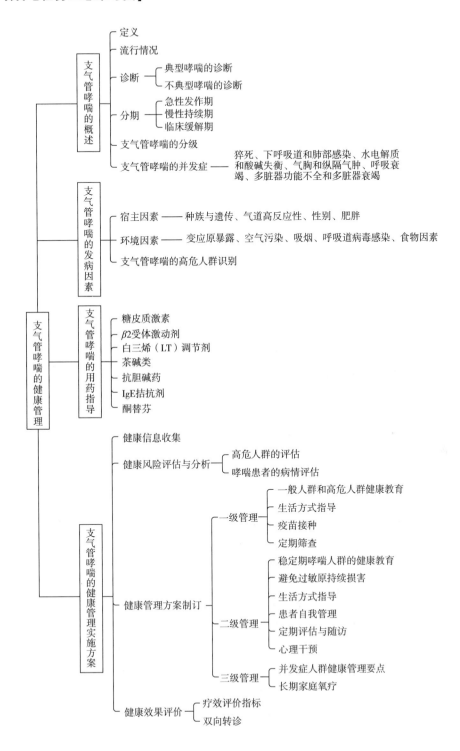

任务二 支气管哮喘的健康管理

【学习目标】

知识要求

1. 掌握支气管哮喘的诊断、分期、危险因素、高危人群。

2. 掌握支气管哮喘的一级管理要点。

3. 熟悉支气管哮喘的发病特点、用药指导。

4. 了解支气管哮喘的流行病学特征、二级管理要点。

能力要求

1. 能够识别支气管哮喘的危险因素。

2. 能够对一般人群、高危人群提供健康管理方案。

【任务描述】

张某，女性，43 岁，从事财会工作，身高 160cm，体重 70kg。出现反复发作性气喘 1 年，夜间多发，伴有胸闷干咳，接触冷空气或烟味后加重。诊断：支气管哮喘。既往体健，否认药物食物过敏史。无烟酒嗜好，其父患湿疹多年。辅助检查：BP 120/80mmHg，胸片未见异常，肺功能支气管激发实验阳性。

讨论：1. 张某的哮喘诊断是否成立？

2. 张某有哪些危险因素？

一、支气管哮喘的概述

支气管哮喘（以下简称哮喘）是一种慢性气道炎症性疾病。这种慢性炎症与气道高反应性的发生和发展有关。哮喘的发病是遗传和环境两方面因素共同作用的结果。临床上表现为反复发作的喘息、气急、胸闷、咳嗽等症状，常在夜间和（或）清晨发作、加剧，大多数患者可经药物治疗得到控制。

哮喘是常见的慢性呼吸道疾病，也是儿童中最常见的疾病，近年来其患病率在全球范围内有逐年增加的趋势。2012—2015 年在中国北京、上海、广东、四川、陕西等 10 个具有代表性的省、市进行的"中国肺健康研究"大型调查结果显示我国 20 岁及以上人群的哮喘患病率为 4.2%，其 26.2% 的哮喘患者已经存在气流受限（吸入支气管舒张剂后 FEV1/FVC<0.7），按同年人口普查数据约有4570 万人。2017 年的大型调查结果显示我国城区哮喘总体控制率为 28.5%，近年来在全国范围内广泛推广了哮喘的规范化诊治，我国哮喘患者的控制率总体有

明显的提高，但仍低于发达国家。有关资料统计，全球哮喘病死率约 1/10 万，全世界约每年 25 万人死于哮喘，其中年轻人占很大比例。哮喘给各国政府、家庭及患者带来十分沉重的经济负担，同时对患者的日常活动、心理都造成了很大的影响。

（一）支气管哮喘的诊断

1. 典型哮喘的诊断

符合以下症状和体征，同时具备可变气流受限客观检查中的任一条，并排除其他疾病所引起的喘息、气促、胸闷及咳嗽，可以诊断为哮喘。

（1）临床症状　反复发作性喘息、气促，伴或不伴胸闷或咳嗽，夜间及晨间多发，常与接触变应原、冷空气、物理、化学性刺激以及上呼吸道感染、运动等有关。

（2）体征　发作时及部分未控制的慢性持续性哮喘，双肺听诊可闻及散在或弥漫性哮鸣音，呼气相延长。

（3）上述症状和体征可经治疗缓解或自行缓解。

（4）可变气流受限的客观检查　①支气管舒张试验阳性：吸入支气管舒张剂后，第一秒用力呼气容积（FEV1）增加>12%，且 FEV1 绝对值增加>200mL；或抗炎治疗 4 周后与基线值比较 FEV1 增加>12%，且 FEV1 绝对值增加>200mL（除外呼吸道感染）；②支气管激发试验阳性：一般应用吸入激发剂为乙酰甲胆碱或组胺，常以吸入激发剂后 FEV1 下降≥20%，判断结果为阳性，提示存在气道高反应性；③呼气流量峰值（Peak Expiratory Flow，PEF）平均每日昼夜变异率>10%，或 PEF 周变异率>20%。

2. 不典型哮喘的诊断

临床上还存在着无喘息症状，也无哮鸣音的不典型哮喘，患者仅表现为反复咳嗽、胸闷或其他呼吸道症状。

（1）咳嗽变异性哮喘　咳嗽作为唯一或主要症状，无喘息、气促等典型哮喘的症状和体征，同时具备可变气流受限客观检查中的任何一条，除外其他疾病所引起的咳嗽，按哮喘治疗有效。

（2）胸闷变异性哮喘　胸闷作为唯一或主要症状，无喘息、气促等典型哮喘的症状和体征，同时具备可变气流受限客观检查中的任一条，除外其他疾病所引起的胸闷。

（3）隐匿性哮喘　指无反复发作喘息、气促、胸闷或咳嗽的表现，但长期存在气道反应性增高者。

【拓展阅读】

呼气流量峰值

呼气流量峰值（PEF）是指用力呼气时的最高流量，亦称最高（大）呼气流量、呼气峰流量（速）等。PEF 是检查肺通气功能的常用项目之一，与肺量计测定的 1 秒钟用力呼气容积（FEV1）具有良好的相关性，能较好地反映气道的通畅性，也可用于测定大气道功能和了解呼吸肌肉力量。呼气峰值流量变异率是指一定时间内 PEF 在各时间点或时间段的变化程度，能较好地反映气道的舒缩功能，是检测气道反应性和（或）可逆性的重要肺功能检查项目之一，主要用于支气管哮喘（哮喘）的诊断和病情监测。

呼气流量峰值及其变异率检查简单、实用，对气流受限的诊断及严重程度的判断、病情变化及治疗追踪等有重要意义。

（二）支气管哮喘的分期

1. 急性发作期

急性发作期是指喘息、气促、咳嗽、胸闷等症状突然发生，或原有症状急剧加重，常有呼吸困难，以呼气流量降低为其特征，常因接触变应原、刺激物或呼吸道感染诱发。

2. 慢性持续期

慢性持续期是指患者每周均不同频度和（或）不同程度地出现症状（喘息、气急、胸闷、咳嗽等）。

3. 临床缓解期

临床缓解期是指经过治疗或未经治疗，症状、体征消失，肺功能恢复到急性发作前水平，并维持 3 个月以上。

（三）支气管哮喘的分级

1. 按照哮喘是否控制分级

分为完全控制、部分控制、未控制三个级别，具体诊断见表 7-3。

表 7-3　　　　　　　　　　　哮喘控制水平分级

	完全控制 （满足以下所有条件）	部分控制 （在任何 1 周内出现 以下 1~2 项特征）	未控制 （在任何 1 周内出现 以下 ≥3 项特征）
日间症状	无（或 ≤2 次/周）	>2 次/周	>2 次/周
活动受限	无	有	有
夜间症状/憋醒	无	有	有
需要使用缓解药的次数	无（或 ≤2 次/周）	>2 次/周	>2 次/周
肺功能（PEF 或 FEV$_1$）	正常或 ≥正常预计值（或本人最佳值）*的 80%	<正常预计值（或本人最佳值）的 80%	<正常预计值（或本人最佳值）的 80%
急性发作	无	≥每年 1 次	在任何 1 周内出现 1 次

注：* 本人最佳值是 PEF 或 PEV1 的本人最佳值，即患者进行肺功能检测时以上指标的历史最大值。

2. 急性发作期

根据临床症状的严重程度分为轻度、中度、重度、危重四级，需要做出正确的评估，以便给予及时有效的紧急治疗，见表7-4。

表7-4　　　　　　　　　　　哮喘急性发作时病情严重程度的分级

临床特点	轻度	中度	重度	危重
气短	步行、上楼时	稍事活动	休息时	—
体位	可平卧	喜坐位	端坐呼吸	—
讲话方式	连续成句	单词	单字	不能讲话
精神状态	可有焦虑尚安静	时有焦虑或烦躁	常有焦虑、烦躁	嗜睡或意识模糊
出汗	无	有	大汗淋漓	—
呼吸频率	轻度增加	增加	常>30 次/min	—
辅助呼吸肌活动及三凹征	常无	可有	常有	胸腹矛盾运动
哮鸣音	散在呼吸末期	响亮、弥漫	响亮、弥漫	减弱乃至无

（四）支气管哮喘的并发症

支气管哮喘发作时需紧急纠正，如不及时处理容易引起猝死、下呼吸道和肺部感染、水电解质和酸碱失衡、气胸和纵隔气肿、呼吸衰竭、多脏器功能不全和多脏器衰竭等严重并发症。

1. 猝死

猝死是支气管哮喘最严重的并发症，因其常常无明显先兆症状，一旦突然发生，往往来不及抢救而死亡，据报道猝死的发生率为0.9%～1.3%。一旦发作应该立即进行急救，建立人工气道，进行人工通气，同时对心脏和大脑等重要脏器进行有效处理。

2. 下呼吸道和肺部感染

据统计哮喘患者约有半数系因上呼吸道病毒感染而诱发，由于呼吸道的免疫功能受到干扰，容易继发下呼吸道和肺部感染。因此，在哮喘患者缓解期应提高免疫功能，保持气道通畅，清除气道内分泌物，保持室内清洁，预防感冒，以减少感染机会；一旦有感染先兆，应尽早经验性应用抗生素治疗，进一步根据药敏试验选用敏感抗生素治疗。

3. 水电解质和酸碱失衡

哮喘急性发作期，患者由于缺氧、摄食不足、大汗等，常常并发水、电解质和酸碱平衡失调，这些均是影响哮喘疗效和预后的重要因素。因此，应检测血电解质和动脉血气分析，及时发现异常并及时处理。除此，对于心功能较好的患者，应注意积极补液，维持水、电解质平衡，也利于患者痰液的引流。

4. 气胸和纵隔气肿

由于哮喘急性发作时气体潴留于肺泡，使肺泡含气过度，肺内压明显增加，哮喘已并发的肺气肿会导致肺大泡破裂，形成自发性气胸。重症哮喘需要机械通气治疗时，气道和肺泡的峰压过高，也易引起肺泡破裂而形成气压伤，引起气胸甚至伴有纵隔气肿。

5. 呼吸衰竭

严重哮喘发作造成肺通气不足、感染，治疗和用药不当，并发气胸、肺不张和肺水肿等均是哮喘并发呼吸衰竭的常见诱因。一旦出现呼吸衰竭，由于严重缺氧、二氧化碳潴留和酸中毒，哮喘治疗更加困难。要尽量消除和减少诱因，预防呼吸衰竭的发生。

6. 多脏器功能不全和多脏器衰竭

由于严重缺氧、严重感染、酸碱失衡、消化道出血及药物的毒副作用，重症哮喘常并发多脏器功能不全甚至功能衰竭。要预防和纠正上述诱因，积极改善各重要脏器的功能。

二、支气管哮喘的发病因素

哮喘的病理基础是慢性非特异性炎症，病因和发生机制非常复杂，受到遗传和环境因素的双重影响。

哮喘的相关危险因素分为宿主和环境因素。宿主因素是指易感个体或保护机体并防止哮喘发展的因素，主要包括种族和遗传导致的个体特应性、气道高反应性、性别和肥胖。环境因素是指影响易感个体、加速哮喘恶化和/或导致持续出现哮喘症状的因素，包括变应原暴露、吸烟、空气污染、呼吸道病毒感染、饮食因素及社会经济状况。

支气管哮喘的危险因素

（一）宿主因素

1. 种族与遗传

目前普遍认为哮喘是由多基因所致的复杂遗传病。哮喘患者的后代与非哮喘患者后代相比，哮喘的患病率明显增加。哮喘的发病率存在着一定程度的种族差异。在儿童哮喘及过敏症的国际性研究报道显示不同人群中儿童哮喘的患病率差异较大，0~30%不等，中国13~14岁儿童哮喘患病率约为5%，远低于英国、新西兰和澳大利亚。

2. 气道高反应性

气道高反应性是气道对各种刺激出现过早或过强的反应，导致气道狭窄状态，是哮喘发生和发展的重要危险因素之一，也是支气管哮喘患者所特有的病理生理特征。气道高反应具有一定的遗传性，与患者血清 IgE 水平、气道炎症密切相关，可使哮喘患者对各种内源性和外源性、特异性和非特异性的刺激更为敏感，使哮喘病情恶化，难以控制。

3. 性别

儿童期哮喘男性多于女性，原因可能与男孩气道较狭窄，气道高张力有关，这些因素增加了男孩对各种损伤所致的气流受限。然而，这种性别导致的发病差异在青春期后逐渐消失。然而青春期及青春期以后女性哮喘的患病率增加，这可能与雌激素的作用相关。

4. 肥胖

大量的研究证据表明肥胖与哮喘密切相关，研究发现哮喘发病率与高体质量指数（BMI）成正相关。超重或肥胖均增加哮喘发生的风险，且 BMI 越高哮喘发生风险越大，且男女发病概率相同。

（二）环境因素

1. 变应原暴露

变应原是诱导体内产生特异性 IgE 抗体并与之发生反应的抗原物质。它们多来源于动物、植物、昆虫、真菌或职业性物质。按变应原存在的场所分为室内变应原和室外变应原，室内变应原包括尘螨、动物变应原、蟑螂变应原、职业性物质和真菌；室外变应原常见的是花粉和真菌。

（1）室内变应原　①尘螨，分为屋尘螨、粉尘螨。屋尘螨主要生活在床垫、床底、枕头、地毯、家具及绒毛玩具中；粉尘螨孳生于空气的粉尘当中，在热且潮湿的环境中繁殖增快，其中 20℃ 以上、相对湿度大于 80% 最快，故亚热带和热带地区常见；②动物变应原：猫、狗、鼠的皮屑及分泌物携带致敏原，在室内尘土和家具装饰中广泛存在，且易于在空气中传播，使对该类变应原过敏的患者在相应区域内迅速出现呼吸道症状。鼠类尿抗原产量大、范围广，其中城区哮喘儿童中对鼠类抗原过敏者明显高于郊区，是儿童哮喘发生的危险因素；③蟑螂变应原见于蟑螂的粪便及甲壳中，颗粒较大，不在空气中播散；④职业致敏物可引发哮喘。目前已发现化学物、药物、酶类、动物、植物、金属及刺激性气体共有 300 多种职业致喘物。易患哮喘的高危职业为喷漆工、塑料加工、化工操作、印刷工、面包师及锯木厂工人。

（2）室外变应原　①花粉中含有的油质和多糖物质使人体产生抗体引起过敏，花粉飘散量巨大且能远距离传输；②霉菌、真菌向室内、外环境中释放变应原性孢子，且湿热环境生长迅速。

（3）药物、食物变应原　大多属于 I 型变态反应，食物过敏原多达 6000 余种，常见的如鱼、虾、蟹、蛋类、牛奶等。相关研究表明食物过敏患者中哮喘发病率为 6.8%~17.0%。此外，某些药物也可引起哮喘发作，常见的致敏药物有阿司匹林、β 受体阻滞剂、可卡因、非甾体类抗炎药和心律平等。

以上因素中，导致罹患哮喘的最大危险因素是接触室内过敏原，例如床上用品、地毯和毛绒家具、宠物皮屑中的尘螨；室外过敏原，例如花粉和霉菌；烟草烟雾以及工作场所的化学刺激物。

2. 空气污染

室外污染物包括工业烟雾中的二氧化硫颗粒复合物以及光化学烟雾的存在能诱发支气管收缩，引发哮喘。空气污染的程度受天气状况（如风）和局部的地理环境影响。

3. 吸烟

烟草的烟雾中的化合物和污染物，如可吸入颗粒、一氧化碳、二氧化碳、一氧化氮、二氧化氮、尼古丁等均容易引发哮喘、加重哮喘的严重程度。被动吸烟也会增加哮喘发病率，母亲在妊娠期间吸烟或家庭成员吸烟，儿童在出生后其发生哮喘和喘息症状的发生率也会明显增加。

4. 呼吸道病毒感染

流行病学证据证实急性呼吸道病毒感染可以诱发成年人和儿童哮喘的急性发作。病毒感染是最常见的哮喘诱因，其机制尚未完全明确。

5. 食物因素

婴儿期以牛乳喂养或食用大豆蛋白者，较母乳喂养者在儿童时期更易发生喘息性疾病。另外，成年后具有西方饮食结构特点，即增加摄入加工过的食品、增加 $n-6$ 多不饱和脂肪酸、减少抗氧化剂、减少 $n-3$ 多不饱和脂肪酸导致哮喘或变应性疾病的患病增加。

此外，有学者发现发达国家儿童哮喘和变态反应性疾病的患病率要高于发展中国家，并且在发展中国家富裕的地区这些疾病的患病率要高于相对贫困的地区，这可能与饮食习惯、家庭成员的多少、卫生保健的程度、被动吸烟、变应原的暴露等相关。

在以上危险因素中，种族和遗传、气道高反应性、性别为不可改变的危险因素，而肥胖、变应原暴露、吸烟、空气污染、呼吸道病毒感染、饮食因素为可改变危险因素。

（三）支气管哮喘的高危人群识别

高危人群是预防哮喘的重点，对有危险因素的成年人和儿童有必要尽早进行可变气流受限的客观检查，具有以下危险因素之一者视为支气管哮喘的高危人群：①有哮喘家族史或过敏疾病史的家族后代；②过敏体质者；③反复发作的过敏性疾病，如过敏性鼻炎者、慢性咳嗽者；④有职业性物质接触的人群；⑤早产儿或低体重儿。

三、支气管哮喘的用药指导

常用哮喘治疗药物包括糖皮质激素、$\beta2$ 受体激动剂、白三烯（LT）调节剂、茶碱类、抗胆碱药、IgE 抗体、酮替芬。根据治疗作用，以上药物又可分为控制性药物和缓解性药物。缓解性药物能迅速解除支气管平滑肌痉挛、缓解气喘症状，如短效 $\beta 2$ 受体激动剂、短效吸入型抗胆碱药物、短效茶碱类和全身用糖皮质激素，其中首选吸入短效 $\beta 2$ 受体激动剂。控制性药物除吸入性糖皮质激素、白三烯调节剂外，均不可单独使用。

（一）糖皮质激素

糖皮质激素是控制哮喘发作最有效的药物。可分为吸入、口服和静脉用药。①吸入型糖皮质激素（ICS）：需规律吸入 $1 \sim 2$ 周以上方能起效，其局部抗炎作用强、全身不良反应少，已成为目前哮喘长期治疗的首选药物。常用的药物有倍氯米松、布地奈德、氟替卡松、环索奈德、莫米松等。主要不良反应为口咽念珠菌感染、声音嘶哑或呼吸道不适。为避免不良反应发生，吸药后需用清水漱口。肾上腺皮质功能抑制、骨质疏松为全身不良反应，发生率不高，见于长期使用较大剂量（$>1000\mu g/d$）者。②口服给药：用于吸入激素无效或需要短期加强治疗的患者，常见泼尼松和泼尼松龙。不主张长期口服激素用于维持哮喘控制的治疗。③静脉给药：用于重度或严重哮喘发作时，如琥珀酸氢化可的松或甲泼尼松龙。无激素依赖倾向者，可在短期（$3 \sim 5$ 天）内停药；有激素依赖倾向者应适当延长给药时间，症状缓解后逐渐减量，然后改口服和吸入剂维持。地塞米松因在体内半衰期较长、不良反应较多，宜慎用。

（二）$\beta 2$ 受体激动剂

分为短效 $\beta 2$ 受体激动剂和长效 $\beta 2$ 受体激动剂。①短效 $\beta 2$ 受体激动剂（SABA）：维持 $4 \sim 6$ 小时，为治疗哮喘急性发作的首选药物。有吸入、口服、静脉三种制剂，首选吸入给药。常用药物有沙丁胺醇和特步他林。SABA 应按需间歇使用，不宜长期、单一使用。②长效 $\beta 2$ 受体激动剂（LABA）：长效 $\beta 2$ 受体激动剂又可分为快速起效（数分钟起效）和缓慢起效（30 分钟起效）两种。维持 $10 \sim 12$ 小时，常用的有沙美特罗和福莫特罗。不能单独用于哮喘的治疗，多与 ICS 联合是目前最常用的哮喘控制性药物。LABA+ICS 联合是目前最常用的哮喘控制药物。

（三）白三烯（LT）调节剂

通过调节白三烯的生物活性而发挥抗炎作用，同时可以舒张支气管平滑肌，是目前除 ICS 外唯一可单独应用的哮喘控制性药物，可作为轻度哮喘 ICS 的替代治疗药物和中、重度哮喘联合治疗用药，尤其适用于阿司匹林哮喘、运动性哮喘和伴有过敏性鼻炎的哮喘患者的治疗，常用药物有孟鲁斯特（顺尔宁）和扎鲁斯特。

（四）茶碱类药物

茶碱类药物安全有效浓度为 $6 \sim 15\mu g/mL$。通过抑制磷酸二酯酶，提高平滑肌细胞内的环磷酸腺苷浓度而拮抗腺苷受体，增强呼吸肌力量以及气道纤毛清除功能等，从而起到舒张支气管的作用，是目前治疗哮喘的有效药物之一。

（五）抗胆碱药

通过阻断节后迷走神经通路，降低迷走神经张力而起到舒张支气管、减少黏液分泌的作用，但其舒张支气管的作用比 $\beta2$ 受体激动剂弱。

（六）IgE 拮抗剂

通过拮抗 IgE 受体，对于重度哮喘的治疗起到了重要的作用，如奥莫立迈。

（七）酮替芬

具有保护肥大细胞或嗜碱粒细胞的细胞膜，减少膜变构，减少释放过敏活性介质的作用。对外源性、内源性和混合性哮喘均有预防发作效果，儿童哮喘的疗效优于成年哮喘。

【任务描述】

张某诊断成立，依据如下：①典型的症状：反复发作性气喘 1 年，夜间多发，伴有胸闷干咳，接触冷空气或烟味后加重；②肺功能支气管激发实验阳性。张某的危险因素有：①其父患湿疹多年，有家族过敏史；②接触冷空气或烟味后哮喘加重；③BMI $= 70/1.6^2 = 27.34\text{kg/m}^2$，体重超重。

讨论：1. 张某属于哪一级别健康管理？

2. 请给张某设计合理的健康管理方案。

四、支气管哮喘的健康管理实施方案

（一）健康信息收集

除基本健康信息外，还包括：家族史，特别是家族有无过敏性疾病史，反复感染史，是否有过敏性疾病，药物、食物过敏史，生活方式（膳食、体力活动、吸烟、职业暴露等）、目前健康状况、药物使用情况，患者本人出生时体重或有无早产。

辅助检查包括：血常规、CRP、胸部 X 线、支气管舒张试验、支气管激发试验、呼气流量峰值；其他检查包括身高、体重、营养状况。

（二）健康风险评估与分析

1. 高危人群的评估

高危人群是哮喘预防重点，早期诊断是早期治疗的前提。对有危险因素的成年人和儿童，符合高危人群标准者，每年均应进行健康体检，如发现有慢性咳嗽，应进行辅助检查，确定是否存在可变气流受限，尽早发现哮喘患者。

2. 哮喘患者的病情评估

哮喘患者病情评估内容包括患者的临床控制水平、有无急性发作的危险因素、过敏状况及触发因素、平时药物的使用、有无合并症（如过敏性鼻炎等）。评估方法主要有肺功能检查如呼气峰流速仪，哮喘控制测试问卷评估以及呼出气一氧化氮、痰和血嗜酸性粒细胞计数、血清总 IgE、血清过敏原特异性 IgE、过敏原检测等，以上内容应该由专科医生完成。

（三）健康管理方案制订

尽管哮喘尚不能根治，但通过有效的管理可使病情得到控制。哮喘健康管理的长期目标是：（1）达到良好的症状控制并维持正常活动水平；（2）最大程度降低急性发作、固定性气流受限和药物不良反应的未来风险。健康管理师应积极配合医师随访要求，给予患者相应的健康指导。

1. 一级管理

一级预防针对一般人群和高危人群，目的是减少哮喘发病率。

（1）健康教育　哮喘健康教育是最基本的环节。对社区居民进行继续教育，通过培训哮喘的症状、诊断、危险因素、高危人群等的医学知识，提高对哮喘的认知水平，有利于哮喘的预防和控制，尤其是老年人应制定有针对性的宣教措施。由健康管理师等组成的健康教育团队有效指导的哮喘自我管理可大大降低哮喘的致残率，能减少 1/3～2/3 的哮喘相关住院率、急诊就诊和非预期就医、误工/误学时间及夜间憋醒等。

（2）生活方式指导　改善环境、消除尘螨、花粉等可诱发支气管哮喘的各种因素，避免与过敏原接触等，以达到预防支气管哮喘的目的；合理使用通风、空调设备；儿童及老年人在冬春季节应尽量减少到人多场所，做好防护，佩戴口罩，预防呼吸道感染。政府应积极进行环境治理，包括大气污染、市政卫生环境等。对于职业性因素诱发的哮喘，应加强劳动者防护的行业监督。积极进行身体锻炼，如有氧运动、健身操，增强体质。

（3）疫苗接种　主动接种流感疫苗、肺炎疫苗，提高儿童、老年人的免疫力。

（4）定期筛查　对于高危人群，如有慢性咳嗽表现，应每年进行可变气流受限检查进行评估。

2. 二级管理

二级管理主要针对处于稳定期的哮喘患者，目的是通过健康管理达到并维持哮喘症状控制，预防哮喘急性发作，减少疾病未来风险。

（1）健康教育　对哮喘患者进行哮喘知识教育是哮喘健康管理最基本的环节，提高患者的认知水平有利于哮喘的控制。包括以下几项：①相信通过长期规范的治疗完全可以有效地控制哮喘；②了解可以诱发哮喘的各种因素，结合每位患者的具体情况，找出各自的诱发因素，以及避免诱因的方法，如减少过敏原吸入，避免剧烈运动，忌用可以诱发哮喘的药物等；③简单了解哮喘的本质和发病机理，知道哮喘的本质是慢性气道变应性炎症，而这种炎症与肺炎、扁桃体炎不同，不需要应用抗菌药物治疗；④熟悉哮喘发作先兆表现及相应处理方法；⑤学会在家中自行监测病情变化；⑥学会在哮喘发作时进行简单的紧急自我处理方法；⑦用药知识，包括缓解药物与控制药物的差别、潜在的药物不良反应；⑧哮喘加重的症状；⑨知道什么情况下应该去医院就诊。

（2）避免过敏原持续损害　避免或减少接触室内外过敏原、病毒感染、污染物、烟草烟雾、药物等危险因素，以预防哮喘发病和症状加重。寻找过敏原，避免接触过敏原。大多数哮喘患者属于过敏体质，对动物毛屑、花粉、氨气、香水、汽油、某些药物过敏等。居室内禁放花、草、地毯、羽毛制品等，避免吸入刺激性气体、烟雾、灰尘和油烟等。

（3）生活方式指导　包括：①劳逸适度：充分休息，避免过度疲劳；定期运动和避免剧烈运动，平时适当参加体育活动，提高机体抵抗力。练习腹式呼吸，腹式呼吸可以加大患者的肺活量，减轻肺部压力。在花粉和真菌播散最高的季节应留在家中，运动性哮喘患者应告之在运动前使用色甘酸钠，并遵医嘱选择合适的运动项目；②合理饮食：饮食宜清淡，少刺激，忌易过敏食物，忌生冷、酒、辛辣等刺激性食物。宜多食植物性大豆蛋白，如豆类及豆制品等，忌食诱发哮喘的食物，如鱼、蛋、虾等。经常吃食用菌类，能调节免疫功能，如香菇、蘑菇含香菇多糖、蘑菇多糖，可以增强人体抵抗力；③防寒保暖，避免受凉及上呼吸道感染；④戒烟；⑤哮喘病人的发病时间多在夜间，因而哮喘病人居住的卧室要保持相对的温度与湿度，还要保持室内有良好的空气流通，以减少患者的发病次数；⑥对于超重和肥胖者应进行体重管理，使 BMI 指数$<24kg/m^2$，保持在正常范围内。

（4）患者自我管理　自我管理包括急救方法和自我病情监测。①患者应随身携带止喘气雾剂，学会正确的使用方法，识别哮喘发作先兆，在出现哮喘发作先兆时，立即吸入$\beta2$受体兴奋剂，同时情绪保持平静，减少支气管哮喘发作的风险；②自我监测病情：记录应用药物、正确使用峰流速仪和准确记录哮喘日记是哮喘患者自我管理的重要内容，可有效地预防和减少哮喘发作的次数；③用药指导：按医嘱规范用药，不能擅自停药。沙丁胺醇气雾剂作为哮喘发作时药物应随身携带；哮喘发作时全身放松，避免紧张，必要时使用沙丁胺醇气雾剂平喘治疗；④主动接种流感疫苗和肺炎疫苗，预防呼吸道感染。

（5）定期评估与随访　哮喘控制测试（ACT）是评估哮喘是否控制有效的验证工具，可用于临床评估患者的哮喘控制水平，也适用于患者自我评估哮喘控制。ACT 仅通过回答有关哮喘症状和生活质量 5 个问题的评分进行综合判定：25 分为控制、20~24 分为部分控制、19 分以下为未控制，见表 7-5。

表 7-5　　　　　　　　　　哮喘控制测试（ACT）

姓名		性别		年龄		选项
问题1：在过去 4 周内，在工作、学习或家中，有多少时候哮喘妨碍您进行日常活动？ 回答：A. 所有时间 B. 大多数时间 C. 有些时候 D. 很少时候 E. 没有						
问题2：在过去 4 周内，您有多少次呼吸困难？ 回答：A. 每天不止 1 次 B. 一天 1 次 C. 每周 3~6 次 D. 每周 1~2 次 E. 完全没有						

续表

问题3：在过去4周内，因为哮喘症状（喘息、咳嗽、呼吸困难、胸闷或疼痛），您有多少次在夜间醒来或早上比平时早醒？ 回答：A. 每周4晚或更多 B. 每周2~3晚 C. 每周1次 D. 1~2次/4周 E. 没有	
问题4：在过去4周内，您有多少次使用急救药物治疗？ 回答：A. 每天3次以上 B. 每天1~2次 C. 每周2~3次 D. 每周1次或更少 E. 没有	
问题5：您如何评估过去4周内您的哮喘控制情况？ 回答：A. 没有控制 B. 控制很差 C. 有所控制 D. 控制很好 E. 完全控制	
总分（A=1分，B=2分，C=3分，D=4分，E=5分）	

注：25分：完全控制；20~24分：部分控制；<20分：未得到控制。

除ACT外，哮喘症状是否反复发作，血常规、CRP、呼气流量峰值都是评估哮喘控制好坏的指标，建议病情稳定者每3个月根据病情检测。

（6）心理干预　有研究报道，由于情绪因素引发的支气管哮喘病占哮喘病发病率的30%~70%。心情抑郁常会导致患者精神过于紧张、焦虑，使患者产生忧虑、生气、委屈等症状，虽然不是直接引发支气管哮喘的原因，但是这些情绪反应，会影响病情发作的频次和加重病情。因此应及时发现患者情绪变化，积极干预，以减少情绪带来的不良影响，避免哮喘的发病。

【拓展阅读】

呼气峰流速仪监测病情

呼气峰流速仪是一种可检测呼气流速的小型仪器，是一种既客观又简便的肺功能测试装置，通过检测呼气流速可反映当时气道的通畅程度，是评价和监测哮喘严重程度和控制水平的一种常用手段。

哮喘患者每天定时测定自己的峰流速（PEF），记录哮喘日记或绘成图表，可以掌握哮喘发作规律，并根据峰流速的变化调整用药，可明显减少急性发作的次数，减轻发作程度。尤其是在病情早期恶化时，患者自己很难觉察到，如果能将峰流速记录下来告诉医生，可以帮助医生及患者客观地了解支气管哮喘的病情变化，尽早发现支气管哮喘病情恶化的迹象。患者和医生也可根据这些资料，比较各种治疗方案的效果。

呼气峰流速仪的使用方法：第一步，将指针拨到标尺"0"的位置；第二步，起立，深吸一口气，一手握住峰流速仪，手指不要遮住刻度及指针槽；第三步，将峰流速仪口含器放入口中，口唇紧包口含器，用力快速呼气；第四步，记下指针所指的数值，将测量的最高值记录在表格中（分别吹三次，将最佳值作为本次检测值并记录)。

使用时需注意：用最大的力气和最快的速度呼气；不要将空气从口含器旁漏走；不要用舌头堵住部分口含器孔；手不要挡住峰流速仪末端的出气孔。

家用呼吸峰流速仪见图7-1。

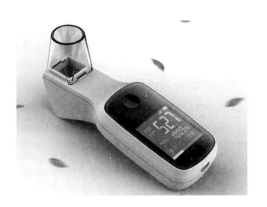

图7-1 家用呼吸峰流速仪

3. 三级管理

三级管理的目标是提高哮喘患者的控制水平，改善患者生命质量，预防并发症的出现。哮喘达到控制水平的标准是：①最少或没有症状，包括夜间无症状；②使哮喘发作次数减至最少，甚至不发作；③防止哮喘急性发作，没有因急诊去看病或去医院；④防止哮喘药物治疗的不良反应；⑤体力活动和运动不受限制，与正常人一样生活、工作、学习；⑥肺功能接近正常；⑦避免哮喘死亡。因哮喘发作需紧急处理，故此期的管理应以专科医师为主。哮喘患者应在专科医生的指导下规范使用药物，提高用药依从性，正确使用药物吸入装置。

(四) 健康效果评价

1. 疗效评价指标

哮喘的评价指标主要是有无急性发作，此外通过哮喘日记、峰流速仪值获得的信息有助于医生及患者对哮喘严重程度、控制水平及治疗的反应进行正确的评估，可以总结和分析哮喘发作与治疗的规律，并据此选择和调整药物。

2. 双向转诊

如有病情变化，反复急性发作；或面色苍白、大汗淋漓、明显发绀、呼吸困难、四肢厥冷等重症哮喘表现，家属应立即将患者送至医院治疗。

【任务解答】

根据张某的情况，判断其为哮喘慢性持续期，病情稳定，属于二级管理。健康管理方案如下：

1. 健康教育

宣传哮喘防治知识，如宣传哮喘的症状、体征、常见的并发症以及危险因素，明确告知哮喘可防可治。

2. 避免过敏原持续损害

主动发现过敏物，减少暴露于香烟、污染空气和烟雾环境。

3. 生活方式管理

（1）避免劳累和剧烈运动，适当参加体育活动。练习腹式呼吸，提高肺活量。

（2）合理饮食，少吃刺激性食物，忌易过敏食物。多摄入水果蔬菜，多饮水。

（3）防寒保暖，避免受凉及上呼吸道感染，保持室内空气流通。

（4）戒烟。

（5）卧室要保持相对的湿度与温度，保持室内有良好的空气流通。

（6）体重管理，控制 BMI 指数在正常范围内。

4. 自我管理包括

急救方法和自我病情监测、正确使用药物、主动接种流感疫苗和肺炎疫苗，预防呼吸道感染。

5. 定期评估与随访。

6. 关注患者心理状态，避免抑郁发生。

参考文献

［1］中华医学会呼吸病学分会慢性阻塞性肺疾病学组，中国医师协会呼吸医师分会慢性阻塞性肺疾病工作委员会．慢性阻塞性肺疾病诊治指南（2021 年修订版）［J］．中华结核和呼吸杂志，2021，44（3）：170-205．

［2］陈亚红．2020 年 GOLD 慢性阻塞性肺疾病诊断、治疗及预防全球策略解读［J］．中国医学前沿杂志（电子版），2019，11（12）：32-50．

［3］李庆云，孙娴雯．慢性阻塞性肺疾病稳定期管理的几个新视点：2021 版 GOLD 指南解读［J］．诊断学理论与实践，2021，20（1）：43-47．

［4］中华医学会，中华医学会杂志社，中华医学会全科医学，等．支气管哮喘基层诊疗指南（2018 年）［J］．中华全科医师杂志，2018，17（10）：751-762．

［5］Huang K，Yang T，Xu J，at al. Prevalence，risk factors，and mangement of asthma in China：a national cross-sectional study［J］．Lancet，2019，394（10196）：407-418．

［6］中华医学会．支气管哮喘基层合理用药指南［J］．中华全科医师杂志，2020，19（7）：572-581．

［7］中华医学会呼吸病学分会哮喘学组．支气管哮喘防治指南（2020 年版）［J］．中华结核和呼吸杂志，2020，43（12）：1023-1048．

【项目八任务一思维导图】

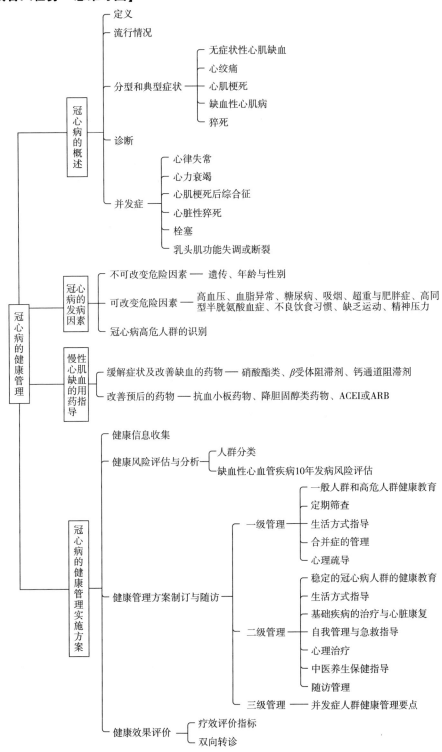

冠心病的健康管理

├─ 冠心病的概述
│   ├─ 定义
│   ├─ 流行情况
│   ├─ 分型和典型症状
│   │   ├─ 无症状性心肌缺血
│   │   ├─ 心绞痛
│   │   ├─ 心肌梗死
│   │   ├─ 缺血性心肌病
│   │   └─ 猝死
│   ├─ 诊断
│   └─ 并发症
│   ├─ 心律失常
│   ├─ 心力衰竭
│   ├─ 心肌梗死后综合征
│   ├─ 心脏性猝死
│   ├─ 栓塞
│   └─ 乳头肌功能失调或断裂
│
├─ 冠心病的发病因素
│   ├─ 不可改变危险因素 —— 遗传、年龄与性别
│   ├─ 可改变危险因素 —— 高血压、血脂异常、糖尿病、吸烟、超重与肥胖症、高同型半胱氨酸血症、不良饮食习惯、缺乏运动、精神压力
│   └─ 冠心病高危人群的识别
│
├─ 慢性心肌缺血的用药指导
│   ├─ 缓解症状及改善缺血的药物 —— 硝酸酯类、β受体阻滞剂、钙通道阻滞剂
│   └─ 改善预后的药物 —— 抗血小板药物、降胆固醇类药物、ACEI或ARB
│
└─ 冠心病的健康管理实施方案
    ├─ 健康信息收集
    ├─ 健康风险评估与分析
    │   ├─ 人群分类
    │   └─ 缺血性心血管疾病10年发病风险评估
    ├─ 健康管理方案制订与随访
    │   ├─ 一级管理
    │   │   ├─ 一般人群和高危人群健康教育
    │   │   ├─ 定期筛查
    │   │   ├─ 生活方式指导
    │   │   ├─ 合并症的管理
    │   │   └─ 心理疏导
    │   ├─ 二级管理
    │   │   ├─ 稳定的冠心病人群的健康教育
    │   │   ├─ 生活方式指导
    │   │   ├─ 基础疾病的治疗与心脏康复
    │   │   ├─ 自我管理与急救指导
    │   │   ├─ 心理治疗
    │   │   ├─ 中医养生保健指导
    │   │   └─ 随访管理
    │   └─ 三级管理 —— 并发症人群健康管理要点
    └─ 健康效果评价
        ├─ 疗效评价指标
        └─ 双向转诊

项目八　慢性心脑血管系统疾病健康管理

任务一　冠状动脉粥样硬化性心脏病健康管理

【学习目标】

　知识要求

　1. 掌握冠心病的定义、分型和典型症状。

　2. 掌握冠心病的危险因素、高危人群、一级健康管理要点及二级健康管理要点。

　3. 熟悉冠心病的诊断要点、并发症种类。

　4. 了解冠心病的流行情况、慢性心肌缺血的用药指导。

　能力要求

　1. 能够根据健康信息进行冠心病人群分类。

　2. 能够为一般人群、高危人群、稳定的冠心病患者人群设计不同的健康管理方案。

【任务描述】

　　张某，男，45 岁，公司白领，伏案工作为主，无吸烟、很少饮酒，BMI 26.7kg/m²。健康体检报告显示：血压 120/82mmHg；血胆固醇：4.5mmol/L，有糖尿病病史，目前空腹血糖 7.6mmol/L，心电图提示正常。父亲 75 岁，母亲 70 岁，均健在。

　　讨论：1. 张某是否为冠心病的高危人群？

　　　　　2. 张某的主要危险因素有哪些？

　　　　　3. 张某属于哪一级别的健康管理？请给张某制订健康管理方案。

一、冠心病的概述

　　冠状动脉粥样硬化性心脏病简称冠心病，是指冠状动脉粥样硬化使血管腔狭窄或阻塞，或（和）因冠状动脉功能性改变（痉挛）导致心肌缺血缺氧或坏死而引起的心脏病，亦称缺血性心脏病。

冠心病多发生于中老年人群，已成为欧美国家最常见的病种。根据全球疾病负担国际合作研究 2017 年发布的报道，显示冠心病是全球第一位的死亡原因，死亡人数估计为 890 万，其中中国有 175 万人，占全球的 19.6%。近 10 年来，随着我国社会老龄化进程加剧，冠心病的发病和死亡人数持续增加。根据《中国卫生健康统计年鉴 2021》提供的数据：2020 年我国城市居民心脏病死亡率为 155.86/10 万，农村居民心脏病死亡率为 171.36/10 万，农村地区高于城市；此外，无论是城市地区还是农村地区，男性冠心病死亡率均高于女性。

(一) 冠心病的分型和典型症状

目前仍沿用 1979 年 WHO 的标准，将冠心病按照发作类型分为 5 型。

（1）无症状性心肌缺血　患者无症状，但静息、动态时或负荷试验心电图显示有 ST 段压低，T 波减低、变平或倒置等心肌缺血的客观证据；或心肌灌注不足的核素心肌显像表现。

（2）心绞痛　有发作性胸骨后疼痛或憋闷感，为一过性心肌供血不足引起。胸痛可放射至肩部和左上肢，常在劳累、情绪激动、饱食等劳力负荷增加时发生，疼痛持续数分钟至 10 余分钟，休息或舌下含服硝酸甘油可缓解。

（3）心肌梗死　症状严重，由冠状动脉闭塞致心肌急性缺血性坏死所致。表现为胸骨后或心前区压榨性疼痛，持续时间较长，常超过 20 分钟，舌下含服硝酸甘油欠佳，伴有恶心、呕吐、上腹胀痛等胃肠道反应，严重者可发生心律失常、心力衰竭、低血压和休克。

（4）缺血性心肌病　由冠状动脉粥样硬化引起长期心肌缺血缺氧，心肌弥漫性纤维化导致心脏收缩和舒张功能障碍，引起胸痛、胸闷、乏力、心悸、劳力性呼吸困难和心律失常。

（5）猝死　因原发性心脏骤停而猝然死亡，多为缺血心肌局部发生电生理紊乱，引起严重的室性心律失常所致。

[拓展阅读]

冠心病新分类建议

近年来为适应冠心病诊疗理念的不断更新，便于治疗策略的制订，临床医学建议可按照发病缓急将冠心病分为两类：急性冠脉综合征和慢性心肌缺血综合征。

（1）急性冠脉综合征包括不稳定型心绞痛、非 ST 段抬高性心肌梗死、ST 段抬高性心肌梗死。

（2）慢性心肌缺血综合征也称为慢性冠脉病，包括慢性稳定型心绞痛、冠脉正常的心绞痛（如 X 综合征）、无症状性心肌缺血和缺血性心力衰竭。

（二）冠心病的诊断

冠心病的诊断主要依赖典型的症状，再结合辅助检查发现心肌缺血或冠状动脉阻塞的证据，以及心肌损伤标志物判定是否有心肌坏死。

典型的心肌缺血症状有胸闷、胸痛、乏力、呼吸困难等，可伴有出汗、恶心、呕吐等症状，病情严重者可出现心力衰竭、低血压或休克等表现。不同分型症状严重程度不同。

发现心肌缺血最常用的检查方法有常规心电图、心电图负荷试验、核素心肌显像，有创性检查有冠状动脉造影和血管内超声等。其中心电图是诊断冠心病最简便、常用的方法。冠状动脉造影是诊断冠心病的金标准，可以明确冠状动脉有无狭窄，狭窄的部位、程度、范围等，并可据此指导进一步治疗。

心肌损伤标志物包括心肌酶以及心肌蛋白，前者有血清天冬氨酸转氨酶、血清乳酸脱氧酶以及同工酶、血清肌酸激酶及同工酶；后者有肌红蛋白、肌钙蛋白。

（三）冠心病的并发症

1. 心律失常

冠心病患者由于长期心悸缺血，可以出现各种快速和缓慢性心律失常，主要有期前收缩（房性和室性）、心房扑动、心房颤动、非持续性室性心动过速以及传导系统障碍导致的病态窦房结综合征。

2. 心力衰竭

心力衰竭是冠状动脉粥样硬化狭窄造成的心肌血供长期不足、心肌组织发生营养障碍和萎缩，产生散在或弥漫性心肌纤维化以及心室发生重构所致。患者大多有心肌梗死病史或心绞痛史，逐渐发生心力衰竭，大多先发生左心衰竭，然后继以右心衰竭，最后发展为全心衰竭，出现相应的临床症状。

3. 心肌梗死后综合征

心肌梗死后数周至数月内出现，可反复发生，表现为心包炎、胸膜炎或肺炎，有发热、胸痛等症状，原因可能为机体对坏死物质的过敏反应。

4. 心脏性猝死

心脏性猝死中由冠心病引起最多，约占 3/4 以上，而冠心病死亡者 50%～70% 为猝死。美国 Lown 报告的流行病学资料显示，每年心脏性猝死者 40 万，平均每分钟即有 1 例冠状动脉粥样硬化性心脏病患者发生心脏性猝死，其中 80% 是由冠心病引起。不少冠心病患者平时无任何症状，猝死为首发的临床表现约占冠心病猝死的 20%，在国内一般北方省市的冠心病患病率、猝死率均明显高于南方。

5. 栓塞

因左心室附壁血栓脱落所致，可引起脑、肾、脾或四肢等多处动脉栓塞。

6. 乳头肌功能失调或断裂

因二尖瓣乳头肌缺血、坏死，使收缩功能发生障碍，造成不同程度的二尖瓣脱垂并关闭不全。

二、冠心病的危险因素

在与冠心病死亡相关的危险因素调查研究中发现，不良饮食习惯影响最大（69.2%），其次是高血压（54.4%）、坏胆固醇升高（LDL-C，41.9%）、高血糖（25.5%）、吸烟（20.6%）、超重或肥胖（17.6%）。其中遗传因素、年龄与性别为不可改变因素，高血压、血脂异常、糖尿病、吸烟、超重与肥胖症、高同型半胱氨酸血症、不良饮食习惯、缺乏运动及精神压力为可改变因素。

1. 不可改变因素

（1）遗传因素　冠心病有一定的家族遗传倾向，因基因易感性导致高血压、高血脂等发病率增加，加速了动脉粥样硬化的发生。研究显示家族中有比较年轻的患病者（男<55岁，女<65岁），其近亲发生冠心病的机会的危险因素增加5倍。

（2）年龄与性别　冠心病多发生于中、老年人群，与血管壁弹性下降、动脉硬化与自然老化相关。近年来呈年轻化趋势，40岁以内发病率增长迅速，可能与不良饮食习惯、工作压力、吸烟、饮酒等多种因素相关。男性明显高于女性，可能与雌激素通过对血脂的影响而抑制了动脉粥样硬化的过程有关，此外还与精神紧张、吸烟、饮酒等因素相关。女性绝经前冠心病发病率远低于男性；绝经后冠心病的发病率迅速上升，可能与绝经后雌性激素分泌减少，动脉保护作用减弱有关。

2. 可改变因素

（1）高血压　无论收缩压，还是舒张压的升高均会增加冠心病的发病风险。大量研究表明高血压是冠心病的主要危险因素，收缩压和舒张压均与冠心病发病率显著相关，而且随着血压升高，冠心病的发病率和死亡率均呈上升趋势。

（2）血脂异常　动脉粥样硬化常见于高胆固醇血症。血清总胆固醇（TC）水平为200~220mg/100mL时冠心病发生风险相对稳定；超过此限度，冠心病发生风险将随TC水平升高而增加。将血清TC分为不同组分，其中低密度脂蛋白胆固醇（LDL-C）与心血管疾病发生呈正相关，而高密度脂蛋白胆固醇（HDL-C）则与心血管疾病发生呈负相关。由此可知，高胆固醇血症、高甘油三酯血症与冠心病的发病均存在关联。

（3）糖尿病　血糖升高是冠心病发病的高危因素，糖耐量降低和空腹血糖受损人群中冠心病发病率明显高于正常人群。研究显示男性糖尿病患者冠心病发病率较非糖尿病患者高2倍，女性糖尿病患者冠心病发生风险则增加4倍；而在糖尿病患者中，血糖水平的高低也与冠心病发生风险密切相关。

此外，糖尿病患者，如伴有高甘油三酯血症或高胆固醇血症，或伴有高血压，则动脉粥样硬化的发病率明显增高。

（4）吸烟　吸烟不仅是动脉粥样硬化性心血管疾病的独立危险因素，而且与其他危险因素有相加协同的作用。对我国一项前瞻性研究表明，在血压、体质指数、血清胆固醇等危险因素控制后，吸烟者发生冠心病的危险性是非吸烟者的3倍。冠心病人戒烟后，心绞痛发生次数明显减少。冠心病发生风险与每天吸烟量以及烟龄有关，研究发现每天吸烟大于、等于、小于 20 支烟的人群冠心病发生风险分别提高 7.25 倍、2.67 倍、1.43 倍。此外，吸烟者心肌梗死发生风险较不吸烟者高出 1.5~2.0 倍。因此，戒烟对防治冠心病有着积极作用。

（5）超重与肥胖症　超重与肥胖症与心血管疾病率呈正相关。此外，脂肪的分布也与冠心病发病相关，中心型肥胖与高血压、冠状动脉粥样硬化密切相关，是冠心病的独立危险因素，且男女无差别。

（6）高同型半胱氨酸血症　高同型半胱氨酸血症可加速血管内皮氧化，刺激血管平滑肌增生，产生血栓；同时还会引起糖脂代谢紊乱，促进脂肪在动脉血管壁内沉积，从而形成粥样斑块。冠心病患者组血清同型半胱氨酸水平明显高于正常组，血浆总同型半胱氨酸水平每升高 5μmol/L 则患冠心病危险性，男性增加60%，女性增加80%，相对危险性男性为 1.6，女性为 1.8。血浆同型半胱氨酸水平还与冠心病患者的远期预后、生存率、病死率有关。

（7）不良饮食习惯　高热量、高碳水化合物、高蛋白高脂饮食、过量饮酒以及缺乏维生素等不良饮食习惯都是冠状动脉粥样硬化的危险因素。

油炸食品、蛋糕、巧克力、奶茶等高热量食物，或长期大量摄入高碳水化合物，特别是双糖或单糖类摄入过多，可导致血 TC 升高、HDL-C 下降；富含动物高蛋白质的膳食如羊肉、排骨常伴随膳食高脂肪的摄入，或过多摄入动物油，或油炸食品，导致饱和性脂肪酸和胆固醇摄入超量，增加冠心病风险；蔬菜水果的摄入量与心血管疾病的发病率呈显著负相关，果蔬中的抗氧化维生素，如维生素 E、维生素 C、β-胡萝卜素可以抗氧化和清除自由基，具有预防动脉粥样硬化的作用，如摄入不足则导致自由基清除降低。此外，大量饮酒明显增加心血管疾病发病和死亡危险；不饮酒者心血管疾病发病和死亡危险高于少量饮酒者，即饮酒量与心血管疾病发病危险呈一种所谓的"U"形或"J"形关系。

（8）缺乏运动　国外 64~84 岁男性 10 年的随访资料分析显示，调整年龄、吸烟、饮酒等变量后，每周坚持 30~60min/d 有氧运动者与 15min/d 者相比，心血管疾病死亡相对危险度分别为 0.75 与 0.70。由此可知，缺乏运动是冠心病的一项危险因素。冠心病人群以脑力劳动者居多，可能与缺乏运动致脂肪沉积，引起超重、肥胖症、糖尿病等疾病相关。

（9）精神压力　工作紧张、家庭矛盾增加、生活压力等精神压力产生的负性心理反应，可能会增加心血管疾病的患病风险。精神压力导致心理应激会引起机体神经内分泌功能失调，诱发血压、胆固醇升高，血小板反应性升高，从而促进动脉粥样硬化的形成，增加冠心病的危险；同时焦虑和紧张使机体肾上腺素、去甲肾上腺素分泌增加，引起冠状动脉收缩，可使粥样斑块破裂从而引发心血管急性事件。

不同人格特点产生的内在压力不同，如 A 型人格思维敏捷、雄心勃勃，反应迅速，做事匆忙。因此，容易使自己处于紧张状态，导致交感神经兴奋、儿茶酚胺分泌增多，出现心率加快；同时使血小板聚集，增加血液黏滞和凝固性；还可导致脂质代谢紊乱从而使血脂增高，或植物神经功能紊乱出现冠状动脉痉挛。

3. 冠心病高危人群的识别

由于冠心病的分型较多，尤其是无症状性心肌缺血患者常不容易被发现，使得一旦发病极其凶险，猝死率增加。因此，高危人群的筛查十分必要。

健康管理师应积极识别冠心病危险因素，尽早发现高危人群，积极筛查。有下列危险因素之一者，为冠心病的高危人群：①男性>40 岁，女性绝经期后；②长期吸烟者；③高热量、高胆固醇饮食者；④高血压、糖尿病的患者；⑤冠心病家族史；⑥超重或肥胖症患者；⑦脑力劳动者或静坐生活方式者；⑧高脂血症患者；⑨从事紧张性工作、心理压力大或 A 型人格。

三、慢性心肌缺血的用药指导

急性冠心病因发作凶险，需紧急医学治疗，与传统的溶栓疗法相比，经皮冠状动脉介入治疗（Percutaneous Coronary Intervention，PCI）和冠状动脉旁路移植术（Coronary Artery Bypass Grafting，CABG）等安全性更好，疗效明确。慢性心肌缺血的药物治疗目标是缓解心绞痛症状和预防心血管事件发生，健康管理师应熟悉药物种类、使用方法及注意事项。

（一）缓解症状及改善缺血的药物

缓解症状及改善缺血的药物包括三类：硝酸酯类药物、β 受体阻滞剂和钙通道阻滞剂（CCB）。缓解症状与改善缺血的药物应与预防心肌梗死和死亡的药物联合使用，其中 β 受体阻滞剂同时兼有两方面的作用。

1. 硝酸酯类

硝酸酯类主要有硝酸甘油和单硝酸异山梨酯。硝酸甘油可作为心绞痛急性发作时缓解症状用药，也可在运动前数分钟预防使用，用法为舌下含服或喷雾用。心绞痛发作时舌下含服硝酸甘油 0.3~0.6mg，每 5 分钟 1 次直至症状缓解，但需注意 15min 内含服最大剂量不超过 1.2mg；也可以舌下含服硝酸异山梨酯 5~10mg。

2. β受体阻滞剂

β受体阻滞剂常用药物包括美托洛尔、比索洛尔。只要无禁忌证，β受体阻滞剂应作为稳定性冠心病患者的初始治疗药物。服用时应严密监测心率、心律、血压、心电图，根据监测情况随时调整药物，心率控制目标为清醒静息时心率不<50次/min。

3. 钙通道阻滞剂（CCB）

钙通道阻滞剂常用药物包括氨氯地平、硝苯地平、非洛地平，口服，可通过改善冠状动脉血流和减少心肌耗氧量发挥缓解心绞痛的作用。

（二）改善预后的药物

改善预后的药物包括抗血小板药物、他汀类等降胆固醇药物、β受体阻滞剂和血管紧张素转换酶抑制剂（ACEI）或血管紧张素Ⅱ受体拮抗剂（ARB）。

1. 抗血小板药物

抗血小板药物包括阿司匹林、铝镁匹林、氯吡格雷等，副作用是增加出血倾向。稳定性冠心病患者，若无阿司匹林禁忌证，推荐长期口服阿司匹林、铝镁匹林、氯吡格雷等抗血小板凝集，剂量为75~100mg/次，每天1次。

2. 降胆固醇类药物

目前降低LDL-C的主要药物包括他汀类药物、依折麦布等。只要无禁忌证，无论血脂水平如何，稳定性冠心病的患者均应给予他汀治疗。

3. 血管紧张素转化酶抑制剂（ACEI）或血管紧张素Ⅱ受体拮抗剂（ARB）

ACEI类药物能使无心力衰竭的稳定性心绞痛患者或高危冠心病患者的主要终点事件（心血管死亡、心肌梗死、卒中等）风险降低。对稳定性冠心病患者，尤其是合并高血压、左心射血分数≤40%、糖尿病或慢性肾病的高危患者，只要无禁忌证，均可考虑使用ACEI或ARB。大多数慢性稳定性冠心病患者能得益于ACEI的长期治疗。若无禁忌证，冠心病患者应长期服用ACEI作为二级预防。

【任务描述】

健康管理师对张某进行危险因素分析：（1）年龄>40岁；（2）有糖尿病病史（血糖控制不达标）；（3）身体活动少，伏案工作，无锻炼；（4）BMI在24~27.9kg/m²，属于超重。张某目前存在的主要冠心病危险因素是年龄大、患有糖尿病、缺乏身体活动和超重。据此判断张某为冠心病高危人群，存在患冠心病的可能风险。

讨论：1. 张某10年冠心病发病风险绝对危险值为多少？

2. 张某属于哪一级别的健康管理？请给张某制订健康管理方案。

四、冠心病的健康管理实施方案

冠心病健康管理的人群主要为一般人群、高危人群和无严重并发症的冠心病患者。对于存在以下情况者，应尽早进行医疗干预：①不稳定型心绞痛；②近期心肌梗死；③未控制的心力衰竭；④严重心律失常，如频发室性早搏、室性心动过速等；

冠心病的健康管理

⑤合并其他需要医疗干预的情况。健康管理师以一级管理为工作重点，目的为消除或减少致病危险因素，降低发病可能性。

(一) 健康信息收集

除基本健康信息外，应尽可能全面地收集个人的健康信息，包括：目前健康状况、冠心病发病情况、药物使用情况、既往健康状况、过敏史；生活方式，如膳食、身体活动情况、吸烟、饮酒等；心理社会因素，如家庭情况、工作环境、文化程度及有无精神创伤史等；家族史，如高血压、糖尿病、高脂血症、冠心病等慢病家族史。尤其要详细了解吸烟情况，包括是否吸烟，吸烟支数和年数，评价患者的烟草依赖程度，询问戒烟意愿；对不吸烟者需了解是否有二手烟接触史；对已戒烟患者了解戒烟时间，是否有复吸经历，对戒烟半年内的患者评估是否有戒断症状以及复吸的风险。

体格检查资料，如身高、体重、血压、BMI 等；实验室数据，如血常规、血脂、血糖、心肌肌钙蛋白（cTn）、肌酸激酶同工酶（CK-MB）；十二导联心电图、心电图负荷试验；生命质量量表测评等评估工具了解患者日常运动习惯及是否有限制运动的因素，掌握个体的全身功能状态，包括心血管疾病治疗和精神心理（包括睡眠）情况。

(二) 健康风险评估与分析

通过健康信息资料，对冠心病的危险因素进行评估，如遗传、年龄、性别、血脂异常、糖尿病、高血压、吸烟、超重、缺乏身体活动、心理压力过大等，判断是否为高危人群。对高危人群进行十二导联心电图、心电图负荷试验筛查，早发现无症状性心肌缺血患者。对于危险程度低于平均危险程度或无冠心病危险因素存在的个体和人群，视为一般人群。

对于 35 岁及以上高危人群，建议每两年进行一次 10 年风险评估。心血管疾病患病风险一级评估目前仍沿用中华医学会心血管疾病分会 2001 年颁布的《中国心血管防治指南》的建议。可以登录国家心血管病中心网页（http://www.nccd.prg.cn）注册后进行"心脑血管风险评估"，见表 8-1。

表 8-1   **缺血性心血管疾病（ICVD）10 年发病风险评估表**

男性   女性

第一步：评分					第一步：评分			
年龄	得分	收缩压/mmHg	得分		年龄	得分	收缩压/mmHg	得分
35~39	0	<120	-2		35~39	0	<120	-2
40~44	1	120~129	0		40~44	1	120~129	0
45~49	2	130~139	1		45~49	2	130~139	1
50~54	3	140~159	2		50~54	3	140~159	2
55~59	4	160~179	5		55~59	4	160~179	3
≥60 岁，每增加 5 岁得分加 1 分		≥180	8		≥60 岁，每增加 5 岁得分加 1 分		≥180	4
体重指数 /（kg/m²)	得分	总胆固醇 /（mg/dL)	得分		体重指数 /（kg/m²)	得分	总胆固醇 /（mg/dL)	得分
<24	0	<200（5.2mmol/L)	0		<24	0	<200（5.2mmol/L)	0
24~27.9	1	≥200	1		24~27.9	1	≥200	1
≥28	2				≥28	2		
吸烟	得分	糖尿病	得分		吸烟	得分	糖尿病	得分
否	0	否	0		否	0	否	0
是	2	是	1		是	1	是	2

男性：第二步：计算总得分 第三步：查绝对危险

总分	10 年 ICVD 绝对危险/%	总分	10 年 ICVD 绝对危险/%
≤-1	0.3	9	7.3
0	0.5	10	9.7
1	0.6	11	12.8
2	0.8	12	16.8
3	1.1	13	21.7
4	1.5	14	27.7
5	2.1	15	35.3
6	2.9	16	44.3
7	3.9	≥17	≥52.6
8	5.4		

男性：第四步：与参考标准比较，求得相对危险

10 年 ICVD 绝对危险（%）参考标准

年龄/岁	平均危险	最低危险 *
35~39	1	0.3
40~44	1.4	0.4
45~49	1.9	0.5
50~54	2.6	0.7
55~59	3.6	1

女性：第二步：计算总得分 第三步：查绝对危险

总分	10 年 ICVD 绝对危险/%	总分	10 年 ICVD 绝对危险/%
-2	0.1	6	2.9
-1	0.2	7	3.9
0	0.2	8	5.4
1	0.2	9	7.3
2	0.3	10	9.7
3	0.5	11	12.8
4	1.5	12	16.8
5	2.1	≥13	21.7

女性：第四步：与参考标准比较，求得相对危险

10 年 ICVD 绝对危险（%）参考标准

年龄/岁	平均危险	最低危险 *
35~39	0.3	0.1
40~44	0.4	0.1
45~49	0.6	0.2
50~54	0.9	0.3
55~59	1.4	0.5

注：* 最低危险是根据收缩压<120mmHg、体重指数<24kg/m²、总胆固醇<140mg/dL、不吸烟且无糖尿病的同龄人所求得的危险。

由于血脂异常是动脉粥样硬化性的重要危险因素，因此《2016 年血脂异常防治指南》提出对于血脂异常者还需要进行专项的 ASCVD 危险评估，详见项目十任务二。

（三）健康管理方案制订

冠心病的三级管理策略以一级管理为重点，目的为消除或减少致病危险因素，降低发病可能性，可通过人群策略和高危策略的双向策略实现。前者是指降低整个人群的冠心病危险因素水平，降低人群发病率；后者是指识别、评价并干预具有危险因素的高危个体，减少其发病风险。

1. 一级管理

（1）健康教育 对于危险程度低于平均危险程度或无冠心病危险因素存在的一般人群，以健康教育和健康促进为主要措施，通过定期随访了解个体对冠心病及其危险因素相关知识的掌握程度，降低危险因素的暴露。对于高危人群应采用群体健康教育，讲解冠心病的发病机理、典型症状、病程进展、并发症、危险因素及防治必要性等，提高防病意识和主动接受管理的意识。

（2）定期筛查 一般人群可每 3~5 年进行一次 10 年发病风险评估，35 岁以上具有危险因素的人群应每 2 年进行一次 10 年发病风险评估，高危人群除进行 10 年发病风险评估外，还应积极进行体重、血压、血脂、血糖、十二导联心电图、心电图负荷试验筛查，尽早发现冠心病患者。

（3）生活方式指导 高危人群的生活方式干预是冠心病预防的重点。通过健康风险评估了解冠心病危险因素水平，制订合理可行的措施，按照干预措施设定的目标，其后主动随访评估，再干预的过程逐步减少危险水平。主要干预措施有：

①合理膳食：可为不同高危因素者制订个体化的食谱，特别是糖尿病、高血脂、肥胖者，根据身高、体重计算每日摄入的总热量，合理分配三大营养素的种类及量，制订合理的食谱，鼓励患者多食谷物及高纤维食物、新鲜绿叶蔬菜，每天 200g 的蔬菜和水果摄入可以降低冠心病发生风险。减少油炸食物和反式脂肪酸的摄入，红肉每天<75g，胆固醇摄入<300mg/d。减少膳食钠盐的摄入不仅可预防高血压，也是降低心血管疾病发病和死亡风险的重要手段。世界卫生组织推荐钠盐摄入<5g/d，中国营养学会推荐钠盐摄入<6g/d。

②适度有氧运动：有氧运动不仅具有降低血压、增加心肌收缩力的功能；还可以减少身体脂肪，降低血甘油三酯，升高高密度脂蛋白胆固醇，增加骨骼肌血流量，提高胰岛素敏感性，降低血糖，减轻体重，增加心肺功能，减轻精神压力，提高生活质量，从而降低冠心病的发病率。效果最好的运动是大群肌的有氧运动，具有增加心输出量的同时仅轻度增加平均动脉压效用。其中，中等强度有氧运动保护心血管的作用最强，且多数研究结果认为运动量和运动强度必须达到能量消耗 7kcal/min（29.3kJ/min，1cal = 4.18585J，余同），才有较明显的保护

作用。我国队列研究分析表明，保持每周≥150min的中等强度身体活动或每周≥75min的高强度身体活动可减少成年人1.4%的心血管疾病发病率。

③控制体重：肥胖症多伴随其他促发冠心病的危险因素，包括高血压、胰岛素抵抗、高密度脂蛋白降低和甘油三酯升高等，肥胖症相关的冠心病危险的增加多由上述危险因素导致。我国队列研究表明，保持BMI<25.0kg/m² 可减少成年人5.0%的心血管疾病发病率。控制体重初始目标是6个月内减少基线体重的10%，并长期保持已减轻的体重，可以减少冠心病危险因素。但BMI水平并非降得越低越好，我国17个省市的随访研究显示，体重过轻（BMI<18.5kg/m²）成年人全因死亡率也显著升高，提示体重保持在正常范围为宜。

④戒烟：戒烟可使冠心病、脑卒中发病风险及男性全因死亡风险降低，不吸烟或戒烟可在成年人中减少3.6%的心血管疾病发病率，戒烟时间越长获益越多，且即使50岁以后开始戒烟仍然降低吸烟者38%的烟草相关疾病的死亡风险。有研究显示吸烟者停止吸烟24h内，心肌梗死的危险性就会降低，一年后冠状动脉硬化的危险性降至吸烟者的一半；吸烟者戒烟一年内冠心病死亡率迅速下降，坚持戒烟10~15年后，危险性会接近于不吸烟者的水平；已经发生过心肌梗死的患者，戒烟后再梗死和死亡的可能性减少50%，而继续吸烟者的预后差，故戒烟可以消除冠心病危险因素。

对吸烟者通过咨询和制定戒烟计划，达到完全戒烟的目标，并避免在家中和公共场所被动吸烟。戒烟方法详见项目七任务一。

（4）合并症的管理　合并症的用药指导包括积极控制血压、血糖、血脂水平，干预高半胱氨酸血症，主动防治动脉粥样硬化。

①控制血压、血糖、血脂：血压控制目标为<130/80mmHg；血糖控制目标为空腹血糖<6.1mmol/L，餐后2小时血糖<8.0mmol/L，糖化血红蛋白<6.5%；血脂控制目标是总胆固醇<4.5mmol/L，低密度脂蛋白胆固醇<2.6mmol/L，高密度脂蛋白胆固醇>1.1mmol/L，甘油三酯<1.5mmol/L，可以大大降低冠心病的发病率。

②干预高半胱氨酸血症：大剂量联合应用叶酸、维生素B_6和维生素B_{12}，能够有效地降低血浆半胱氨酸水平。可通过摄入蔬菜、水果、豆类、瘦肉、鱼类及增加含维生素的谷类食物来保证达到叶酸、维生素B_6以及维生素B_{12}的推荐需要量。

③防治动脉粥样硬化：阿司匹林、血管紧张素转换酶抑制剂（ACEI）、β受体阻滞剂、降脂药物等，长期应用可以防治动脉粥样硬化，降低发病风险。应根据临床医师的指导使用，健康管理师通过定期随访协助被管理者提高药物的使用效果和安全性。

（5）心理疏导　情绪是心理因素的表现，情绪也影响冠心病的发生、发展和预后。不良的情绪如愤怒、焦虑、抑郁、惊恐等都会诱发冠心病心绞痛发作、心肌缺血、心肌梗死，甚至猝死。在高危人群中及时发现异常情绪，积极进行心理疏导，倡导有规律的生活、乐观的情绪，避免过度劳累和激动，注意劳逸结合，保证充分睡眠。

2. 二级管理

冠心病的二级管理人群主要是稳定的冠心病患者，对于病情不稳定者应及时转诊至全科医师、专科医师处进一步诊治。

（1）健康教育　冠心病患者建议综合考虑不同的文化背景、年龄层次、工作特点等，提供个体化的指导。通过教育，患者应掌握如减少冠心病猝死或再梗死的危险性，恢复患者的活动和工作能力，尽量延长患者的寿命。具体内容包括：①冠心病防治的相关知识教育，包括冠心病的主要风险、冠心病心绞痛发作的表现、冠心病危险因素、生命质量评估、并发症表现；②生活方式教育，如戒烟、平衡膳食、运动指导、饮食及体重控制；③用药常识：出院用药和随访计划、心电监测知识等。

（2）生活方式指导　改善生活方式是控制冠心病病情进展的基础措施，主要措施可参考高危人群制定。另外，还需注意以下几点：

①严禁暴饮暴食，以免诱发心绞痛或心肌梗死。

②限制饮酒：中国营养学会根据中国人的饮酒习惯和体质特点提出每日饮酒的酒精摄入量为成年男性不超过 25g，成年女性不超过 15g。2018 年 *Lancet* 发表关于酒精摄入量与总死亡率及心血管事件发生风险关系的研究认为，酒精摄入量在 0~100g/周为宜。

③冠心病患者运动指导：运动锻炼不仅有利于冠心病预防，对于改善冠心病患者的预后也有肯定的效果，如改善心血管功能、减少心绞痛发作频度、降低心血管危险因素、稳定甚至逆转冠状动脉粥样硬化病变的进展、降低心肌梗死的再发率和死亡率以及提高生活质量等。

具体如下：a. 运动前：应经过心血管内科医师的全面检查评价，运动量应根据原来的身体状况、原来的体力活动习惯和心脏功能状态来确定，以不增加心脏负担和不引起不适感觉为原则，从低强度开始，避免诱发心绞痛或使病情加重。冠心病合并心力衰竭、严重心律失常等情况，应在心血管内科医师的指导下进行。b. 运动时注意事项：不要进行爆发性或过于剧烈的运动，尤其是不要参加竞争性强的比赛或运动；饭前、饭后不要立即运动。阴天、闷热或寒冷天气时，应减少活动量或暂停活动；运动后不要立即洗热水浴，应休息 20min 后进行温水淋浴；活动前要做好准备活动，活动后应通过整理活动充分放松，避免运动突然开始或突然停止。c. 随身携带硝酸甘油等急救药品，出现心绞痛等症状时可及时服用。d. 如出现以下症状时，应立即停止运动：心跳不正常，如出现心率比日常运动时明显加快、心律不齐、心悸、心慌、心率快而后突然变慢等；运动中或运动后即刻出现胸部、上臂或咽喉部疼痛或沉重感、眩晕或轻度头痛、意识紊乱、出冷汗或晕厥、严重气短以及身体任何一部分突然疼痛或麻木或一时性失明或失语。

（3）基础疾病的治疗与心脏康复　血脂和血压的控制目标应根据已存在冠心病情况下所确定的标准确定。具体目标参见高血脂和高血压的危险分层，注意观察治疗效果和用药情况。健康管理师应指导患者如何用药、用药注意事项等知识，坚持在改善生活方式基础上的规范的药物治疗，预防心血管事件发生。

冠心病康复包括 3 个阶段，分别是Ⅰ期康复（院内康复期）、Ⅱ期康复（院外康复早期）和Ⅲ期康复（家庭康复）。对于急性冠脉综合征恢复期、稳定型心绞痛、进行 PCI 和 CABG 6 个月内的患者，应进行Ⅱ期心脏康复，通过有氧运动联合抗阻运动，可通过心内膜血供，增强骨骼肌的力量和耐力，改善运动耐力，帮助患者重返正常生活和回归工作。Ⅱ期心脏康复主要内容：①健康教育；②患者危险评估和常规运动康复程序；③监护下的运动康复；④纠正不良生活方式；⑤日常生活指导以及工作指导。康复治疗师在专科医师指导下对患者进行康复训练。

（4）自我管理与急救指导　冠心病患者应每日进行血压、心率监测。如频发胸闷、心悸，应主动前往医院就医。如出现胸骨后或心前区闷痛，应立即停止活动，坐下或平躺休息，舌下含 0.3~0.6mg 硝酸甘油，一般 1~2min 起效，5min左右缓解；也可含 5~10mg 二硝酸异山梨醇，5min 有效；若含服后胸闷或胸痛无法缓解，或出现出汗、心悸等表现，立即前往医院就医；紧急情况下呼叫 120；对家庭成员进行心肺复苏训练指导。

（5）心理治疗　急慢性应激、敌意、抑郁、缺乏社会支持、社会经济地位低等 5 个因素是冠心病的主要心理社会危险因素。对已有心血管疾病的患者，心理应激会使病情恶化，不利于康复和容易再次引发心血管急性事件。应尽量避免情绪激动，如发现患者有焦虑、抑郁，应积极进行焦虑量表、抑郁量表评估，必要时转诊至精神科治疗。

（6）中医养生保健指导　冠心病在中医中归为"胸痹""心悸""厥心痛""怔忡""真心痛"等范畴。中医保健方法有：①保健按摩：以一手虚掌，五指张开，用掌拍击胸部（此刻勿屏气），每组 10 次左右，每日 5 组；若有胸部闷痛、心律失常，用力不停点按内关穴，每次 3 分钟，间歇 1 分钟。②传统运动疗法：八段锦、易筋经、太极拳尤其适宜老年冠心病患者。③适宜饮玫瑰花茶、绿茶、山楂茶、丹参茶、枸杞菊花茶等。④足浴：用丹参、桃仁、红花、川芎、牛膝等煎水，每晚睡前足浴，足部皮肤有损伤者或过敏者禁用。⑤中医预防保健可采用：温灸血海、内关、丰隆、水道、足三里等穴位。

（7）随访管理　稳定的冠心病患者随访内容包括：每 3 月 1 次随访测量体重、BMI、血压，生活方式情况，随访评估吸烟量、饮酒量、运动量、饮食控制情况（如每日进食种类、数量等）、心理状态等。至少每半年检测 1 次血常规、血脂、空腹血糖、糖化血红蛋白，以及进行生命质量量表测评；每年 1 次十二导联心电图或超声心动图；如有反复胸闷发作，应立即转诊，及时进行 cTn、CK 及 CK-MB 检查，排除急性心血管事件。

3. 三级管理

三级管理的人群是稳定的冠心病并发症人群，目标是减少已发生的冠心病并发症的进展、降低致残率和死亡率，并改善患者的生存质量。

对冠心病患者应及时进行随访评估，了解干预措施的落实和危险因素降低的程度。对健康教育的效果进行评估，如冠心病患者对急救药物如阿司匹林、硝酸酯类制剂等随身携带和使用方法是否掌握。了解生活方式情况，对冠心病患者检查项目进行记录，了解目前有无新出现症状，评估冠心病患者如症状、服药情况等，及时发现可能存在的紧急情况并转诊就医。

4. 健康效果评价

（1）疗效评价指标　针对冠心病三种人群给予不同层次的健康指导和干预，其后对效果进行重新评估，调整干预计划，并更新信息平台，参考新的数据分析，完善防治策略。整个管理流程循环反复，同时与医疗过程合理衔接，达到降低冠心病发病率、防治冠心病进展、提高病人生活质量的目的，见表8-2。

表 8-2　　　　　　　　　　　　冠心病社区门诊随访检查项目

监测内容	初诊	每月	季度复诊	半年	年度复诊	必要时
生活方式	√	√	√	√	√	
服药情况	√	√	√	√	√	
血压	√	√	√	√	√	
心率/心律	√	√	√	√	√	
身高	√				√	
体重	√		√	√	√	
BMI	√		√	√	√	
血糖	√				√	√
糖化血红蛋白	√				√	√
血脂	√			√	√	√
心电图 ECG	√				√	√
超声心动图						√
10年风险评估/ASCVD 危险评估	√				√	
cTn						√
CK						√
CK-MB						√

（2）双向转诊　当冠心病危险因素控制不理想；或经过规范化治疗症状控制不理想，仍有频繁心绞痛症状发作；或需进行特殊检查评估，如冠状动脉造影、心脏磁共振成像、心脏负荷试验等基层医疗机构无法完成的项目时，可向上级医院转诊。

如存在以下情况应立即转诊，尽早进行医疗干预：①不稳定型心绞痛；②近期心肌梗死；③未控制的心力衰竭；④严重心律失常，如频发室性早搏、室性心动过速等；⑤低血压（收缩压<90mmHg）；⑥合并其他需要医疗干预的情况。紧急转诊时需注意患者立即卧床休息、吸氧，监测血压、心率等生命体征和心肺体征，并建立静脉通道。

当经专科治疗后病情稳定出院，且无频繁心绞痛发作，或心脏Ⅱ、Ⅲ级康复者可转回社区医院随访管理。

【任务解答】

1. 张某10年冠心病发病风险绝对危险值计算步骤如下。

（1）查表8-1，45岁得2分，收缩压=120mmHg，得0分；体重超重得1分，胆固醇值得0分（4.5mmol/L），不吸烟得0分，糖尿病得1分。

（2）所有数值相加=2+0+1+0+0+1=4。

（3）查表8-1，10年ICVD绝对危险值=1.5%。

（4）此年龄期平均值为1.4%，故张某10年ICVD绝对危险值高于同龄人0.1%。

2. 张某属于高危人群，纳入冠心病一级健康管理，健康管理方案如下。

（1）健康教育　讲解冠心病的发病机理、典型症状、病程进展、并发症、危险因素及防治必要性等，提高张某的冠心病防病意识和主动接受管理的意识。

（2）定期筛查　每2年对其进行一次10年发病风险评估。

（3）生活方式干预

①合理膳食：减少油炸食物和反式脂肪酸的摄入，红肉摄入每天<75g，胆固醇摄入<300mg；减少膳食钠盐的摄入，<6g/d；保证充足的维生素和矿物质摄入，如每天200g的蔬菜和水果；因其有糖尿病，需按糖尿病饮食指导。

②适度有氧运动：坚持每周≥150min的中等强度身体活动或每周≥75min的高强度身体活动，如快步走，慢跑等。

③控制体重：6个月内减少基线体重的10%，最终达到BMI<25.0kg/m²。

④控制血糖水平：加强血糖控制，控制饮食并坚持服药，使空腹血糖<6.1mmol/L，餐后2小时血糖<8.0mmol/L，糖化血红蛋白小于6.5%。

⑤保持心态平和：倡导有规律的生活、乐观的情绪，避免过度劳累和激动，注意劳逸结合，保证充足睡眠。

【项目八任务二思维导图】

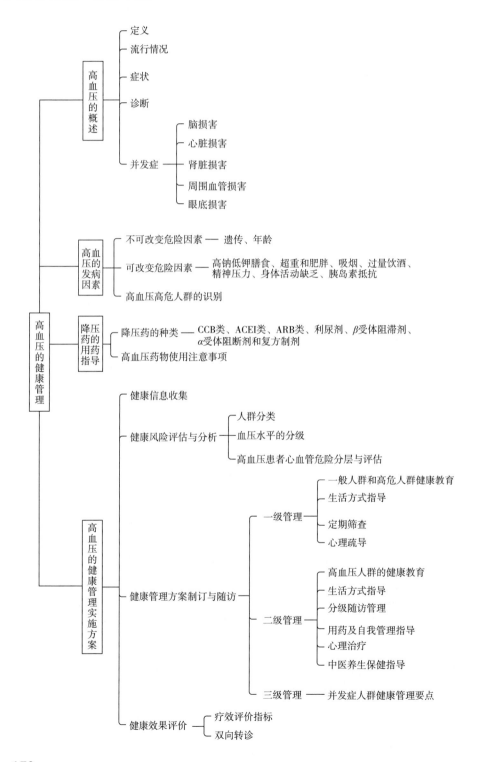

任务二　高血压的健康管理

【任务描述】

　　张先生，43 岁，汉族，中层干部，身高 168cm，体重 75kg，血压 130/80mmHg，平时工作紧张，经常加班，每天早餐、中餐在单位食堂进餐，几乎没有时间运动，有饮酒习惯，每天约半斤酒，已经有十年；不吸烟，喜食动物内脏，经常熬夜，睡眠差，既往无重大疾病史。其父母均患有高血压和冠心病。

　　1. 张先生是否可诊断为高血压？

　　2. 张先生的危险因素有哪些？

一、高血压的概述

　　高血压是以体循环动脉压增高为主要表现的临床综合征，当收缩压≥140mmHg 和（或）舒张压≥90mmHg 时，即为高血压。高血压可分为原发性高血压和继发性高血压，本任务主要讨论原发性高血压。

　　原发性高血压占高血压的 95% 以上，是原因不明的以动脉血压持续升高为特征的"心血管综合征"，是我国心脑血管疾病最主要的危险因素，也是我国心脑血管疾病死亡的主要原因。

高血压的
健康管理

继发性高血压病因明确，其血压升高是某些疾病的一部分表现，其中肾脏疾病占 70% 以上，如嗜铬细胞瘤等。由于血压升高引起血管弹性降低、动脉粥样病变等血管壁损伤，出现脑卒中、冠心病、心力衰竭、肾脏疾病等严重的并发症，给家庭和社会带来沉重的负担。

根据5次全国范围内的高血压抽样调查结果显示，高血压患病率总体呈增高的趋势，且随年龄增加而显著增高。患病人群中，男性高于女性，北方高南方低的现象仍存在，但目前差异正在转变。大中型城市高血压患病率较高，如北京、天津和上海居民的高血压患病率分别为35.9%、34.5%和29.1%。农村地区居民的高血压患病率增长速度较城市快。不同民族间比较，藏族、满族和蒙古族高血压的患病率较汉族人群高，而回族、苗族、壮族、布依族高血压的患病率均低于汉族人群。2019中国心血管健康与疾病报告显示，我国高血压患病人数已达2.45亿。高血压患者的知晓率、治疗率和控制率是反映高血压防治状况的重要评价指标。2015年调查显示18岁以上人群高血压的知晓率、治疗率和控制率分别为51.6%、45.8%和16.8%。知晓率、治疗率和控制率具有显著特点，女性高于男性，南方地区高于北方地区，城市治疗率显著高于农村，汉族居民的高血压治疗率和控制率高于少数民族。

（一）高血压的症状

大部分高血压的起病隐匿，病情发展缓慢，所以患者往往无明显的临床症状，常在体检时被发现。当血压持续升高，可出现头痛、头晕、头颈疼痛、失眠、耳鸣，部分患者有日常生活能力下降、生活懒散、易疲劳、懒动、神经质表现，且血压受精神情绪变化影响较大。此外，也有少部分高血压起病急、进展快，表现为高血压脑病、高血压危象等紧急情况。

（二）高血压的诊断

在未使用降压药物的情况下，非同日3次测量诊室血压，收缩压≥140mmHg和（或）舒张压≥90mmHg即可诊断。诊断流程见图8-1。

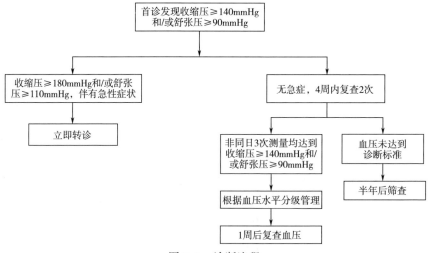

图8-1 诊断流程

高血压的诊断注意事项：①如收缩压≥140mmHg，且舒张压<90mmHg，诊断为单纯收缩期高血压。②部分人群属于白大衣高血压或隐蔽性高血压，不易鉴别，需要24h动态血压监测或家庭自测血压辅助确诊。③如因服用降压药物使得血压虽然<140/90mmHg，仍应诊断为高血压。④注意鉴别伴有紧急或危重情况、怀疑继发性高血压等需转诊的情况。

【拓展阅读】

血压测量是评估血压水平、诊断高血压以及观察降压疗效的主要手段。目前，在临床和人群防治工作中，主要采用诊室血压、动态血压监测以及家庭血压监测三种方法。

1. 诊室血压

诊室血压是近年出现的新名词，是指由医护人员在标准条件下按统一规范进行测量获得的血压值。目前仍是评估血压水平和临床诊断高血压并进行分级的常用方法，由医护人员在标准条件下按统一的规范进行测量，故操作比较规范。

诊室测血压的缺点：①在特定的环境下，一些患者容易紧张，测定值可能比实际血压偏高，而诊室外的动态血压监测或家庭自测血压正常，这就是常说的"白大衣血压"或者"诊室高血压"；②门诊测量血压往往是工作时间，部分人群出现诊室血压正常，诊室外血压升高或个别患者凌晨出现的高血压，很可能被忽略，为"隐匿性高血压"。

2. 动态血压监测

24h动态血压监测（ABPM）则通常由自动的血压测量仪器完成，测量次数较多，无测量者误差，可避免白大衣效应，并可测量夜间睡眠期间的血压，因此，既可更准确地测量血压，也可评估血压短时变异和昼夜节律。

动态血压监测的缺点：携带不方便、费用高；夜间也会自动测量，影响睡眠。

3. 家庭血压监测

家庭血压监测（HBPM）通常由被测量者自我完成或家庭成员协助完成，又称家庭自测血压。因为测量在熟悉的环境中进行，可以避免白大衣效应。家庭血压监测还可用于评估数日、数周甚至数月、数年血压的长期变异或降压治疗效应，而且有助于增强患者的参与意识，改善患者的治疗依从性。

家庭自测血压的缺点：依从性差者，容易忘记测量；部分焦虑者容易因为血压波动出现精神紧张，出现各种症状。

（三）高血压的并发症

高血压在开始数年或十余年常常没有明显症状，但高血压使全身动脉长期处于紧张和高负荷状态，从而引起小动脉硬化，导致脑、心、肾等多个靶器官损害。

1. 脑损害

脑血管病变是高血压病的主要并发症。长期高血压可形成小动脉的微动脉瘤，血压骤然升高可引起破裂而致脑出血；高血压加速脑动脉粥样硬化的进程，可引起脑血栓形成和暂时脑缺血发作；血压急剧升高可发生高血压脑病，表现为严重头痛、恶心、呕吐及不同程度的意识障碍，如不及时处理容易危及生命。

2. 心脏损害

因血压长期升高可增加左心室负担，左心室因代偿而逐渐肥厚、扩张，形成高血压性心脏病；多发生在高血压病起病数年至十余年之后。部分病人可因合并冠状动脉粥样硬化性心脏病，出现心绞痛、心肌梗死、心力衰竭等情况。

3. 肾脏损害

血压长期升高可加速肾动脉硬化，出现蛋白尿、进行性肾功能损害，甚至慢性肾衰竭，最后严重阶段为尿毒症。

4. 周围血管损害

血压控制不良，严重的血压变化造成血管壁剪切力增大，引起主动脉内膜撕裂、动脉壁间血肿蔓延，促进主动脉夹层形成，常可致命。

5. 眼底损害

血压急骤升高可引起视网膜渗出和出血；长期高血压可致眼底动脉硬化，严重时可出现眼底出血、视盘水肿等。

二、高血压的危险因素

高血压危险因素在人群中普遍存在，如吸烟、过量饮酒、高盐和高脂食物摄入、身体活动缺乏、超重和肥胖、血总胆固醇升高、精神压力等，以上因素已成为高血压、心肌梗死和脑卒中等心脑血管疾病的共同危险因素。

（一）不可改变的危险因素

1. 遗传因素

高血压具有明显的遗传倾向，是在一定的遗传背景下由多种因素共同作用出现血压调节机制失衡所致。调查发现父母有高血压病史家庭，子女成年后40%～60%患有高血压。

2. 年龄

高血压病患病率与年龄呈正比，40岁以后上升速度显著加快，60岁后发病率最高，男性41.6%，女性38.4%，近年来有年轻化趋势。

（二）可改变的危险因素

1. 高钠低钾膳食

我国大部分地区人均每天盐摄入量12～15g，且中国人群普遍对钠敏感。相关研究表明膳食钠盐摄入量平均每天增加2g，收缩压和舒张压分别增高2.0mmHg和1.2mmHg。钠盐摄入量与血压水平和高血压患病率呈正相关，而钾盐摄入量与血压水平呈负相关。膳食钠/钾比值与血压的相关性甚至更强，高钠、低钾膳食是我国大多数高血压患者发病主要的危险因素之一。

2. 超重和肥胖

身体脂肪含量、分布都与血压水平相关。人群中体重指数（BMI）与血压水平呈正相关，BMI 每增加 $3kg/m^2$，4 年内发生高血压的风险男性增加 50%、女性增加 57%。中国成年人超重和肥胖与高血压发病关系的随访研究结果发现，随着 BMI 增加罹患高血压几率增加，超重组和肥胖组的高血压发病风险是体重正常组的 1.16~1.28 倍。腰围男性≥90cm 或女性≥85cm，发生高血压的风险是腰围正常者的 4 倍以上，表明腹部脂肪聚集越多，血压水平就越高。

3. 吸烟、过量饮酒

烟草中的尼古丁会使小动脉收缩，增加动脉硬化的风险，吸烟者中高血压的发病率比不吸烟者高 2.5 倍。少量饮酒后短时间内血压会有所下降，但长期少量饮酒可使血压轻度升高；过量饮酒则使血压明显升高。饮酒还会降低降压治疗的疗效，而过量饮酒可诱发急性脑出血或心肌梗死。限制饮酒与血压下降显著相关，酒精摄入量平均减少 67%，收缩压（Systolic Blood Pressure，SBP）下降 3.31mmHg，舒张压（Diastolic Blood Pressure，DBP）下降 2.04mmHg。目前有关少量饮酒有利于心血管健康的证据尚不足，相关研究表明，即使对少量饮酒的人而言，减少酒精摄入量也能够改善心血管健康，减少心血管疾病的发病风险。

4. 精神压力

长期精神紧张是高血压患病的危险因素，精神紧张可激活交感神经从而使血压升高。精神紧张包括焦虑、担忧、心理压力紧张、愤怒、恐慌或恐惧等各种情绪，增加的主要原因包括过度的工作和生活压力以及病态心理，包括抑郁症、焦虑症、A 型性格、社会孤立和缺乏社会支持等。研究表明长期从事高度精神紧张工作的人群，如驾驶员、高空作业等高血压患病率增加，统计结果显示有精神紧张者发生高血压的风险是正常人群的 1.55 倍。

5. 身体活动缺乏

与同龄对照者相比，久坐生活方式者高血压病发生的危险性增加 20%~50%。北京和广州郊区农民的随访研究表明，转向乡镇企业当工人或非农业劳动的农民与持续田间劳动者比较，BMI 显著增高，心血管其他危险因素也显著增高，表明缺少体力活动可增加高血压患者心血管疾病发生的危险。

6. 胰岛素抵抗

胰岛素抵抗也是高血压的危险因素。胰岛素抵抗可以导致糖尿病、血脂异常等代谢疾病，据统计糖尿病患者 40%合并有高血压。

（三）高血压高危人群的识别

健康管理师应积极识别高危人群，尽早进行血压筛查。凡具有下列一项及以上危险因素者，视为高血压病高危人群：①年龄≥55 岁。②收缩压为 120~

139mmHg 和/或舒张压为 80~89mmHg。③超重或肥胖（BMI≥24kg/m² 和/或腰围男性≥90cm，女性≥85cm）。④高血压家族史（一、二级亲属有高血压病患者）。⑤长期过量饮酒（每日饮白酒≥100mL 且每周饮酒 4 次）。⑥长期食用高盐膳食（食盐量>10g/d）。⑦每天至少吸 1 支烟，连续吸烟≥10 年者。⑧血脂异常者（TC≥5.2mmol/L，或低密度脂蛋白胆固醇≥3.4mmol/L，或高密度脂蛋白胆固醇<1.0mmol/L，或甘油三酯≥1.7mmol/L）。⑨糖调节异常（空腹血糖>6.1mmol/L，餐后 2h 血糖≥7.8mmol/L）。

三、降压药的用药指导

常用降压药种类包括：钙通道阻滞剂（Calcium Channel Blocker，CCB）、血管紧张素转换酶抑制剂（ACEI）、血管紧张素 II 受体拮抗剂（Angiotensin II Receptor Blocker，ARB）、利尿剂、β 受体阻滞剂、α 受体阻断剂六种，目前还有 CCB+利尿剂、CCB+他汀、ARB+利尿剂、CCB+ACEI 等多种新型复方制剂，根据患者的具体情况选择初始治疗和维持治疗药物。健康管理师应熟悉降压药种类、禁忌证和适应证、特殊用法，随访中了解降压效果和不良反应。

（一）钙拮抗剂

代表药有维拉帕米、硝苯地平、氨氯地平、非洛地平等。有短效、长效剂型，因选择性阻滞 Ca^{2+} 经细胞膜上的钙离子通道进入细胞内，降低细胞内 Ca^{2+} 浓度而扩张血管。不良反应主要有踝部水肿、皮肤潮红、头痛、心悸等。

（二）ACEI 和 ARB 类

因血管紧张素 II 需与血管上的 AT1 受体结合，才能够发挥收缩血管升高血压的作用；ACEI 抑制血管紧张素 I 向 II 的转变，ARB 作用于血管紧张素 II 的 AT1 受体，两者通过不同的靶点起到降压作用。ACEI 类药物有卡托普利、依那普利、福辛普利等；ARB 类药物有厄贝沙坦、氯沙坦、缬沙坦、坎地沙坦等。ACEI 的不良反应主要有刺激性干咳。ACE 与 ARB 不宜联用，联用有增加高钾血症、肾功能不全等不良事件风险。

（三）利尿剂

代表药有氢氯噻嗪、呋塞米、氨苯喋啶、螺内酯等。氢氯噻嗪、呋塞米保钠排钾产生利尿作用，容易造成低钾血症和影响尿酸排泄，故使用时需定期测血钾，痛风者禁用。

（四）β 受体阻滞剂

代表药有美托洛尔、比索洛尔等。有短效、长效剂型，每日 1~2 次口服。不良反应为心率过缓，如心率<50 次/min 者，应逐步减量或停用。

（五）α 受体阻断剂

代表药有特拉唑嗪。尤其适用于前列腺肥大的男性高血压患者，因为有引起体位性低血压的副作用，故宜睡前口服。

高血压药物使用注意事项：①每次调整药物种类或剂量后建议观察 2~4 周评价药物治疗的有效性；②长效降压药一般每日服用 1 次，中效降压药或短效降压药一般服用 2~3 次/d；建议尽量选用长效降压药，服用方便，每天 1 次，有利于改善治疗依从性，有利于稳定控制血压。③对夜间及凌晨血压增高的患者可调整用药时间或在睡前加用中长效药物；④血压达标稳定者且无不良反应的，可以长期维持治疗，不要随意调换药物。⑤高血压是终生治疗，要充分考虑到治疗的长期性和患者的经济承受能力，根据病情、经济状况及患者意愿，选择适合的治疗药物。

【任务描述】

张先生单次测量血压 130/80mmHg，属于正常高值范围，无急症，需 4 周内复查 2 次才能确诊。其后非同日 2 次血压分别是 126/82mmHg、134/72mmHg。张先生具有的危险因素是：①BMI = $75/1.68^2 = 26.57$kg/m^2，属于超重；②工作紧张，经常加班，睡眠差，有精神压力；③缺乏运动；④嗜酒；⑤有高血压病家族史（一、二级亲属有高血压病患者）。全科医师诊断为高血压的高危人群。

讨论：1. 张先生属于哪一级别健康管理？

2. 请给张先生设计一个生活方式指导方案。

四、高血压的健康管理实施方案

（一）健康信息收集

建立详尽的个人健康信息档案。除血压外，应尽可能全面地收集个体的健康信息，特别是心血管疾病危险因素相关信息。主要内容包括：个人一般情况（性别、年龄等）、疾病家族史、生活方式（详细膳食情况、体力活动、吸烟、饮酒等）、目前健康状况、药物使用情况、社会心理因素（包括家庭情况、工作环境、文化程度及有无精神创伤史等）、过敏史。

一般体格检查，如身高、体重、BMI、腰围、腰臀比、心率、心律等；辅助检查如血脂、血糖、心电图等。并发症的筛查包括胸部 X 线、超声心动图、心肌酶学检查、头颅 CT、肾功能、尿蛋白定量、眼底检查等项目。

（二）健康风险评估与分析

虽然高血压的高危人群为 55 岁以上人群，但是近年来有年轻化的趋势，成年人特别是 35 岁以上的人群每年应测量血压筛查。对高血压高危人群，建议每半年测量血压 1 次。通过血压分级将人群分为一般人群、高危人群、高血压人群、并发症人群。高血压人群又根据血压水平高低以及危险因素进行心血管并发症风险分级。

1. 血压水平的分级

收缩压≥140mmHg 和（或）舒张压≥90mmHg 可确诊高血压，根据血压升高水平不同又分为 3 级，按照《中国高血压病防治指南》（2019 年）标准分级，见表8-3。

表8-3 血压水平的定义和分级

级别	收缩压/mmHg		舒张压/mmHg
正常血压	<120	和	<80
正常高值	120~139	和（或）	80~89
1级高血压（轻度）	140~159	和（或）	90~99
2级高血压（中度）	160~179	和（或）	100~109
3级高血压（重度）	≥180	和（或）	≥110
单纯收缩期高血压	≥140	和	<90

注：若患者的收缩压与舒张压分属不同级别时，则以较高的分级为准。单纯收缩期高血压病也可按照收缩压水平分为1、2、3级。

2. 高血压患者心血管危险分层与评估

高血压的不良后果主要是血管并发症，血压水平越高、持续时间越久则危害越大，故对高血压病的评价除血压的测量外，更重要的是其产生心脑血管并发症的危险程度，进而确定干预血压的方法。根据其他危险因素、靶器官的损害情况和并存的临床情况等进行危险分层，不同危险分层十年内发生心脑血管事件概率：低危患者<15%，中危患者15%~20%，高危患者20%~30%，极高危患者>30%，见表8-4、表8-5。

表8-4 心血管疾病的危险因素、并存的临床情况和靶器官的损害情况

危险因素	靶器官损害	并存的临床情况
（1）高血压 （2）男≥55岁 （3）女≥65岁 （4）吸烟 （5）血脂异常 （6）糖耐量受损 （7）早发心血管疾病家族史 （一级亲属发病年龄男<55岁、女<65岁） （8）肥胖 （9）缺乏身体活动 （10）血同型半胱氨酸升高	（1）左心室肥厚 （2）颈动脉内膜增厚或斑块 （3）踝臂血压指数<0.9 （4）eGFR* 降低［eGFR 60mL/（min·1.73m²）］ 或血肌酐轻度升高如下： 男：115~133μmol/L 女：107~124μmol/L （5）尿蛋白 30~300mg/24h	（1）脑血管疾病 （2）短暂性脑缺血发作 （3）脑血栓形成 （4）脑出血 （5）心脏病 （6）心绞痛 （7）心肌梗死 （8）心力衰竭 （9）冠状动脉再通治疗 （10）肾功能损害，血肌酐数值： 男>133μmol/L 女>124μmol/L （11）尿蛋白>300mg/24h （12）周围血管疾病 （13）视网膜病变 （14）出血、渗出，视盘水肿 （15）糖尿病

注：* eGFR 表示肾小球滤过率。

表 8-5　　　　　　　　　　　　　高血压病危险分层

其他危险因素和病史	高血压		
	1 级	2 级	3 级
无其他危险因素	低危	中危	高危
1~2 个危险因素	中危	中危	极高危
>3 个危险因素	高危	高危	极高危
靶器官损害或合并糖尿病	极高危	极高危	极高危

（三）健康管理方案制订

高血压健康管理人群主要针对的是一般人群、高危人群和无严重并发症的高血压病患者。通过控制危险因素水平、早诊断、早治疗和患者的规范化管理三个环节提高高血压病的知晓率、治疗率和控制率，达到防治高血压病的目的，最终防止或延缓心脑血管疾病的发生。

1. 一级管理

针对一般人群、高危人群的健康管理，通过降低危险因素暴露程度达到降低高血压发病率的目的。

（1）健康教育　通过集中讲座、义诊、高血压疾病宣传等方式的群体健康教育，聘请心血管专科医护人员、社区全科医生讲解高血压的发病原因、临床表现、病程进展、并发症、危害、防治必要性等，提高一般人群防病意识和主动接受管理的意识。

高危人群还需要进行个体化膳食健康指导、运动教育等生活方式指导；指出并纠正其存在的危险因素，并指导其接受定期筛查，以期早诊断、早干预、早治疗。

（2）生活方式指导　可通过生活方式管理改变存在的危险因素，减少高血压的发病风险，具体内容如下：

①戒烟、限酒：烟草中的尼古丁会使小动脉收缩，增加动脉硬化的风险，故提倡全民戒烟，高血压病高危人群更应强调戒烟。饮酒和血压水平及高血压患病率之间呈线性相关，大量饮酒可诱发心脑血管事件发生，故主张高血压病高危人群限酒，酒精量每天不能超过 25g，即葡萄酒为 100~150mL/d，或啤酒为 250~500mL/d，或白酒为 25~50mL/d，不提倡饮高度烈性酒。WHO 的建议是饮酒越少越好。

②控制体重：体重控制的目标为 $BMI<24kg/m^2$，男性腰围<85cm、女性腰围<80cm。有研究表明体重下降 5~10kg，收缩压可下降 5~20mmHg。可通过饮食、运动等方式减重，研究表明减轻体重 10%可使高血压病的发生率减少 20%~40%。

③适量运动：合理的体育运动可以使血压下降，并改善心肺功能、提高机体

抵抗力和对外界环境的应激能力。运动强度以运动后最大心率170次/min减去年龄为宜；如50岁以运动后120次/min左右的心率为适宜的运动强度。运动频度一般要求每周至少3次，每次持续30~60min，量力而行，循序渐进。老年人运动种类可选择如步行、自行车、快走、慢跑、游泳、交谊舞、气功、太极拳等较为舒缓的运动。

④减少高盐、高脂肪食物摄入：对超重或肥胖者，每日总能量应在原基础上减少500~1000kcal（2092.93~4185.85kJ），以循序渐进的方式逐渐减量。我国膳食中约80%的钠来自烹调或含盐高的腌制品，高危人群建议食盐摄入3~5g/d（酱油摄入15~25mL/d），如使用可定量的盐勺，减少味精、酱油等调味品用量，少食或不食咸菜、火腿、香肠等加工食品，新鲜蔬菜每日400~500g，少吃糖类和甜食。动物蛋白占总蛋白质20%，适量食用鲜奶、鱼类、禽类、瘦肉等动物性食品，胆固醇摄入在300mg/d以下，总脂肪<总热量30%，饱和脂肪<10%；限制动物性脂肪的摄入，增加不饱和脂肪酸比例。

（3）定期筛查 预防和控制肥胖是防治青少年血压升高的关键，可通过每年学生体检了解青少年肥胖度。建议35岁之前至少每3~5年进行一次筛查，35岁以后每年筛查，高危人群可每半年至1年筛查。可通过健康体检、因病就医、义诊等方式进行血压测量。通过定期随访，了解并提高居民对高血压病及其危险因素相关知识的掌握情况，降低个体危险因素的暴露程度，从而降低高血压病发病率。

（4）心理疏导 长期精神压力和心情抑郁是引起高血压的重要原因之一，可明显增加高血压的发病率。对精神压力和心理不平衡的人，应积极倡导正确对待自己、他人和社会，适当放松紧张的状态，鼓励多进行户外活动，参加社会和集体活动。

2. 二级管理

二级管理针对的是稳定期的高血压患者，强调患者的自我管理，通过建立管理目标和计划，监督和帮助患者控制血压，预防并发症。对于不稳定的高血压患者应及时转诊至全科医师、专科医师处，进行降压药物调整及治疗。

（1）健康教育 通过健康教育使患者掌握一般高血压防治知识，同一级管理。对高血压患者进行有针对性的行为纠正和生活方式指导，强调非药物治疗与长期随访的重要性和坚持终身治疗的必要性；降压药的用药指导，使患者正确认识高血压药物的疗效和不良反应。鼓励患者长期改善生活方式，每日监测血压，按时服药，定期就医。

（2）生活方式指导 对确诊高血压的患者，应立即启动并长期坚持"健康生活方式六部曲"口诀，即限盐、减重、多运动，戒烟、戒酒、心态平。需要特别指出的是：①控制盐的摄入：钠盐<5g/d。②运动锻炼：高血压患者的运动以有氧运动为主，无氧运动作为补充，采取有氧、无氧及身体柔韧性运动结合的方

式；65 岁以上老年患者的运动强度以达到最大心率的 60%～70% 为适宜；65 岁以上老年患者适宜心率 =（220-年龄）次/min×（60%～70%）。运动时间推荐下午 4～5 时为宜，不建议清晨锻炼。冷水有可能引起血压骤升，故高血压病患者不宜进行冬泳。③戒烟酒：大力提倡戒烟、戒酒，可直接降低心血管疾病发生风险。其他生活方式可参照高危人群干预措施进行。高血压患者生活方式干预目标及降压效果见表 8-6。

表 8-6　　　　　　　高血压患者生活方式干预目标及降压效果
[国家基层高血压防治管理指南（2020 版）]

内容	目标	可获得的收缩压下降效果
减少钠盐摄入	每人每日食盐摄入量不超过 6g（一啤酒瓶盖）；注意隐性盐的摄入（咸菜、鸡精、酱油等）	2～8mmHg
减轻体重	BMI < 24kg/m^2，腰围 < 90cm（男），< 85cm（女）	5～20mmHg/减重 10kg
规律运动	中等强度运动，每次 30min，每周 5～7 次	4～9mmHg
戒烟	建议戒烟，避免被动吸烟	—
戒酒	推荐不饮酒；目前在饮酒的高血压患者，建议戒酒	—
心理平衡	减轻精神压力，保持心情愉悦	—

（3）分级随访管理　健康管理师应协助临床医师对高血压患者进行各项评估，根据危险分层管理，定期进行随访和监测。通过门诊随访、电话随访等形式，了解患者血压控制、生活方式及用药情况。①对于血压达标且平稳的患者可 3 个月随访一次；②对于血压未达标患者应 2～4 周随访一次，直到血压平稳为止；③对血压长期（连续 6 月以上）控制好的，可谨慎降低管理级别；相反，对新发生心脑血管疾病或肾病及糖尿病者，及时升高管理级别；④符合转诊条件的建议按照转诊要求操作。

随访除关注患者的血压是否达标外，每年需根据血压记录、危险因素变化确定新的管理级别。除了进行常规体格检查外，每年至少测量一次体重和腰围，辅助检查包括血常规、尿常规、生化（肌酐、尿酸、丙氨酸氨基转移酶、血钾、血钠、血氯、血糖、血脂）、心电图。有条件者可选做动态血压监测、超声心动图、颈动脉超声、尿白蛋白/肌酐比、X 线胸片、眼底检查等。

（4）用药及自我管理指导　长期、合理的药物治疗以使血压达标是高血压病治疗的重要措施。患者常需口服 1 种或 2 种以上药物联合降压。健康管理师在随访中应详细询问服药情况，鉴别是否存在错误用法，指导正确用药。

对于高血压患者，鼓励其自我管理测量血压，家庭医师团队应指导电子血压计使用方法。对新诊断的高血压，建议家庭自测血压连续7d，每天早、午、晚各1次；血压稳定后，建议每周固定一天自测血压，于清晨起床后服药前测量，上午、晚上各测量1次；血压不稳定或未达标的，建议增加自测血压的频率，见表8-7。

表8-7　　　　　　　　　　　高血压患者血压监测频率建议

血压情况	测血压时间	测血压频率
新诊断的高血压	早、午、晚各1次	每天，连续1周
血压稳定的口服药患者	早、午、晚各1次	每周1次
调整降压药物时	早、午、晚各1次	每天，连续1周
病情变化，或血压不稳定	早、午、晚各1次+有症状随测	每天，直至血压平稳后降级管理

高血压患者如出现收缩压≥180mmHg和（或）舒张压≥110mmHg；意识改变、剧烈头痛或头晕、恶心呕吐、视物模糊、眼痛、心悸胸闷、喘憋不能平卧，或存在不能处理的其他疾病时，或有突然意识改变、剧烈头痛或头晕、恶心呕吐等，应立即就医，必要时拨打120急救。

（5）心理治疗　协助患者减轻精神压力、保持心理平衡，也是提高治疗效果的重要方法。必要情况下可通过心理医生对高血压患者进行压力管理，指导患者进行个体化认知行为干预，或采取心理治疗联合药物治疗缓解焦虑和精神压力。

（6）中医养生保健指导　根据高血压发病特点及临床表现，可归属中医"眩晕""头痛""风眩"等范畴。中医病机多属本虚标实，肝肾阴虚为本，风阳上亢、气血失调、痰浊内蕴为标。中医养生保健指导方法如下：①推拿：以推法、揉法等手法为主，基础穴位可选择百会、风池等，也可辨证取穴。风阳上亢证选合谷、太冲、侠溪、行间等；肝肾阴虚证选太溪、太冲、三阴交、侠溪等，推拿时以局部出现酸、麻、胀为准，每日或隔日1次，10次为1个疗程。②耳穴贴压：可选耳背沟、肝、心、神门等，风阳上亢证加交感穴；肝肾阴虚证加肾穴；夹痰者加脾穴；夹瘀者加皮质下穴。将粘有王不留行籽的胶布对准穴位紧贴压其上，以拇指和食指相对按压耳穴，每穴按压20~30次，使患者感胀痛及耳郭发热。每隔3~5天更换1次，每次1耳，双耳交替，5次为1个疗程。③足浴：可选用吴茱萸20g、肉桂20g、川牛膝20g等煎水，加入1200mL水煮沸后小火煎煮30min，翻渣，冷却至50℃左右，浸泡双足，两足相互搓动，每次浴足20~30min。④养生茶：可选菊花、枸杞子、决明子、生山楂、麦冬、罗布麻叶等适量冲泡代茶饮。⑤传统运动疗法：太极拳、八段锦等运动坚持练习3~6个月可有一定程度降低血压的作用。

3. 三级管理

三级管理人群是已并发心、脑血管疾病的高血压人群，目的是延缓并发症的进展，积极康复治疗，提高生活质量。此期以专科医师为主，病情稳定的并发症患者可转诊至全科医师进一步跟踪治疗，健康管理协助随访。对于出现严重并发症的高血压病患者，在经积极抢救治疗病情稳定后，健康管理师应该在医生的指导下协助采取综合性措施进行全面的康复治疗，这对改善高血压病并发症患者的预后、提高患者的生活质量具有十分重要的意义。

除一般项目外，辅助检查包括肌酐、尿酸、血钾、血钠、血氯、血糖、血脂、动态血压监测、超声心动图、颈动脉超声、X线胸片、眼底检查等并发症随访。

（四）健康效果评价

1. 疗效评价指标

高血压健康管理的疗效评价指标包括：生活方式情况、服药情况、血压、心率/心律、身高、体重、BMI、腰臀比、血脂、空腹血糖、24h动态血压监测、肾功能、电解质监测（钾、钠、氯）、心电图、超声心动图、颈动脉超声、血同型半胱氨酸、尿液分析、尿白蛋白定量、胸部X线、眼底检查等，见表8-8。

表8-8　　　　　　　　　　高血压社区门诊随访检查项目

监测内容	初诊	每月	季度复诊	半年	年度复诊	必要时
生活方式	√	√	√	√	√	
服药情况	√	√	√	√	√	
血压	√	√	√	√	√	
心率/心律	√	√		√	√	
身高	√				√	
体重	√			√	√	
BMI	√			√	√	
腰臀比	√			√	√	
血脂	√			√	√	
空腹血糖	√				√	
24h动态血压监测	√				√	√
肾功能	√				√	
电解质监测（钾、钠、氯）	√				√	√
心电图ECG	√				√	√
超声心动图					2年一次	√
颈动脉超声	√					√
血同型半胱氨酸	√					√
尿液分析	√					√
尿白蛋白定量	√					√

续表

监测内容	初诊	每月	季度复诊	半年	年度复诊	必要时
胸部 X 线检查	√				2 年一次	√
眼底	√				2 年一次	√

健康管理师可为被管理者建立高血压病健康管理卡，定期随访评估危险水平，提出改善建议。健康管理卡内容可由以下内容构成：血压测量时间、数值、频度；健康教育时间、内容；存在的危险因素与评价；身体新出现的状况；药物治疗情况；随访建议（如改变治疗方法、膳食运动处方等）；下次随访时间等。

2. 双向转诊

高血压患者如出现以下情况应及时转出：①血压显著升高≥180/110mmHg，经处理仍无法控制。②怀疑新出现心、脑、肾并发症或其他严重临床情况。③妊娠和哺乳期女性。④发病年龄<30 岁。⑤伴蛋白尿或血尿。⑥非利尿剂或小剂量利尿剂引起的血钾<3.5mmol/L。⑦阵发性血压升高，伴头痛、心慌、多汗。⑧双上肢收缩压差异>20mmHg。⑨血压明显波动并难以控制。⑩怀疑与降压药物相关且难以处理的不良反应。如出现收缩压≥180mmHg 和（或）舒张压≥110mmHg；或有突然意识改变、剧烈头痛或头晕、恶心呕吐或突发言语障碍和（或）肢体瘫痪；或血压显著升高伴持续性胸背部剧烈疼痛；或血压升高伴下肢水肿、呼吸困难，不能平卧应急救车转诊。

如经治疗病情平稳，血压控制收缩压<160mmHg 和（或）舒张压<100mmHg可转至门诊或社区医院随访管理。

【任务解答】

1. 张先生应纳入高血压一级管理。

2. 高危人群生活方式的指导内容。

（1）限酒 葡萄酒 100~150mL/d，或啤酒 250~500mL/d，或白酒 25~50mL/d，不提倡饮高度烈性酒。

（2）控制体重 体重控制的目标为 BMI<24kg/m^2，腰围<85cm。

（3）合理膳食 ①控制钠盐的摄入，增加钾盐的摄入，钠盐<5g/d；②在控制总能量摄入的情况下，合理安排蛋白质、碳水化合物和脂肪的比例。动物蛋白占总蛋白质20%，适量食用鲜奶、鱼类、禽类、瘦肉等动物性食品，胆固醇摄入在 300mg/d 以下；③限制动物性脂肪摄入，增加不饱和脂肪酸比例，总脂肪<总热量30%，饱和脂肪<10%；增加蔬菜水果摄入，新鲜蔬菜每日 400~500g，适量增加膳食纤维摄入。

（4）适量运动 每周至少 3 次中等强度运动，每次持续 30~60min。

（5）减轻精神压力，保持心理平衡。

【项目八任务三思维导图】

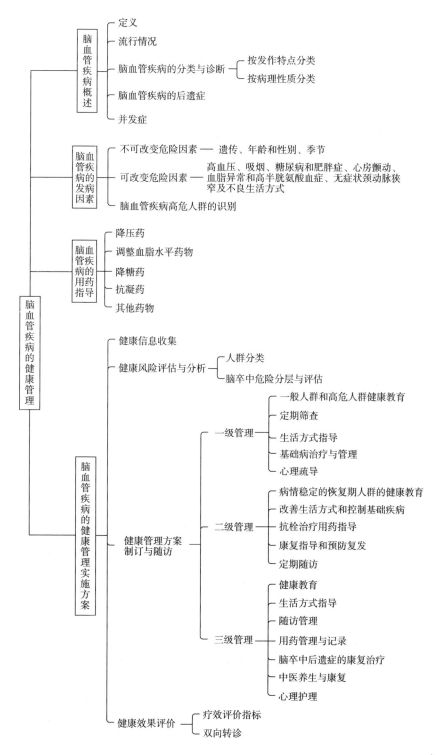

任务三 脑血管疾病的健康管理

【学习目标】

知识要求

1. 掌握脑血管疾病的定义、脑血管疾病后遗症表现、疗效评价指标。

2. 掌握脑血管疾病的危险因素、高危人群、一级管理要点。

3. 熟悉脑血管疾病的分类、二级管理要点、三级管理要点。

4. 了解脑血管疾病的流行情况、并发症种类、用药种类。

技能要求

1. 能够收集与脑血管疾病相关的健康信息，并进行健康管理人群分类。

2. 能够为高危人群制定健康管理方案。

【任务描述】

童某，男，58 岁，于两月前清晨起床上厕所时突感左侧肢体无力。急诊送医院后完善相关检查，诊断为"右侧急性脑梗死"，给予相关治疗。病情平稳后，遗留左侧肢体功能障碍，喝水偶有呛咳，在脑科医院进行康复治疗。目前患者可在少量帮助下拄拐短距离步行，步态较差。既往有高血压病史 10 年，目前规律服药，血压控制稳定。有吸烟和酗酒史 20 年。

讨论：1. 童某的危险因素有哪些？

2. 根据以上资料判断童某为哪一级管理人群？

3. 童某的随访内容包括哪些？

一、脑血管疾病概述

脑血管疾病是指因脑血管破裂出血或血栓形成，引起的以脑部出血性或缺血性损伤症状为主要临床表现的一组疾病，又称脑血管意外或脑卒中，俗称为脑中风。该病是中老年人的常见病、多发病，严重者可发生意识障碍和肢体瘫痪，是造成人死亡和残疾的主要疾病。

我国脑卒中患病率整体呈上升趋势。我国 40 岁及以上人群的卒中人口标化患病率由 2012 年的 1.89% 上升至 2018 年的 2.32%，由此推算我国 40 岁及以上脑卒中现患人数达 1318 万。其流行病学特征主要表现为：发病呈年轻化趋势、男性高于女性，北高南低，中部突出，农村高于城市，缺血性卒中增多，出血性卒中降低等。最新全球疾病负担研究显示，我国总体脑卒中终生发病风险为

39.9%，位居全球首位，这意味着一生中每 5 个人大约会有 2 个人罹患卒中。而在脑血管疾病经抢救治疗存活者中 5 年内复发率 20%～47%，且多数在 1 年内复发。《2019 中国卫生健康统计提要》数据显示 2018 年我国居民因脑血管疾病致死比例超过 20%，这意味着每 5 位死亡者中至少有 1 人死于脑卒中。

（一）脑血管疾病的分类与诊断

脑是人体中枢神经系统的重要组成部分，良好的血液供应是维持正常脑功能的重要条件，当供应脑的血管发生病变（如脑动脉硬化造成动脉管腔狭窄，血管阻力增加）或由于颅内外其他因素的变化（如动脉压下降，血流缓慢）致使脑血流减少或中断（脑缺血或脑出血）时，可导致脑神经细胞的缺氧、水肿或坏死，临床上出现相应的神经缺氧症状，故统称为脑血管疾病。

脑卒中的概念
与分类

1. 按发作特点分类

（1）短暂性脑缺血发作（TIA）　发病突然，出现局灶性脑或视网膜功能障碍的症状；持续时间短暂，一般 10～15min，多在 1h 内，最长不超过 24h；恢复完全，不遗留神经功能缺损体征；可多有反复发作的病史；短暂性脑缺血发作的症状是多种多样的，取决于受累血管的分布。由于短暂性脑缺血发作短暂，绝大多数病人就诊时已无症状与体征，诊断主要依据病史，有典型表现者诊断不难。

（2）动脉硬化性脑梗死　动脉硬化性脑梗死约占整个脑血管疾病的 80%，发病原因是因动脉粥样硬化性脑血栓形成，引起局灶性脑缺血，从而出现局灶性神经功能缺损的症状和体征。多数在静态下急性起病，病情多在几小时或几天内达到高峰，部分患者症状可进行性加重或波动。临床表现如偏瘫、偏身感觉障碍、失语等，部分可有头痛、呕吐、昏迷等症状，轻重程度取决于梗死灶的大小和部位。

临床上对于一个中老年人，在安静状态下呈亚急性起病，有神经系统定位体征，均应考虑脑梗死可能。再经头颅 CT 或 MRI 发现梗死灶，排除其他疾病，即可做出诊断。

（3）脑栓塞　脑栓塞是由于异常的物体沿血液循环进入脑动脉或供应脑的颈部动脉，造成血流阻塞而产生脑梗死，发病率占脑卒中的 10%～15%。脑栓塞的栓子以心源性最常见，多发于房颤、风湿性心脏病、心肌梗死后的人群。起病急骤，多数无任何前驱症状，临床表现如面瘫、偏瘫、上肢单侧偏瘫、失语及局灶性抽搐等，一般不昏迷。

（4）脑出血　多在动态下急性起病；突发出现局灶性神经功能缺损症状，常伴有头痛、呕吐，可伴有血压增高、意识障碍和脑膜刺激征。脑出血 40% 的患者有高血压病史。故有多年高血压病史者，在活动当中突然出现头痛、呕吐、肢体活动障碍、意识障碍等均需考虑本病，头颅 CT 检查可以确诊。

（5）蛛网膜下腔出血　主要表现为突发剧烈头痛，持续不能缓解或进行性加重，多伴有恶心、呕吐；可有短暂的意识障碍及烦躁、谵妄等精神症状，少数出现癫痫发作；脑膜刺激征明显，眼底可见玻璃膜下出血，少数可有局灶性神经功能缺损的征象，如轻偏瘫、失语、动眼神经麻痹等，多在情绪激动或用力等情况下急骤发病。临床表现严重程度取决于出血量、积血部位、脑脊液循环受损程度等。

头颅 CT 是确诊蛛网膜下腔出血的首选检查方法。但出血量少时可选腰椎穿刺术检查，脑脊液压力升高，外观呈均匀血性。一旦确定为蛛网膜下腔出血，在病情允许时，应尽早进行数字减影血管造影（DSA）检查，以确定有无动脉瘤及其位置抑或血管畸形。

2. 按病理性质分类

（1）缺血性脑卒中　包括短暂性脑缺血发作、动脉硬化性脑梗死、脑栓塞等，占全部脑卒中病人的 70%～80%，临床较多见。

（2）出血性脑卒中　主要有脑出血和蛛网膜下腔出血，多发生在先天性脑血管畸形、长期高血压等基础上，由于血管破裂、血液溢出，压迫损伤脑组织，病人常表现脑压增高、神志不清、肢体瘫痪等症状，占脑卒中的 20%～30%。

【知识拓展】

腔隙性脑梗死

腔隙性脑梗死是动脉硬化性脑梗死的临床分型之一，是指大脑半球或脑干深部的小动脉血管壁发生病变，导致管腔闭塞，形成小的梗死灶。因梗死部位小，多为直径 0.2～15mm 的囊性病灶，呈多发性，梗死灶仅稍大于血管直径，坏死组织被吸收后可残留细小囊腔，故患者常无明显的临床症状。许多腔梗患者因体检，或其他原因进行头颅 CT 检查时发现病灶。少部分患者表现为偏瘫、构音障碍、共济失调等表现，老年患者因基础疾病多，故腔隙性脑梗死不易被发现，发病后容易出现肺部感染、吞咽困难、血管性痴呆等并发症。

（二）脑血管疾病的后遗症

脑血管疾病急性期最主要的表现是神志障碍，运动、感觉及语言障碍。因脑细胞损伤导致脑组织缺血、坏死，神经功能无法恢复，可出现相应支配区域功能障碍。故许多患者在规范治疗半年后，即便神志清醒，仍存在或半身不遂，或语言障碍，或口眼歪斜等神经受损症状，称为脑血管疾病后遗症。症状轻重，因患者的体质和并发症而异。常见的后遗症如下：

1. 感觉异常或麻木

这是脑血管疾病后遗症中最常见的症状，表现为：患侧肢体尤其是肢体的末端（如手指或脚趾、偏瘫侧的面颊部皮肤）有蚁爬感，或有针刺感，或表现麻木、对刺激反应迟钝。

2. 嘴歪眼斜

表现为鼻唇沟变浅，口角下垂，露齿。鼓颊和吹哨时，口角歪向健侧，流口水，说话时更为明显。

3. 中枢性瘫痪

主要表现为肌肉张力增高，腱反射亢进，出现病理反射，呈痉挛性瘫痪。

4. 周围性瘫痪

表现为肌肉张力降低，反射减弱或消失，伴肌肉萎缩，但无病理反射。

5. 偏瘫

偏瘫又称半身不遂，是指一侧上下肢、面肌和舌肌下部的运动障碍，它是急性脑血管疾病的常见症状，也是常见的脑中风后遗症。

6. 失语

失语是脑血管疾病及其后遗症的常见症状，主要表现为对语言的理解、表达能力丧失。

7. 失认

失认是指患者认识能力的缺失，它包括视觉、听觉、触觉及对身体部位认识能力的缺失，是脑中风的症状之一。

8. 失用

失用即运用不能，患者肢体无瘫痪，也无感觉障碍和共济失调，但不能准确完成有目的的动作。失用包括：观念运动性失用、观念性失用、结构性失用、穿着失用、口面失用和肢体运动性失用。

（三）脑血管疾病的并发症

脑卒中发病急、病情严重者可产生脑疝、脑-心综合征、消化道出血、肾功能衰竭及电解质紊乱等急性并发症，甚至危及生命。而卒中后遗症患者因行动受限、长期卧床，可出现肺部感染、褥疮等慢性并发症，如不及时治疗，也会导致全身感染，危及生命。

1. 脑疝

脑血管疾病患者多数死于急性期，其原因多是由于大量出血，脑中线结构移位或被破坏，全脑水肿，形成脑疝，使脑干被挤压和移位，危及生命中枢所致。

2. 脑-心综合征

脑卒中累及下丘脑、脑干及边缘系统所引起的类似心肌缺血、心肌梗死、心律失常或心力衰竭，称为脑-心综合征。主要表现为心电图改变，脑部病变好转后异常心电图亦随之好转。

3. 肺部感染

肺部感染是脑卒中后最常见的并发症及死亡原因之一。脑卒中患者合并肺部感染与脑卒中后意识障碍，长期卧床肺底瘀血，吞咽困难、呛入或误入食物和上呼吸道分泌物增多等因素有关。

4. 消化道出血

应激性溃疡和消化道出血是脑卒中的常见并发症。消化道出血常与脑卒中的严重程度有关。其原因认为与脑卒中后下丘脑及脑干功能受损有关；还与大量使用肾上腺皮质激素、溶栓治疗、胃管损伤等有关。

5. 肾功能衰竭及电解质紊乱

脑血管病人因昏迷或失语，不能反映主观感觉，加之症状复杂，治疗矛盾较多；也常因频繁呕吐、发烧、出汗、脱水剂的应用和补液不足而造成失水、电解质紊乱及肾功能衰竭。有时因缺氧、饥饿、呼吸异常等导致酸中毒，或偶然发生碱中毒。

6. 褥疮

脑血管病人常因偏瘫，长期卧床不起，加之有些病人较胖，不易翻身护理，骶尾部、内外踝、足跟、髋部等骨突出部位，常因长期受压、血液循环障碍而导致局部营养不良，发生褥疮。褥疮初期往往被忽略，治疗不及时，可出现全身感染、脓毒血症等情况。

二、脑血管疾病的发病因素

脑卒中的危险因素包括遗传、年龄、不良生活方式、疾病等相关因素。在这些危险因素中，最主要的危险因素包括高血压、糖尿病、心脏病、吸烟、酗酒、血脂异常、颈动脉狭窄等。

（一）不可以改变的危险因素

1. 遗传因素

研究表明脑卒中为多基因遗传，具有脑卒中家族史的人不仅患脑卒中的风险增加，危险因素暴露的水平也升高，同时其高血压、脂代谢紊乱等相关危险因素的易感性增加。

2. 年龄和性别

脑卒中的发病率随着年龄的增长而升高。40岁以后年龄每增长5岁，缺血性脑卒中发病率平均增加1倍，出血性脑卒中发病率平均增加50%，缺血性脑卒中发病率随年龄增长的速度约为出血性的2倍。目前研究认为男性发病率高于女性，并且几乎每个年龄段男性脑卒中的发病率都高于女性。已被证明男性是脑卒中的不可改变的危险因素。

3. 季节

临床统计表明70%的脑卒中发生在秋末冬初气候骤变的时候。可能原因为：寒冷刺激可使体表血管的弹性降低，还可使交感神经兴奋、肾上腺皮质激素分泌增多、小动脉痉挛收缩，从而增加了外周阻力，血压升高，进而引起脑血管阻塞或破裂出血；寒冷还可使血液中的纤维蛋白原含量增加、血液浓度增高，促使血液中栓子的形成而发病。

（二）可改变的危险因素

1. 高血压

研究证实，脑卒中发病率、死亡率的上升与血压升高关系密切，高血压是脑卒中的主要危险因素，血压和脑卒中风险的关系是连续、分级、一致、独立、可预测的，而且在病因学上有显著性；血压越高，脑卒中风险越高。国内有研究显示，在控制了其他危险因素后，收缩压每升高 10mmHg，脑卒中发病的相对危险增加 49%，舒张压每增加 5mmHg，脑卒中发病的相对危险增加 46%。近年研究表明，老年人单纯收缩期高血压也是脑卒中的重要危险因素之一。

2. 吸烟

吸烟是缺血性脑卒中的一项强有力的危险因素，可使其风险增加近 1 倍，使蛛网膜下腔出血的风险增加 2~4 倍。研究证实被动吸烟同样也是脑卒中的一个重要危险因素，其风险几乎是主动吸烟的 2 倍。去除年龄、性别、高血压、心脏病和糖尿病史的影响后，长期被动吸烟者脑卒中的发病风险比不暴露于吸烟环境者的相对危险增加 1.82 倍。

3. 糖尿病和肥胖症

糖尿病是脑卒中的独立危险因素，糖尿病可以将脑卒中的风险增加 1 倍以上，而大约 20% 的糖尿病患者最终将死于脑卒中。糖尿病患病期间同样增加非出血性脑卒中的风险，有研究指出糖尿病患病期间每年增加 3% 脑卒中患病风险；且脑卒中的病情轻重和预后与糖尿病患者的血糖水平以及病情控制程度有关。肥胖症是脑卒中独立危险因素之一，女性随着体质指数的升高，脑卒中的发病率逐渐增加。

4. 心房颤动

各种类型的心脏病都与脑卒中的发生密切相关。美国明尼苏达州的一项前瞻性研究结果表明无论在何种血压水平，有心脏病的人发生脑卒中的危险比无心脏病者平均高 2 倍以上，心房颤动是其中最主要的危险因素之一。研究表明，20% 的脑卒中是由心房纤颤引起的，房颤患者脑卒中发病率比普通人群高 5 倍。

5. 血脂异常和高半胱氨酸血症

血脂异常是脑卒中的重要危险因素，血清胆固醇、甘油三酯、低密度脂蛋白的增多能促使胆固醇在动脉壁沉积，形成动脉粥样硬化，从而增加脑卒中的发病危险性。美国研究也提出高半胱氨酸血症的人群脑卒中的特异危险度：男性 40~59 岁为 26%，≥60 岁为 35%；女性 40~59 岁为 21%，≥60 岁为 37%。

6. 无症状颈动脉狭窄

由于动脉粥样硬化引起颈动脉狭窄，当粥样硬化斑块使颈动脉狭窄超过 70% 时，脑卒中的风险是无颈动脉狭窄的 2 倍。

7. 不良生活方式

（1）吸烟及嗜酒 吸烟可使血清高密度脂蛋白下降、纤维蛋白原增高、血小板骤集，并降低血液携氧能力，从而增加卒中风险；过量饮酒是脑卒中发生的危险因素，酒精可能通过升高血压，导致高凝状态，降低脑血流量等多种机制导致脑卒中发生。

（2）高胆固醇饮食　不良饮食习惯如高热量的油炸食品、反式脂肪酸摄入过多、高胆固醇饮食等，导致脂肪和胆固醇的过多摄入可加速动脉硬化的形成，易导致脑卒中。

（3）精神压力过大　精神压力过大导致睡眠不足、长期精神紧张等增加高血压、糖尿病等疾病发生机会，同时提高了脑卒中发生的危险。

（4）缺乏身体活动　国内外多项研究均证明，体力活动不足是脑卒中的危险因素，而规律的体育锻炼能够降低脑卒中发生的风险。

（三）脑血管疾病高危人群的识别

具有以下危险因素之一者，为脑卒中的高危人群：①直系亲属中有脑过卒中或冠心病史（父亲、母亲、兄弟姐妹、儿女）；②患有高血压、糖尿病、高脂血症、心房纤颤或有其他的心脏疾病、颈动脉狭窄、夜间睡眠呼吸暂停综合征等其中之一者；③长期吸烟者；④长期大量饮酒；⑤年龄超过 50 岁的男性；⑥肥胖；⑦膳食中含饱和脂肪酸或胆固醇过多者；⑧缺血性眼病史者。

三、脑血管疾病的用药指导

由于脑血管病的发病率、复发率、致残率和死亡率都很高，故需要积极进行基础病治疗，如控制血压、血糖，积极治疗冠心病，预防脑动脉硬化。因此，长期、规律的服药是促进功能康复，降低复发率、死亡率的重要手段。尤其是患者出院后的药物治疗，更需要加强出院用药指导，提高患者对药物治疗的依从性，达到更好的预防与治疗疾病的目的。常用药物种类如下：

（一）降压药

降低血压，控制血压并维持在一定的水平，避免血压波动过大。常用的降压药见项目八任务二"高血压的健康管理"。用药避免使用单一的作用原理，长久服药造成其效果减弱，甚至产生严重不良反应。

（二）调整血脂水平药物

降低血脂，避免血液过于黏稠，导致供血不足，常用的为他汀类，有实验证明该类药有抗血小板和抗血栓形成、治疗急性冠状动脉综合征、保护心肌的作用，是目前唯一降低心脑血管疾病病死率的调脂药，可作为脑血管疾病一级或二级预防治疗药。常见药物见项目十任务二"血脂异常"。

（三）降糖药

降低血糖水平，减少高血糖对血管壁的损害，常用药物见糖尿病（项目十任务一）。

（四）抗凝药

常用的有阿司匹林、铝镁匹林、氯吡格雷、华法林等，通过抵抗血小板积聚，避免血栓形成。阿司匹林和氯吡格雷是脑卒中后最常用的抗血小板聚集药物。

（五）其他药物

除此之外需根据患者的情况合理选用相应的药物，如慢性充血性心力衰竭，可选用正性肌力药物。

健康管理师、护师的用药教育指导主要针对脑血管区的脑梗死和脑出血出院患者，指导的内容包括：①第一部分用表格的形式列出药物种类、用法用量及用药目的；②第二部分为每日服药计划，以时间为标尺，标出单次用药的具体时间，使患者对一天的用药时间一目了然；③第三部分为其他说明，包括复查时间、漏服的处理、可能的不良反应的处理以及相关注意事项等。

四、脑血管疾病的健康管理实施

（一）健康信息收集

除一般资料外，应尽可能全面地收集个体的健康信息，内容包括：目前健康状况，如有慢病则需要了解药物使用情况；慢病家族史；心理社会因素（包括家庭情况、工作环境、文化程度及有无精神创伤史等）。此外，需详细询问生活方式情况，膳食结构如荤素、食量、辛辣、高热量食物，运动情况如频率、种类、时间，吸烟、饮酒等。

一般检查项目包括：身高、体重、血压、BMI 等；辅助检查项目包括血脂、血糖、凝血四项、血液流变学以及颈动脉彩超、心电图、经颅多普勒（TCD）检查、颅脑 CT、脑血管造影等。

（二）健康风险评估与分析

健康管理师应在一般人群中积极识别高危人群，高危人群的缺血性脑卒中危险程度可应用《中国缺血性心血管疾病（ICVD）10 年发病危险度评估表》进行评估，评估方法可参照冠心病相关内容。通过健康信息收集评估危险水平，制定合理可行的综合管理措施，反复进行干预、随访评估、再干预的过程，逐步减少患病危险水平。对于高危人群应每年进行 1 次血糖、血脂、凝血四项、血液流变学、颈动脉彩超、心电图检查。对于有 TIA 症状者，可积极进行颈动脉超声、TCD 等筛查，必要时可进行颅脑 CT、脑血管造影等检查以明确诊断。

（三）健康管理方案制订

脑卒中的健康管理人群主要是一般人群、高危人群、稳定脑卒中恢复期的患者以及脑卒中后遗症人群。健康管理的目的是降低脑卒中的危险因素，预防脑卒中发病或预防再发脑血管意外，通过康复尽可能地恢复缺失功能，提高生存质量，降低死亡率。对于脑卒中急性期或有严重并发症的患者，应转专科就医及安排专人护理。

1. 一级管理

脑卒中一级管理人群是健康人群和高危人群，以健康教育和健康促进为主要措施，以预防脑卒中的发生为目的，通过定期随访了解个体对脑卒中及其危险因素相关知识的掌握程度，降低危险因素的暴露。高危人群的干预是脑卒中预防的重点。

（1）健康教育　一般人群的健康教育以脑卒中的症状、分类、危险因素等常识为主。高危人群则需要增加并发症的危害、危险因素干预、生活方式指导等，通过健康教育使其了解在改善生活方式的基础上，加强对高血压、糖尿病、高脂血症各种基础疾病的治疗。

高危人群还需熟悉脑卒中前期征兆，一旦发现异常，及时就医。如出现下列先兆症状，常常预示着脑卒中的发生：①突发的一侧面部或肢体的麻木或无力；②突发的视物模糊或失明，尤其是单侧；③失语、说话或理解语言困难；④突发严重的原因不明的头痛；⑤不明原因的头晕，走路不稳或是突然跌倒，尤其是伴有上述任何一个症状的时候等。以上症状的持续时间可能短到几秒钟。但不论时间长短，只要发生以上症状，就应及时就医。

（2）定期筛查　一般人群建议每2年需要进行1次糖尿病、高血压、高脂血症等慢病的筛查。高危人群建议每年检查1~2次身高、体重、血压、BMI、血脂、血糖、凝血四项、血液流变学、颈动脉彩超、心电图为宜。对高危人群定期筛查，有利于早期发现脑卒中患者，以便早期治疗。

（3）生活方式指导　具体包括以下方面：①平衡膳食：指在食物品种和数量上搭配合理，低盐（建议摄盐量<5g/d）、低脂（总脂肪<总热量30%，饱和脂肪<10%）、增加膳食纤维摄入（新鲜蔬菜400~500g/d）；少吃糖类和甜食；②适度的有氧运动：效果最好的运动是大群肌肉的有氧运动，可增加心输出量，改善脑供血。有氧运动的方式如步行、慢跑步、骑自行车、游泳、跳舞、太极拳、武术等。体力活动适用于任何年龄层卒中的预防，并且年轻人群受益程度更多；计算最大运动心率=170-年龄；③戒烟：动员全社会参与，在社区人群中采用综合性控烟措施对吸烟者进行干预；社区可设立戒烟门诊提供有效的戒烟方法；④限酒：饮酒适度，男性每日饮酒的酒精含量不应超过20~30g，女性不应超过15~20g。虽然有报道指出红葡萄酒在一定程度上可以升高血中高密度脂蛋白水平，减轻动脉粥样硬化，但目前世界卫生组织不提倡不饮酒者用少量饮酒来预防脑血管疾病。

（4）基础病治疗与管理　高危人群应治疗相关基础疾病，使血压、血脂、血糖、体重达标，并可根据病情需要给予抗血小板、扩张脑血管及保护血管内皮等相关的药物干预或介入治疗，逆转受损害的脑血管功能，以阻止或推迟卒中的发生。

具体包括：①控制体重：降低体重可减少卒中发病的危险，成年人的BMI应控制在<24kg/m²，平时体重波动范围应控制在10%以内；②控制血压：研究发

现舒张压每下降 5mmHg 和收缩压每下降 10mmHg，脑卒中风险就会降低 30% ~ 40%，因此控制血压是降低脑卒中的有效措施之一。血压控制目标 < 130/80mmHg，并应保持长期平稳；③控制血糖：空腹血糖（Fasting Blood Glucose，FPG）<7mmol/L，餐后 2 小时血糖<8mmol/L，糖化血红蛋白（Glycosylated Hemoglobin A1c，HbA1c）<7.0%；④调整血脂水平：高脂血症作为脑卒中的危险因素已被肯定，血脂控制目标 TC < 4.7mmol/L，LDL < 2.6mmol/L，HDL > 1.1mmol/L，TG<1.7mmol/L；⑤高半胱氨酸血症的干预：叶酸、维生素 B_6 和维生素 B_{12} 联合应用能够有效地降低血浆半胱氨酸水平；⑥治疗心脏病：年龄≥40 岁应定期体检，早期发现心脏病；确诊为心脏病的患者，应积极找专科医师治疗。

（5）心理疏导　A 型人格者容易罹患高血压、冠心病风险，应积极进行心理疏导，缓解各种压力，避免情绪激动引起血压突然升高；改掉熬夜习惯，尽早入睡，积极治疗失眠。实际上，许多慢病患者生活方式改善的执行情况并不好，也并不害怕罹患中风风险。原因是患病日久产生懈怠情绪，另外对疾病的认识程度不够。健康管理师在交谈时应掌握谈话轻重度，既不能使慢病患者害怕，也不能放松警惕。

2. 二级管理

脑血管疾病的二级管理是对已经发生了脑卒中，且病情稳定的恢复期患者，通过健康管理，预防再发生脑血管意外。管理措施包括健康教育、改善生活方式和控制基础疾病、对危险因素的预防干预、合理药物治疗、长期追踪督促定期复查及病后咨询指导等。

（1）健康教育　通过健康教育使人群了解脑卒中的治疗原则；脑卒中早期康复及其重要性；如何配合医护人员进行治疗和康复训练；如何预防复发；讲授家庭急救常识，例如患者突然意识昏迷，马上取出义齿、保持呼吸通畅，拨打120 急救；搬动患者时切记头朝上脚朝下。

（2）改善生活方式和控制基础疾病　具体措施参见一级管理。需注意脑卒中患者应戒烟、戒酒。

（3）抗栓治疗用药指导　如无禁忌证，应长期口服抗血小板聚集药物如阿司匹林，降脂稳定斑块药物如他汀类作为预防用药。如有冠心病应积极治疗和尽早开始预防性用药。因抗凝药有增加出血风险，需定期复查凝血指标。

（4）康复指导和预防复发　对恢复期有功能失常者，应让康复治疗师介入，进行康复治疗和功能训练，促进各项功能恢复。注意观察服药情况，了解患者身体状态，及时发现脑卒中复发的早期征象，尽快送医为患者赢得抢救治疗时机，最大限度地提高治愈率，减少致残或死亡。

（5）定期随访　建议病情稳定的恢复期患者每月进行一次随访，病情平稳后以 6 个月为一周期进行随访评估，以及时发现可能存在的早期卒中，并对前期的危险干预进行评估改进。检查项目如体重、血压、BMI、血脂、血糖、凝血四项、血液流变学、颈动脉彩超、心电图、经颅多普勒（Transcranial Doppler, TCD)、DSA[*]等，及时发现脑卒中复发的早期征象，尽早送医为患者赢得抢救治疗时机，最大限度地提高治愈率，减少致残或死亡。

3. 三级管理

脑卒中后遗症人群因部分功能缺失，建议门诊康复治疗，此期的健康管理目的是通过康复训练和全面管理减轻患者的残疾程度，延缓伤残的进一步加重，提高社会适应能力；对于卧床不能活动者，健康管理的目的是提高生存质量，预防并发症发生，减少死亡风险。急性期以专科住院治疗为主，恢复期仍以专科医师控制病情、功能康复为主，后遗症期以康复治疗为主，健康管理师做好疾病管理工作，全科医师定期对患病人群进行病情评估。

脑卒中后遗症
的健康管理

（1）健康教育　内容同二级管理。

（2）生活方式指导　除基本的生活方式指导外，康复护理师应可根据实际病情指导并评估照护者的工作是否准确，包括：①进食技巧：即便是瘫痪病人进食也应采取坐位，或摇高床头；咀嚼动作慢，不说话，防止呛咳；②翻身技巧：翻身时先使一侧下肢屈曲，1～2h翻身一次；③日常梳洗技巧、更衣技巧：衣物尽量选择棉质，穿衣服时患侧先穿，脱衣服时健侧先脱；④大小便：尿失禁者女性必要时留置导尿管，1月一换；男性用接尿袋、接尿器，养成规律排便；⑤防跌倒：家居应尽量安装护栏，行走使用拐杖，家中安装紧急呼叫系统。

（3）随访管理　评估脑卒中后遗症患者身体状况、症状、服药情况等。主要检查项目包括空腹血糖、血脂、凝血四项、血液流变学检查；推荐颈动脉超声检查、TCD检查及数字减影血管造影检查（DSA）进一步对预后做出评估。

对于长期卧床者应注意压疮、坠积性肺炎、肌肉失用性萎缩、静脉血栓、便秘及骨质疏松等并发症发生。

（4）用药管理与记录　基础病治疗同二级管理。健康管理师应密切配合医生了解患者服药情况，确保患者的依从性。

（5）脑卒中后遗症的康复治疗　脑卒中后遗症的康复治疗包括物理治疗、作业治疗、言语治疗、康复心理治疗、康复工程、中国传统治疗及康复护理等，详见项目三。脑血管疾病1个月病情平稳后，就可以在床上开始做轻缓的按摩、被动运动，然后做主动运动，使患者逐步达到生活自理的目的。例如不完全性瘫痪的患者，或完全性一侧偏瘫，当患侧的肌力已有恢复时，应积极地做主动运动，如可在床上举手、外展、内收肩关节，抬腿，抬足，伸腿，屈腿。

注：DSA是指数字减影血管造影（Digital Subtraction Angiography, DSA）。

【拓展阅读】

脑卒中后遗症的基本锻炼方法

一、主动运动

脑血管疾病患者早期肢体多为弛缓性瘫痪，数日后肌张力增加，出现上肢以屈肌痉挛和下肢以伸肌痉挛占优势的异常运动模式。根据国内外资料证实，早期康复在促进患肢运动功能恢复及提高日常生活能力方面，显著优于单纯药物治疗及恢复期再进行康复治疗。

（1）步行锻炼　步行康复是独立生活的重要步骤，是自理的关键，也是康复过程的一个跃进。随着病情的好转，当病人能站稳10~15分钟而无疲劳感时即开始步态锻炼，迈步时不可硬拉，如瘫痪肢体抬举不便，可用一根套绳套于患者脚中部，协助抬腿起步。在行走时还应注意患侧踝关节的位置以及患者能否耐受。防止跌倒，以免发生意外加重病情而影响下一步锻炼。已能离床下地的患者，先在别人帮助下站立和行走，逐步过渡到自己扶持物体行走，经过一段时间的适应后，便可扶杖或徒步行走。

（2）坐位锻炼　①床上能坐起后，扶患者坐椅子上做下列锻炼，把手前举、侧举，坐1~2分钟；②能坐稳时，练习缓慢向前、后、左、右弯腰，逐渐争取多坐些时间；③坐稳后扶床或桌子站起，然后再坐下站起，反复练习。

（3）站立后的练习　由康复人员扶持以床边站立。健侧上肢扶床边或桌子，健肢站稳，锻炼患肢。练习不用手扶站稳，然后向左右移动身体重心，轮流用一条腿负重站立。着重练习正常步态。纠正患肢膝关节下屈曲而使小腿外摆拖地运动，完成屈膝伸踝，脚掌落地，如膝部有力量时可练习蹲下，反复练习。

二、被动运动

被动运动是在医务人员或家属的帮助下来活动瘫痪的肢体，它可有效地促进肢体血液循环，牵伸短缩的肌腱和韧带，放松痉挛的肌肉，恢复关节一定的活动度，所以要及早进行被动运动。做被动运动时，可依次活动肩、肘、腕、指关节和膝部、踝部和足部等关节。每个关节都要完全伸直和尽量弯曲，每次每个关节活动20~30次，活动结束时将患肢放在功能位置。如瘫痪肢体的手指关节应伸展、稍屈曲，为此可在患者手掌中放一块海绵团；肘关节应微屈，上肢肩关节稍外展，可在病人腋下放置一个枕头，避免关节内收；为了防止足下垂，应使踝关节稍外旋，要在外侧部放沙袋或其他支撑物。早期成功的康复护理，可大大减少肌肉萎缩、肩关节半脱位、关节挛缩畸形、足下垂或内翻等脑血管疾病的继发障碍，这一点是没有任何药物可以代替的。

三、言语功能训练

失语对患者生活和心理上造成的不良影响极大，有时甚至超过运动功能障碍，因此重建语言功能是极为重要的一环。语言功能锻炼从最简单的语句练习发音由易到难，由短到大，在口语训练基础上，可同时配合书面语言训练，能起到协同作用目的，如朗读和书写等。

四、作业治疗训练

利用劳动、日常生活活动、学习、娱乐等方法改善患者功能和社会适应能力的治疗方法。主要是日常生活功能，如衣食住行、刷牙、洗脸等卫生自理技能的基本技能。

（6）中医养生与康复治疗　对于后遗症较轻者可以采取中医养生的方法，如八段锦等运动方法。中药足浴具有舒筋通络、活血化瘀的效果，可根据中医理论选择合适的穴位针灸、推拿按摩，不仅可以促进患侧肢体的血液循环，刺激神经营养功能，还可以放松肌肉、降低肌张力，促进肌力的恢复。以手指按压足三里、三阴交、合谷、曲池、阳陵泉、丰隆等穴。一般先采取安抚性推摩、擦摩、轻柔地揉，待机体适应了按摩刺激时，再逐步加重手法。但在开始按摩时手法宜轻柔，防止突然的强刺激，以免反射性加重肢体痉挛。针灸需辨证论治。

（7）心理护理　心理护理是所有护理措施中最重要的环节，对患者的康复起着重要积极的作用，脑血管疾病急性期过后，患者不同程度地遗留下难以恢复的机能障碍及心理创伤，他们往往产生严重焦虑与抑郁心理，对康复失去信心，多不愿接受治疗。针对患者的心理特点，要主动热情开导病人，鼓励患者充分发挥自我表现潜在力量，变悲观失望为主观努力，以坚强的信念、积极愉快的情绪接受康复治疗及锻炼。

（四）健康效果评价

1. 疗效评价指标

脑卒中随访评估可采用调查表的方式进行。其内容包括：①生活方式情况；②基础病及服药情况；③身体测量：测量血压、身高、体重、心率，计算 BMI；④空腹血糖、血脂、凝血四项、血液流变学、心电图、颈动脉超声、血同型半胱氨酸、DSA、TCD 检查及头颅 CT、MR 检查，对预后做出评估。

脑卒中社区门诊随访检查项目见表8-9。

表 8-9　　　　　　　　　　脑卒中社区门诊随访检查项目

监测内容	初诊	每月	季度复诊	半年	年度复诊	必要时
生活方式	√		√	√	√	
服药情况	√	√	√	√	√	
血压	√	√	√	√	√	
心率/心律	√		√	√	√	
身高	√				√	

续表

监测内容	初诊	每月	季度复诊	半年	年度复诊	必要时
体重	√			√	√	
BMI	√			√	√	
血脂	√			√	√	
空腹血糖	√			√	√	
凝血四项	√			√	√	
血液流变学检查	√			√		
心电图 ECG	√				√	√
颈动脉超声	√					
血同型半胱氨酸	√			√	√	√
TCD	√				√	√
DSA					√	√
头颅 CT 或 MR	√				√	√

2. 双向转诊

符合严重急性加重发作特征的患者需及时转诊住院评估或者收住院治疗。健康管理师遇到此类情况，应积极向社区医师寻求帮助，判断病情，及时向上级医院转诊。如经治疗病情稳定，需要进一步康复，可转诊至社区医院康复，定期随访。

【任务解答】

1. 童某的危险因素有：①男性年龄超过 55 岁；②有高血压病史 10 年；③吸烟；④酗酒史。

2. 童某为脑梗死恢复期患者，为二级管理人群。

3. 童某的随访管理包括：每月进行一次随访，病情平稳后以 6 个月为一周期进行随访评估。具体包括：①生活方式改善情况；②服药情况；③检查如体重、血压、BMI、血脂、血糖、凝血四项、血液流变学、颈动脉彩超、心电图、TCD、DSA 等，及时发现脑卒中复发的早期征象，尽早送医为患者赢得抢救治疗时机，最大限度地提高治愈率，减少致残或死亡率。

参考文献

[1]中华医学会,中华医学会杂志社,中华医学会全科医学分会,等. 冠心病心脏康复基层

指南(2020年)[J].中华全科医师杂志,2021,20(2):150-165.

[2]国家卫生计生委合理用药专家委员会,中国药师协会.冠心病合理用药指南(第2版)[J].中国医学前沿杂志(电子版),2018,10(6):1-130.

[3]中华医学会心血管病分会介入心脏病学组,中华医学会心血管病分会动脉粥样硬化与冠心病学组,中国医师协会心血管内科医师分会血栓防治专业委员会,等.稳定性冠心病诊断与治疗指南[J].中华心血管病杂志,2018,46(9):680-694.

[4]颜红兵.临床冠心病诊断与治疗指南[M].北京:人民卫生出版社,2010.

[5]丁荣晶.《冠心病心脏康复/二级预防中国专家共识》解读[J].岭南心血管病杂志,2013,19(2):123-126.

[6]中国心血管病风险评估和管理指南编写联合委员会.中国心血管病风险评估和管理指南[J].中国循环杂志,2019,34(1):4-28.

[7]国家心血管病中心,国家基本公共卫生服务项目基层高血压管理办公室,国家基层高血压管理专家委员会.国家基层高血压防治管理指南2020版[J].中国医学前沿杂志(电子版),2021,13(4):26-37.

[8]中国高血压防治指南修订委员会.中国高血压防治指南(2018年修订版)[J].中国心血管杂志,2019,24(1):24-56.

[9]韦莉萍.健康管理师[M].广州:广东高等教育出版社.2013.

[10]中华医学会神经病学分会,中华医学会神经病学分会脑血管病组.中国脑血管病一级预防指南2019[J].中华神经科杂志,2019,52(9):684-709.

[11]金兰.系统早期康复干预对脑血管意外患者生活质量的影响[J].中国医学工程,2014,22(1):120-121.

[12]王拥军.缺血性脑卒中的二级预防[J].中华神经科杂志,2021,54(2):139-148.

[13]陈灏珠,林果为,王吉耀.实用内科学[J].北京:人民卫生出版社,2014.

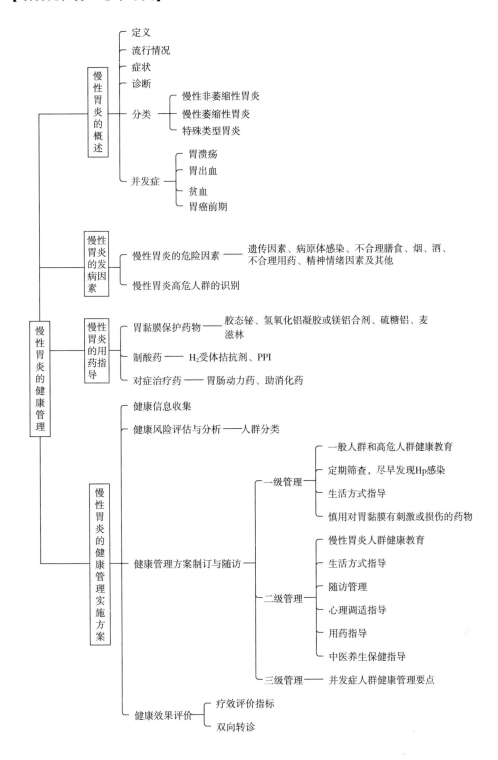

项目九　慢性消化系统疾病健康管理

任务一　慢性胃炎的健康管理

【学习目标】
　　知识要求
　　1. 掌握慢性胃炎的症状、诊断、危险因素。
　　2. 掌握慢性胃炎的一级、二级管理要点。
　　3. 熟悉慢性胃炎的用药指导及疗效评价指标。
　　4. 了解慢性胃炎的并发症种类及相应症状。
　　能力要求
　　1. 能够根据健康信息进行人群分类。
　　2. 能够为高危人群制订健康管理方案。

【任务描述】
　　患者赵某，男，40岁，反复上腹部隐痛3年余，餐后饱胀伴嗳气、恶心，晨间空腹明显。应酬较多，喜欢喝酒，长期吸烟，每天2包，经常熬夜，睡眠较差，入睡时间长，有时需要1~2小时，平时情绪急躁易怒。辅助检查：^{14}C尿素呼气试验500dpm/mmol CO_2 阳性，胃镜检查诊断"慢性萎缩性胃炎"。未规范服药治疗。
　　讨论：1. 赵某有哪些健康危险因素？
　　　　　2. 赵某的疾病诊断依据是什么？

一、慢性胃炎的概述

　　慢性胃炎是胃炎的一种类型，是指多种病因引起的胃黏膜慢性炎症，病理上以淋巴细胞浸润为主要特点，部分患者在后期出现胃黏膜固有腺体萎缩和化生，继而出现上皮内瘤变，与胃癌发生密切相关。

　　由幽门螺杆菌（Hp）感染是慢性胃炎最主要的病因。Hp感染引起的慢性胃炎流行情况因不同国家、不同地区Hp感染的流行情况而异。流行病学研究资料显示，经济落后、居住环境差及不良生活习惯与Hp感染率呈正相关。一般Hp感染率发展中国家高于发达国家，感染率随年龄增加而升高，男女性别差异不大。我国属于 Hp 高感染率国家，估计人群中感染率在 40%~70%。由于 Hp 感染几乎无例外引起胃黏膜炎症，感染后机体一般难以清除而变成慢性感染，因此人群中 Hp 引起的慢性胃炎患病率与该人群 Hp 的感染率是平行的；但由 Hp 感染发展而来的慢性多灶萎缩性胃炎不一定与人群 Hp 感染率平行，而往往与当地的胃癌患病率呈平行关系。除 Hp 感染外，胆汁反流、药物、自身免疫等因素也可引起慢性胃炎。因此，人群中慢性胃炎的患病率高于或略高于 Hp 感染率。

（一）慢性胃炎的症状

慢性胃炎缺乏特异性的临床表现，部分患者可无症状；其余表现为反复或持续性上腹不适、饱胀、钝痛、烧灼痛，进食后加重，伴恶心、呃逆、打嗝、泛酸、食欲缺乏等，上腹压痛不明显。少数患者可伴有乏力及体重减轻等全身症状。且消化不良症状及严重程度与慢性胃炎的分类、内镜下表现、胃黏膜组织病理学分级均无明显相关性。

（二）慢性胃炎的诊断

本病的诊断主要依靠胃镜检查和直视下胃黏膜多部位活组织病理学检查，Hp 检测有助于病因诊断。^{14}C 呼气试验正常值因试剂盒的不同有 50、100、150dpm/mmolCO$_2$ 的阈值，小于阈值为阴性。

目前我国基于内镜诊断的慢性胃炎患病率接近 90%。

由于慢性胃炎的病变有局灶性分布，做活检时宜多部位取材。一般胃角部萎缩和肠化较严重，也是上皮内瘤变好发部位。

通过胃镜检查能明确慢性胃炎的诊断，同时可以排除胃癌、消化性溃疡。怀疑自身免疫性胃炎应检测相关自身抗体及血清胃泌素。需要注意的是消化不良症状不一定由慢性胃炎引起，当按慢性胃炎处理后症状改善不明显时，需要考虑其他疾病如胆囊疾病、胰腺疾病等，可通过 B 超检查、生化检查等排除。

（三）慢性胃炎的分类

慢性胃炎的分类方法很多，2006 年"中国慢性胃炎共识"采纳了国际上新悉尼系统的分类方法，根据病理组织改变和病变在胃的分布部位，结合可能病因，将慢性胃炎分为慢性非萎缩性胃炎（以往称浅表性）、慢性萎缩性和特殊类型胃炎三大类。

1. 慢性非萎缩性胃炎

慢性非萎缩性胃炎指不伴有胃黏膜萎缩性改变、胃黏膜层以淋巴细胞和浆细胞为主的慢性炎症细胞浸润的慢性胃炎。根据炎症分布的部位再分为胃窦胃炎、胃体胃炎和全胃炎。

2. 慢性萎缩性胃炎

指胃黏膜已发生萎缩性改变的慢性胃炎，又可分为多灶萎缩性胃炎和自身免疫性胃炎两大类。

3. 特殊类型胃炎

种类很多，由不同病因所致，临床上较为少见。

【拓展阅读】

幽门螺杆菌

幽门螺杆菌（Helicobacter pylori，Hp）本质上是一种细菌，是一种革兰阴性杆菌，该细菌生存能力极强，能够在胃中强酸性环境中生存，是目前发现的唯一能够在胃里面生存的细菌。多数幽门螺杆菌感染者并无症状和并发症，但几乎均存在慢性活动性胃炎，亦即幽门螺杆菌胃炎，感染者中15%~20%发生消化性溃疡，5%~10%发生消化不良，约1%发生胃恶性肿瘤。

Hp常用的检测方法包括：①胃镜检测，胃镜下可以进行快速尿素酶检测，还可以观察有无胃炎、胃溃疡、胃癌等情况；②尿素呼气试验检测法：利用尿素酶活性，服下^{13}C或者^{14}C同位素标记碳原子的尿素胶囊，如胃内存在Hp，则分解尿素，产生同位素标记的CO_2，在呼出气体中检测到；③血清幽门螺杆菌抗体检测，通过抽血检查血液中是否存在Hp抗体。

幽门螺杆菌可通过粪-口途径，口-口途径传播。幽门螺杆菌感染者的粪便中存在幽门螺杆菌，如果污染水源，健康人饮用了含幽门螺杆菌的水，可以被传染。幽门螺杆菌感染者的口腔中也可能存在细菌，一起吃饭、接吻、使用不洁餐具、母婴传播、唾液传播等都有可能传染幽门螺杆菌。特别是同桌共餐、大人将食物嚼碎了喂小孩，容易将幽门螺杆菌传染给小孩。我国幽门螺杆菌感染率高，据统计有50%的人群感染。

专家们认为及早发现幽门螺杆菌感染者，及时而有效地用抗生素杀灭幽门螺杆菌，对预防和控制胃癌有重大意义。预防措施包括家人同时治疗、碗筷消毒、分餐、注意口腔卫生、定期换牙刷、多锻炼身体增强免疫力。家人共同治疗是避免相互传染、再次感染的关键。

(四) 慢性胃炎的并发症

慢性胃炎由于其特性，治疗时间长，易反复发作，对患者的正常生活是一种严重的影响，然而这些影响不只是表现在发病初期，长期不愈的慢性胃炎会产生多种并发症，对患者的健康很不利。

1. 胃溃疡

胃溃疡是慢性胃炎常见的并发症之一，与浅表性胃炎、糜烂性胃炎同在。胃镜检查见胃黏膜萎缩变薄，并发糜烂、溃疡。如有反复上腹部不适、饱胀感，Hp检查阳性，应考虑胃溃疡可能，积极进行胃镜检查以免延误诊治。

两者的区别：慢性胃炎病变部位为胃黏膜层，消化性溃疡是指糜烂的溃疡形成，溃疡侵犯至黏膜下层或至固有基层，甚至穿透全层，出现消化性溃疡。两者实际为程度上的区别，病因大致相同。

2. 胃出血

由于黏膜萎缩变薄、血管显露、粗糙食物磨搓、黏膜糜烂出血而引起的胃出血是慢性胃炎的并发症之一，且并不少见。胃出血以黑便为主要表现；若出血量大时可突然吐血，重者头晕、心慌、眼前发黑、大汗，甚至休克等。

3. 贫血

慢性胃炎大量失血后伴有头晕、乏力、心悸、面色苍白等贫血症状，多数为消化不良导致的缺铁性贫血。

4. 胃癌前期

慢性胃炎的癌变与胃炎性增生密切有关。据国际卫生组织经 10～20 年随访，在胃癌高发区病例具有以下特征，早期为浅表性胃炎，因治疗不当转变为慢性胃炎，进而肠化生或不典型增生，最后发展为胃癌。慢性胃炎癌变多见于萎缩性胃炎伴肠上皮化生及重度不典型增生者，和慢性胃炎伴有恶性贫血者，癌变发生率比其他胃肠病要高出 20 倍以上，要引起胃肠病患者重视。

二、慢性胃炎的发病因素

（一）慢性胃炎的危险因素

慢性胃炎的发生与多种因素相关，包括遗传因素、不良生活方式、饮食结构、肥胖、药物应激等都是其危险因素。

1. 遗传因素

目前认为，本病的发生与遗传因素有关，尤其是男性的亲属中其发病率高于一般人。

2. 病原体感染

Hp 感染是慢性胃炎的危险因素。70%～90%的慢性胃炎患者有 Hp 感染，慢性胃炎活动性的存在高度提示 Hp 感染大多数慢性活动性浅表性胃炎患者的胃黏膜可检出 Hp。Hp 在胃内的分布与胃内炎症分布一致。根除 Hp 可使胃黏膜炎症消退，相关研究显示志愿者和动物模型中可复制出 Hp 感染引起的慢性胃炎。

3. 不合理膳食

有辛辣、刺激性食物嗜好，喜欢进食过冷或过热食物以及粗糙食物等不良饮食习惯，容易使胃黏膜受损而引起慢性胃炎。长期喝浓茶、浓咖啡也可增加慢性胃炎的发病风险。另外，长期不吃早餐、产期节食减肥等三餐不规律进食者容易导致慢性胃炎。

4. 烟、酒

长期喝烈酒、吸烟可引起多种慢性病，包括慢性胃炎。如喜欢喝 52° 白酒、伏特加等高浓度烈酒者，发生慢性胃炎概率比喜欢喝低浓度酒者高。

5. 不合理用药

因疾病、疼痛而长期服用非甾体抗炎药（NSAIDs），如阿司匹林等药物可引发慢性胃炎。

6. 精神情绪因素

长时间的精神过度紧张和忧虑、沮丧等不良情绪，长期的过度用脑，加重慢性胃炎的发病危险或使胃病加重。

7. 其他

因其他原因导致胃黏膜受损，如急性胃炎、接受过胃部手术或其他原因引起胃黏膜损伤持久不愈容易导致慢性胃炎；或其他慢性疾病，如胆汁反流、十二指肠液反流、慢性肾炎、尿毒症、重症糖尿病、肝硬化等疾病也有胃炎致病可能。

（二）慢性胃炎的高危人群识别

慢性胃炎因早期无明显症状，常容易被忽略，导致胃黏膜病变不及时，炎症加重侵犯至黏膜下层或至固有基层。如有以下情况者为慢性胃炎的高危人群，应进一步筛查：①饮食不合理者（三餐不规律，暴饮暴食，嗜好辛辣生冷食物者）；②Hp 感染者；③有胆汁反流病史者；④长期酗酒，尤其是烈酒者；⑤长期口服抗血小板药物、非甾体抗炎药（NSAIDs）者。

三、慢性胃炎的用药指导

慢性胃炎的主要治疗药物有胃黏膜保护药、制酸药及对症治疗药。目的是阻止胃炎的继续恶化，特别是阻断肠化与不典型增生的发展，减轻甚至完全治愈慢性胃炎，特别是嗳气、腹胀等症状。根治 Hp 感染的药物详见项目九任务二。

1. 胃黏膜保护药物

这类药物可在胃黏膜表面养成保护膜，使之与有害物隔离，或可吸附有害物，或可加强胃黏膜的保护力量，或加速修复过程。

（1）胶态铋　国内常用的有柠檬酸二钾铋、果胶铋，后者可能略优，常用量每天 4 次，每次 1.0g。前 3 次饭前半小时服，第 4 次晚餐后 2 小时服。疗程 28 天，连用时应间隔一周以上，服用期间大便及舌苔发黑，停药后消失。服药时不得同时食用牛奶等高蛋白食物和抗酸剂，以免减弱疗效。

（2）氢氧化铝凝胶或镁铝合剂　除有保护作用外，尚有较弱的中和酸作用。每天 3 次，餐前服。胃病剧烈病人可加服利多卡因止痛。此药不宜用于有胃出血的患者和肾功能不全的患者；不宜与四环素同用；氢氧化铝凝胶可引发便秘。

（3）硫糖铝　常用剂型有普通片、混悬剂及口嚼片。常用量 1g，每天 3~4 次，餐前及睡前服用，偶有恶心、便秘、腹痛等不良反应。注意不宜与雷尼替丁、奥美拉唑、多酶片同服；如必需联用，则应隔半小时以上。

（4）麦滋林　常用剂量为 0.67~1.34g，每天 3 次，餐后用。少数人有恶心、便秘等不适症状。

2. 制酸药

（1）H_2 受体拮抗剂　能选择性地阻断壁细胞膜上的 H_2 受体，使胃酸分泌减少。常用雷尼替丁 150mg，每天 1~2 次；法莫替丁 20mg，每天 1~2 次；亦可用奥美拉唑 20mg，每天 1 次口服。有些萎缩性胃炎胃酸偏低，但对抑酸药的反应良好，可能与减轻胃酸刺激有关。

（2）质子泵抑制剂（PPI）　PPI 可以抑制壁细胞分泌 H^+ 的最后环节 H^+，K^+-ATP 酶（质子泵），有效地减少胃酸分泌和清除幽门螺杆菌达到快速治愈溃疡。常用药物有奥美拉唑、泮托拉唑、雷贝拉唑、埃索美拉唑等。其中奥美拉唑是治疗胃炎首选的药物，20mg/次，1 天 1 次口服，通过抑制氢、钾、ATP 泵，防止胃酸的大量分泌导致胃酸刺激引起胃炎、胃糜烂，甚至胃溃疡的情况。

3. 对症治疗药

（1）胃肠动力药　促进胃肠动力作用，缓解腹胀、反酸等症状。如多潘立酮 10mg/次，每天 3~4 次；或莫沙必利 5mg/次，每天 3~4 次，莫沙必利还具有改善便秘的效果。

（2）助消化药　乳酶生、多酶片、干酵母片等均可选用。腹胀明显的患者，也可加服二甲基硅油。

慢性胃炎伴胃黏膜不典型增生者，属于癌前病变，应高度重视，轻度病人应定期随访；重度病人可进行内镜下治疗黏膜剥离术或手术治疗。

【任务描述】

分析赵某的健康危险因素：①烟酒不良嗜好，长期吸烟；②睡眠较差，平时急躁易怒；③应酬多，判断饮食不节制。赵某的慢性胃炎诊断依据：①反复上腹部隐痛 3 年余，餐后饱胀伴嗳气、恶心，晨间空腹明显；②^{14}C 尿素呼气试验 500dpm/mmolCO$_2$，大于正常值 0~150dpm/mmolCO$_2$，阳性；③胃镜检查诊断"慢性萎缩性胃炎"。

讨论：1. 赵某属于哪个健康管理级别？

2. 请给赵某设计合理的健康管理方案。

四、慢性胃炎的健康管理实施方案

（一）健康信息收集

应尽可能全面收集个体的健康信息，主要包括：家族史、Hp 感染史、目前健康状况、非甾体药物使用情况；特别要了解生活方式情况，如辛辣刺激饮食嗜好，喜欢进食生冷食物，喝酒、吸烟、职业暴露等。

体格检查身高、体重、营养状况；以及辅助检查如血常规、消化内镜检查，Hp 感染检测等。

（二）健康风险评估与分析

对有危险因素的成年人，有必要通过 Hp 感染检测和定期健康体检以及消化内镜检查，从而尽早发现慢性胃炎患者。对慢性胃炎患者应评估其病因和类型，判断病情严重程度，分级别管理。

（三）健康管理方案制定

1. 一级管理

针对一般人群和高危人群，重点是高危人群，目标是预防慢性胃炎的发生。

（1）健康教育　对于一般人群，主要通过健康教育提高人群对慢性胃炎及其危险因素的认识，主动改变不良生活方式以预防。健康教育包括慢性胃炎的定义、分类、症状、体征、常见的并发症以及危险因素、Hp 的相关知识及与胃病的关系，提倡健康的行为，注意养成良好的卫生用餐习惯，降低慢性胃炎的发病率。

（2）定期筛查，尽早发现 Hp 感染　对于高危人群，尤其有消化系统症状者，通过^{14}C 吹气试验和^{13}C 吹气试验检查是否感染 Hp，必要时进行胃镜检查以进一步诊断或明确病情，以早发现早诊断早干预。

（3）生活方式指导　饮食与慢性胃炎的发生及临床症状的发作有密切的关系，饮食的调配对慢性胃炎病的防治与康复非常重要。①应注意食物多样性，选择容易消化的食物，适量进食粗粮；②餐次上按时吃饭，少量多餐，不可暴饮暴食增加胃的负担；③吃饭细嚼慢咽，使磨碎的食物与唾液充分混合，达到对胃黏膜减少刺激和易于消化的目的；④避免进食对胃黏膜有强刺激的饮食或药品，如辛辣、香味过浓和太烫或寒凉的食物；⑤避免进食高盐高油、腌制食物，不吃不卫生不新鲜的食物；⑥戒烟戒酒，不喝浓咖啡、浓茶。

（4）慎用对胃黏膜有刺激或损伤的药物，如阿司匹林、非甾体药物。

2. 二级管理

二级管理的目标是在已诊断的慢性胃炎患者中多角度管理预防并发症的发生。

（1）健康教育　同一级管理。

（2）生活方式指导　同一级管理，此外需注意：①饮食指导需要注意的是慢性胃炎患者消化功能一般都欠佳，故应尽量选择容易消化的食物，做到七分饱，餐后应稍微活动，切忌立即午睡等；减少在外用餐，注意饮食卫生，养成每天消毒餐具、用公筷夹菜等良好卫生用餐习惯。②控制体重，适当运动：运动方法同一般人群，详见项目十任务五中的肥胖症一级管理。许多慢性胃炎患者因消化不良，可能导致食欲下降，反而出现体重减轻，如果发现体重进行性下降，且有贫血表现，应考虑是否出现并发症，积极排查。

（3）随访管理　社区慢病门诊对于不适症状明显的患有慢性萎缩性胃炎患者进行建档管理，填写患者首诊登记表。记录患者的一般资料、临床症状体征、患病时间、服药情况，关键指标如检测 Hp 的^{14}C 尿素呼气试验值或胃镜等影像学检查结果。病情稳定者可每 3~6 月随访 1 次。之后每年做 1 次随访记录，定期检查填写随访管理登记表。

（4）心理调适指导　慢性胃炎是一种慢性疾病，患者常常伴有明显的焦虑或抑郁症状，多表现为心悸、失眠、烦躁不安等不适，严重者影响病情康复和治疗效果。有研究发现慢性胃炎患者合并情志失调者高达 40%以上，因此应加强对慢性胃炎患者的心理调适指导。可通过健康教育，开展慢性胃炎知识宣传活动使患者正确认知疾病，建立战胜疾病的信心。对于精神紧张的患者，健康管理师或医护人员应提供心理支持，缓解患者负性心理。通过为患者制订可行的治疗计划，加强患者的自身管理能力，并定期沟通执行情况，提高患者的依从性。

（5）用药指导　慢性胃炎患者可能根据既往经验出现随便到药房购买非处

方（OTC）药的情况，如 PPI 类药物，出现滥用药物的情况；另外有些药物需要餐前口服，有些餐后口服，老年人容易混淆。因此，健康管理师应给予患病人群用药知识宣教以及用药指导。

（6）中医养生保健指导　慢性胃炎属于中医学的"胃痞""胃痛"范畴，虽多慢性起病，但病程中可有急性加重，多因外感寒邪，或恣食生冷，或暴饮暴食。如胃脘痛可进行穴位推拿保健：用拇指在患者中脘穴、内关穴、足三里穴和至阳穴重压揉按，用力由轻至重，由重到轻，脘痛缓解后再按压 5min。可艾灸神阙、中脘、脾俞、胃俞、足三里、三阴交等穴位辅助温中健脾行气止痛。胃痛发作时还可以用磁热疗法及中药局部热敷贴温中缓急止痛，效果甚佳。

中医养生保健第一要务就是勿食生冷寒凉之品、饮食节制。对于胃酸分泌过多的慢性胃炎患者，其饮食应少用或不用酸性食物，如浓肉汤、柠檬酸、橘子汁、各种甜汤等；牛奶是碱性食物且易胀气，也应少食。对于脾胃虚弱者可以食用小米粥或山药粳米粥补中益气。

3. 三级管理

三级管理的目标是减少已发生的慢性胃炎并发症患者疾病的进展，预防胃溃疡穿孔发生，改善患者的生存质量。

对于患有慢性萎缩性胃炎尤其是伴有中-重度肠化生或上皮内瘤变者，应定期进行内镜和组织病理学检查随访。活检有中-重度萎缩并伴有肠化生的慢性萎缩性胃炎 1 年左右随访一次，伴有低级别上皮内瘤变者 6 个月左右随访一次。其他并发症根据病情轻重应积极向全科医师汇报。

（四）健康效果评价

1. 疗效评价指标

慢性胃炎疗效评价指标主要包括：症状、生活方式改善情况、服药情况、体重、营养状况；以及辅助检查如血常规、消化内镜检查，Hp 感染检测、组织病理学检查等，见表 9-1。

表 9-1　　　　　　　　　慢性胃炎社区门诊随访检查项目

监测内容	初诊	每月	季度复诊	年度复诊	必要时
症状	√	√	√	√	√
服药情况	√	√	√	√	√
生活方式	√	√	√	√	√
身高	√				√
体重	√		√	√	
BMI	√		√		√
血常规	√				√
^{14}C、^{13}C 尿素呼气试验	√		√		√
消化内镜检查	√				√
组织病理学检查				√	√

2. 双向转诊

如患者出现严重药物不良反应，或检查发现上皮内瘤变，或严重胃出血、贫血、严重胃溃疡、伴发感染或手术或规律治疗 3 月治疗效果不佳者，全科医师应及时将其转诊至专科治疗；如出现胃溃疡出血，则应根据病情缓急确定为普通转诊或紧急转诊。如病情稳定，需要改善生活方式，定期随访者可转回社区全科治疗，健康管理师协助随访。

【任务解答】

1. 赵某为慢性胃炎患者，属于二级健康管理。

2. 给赵某设计合理的健康管理方案如下：

（1）健康宣教　宣传慢性胃炎的医学知识及防治，包括慢性胃炎的定义、分类、病因、症状、体征、常见的并发症以及危险因素，提倡健康的行为，以降低慢性胃炎发病率。

（2）生活方式管理

①改变不良的饮食习惯，注意补给蛋白质、维生素丰富的食物，减少应酬；避免进食对胃黏膜有强刺激性的饮食或药品，避免进食辛辣、香味过浓和太烫的食物；多吃容易消化的食物；吃饭细嚼慢咽；饮食餐次上，少吃多餐，每餐不要吃得过饱，减轻胃部负担；减少在外用餐频次，注意饮食卫生，养成每天消毒餐具、用公筷夹菜等良好卫生用餐习惯；②戒烟；③减少饮酒量至每天不超过 50g 白酒，最好戒酒。

（3）随访管理　填写患者首诊登记表。记录患者的一般资料、临床症状体征、患病时间、服药情况，关键指标如检测 Hp 的 ^{14}C 尿素呼气试验值或胃镜等影像学检查结果。规范用药根治 Hp 后 1 个月复查 ^{14}C 尿素呼气试验了解改善情况。

（4）心理调适指导　不良情绪是胃炎的诱因，缓解紧张情绪，尽量保持愉快心情。

（5）用药指导　该患者 ^{14}C 尿素呼气试验 500dpm，阳性，应首先建议到慢病门诊找专业医师就诊。采用三联疗法等根治 Hp，阻止胃炎的继续恶化。有些药物需要餐前口服，有些药物需要餐后口服，健康管理师应给予患病人群用药知识宣教以及用药指导。

（6）中医养生保健指导　如胃脘痛可进行穴位推拿保健：用拇指在患者中脘穴、内关穴、足三里穴和至阳穴重压揉按，用力由轻至重，由重到轻，脘痛缓解后再按压 5min。胃痛发作时还可以用磁热疗法中药局部敷贴温中缓急止痛，效果甚佳。中医养生保健第一要务就是勿食生冷寒凉之品、饮食节制。对于胃酸分泌过多的慢性胃炎患者，其饮食应少用或不用酸性食物，如浓肉汤、柠檬酸、橘子汁、各种甜汤等；牛奶是碱性食物且易胀气，也应少食。

【项目九任务二思维导图】

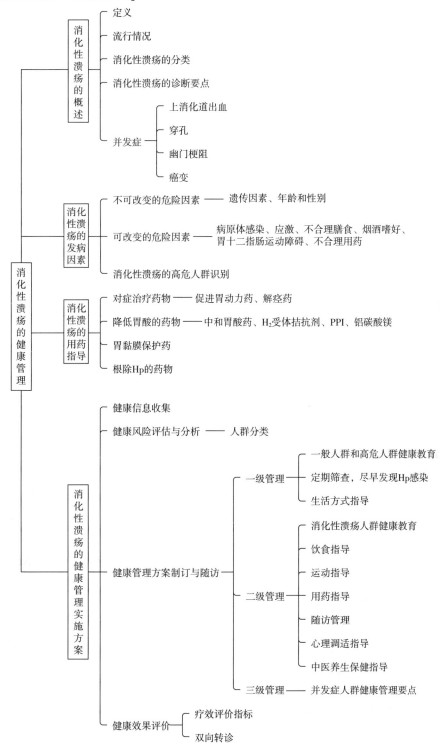

任务二　消化性溃疡的健康管理

【学习目标】

　　知识要求

　　1. 掌握消化性溃疡的定义、症状、危险因素。

　　2. 掌握消化性溃疡的高危人群；一级管理、二级管理要点。

　　3. 熟悉消化性溃疡的用药指导。

　　4. 了解消化性溃疡的并发症、流行情况。

　　知识要求

　　1. 能够识别消化性溃疡的危险因素。

　　2. 能够根据健康信息资料进行人群及管理级别归类。

【任务描述】

　　患者李某，男，50岁，反复上腹部疼痛3年，饮食不当时有反酸。2年前因柏油样便到医院就诊，胃镜检查提示胃溃疡，治疗后病情好转。平时工作压力较大，经常加班熬夜，应酬较多，喜欢喝酒。辅助检查：大便潜血阴性，^{14}C尿素呼气试验88dpm，阴性，胃镜检查诊断"胃大弯溃疡"。

　　讨论：李某的健康危险因素有哪些？

一、消化性溃疡的概述

　　消化性溃疡是指在各种致病因子的作用下，消化道黏膜发生炎性反应与坏死、脱落，形成溃疡，出现坏死缺损穿透黏膜肌层，严重者可达固有肌层或更深的慢性胃肠道疾病，是消化道常见病、多发病。

　　溃疡的形成有各种因素，其中酸性胃液和胃蛋白酶对消化道黏膜的刺激和消化作用是溃疡形成的主要因素。消化性溃疡在全世界常见，不同国家和地区，其发病率有较大差异，人群中约有10%在其一生中患过消化性溃疡。近些年来由于诊断和治疗技术的提高，总体发病率呈现下降趋势，但仍是常见的消化系统疾病之一。本病可见于任何年龄，以20~50岁居多，男女发病比为（2~5）∶1。

（一）消化性溃疡的分类

　　消化性溃疡发生的常见部位包括食管下段、胃、十二指肠起始段等。如果根据消化性溃疡的发生部位来命名，按照位置从上到下可分为：食道溃疡、高位胃溃疡、幽门管溃疡、球后溃疡及十二指肠溃疡。其中绝大多数溃疡发生于胃或十二指肠，可分别称为胃溃疡或十二指肠溃疡，两者之比约为1：3。

特殊类型的溃疡不具备典型溃疡的疼痛特点，往往缺乏疼痛的节律性，包括胃及十二指肠复合溃疡、幽门管溃疡、球后溃疡、老年性溃疡及胃泌素瘤。胃泌素瘤患者多有顽固性症状和多发性难治性溃疡，手术后近期多复发，有的伴有水泻或脂肪泻。

（二）消化性溃疡的诊断要点

1. 临床症状

其特点为慢性上腹疼痛，呈周期性和节律性发作，有自然缓解和反复发作的倾向。可由精神紧张、饮食和服药不当等因素诱发。还有极少数患者无症状，甚至以消化性溃疡的并发症如穿孔、上消化道出血为首发症状。

2. 体征

消化性溃疡除在相应部位有压痛之外，无其他对诊断有意义的体征。但要注意，如患者出现胃型及胃蠕动波揭示有幽门梗阻；如患者出现局限性或弥漫性腹膜炎体征，则提示溃疡穿孔。

3. 辅助检查

胃镜检查、X线钡餐检查和Hp检查是最直接的诊断依据。

胃镜为消化性溃疡最直接的检查，同时还具有可以取活体组织做病理和Hp检查的优点，因此是消化性溃疡诊断的金标准。内镜诊断应包括溃疡的部位、大小、数目以及溃疡的分期，对胃溃疡应常规取活体组织做病理检查。Hp感染是消化性溃疡的危险因素，因此Hp检查是判断溃疡是否为幽门螺杆菌引起的依据。X线钡餐检查具有诊断意义，因检查时间长，钡剂带来的不适，现已较少使用，但具有无创的优点，仍是部分患者的首选。

（三）消化性溃疡的并发症

消化性溃疡的主要并发症包括上消化道出血、穿孔和幽门梗阻等，而溃疡是否会发生癌变则尚无定论。对于无严重并发症的消化性溃疡以内科治疗为主，手术治疗的重点是针对性消化性溃疡的并发症处理。

1. 上消化道出血

上消化道出血是消化性溃疡最常见的并发症，表现为呕血、黑便；如出血量较大，可出现胸闷、心悸、头昏、乏力、出汗、四肢湿冷等周围循环衰竭表现。

2. 穿孔

消化性溃疡并发穿孔多见于老年患者，考虑可能与老年患者临床症状较隐匿，以及非甾体抗炎药类药物应用率较高等因素有关。表现为急性、亚急性和慢性三种类型。急性穿孔会引起急性弥漫性腹膜炎，出现突发的剧烈腹痛，腹肌强直，有明显的压痛和反跳痛；亚急性穿孔出现局限性腹膜炎；慢性穿孔为溃疡深至浆膜层时已与邻近组织或器官发生粘连，胃内容物流入腹腔。

3. 幽门梗阻

表现为反复大量呕吐，呕吐物为酸腐味的宿食，大量呕吐后可以缓解。而幽门梗阻的发生目前已较少见，这可能与临床上早发现、早治疗、早期根除 Hp 和 PPI 的广泛应用有关。

4. 癌变

关于消化性溃疡与胃癌的关系，国际上争议仍较多。从临床统计学角度来看，普遍认为十二指肠溃疡并不增加胃癌的发生率，甚至两者呈负相关，而胃溃疡与胃癌尤其是非贲门部位的胃癌则呈正相关，但从病理组织学角度而言，胃溃疡是否会发生恶变尚无定论。

二、消化性溃疡的发病因素

消化性溃疡的发生与多种因素相关，包括遗传因素、年龄和性别、不良生活方式、烟酒嗜好、胃十二指肠运动障碍、药物滥用和应激等都是其危险因素。

消化性溃疡
的危险因素

（一）不可改变的危险因素

1. 遗传因素

本病的发生与遗传因素有关，尤其是男性的亲属中其发病率高于一般人。不同血型的溃疡发生率有较大差异，O 型血的溃疡发病率高于其他血型。

2. 年龄和性别

在年龄方面，胃溃疡好发于中老年人，十二指肠溃疡则以中青年人为主。在性别方面，男性消化性溃疡的比例高于女性。

（二）可改变的危险因素

1. 病原体感染

Hp 感染是消化性溃疡的危险因素。Hp 感染使胃黏膜细胞受损，促进上皮细胞释放炎症介质，菌体细胞壁抗原可引起患者自身产生免疫反应，造成黏膜炎症、糜烂，进而形成溃疡。

2. 应激

急性应激如发生车祸等重大创伤或重大疾病时，刺激神经内分泌途径影响胃及十二指肠分泌、运动和黏膜血流调节。长期精神紧张，压力等也会影响胃酸分泌引起消化性溃疡。

3. 不合理膳食

进食过量酒精直接损伤胃黏膜屏障容易导致溃疡；与食用谷物等糖类食物相比，食用肉类时的胃酸分泌会增加；长期喝咖啡或浓茶、吃刺激性食物、暴饮暴食容易发生溃疡。此外，饮食不规律导致胃酸分泌异常，也是消化性溃疡的危险因素。

4. 长期喝烈酒、吸烟

长期喝烈酒、吸烟可引起消化性溃疡。吸烟、饮酒可引起血管收缩，抑制胰液和胆汁的分泌而减少其在十二指肠内中和胃酸的能力，引起胆汁反流而破坏胃黏膜屏障。

5. 胃十二指肠运动障碍

如胃炎胃酸分泌过多、胆汁反流性胃炎、十二指肠胃反流都可加重对消化道黏膜的损害，引起溃疡。

6. 药物因素

长期服用非甾体抗炎药（NSAIDs）如阿司匹林、消炎痛、布洛芬等风湿止痛药及肾上腺皮质激素和保泰松等药物，此外长期服用抗血小板类药物如阿司匹林、氯吡格雷等，都会削弱黏膜屏障，伤害胃黏膜。

（三）消化性溃疡的高危人群识别

以下人群容易为消化性溃疡的高危人群，应积极进行 Hp 检查或内镜检查：①Hp 感染的人群；②长期服用非甾体抗炎药、糖皮质激素的人群；③长期服用抗血小板类药物或抗凝药的病人，如阿司匹林、氯吡格雷、华法林等；④急性创伤、大手术、大面积烧伤的病人；⑤慢性胃炎病史；⑥长期吸烟、酗酒者；⑦年龄>65 岁的老年人。

三、消化性溃疡的用药指导

1. 对症治疗药物

对症治疗药物包括促进胃动力药、解痉药。如腹胀可用吗丁啉促胃动力，一天 3 次，饭前 15~30min 口服；抗胆碱能药如颠茄、山莨菪碱等药物口服止痛。

2. 降低胃酸的药物

按作用途径主要有两大类：

（1）中和胃酸的药物 如氢氧化铝、氧化镁、复方胃舒平、乐得胃等。

（2）抑制胃酸分泌的药物 主要指 H_2 受体阻滞剂及质子泵抑制剂（Proton Pump Inhibitor, PPI）。H_2 受体阻滞剂，如西咪替丁 800mg，睡前 1 次；雷尼替丁 150mg，每日 2 次；法莫替丁 20mg，每日 2 次；PPI 如奥美拉唑 20mg，每日 1 次；兰索拉唑 30mg，每日 1 次；泮托拉唑 40mg，每日 1 次。通常十二指肠溃疡治疗 2~4 周，胃溃疡治疗 4~6 周。

（3）抗酸且具有保护胃黏膜的新型抗溃疡药 铝碳酸镁，有片剂、颗粒剂、口服液，一日 3 次，餐后 1~2h 口服，或睡前或胃部不适时服用。

3. 胃黏膜保护药

（1）硫糖铝 1.0g，每日 3~4 次，三餐前 1h 及睡前口服。

（2）胶体次柠檬酸铋 120mg，每日 4 次，三餐前半小时及睡前口服。

4. 根除 Hp 的药物

根除 Hp 可以减少或预防消化性溃疡的复发，常用药物有：阿莫西林、甲硝唑、替硝唑、克拉霉素、四环素及呋喃唑酮等；胶体铋剂既是胃黏膜保护药，也是有效的杀灭 Hp 的药物；PPI 和 H_2 受体拮抗剂虽然是抑制胃酸分泌的药物，但与抗生素合用能提高 Hp 根除率。根治 Hp 的方案多采用三联疗法，即质子泵抑制剂（奥美拉唑等）+第一抗生素（克拉霉素）+第二抗生素（阿莫西林或甲硝唑，或呋喃唑酮），疗程 7~14 天，也可用铋剂+雷尼替丁+1~2 种抗生素的其他方案。

四、消化性溃疡的健康管理实施方案

（一）健康信息收集

应尽可能全面收集个体的健康信息，主要包括：家族史、Hp 感染史、目前健康状况、非甾体药物、抗凝药物、抗血小板药物的使用情况；特别要了解生活方式情况，如辛辣刺激饮食嗜好，进食生冷嗜好，喝酒、吸烟、职业暴露等。

体格检查如身高、体重、营养状况；以及辅助检查如血常规、胃镜检查和 Hp 感染检测、X 线钡餐检查，^{14}C 或 ^{13}C 吹气试验等。

（二）健康风险评估与分析

对有危险因素的成年人有必要进行 ^{14}C 或 ^{13}C 吹气试验，如发现家中有 Hp 感染者，全家都要进行 ^{14}C 或 ^{13}C 吹气试验。有慢性胃炎病史，频发上腹部疼痛症状，吹气试验阳性（+）者，应进行消化内镜检查，从而尽早发现消化性溃疡患者。对做内镜发现的消化性溃疡者应评估其病因和类型、病理组织学诊断、心理状况、药物使用状况等，以帮助制订个体化的健康管理和随访方案。

（三）健康管理方案制订

1. 一级管理

一级管理针对一般人群和高危人群，重点是高危人群，目标是预防消化性溃疡的发生。

（1）健康教育　对于一般人群，主要通过健康教育提高人群对消化性溃疡及其危险因素的认识，主动改变不良生活方式以预防。包括消化性溃疡的定义、分类、症状、常见的并发症以及危险因素，提倡健康的行为，注意养成良好的卫生用餐习惯，降低消化性溃疡的发病率。

（2）筛查高危人群，尽早发现 Hp 感染　对于消化性溃疡高危人群，尤其出现典型消化系统不适症状者，通过 ^{14}C 或 ^{13}C 吹气试验检查是否感染 Hp，如吹气试验阳性（+），则应进一步检查胃镜，以早发现早诊断早干预。

（3）生活方式指导　①建立规律的作息时间；②管理个人情绪，保持舒适的心情，避免精神高度紧张、压力过大和易怒情绪；③建立良好的饮食习惯，按时吃饭，规律进食，不可暴饮暴食增加胃的负担；选择新鲜清淡的食物，不吃已经变质、受污染和冷硬的食物；进食时要细嚼慢咽，使磨碎的食物与唾液充分混合，达到对胃黏膜的刺激和易于消化的目的；在寒冷的季节应注意保暖，避免胃肠道受寒，进食的食物应加热；④宜戒烟戒酒，避免进食对胃黏膜有强刺激性的饮食或药品等；⑤适量运动增强体质，每周保持中等强度及以上有氧运动 3~5 次，每次 30min；⑥忌饭前服用阿司匹林等对胃有刺激性的药物。

2. 二级管理

二级管理的目标是在已诊断的消化性溃疡患者中多角度管理，减少疼痛发作次数，预防并发症的发生。

（1）健康教育　同高危人群。

（2）膳食指导　①建立良好的就餐环境，保证患者定时规律的饮食，营造轻松的就餐氛围；②饮食应新鲜、清淡，营养丰富，选用含足够热量、蛋白质和维生素丰富的食物；避免进食高盐、高油、腌制食物，不吃不卫生、不新鲜的食物；③尽量选择软米饭、米粥、面食等碱性食物，降低胃酸对胃和十二指肠黏膜的刺激，减轻症状；避免食用机械性较强的食物包括生、冷、硬、粗纤维多的蔬菜、水果等；避免食用化学性刺激强的食物，如咖啡、浓茶、食醋、辛辣食物等；避免进食太烫或寒凉的食物；④饭菜宜细软，容易消化，吃饭细嚼慢咽，达到对胃黏膜的刺激和易于消化的目的；⑤饮食餐次上，按时进食，少吃多餐，每餐不要吃得过饱，减轻胃部负担；⑥戒烟戒酒；⑦忌饭前服用阿司匹林等对胃有刺激性的药物。

（3）运动指导　①不饱腹运动或空腹剧烈运动，运动选择在餐后 30~60min 后开始；②适量运动，运动量从轻体力开始逐渐增加；③尽量避免在烈日、寒冷、烟雾、灰尘过多的环境下运动；④避免意外伤害，注意胃部保暖。

（4）用药指导　医师根据溃疡的深浅度以及是否存在 Hp 感染，给予相应的药物治疗；健康管理师可以对患者用药进行指导，提高患者服药的依从性，从而达到治疗效果。

（5）随访管理　社区门诊或健康管理机构可对消化性溃疡患者进行建档管理，填写患者首诊登记表。记录患者的一般资料、症状、患病时间、服药情况，关键指标如检测 Hp 的 ^{14}C 尿素呼气试验值或胃镜等影像学检查结果；治疗 4 周以上，停用 PPI 2 周后复查 ^{14}C 尿素呼气试验；全面检查治疗后患者消化道症状缓解或消失后半年、一年随访。

如出现不明原因呕血或排黑便的症状，及时进行胃镜检查明确诊断并治疗；患有胃肠炎症时应及时积极诊断治疗，避免溃疡加重。溃疡治愈后可每年随访一次了解患者的症状。

（6）心理调适指导　患者的不良心理、社会因素可诱发或加重病情，而病情变化又会使患者产生紧张、焦躁等不良情绪。因此，开展心理调适指导，调整良好的心态和保证充足的睡眠对于本病的康复预防有一定的意义。

（7）中医养生保健指导同"慢性胃炎"。

3. 三级管理

三级管理的目标是减少已发生消化性溃疡患者产生并发症的风险，经专科治疗稳定后转社区门诊定期随访，预防再发，降低死亡率，并改善患者的生存质量。故随访主要询问并发症状，以及定期检查血常规了解血红蛋白情况，肿瘤指标检查糖类抗原50（Carbohydrate Antigen50，CA50），糖类抗原199（Carbohydrate Antigen199，CA199），癌胚抗原（Carcinoembryonic Antigen，CEA）等。对于患有消化性溃疡伴有低级别上皮内瘤变者6个月左右随访一次。

（四）健康管理效果评价

1. 疗效评价指标

消化性溃疡疗效评价指标主要包括：症状、生活方式改善情况、服药情况、体重、营养状况；以及辅助检查如血常规检查、消化内镜检查，Hp 感染检测、消化道钡餐、组织病理学检查、CA50、CA199、CEA 等，见表9-2。

表 9-2 消化性溃疡社区门诊随访检查项目

监测内容	初诊	治疗4周，停药2周	季度复诊	年度复诊	必要时
症状	√	√	√	√	√
服药情况	√	√	√	√	√
生活方式	√	√	√	√	
身高	√				√
体重	√		√		
BMI	√		√		√
血常规	√				√
CA50、CA199、CEA					√
^{14}C、^{13}C 尿素呼气试验	√	√	√	1~2次	√
消化内镜检查	√				√
消化道钡餐	√		√		√
组织病理学检查				√	√

2. 双向转诊

如消化性溃疡患者检查出现高级别上皮内瘤变，或严重胃出血、贫血、穿孔、严重药物不良反应、伴发感染或手术或规律治疗3月，治疗效果不佳者或者需调整治疗方案者，全科医师应及时转诊至专科治疗，则应根据病情缓急确定为普通转诊或紧急转诊。如病情稳定，需要改善生活方式，定期随访者可转回社区全科治疗，健康管理师协助随访。

【任务解答】

李某的健康危险因素包括：①男性；②反复上腹部疼痛3年；③作息不规律，经常加班熬夜；④精神因素：工作压力大；⑤应酬多，喜欢喝酒。

【项目九任务三思维导图】

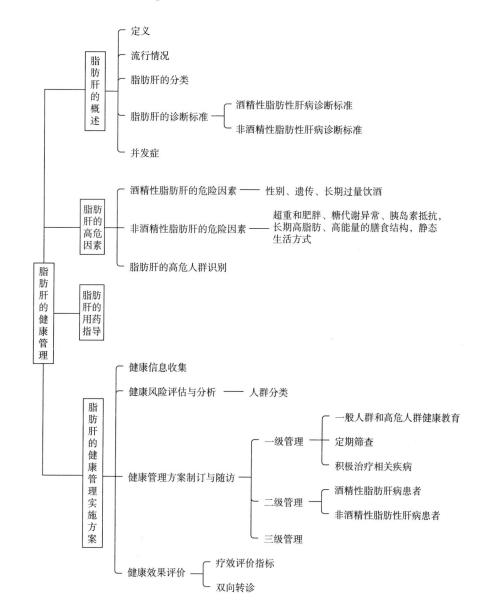

任务三　脂肪肝的健康管理

【学习目标】

知识要求

1. 掌握脂肪肝的定义、分类、危险因素、高危人群。

2. 熟悉脂肪肝的一级管理要点、二级管理要点。

3. 了解脂肪肝的流行情况、用药指导、疗效评价指标。

知识要求

1. 能够识别酒精性脂肪肝和非酒精性脂肪肝的危险因素。

2. 能够根据收集到的健康信息资料对人群进行分类。

【任务描述】

患者赵某，男，52岁，身高170cm，体重90kg，腰围92cm，最近体检B超诊断"脂肪肝"。平时因工作原因经常应酬，经常吃夜宵，平时很少运动。实验室检查：胆固醇8.8mmol/L，甘油三酯3.7mmol/L，血糖正常，肝功能正常。

讨论：1. 赵某属于脂肪肝的哪个类型？

2. 赵某的危险因素有哪些？

3. 赵某还可能患有哪些疾病？

一、脂肪肝的概述

脂肪肝是脂肪性肝病的简称，是指由于各种原因引起的肝细胞内脂肪（甘油三酯）堆积过多的病变，是一种常见的临床病理综合征，而非一种独立的疾病。肝脏是机体脂质代谢的重要器官，肝内脂肪主要来源于食物和外周脂肪组织。正常的肝脏内脂肪占肝脏质量的3%~4%，当肝细胞脂肪变性累及1/3以上或肝内蓄积脂肪含量超过肝脏质量的5%~10%时，称为脂肪性肝病。

酒精性脂肪肝在欧美等国家多见，我国成人酒精性肝病患者患病率约为4%。非酒精性脂肪性肝炎（NASH）是欧美等国家肝功能酶学异常和慢性肝病的最常见原因，欧美等发达国家普通成人中患病率高达20%~40%，亚洲国家12%~30%。肥胖症患者非酒精性单纯性脂肪肝（NAFL）患病率为60%~90%，2型糖尿病和高脂血症患者患病率分别为28%~55%和27%~92%。近20多年来我国NASH增长迅速，且呈现年轻化趋势，严重威胁国人的健康，成为仅次于病毒性肝炎的第二大肝病。相关数据显示过去的10年左右时间，上海等中国经济发达城市成年人非酒精性脂肪肝患病率增加了近一倍，我国上海市、广东省成年人NASH患病率分别为17%、15%。

（一）脂肪肝的分类

脂肪性肝病可分为非酒精性脂肪性肝病和酒精性脂肪性肝病。

1. 酒精性脂肪肝病

酒精性脂肪肝病是由于长期大量饮酒所致的肝脏疾病，初期通常表现为酒精性脂肪肝，进而可发展成酒精性肝炎、酒精性肝纤维化和酒精性肝硬化。严重酗酒时可诱发广泛肝细胞坏死甚至肝功能衰竭。

2. 非酒精性脂肪性肝病

非酒精性脂肪性肝病是一种无过量饮酒和其他明确的肝损害因素所致，以肝实质细胞脂肪变性为主要特征的临床病理综合征。其病理学改变与酒精性肝病相似，但患者无过量饮酒史。

（1）非酒精性单纯性脂肪肝（Nonalcoholic Simple Fatty Liver，NAFL）　指存在大泡为主的脂肪病变，无肝细胞损伤，多为良性，非进展性。

（2）非酒精性脂肪性肝炎（Nonalcoholic Steatohepatitis，NASH）　指肝脏脂肪变性，合并炎症和肝细胞损伤，伴或不伴纤维化，可进展为肝硬化、肝衰竭和肝癌。

（二）脂肪性肝病的诊断标准

脂肪性肝病轻者无症状，重者病情凶猛，常与并发症同时出现。

1. 酒精性脂肪性肝病诊断标准

①有饮酒史；②临床症状为非特异性，可无症状，或有右上腹胀痛，食欲不振、乏力、体质量减轻、黄疸等，随着病情加重，可有神经精神症状和蜘蛛痣、肝掌等症状表现；③血清谷丙转氨酶（Alanine Aminotransferase，ALT），谷草转氨酶（Aspartate Aminotransferase，AST），谷氨酰转肽酶（Glutamyl Transpeptidase，GGT）和平均红细胞容积（MCV）等指标升高，其中 AST/ALT>2、GGT升高、MCV升高为酒精性脂肪性肝病的特点，禁酒后这些指标可明显下降，通常4周内基本恢复正常（但GGT恢复较慢），有助于诊断；④超声和CT等影像学检查肝脏体积增大伴有脂肪肝影像学变化；⑤排除嗜肝病毒现症感染以及药物、中毒性肝损伤和自身免疫性肝病等。

符合①、②、③项和⑤项或①、②、④项和⑤项可诊断为酒精性脂肪性肝病；仅符合①、②项和⑤项可疑诊酒精性脂肪性肝病。

2. 非酒精性脂肪性肝病的诊断标准

应符合以下3个条件：①无饮酒史或饮酒折合乙醇量<140g/周（女性<70g/周）；②除外病毒性肝炎、药物性肝病、肝豆状核变性、自身免疫性肝病等可导致脂肪肝的特定疾病；③肝活检组织学改变符合脂肪性肝病的病理学诊断标准。鉴于肝组织学诊断难以获得，日常工作中符合以下条件者，可明确诊断非酒精性

脂肪性肝病：①肝脏影像学表现符合弥漫性脂肪肝的诊断标准，且无其他原因可解释；和（或）②有代谢综合征相关组分的患者出现不明原因的 ALT 和（或）AST、GGT 持续增高半年以上，减重和改善胰岛素抵抗后，异常酶谱和影像学脂肪肝改善甚至恢复正常者。

肝脏影像学检查中，B 超是非酒精性脂肪性肝病的首选，是方便、无损害的诊断及复查方法，CT 也是诊断的重要手段之一。

（三）脂肪肝的并发症

脂肪肝由于其特性，治疗时间长，易反复发作，对患者的正常生活是一种严重的影响，长期会产生多种并发症。

1. 酒精性脂肪肝

容易并发酒精中毒的其他表现：如酒精依赖、胰腺炎、周围神经炎、贫血舌炎、酒精性肝炎、肝硬化等。

2. 非酒精性脂肪肝

可并发如肥胖症、糖尿病、高脂血症、高血压、冠状动脉粥样硬化性心脏病（简称冠心病）、痛风、胆石症等。

3. 妊娠急性脂肪肝

常并发有肾功能衰竭、低血糖、胰腺炎、败血症、弥散性血管内凝血等。

4. 重症脂肪肝

患者可进展为肝硬化，可以有腹腔积液和下肢水肿，其他还可有蜘蛛痣；男性乳房发育、睾丸萎缩、阳痿；女子有闭经、不孕等。

二、脂肪肝的高危因素

脂肪肝的发生与多种因素相关，包括遗传因素、不良生活方式、饮食结构、肥胖、药物应激等。

脂肪肝的
危险因素

（一）酒精性脂肪肝的危险因素

酒精性脂肪肝的发病与乙醇摄入有直接关系，故饮酒量、饮酒种类、饮酒方式、饮酒时长都与发病有关。相关研究发现不同品种的酒精饮料对肝脏所造成的损害也有差异；空腹饮酒较伴有进餐的饮酒方式更易造成肝损伤。

在性别方面，在摄入同样量乙醇时，女性由于体内乙醇脱氢酶含量较低，较男性易患酒精性肝病。此外，遗传易感因素及其他肝病（乙肝和丙肝）等均属于酒精性脂肪肝发生的危险因素。

（二）非酒精性脂肪肝的危险因素

超重和肥胖症是非酒精性脂肪肝最重要的危险因素，体重和腰围增加与非酒精性脂肪性肝病发病有关，腰围比 BMI 更能准确预测脂肪肝。

非酒精性脂肪肝与代谢综合征、糖代谢异常、胰岛素抵抗密切相关，国内一组研究发现糖尿病患者非酒精性脂肪肝患病率为 42%。此外，长期高脂肪、高能量的膳食结构，多坐少动的静态生活方式也是非酒精性脂肪肝的主要危险因素。

（三）脂肪肝高危人群的评估

具有以下危险因素之一的人群视为脂肪肝高危人群，应积极进行筛查：

①长期饮酒史；②超重或肥胖；③高能量、高脂肪膳食结构；④静态生活方式；⑤血脂异常；⑥胰岛素抵抗；⑦糖尿病及代谢综合征；⑧慢性肝炎病史等。

三、脂肪肝的用药指导

脂肪肝属可逆性疾病，单纯性脂肪肝性肝病一般无需药物治疗，早期诊断并积极进行生活方式管理、减轻体重，常可恢复正常。

脂肪性肝炎可选用多烯磷脂酰胆碱、维生素 E、还原性谷胱甘肽等口服药物，以减轻脂质过氧化。合并 2 型糖尿病的非酒精性脂肪肝病（Nonalcoholic Fatty Liver Disease，NAFLD）患者推荐胰岛素受体增敏剂如二甲双胍、噻唑烷二酮类药物，可降低血糖，又可降低游离脂肪酸的水平。伴有血脂高的 NAFLD 患者可在综合治疗基础上应用降血脂药物，但需要定期检测肝功能，必要时联合护肝药。

四、脂肪肝的健康管理实施方案

（一）健康信息收集

除基本健康资料外，对于首次就诊者，还需询问目前症状、现病史、药物过敏史、家族史。个人史，详细询问生活方式信息，如饮食嗜好（荤素喜好、烹饪喜好、辛辣喜好、每餐主食量、水果摄入、含糖饮料摄入等），身体活动（每日乘坐交通工具方式）和运动锻炼情况。详细采集饮酒史、酒量、种类、频率、饮酒时长；药物与肝脏毒性物质接触史，糖尿病和冠心病家族史。既往史，主要是慢病患病情况。对于脂肪肝高危人群，健康管理师应详细询问以下几个方面：①是否有过多进食如畜肉类、反式脂肪酸等升高血脂的食物；②是否缺乏身体活动；③是否有代谢综合征等病史。

专项检查包括：①人体学指标（身高、体质量、BMI、腰围、腰臀比）和血压；②肝功能血清酶学指标：血清谷丙转氨酶（Alanine Transaminase，ALT）、天冬转氨酶（AST）、谷氨酰转肽酶（Gltamyl Transpeptidase，GGT）和碱性磷酸酶；③病毒性肝炎指标乙型肝炎表面抗原（HBsAg）（阳性者检测 HBV DNA）、抗 HCV（阳性者检测 HCV RNA）；④血脂；⑤空腹血糖和糖化血红蛋白；⑥血尿酸；⑦肝脏彩超、肝脏 CT。

（二）健康风险评估与分析

通过危险因素，评估高危人群，积极进行肝脏 B 超筛查。如发现可疑脂肪肝者，进一步进行肝脏 CT 检查。脂肪肝患者的评估包括定量肝脂肪变和纤维化程度，判断有无代谢和心血管危险因素及并发症、有无肝脏炎症损伤以及是否合并其他原因的肝病，应该由专科医生根据患者的具体情况做出评估。

（三）健康管理方案制订

1. 一级管理

一级管理针对一般人群和高危人群，重点是高危人群，目标是预防脂肪肝的发生。

（1）健康教育　对于一般人群，主要通过健康教育提高人群对脂肪性肝病及其危险因素的认识，加强自我监督；提倡健康的行为，注意养成良好的生活方式，降低脂肪肝的发病率；可以通过图表的形式，让高危个体针对自己的饮食、运动、体质指数、腰臀比以及其他与生活质量相关观察指标进行自我记录，以不断完善个体生活方式。

（2）生活方式指导　高危人群的生活方式指导如下：①合理膳食：控制膳食总能量：超重或肥胖者采取低能量减重，膳食一般比正常能量低 20% 左右，一般体力劳动者为 20kcal/（kg·d）或 83.72kJ/（kg·d）；蛋白质占总能量的 20%~25% 或 1g/（kg·d），比正常高，其中优质蛋白 50% 以上。脂肪供能应控制在总能量的 15%~20%，比正常低。饱和脂肪酸和反式脂肪酸<7%，多不饱和脂肪酸与饱和脂肪酸的比例维持在 1：1 为宜。；碳水化合物占总能量的 50%~55%，严格限制单糖、双糖的摄入，选择血糖生成指数低的碳水化合物类食物，选择抗性淀粉较多的食物以及膳食纤维丰富的食物，可增加饱腹感；充足的维生素和矿物质；细嚼慢咽以延长进食时间；②限制饮酒；③增加身体活动：中等量有氧运动为主，每周 5 次以上，累计锻炼时间至少 150min；④控制体重目标：体质指数<24kg/m²、男性腰围<85cm、女性腰围<80cm。

（3）定期筛查　对高危人群建议每年进行一次肝脏 B 超、肝功能血清酶学等检查，以期达到对脂肪性肝病的早发现、早诊断、早治疗。

（4）积极治疗相关疾病　高血压、糖尿病、血脂异常与脂肪性肝病密切相关。故应对高血压、糖尿病以及血脂异常者进行积极的干预，包括生活方式的改善和药物干预。

2. 二级管理

二级管理的目标是在已诊断的脂肪肝患者中多角度管理，尽可能实现逆转，或延缓脂肪肝的进展，预防并发症的发生。

（1）酒精性脂肪肝患者

①健康教育：同一级管理。

②戒酒：戒酒是治疗酒精性肝病的关键。如仅为酒精性脂肪肝，戒酒 4~6 周后脂肪肝可停止进展，最终可恢复正常。

③营养支持：在戒酒的基础上应给予适量蛋白质、低脂饮食，并补充多种维生素（如维生素 B、C、K 及叶酸）。其他参照非酒精性脂肪肝的二级管理。

（2）非酒精性脂肪性肝患者

①健康教育：脂肪肝是可以治愈性的疾病，尤其是早期患者只要去除病因和积极治疗原发病，一般可恢复正常。因此，应积极开展脂肪肝的知识教育，及时给患者讲清该病的病因、转归及预后，使患者充分认识疾病，调整心态，树立战胜脂肪肝的信心，改变不良生活方式，延缓并发症的出现。

②适当运动、控制体重：建议每周 5 次以上，每次 30~45min 中等强度的体育活动，靶心率以维持最大心率的 60%~70%，不易疲劳为度。通常认为在 6~12 个月内通过饮食、运动，可减轻体重的 7%~10%，并可改善胰岛素抵抗和肝脏组织学变化，但注意减肥速度不可过快。

③合理膳食：总能量控制是改善脂肪肝的重要措施，一般脂肪肝成人患者每日能量摄入减少约 500kcal（2092.93kJ）。有研究提示，低碳水化合物饮食（富含低血糖生成指数的饮食）与低脂饮食相比，在短期内降低 BMI 和改善胰岛素抵抗的效果更好。其余同高危人群。

④积极治疗基础病、适当用药指导：尽量减少使用对肝脏有毒性的药物。适当使用降脂、护肝药物。除存在明显的肝损害（例如血清转氨酶大于 3 倍正常值上限）、肝功能不全或失代偿期肝硬化等情况，非酒精性脂肪性肝病患者可在医生指导下利用相关药物治疗代谢综合征，如血管紧张素受体阻滞剂、胰岛素增敏剂（二甲双胍、吡格列酮、罗格列酮）以及他汀类等药物，以降低血压和防治糖脂代谢紊乱及动脉硬化。

⑤心理疏导：酒精性脂肪性肝病的心理指导重在戒酒及酒精依赖成瘾心理的干预，必要时可住院治疗，防治戒酒综合征。非酒精性脂肪性肝病人群要重视舒缓情志，心身并治，达到调节情绪从而缓解病情的目的。

⑥随访指导：记录患者的生活方式改善情况，如饮酒量、运动量、肥胖相关指标、服药情况，血脂、血糖、尿酸等代谢综合征各组分的检查数据、肝功能和肝脏影像学检查。根据患者的不同病情 1~3 月随访 1 次，之后每年随访 1 次。

⑦中医养生保健：中医认为脂肪肝属于"积聚"与"瘀痰"范畴，该病发生机理以气滞血瘀为本，以肝胆湿热为标。传统运动项目皆可以作为运动锻炼的方式。推拿按摩适用于不伴炎症、无明显肝硬化征象的患者，患者俯卧位，医生用拇指沿患者背部膀胱经，先自肝俞穴起，推至肾俞穴止，然后再从肾俞穴返回肝俞穴，如此往返 3~5 次；再取仰卧位，施术者以大拇指揉血海、足三里、三阴交穴，每个穴位持续数十下或百余下，注意手法移动需缓慢，力度适中。中药菊花、石斛可泡水代茶饮，具有养肝清热功效；神曲、山楂可泡水代茶饮，可活血、消脂通络。

3. 三级管理

三级管理的目标是减少已发生并发症的脂肪肝患者症状。对于脂肪肝并发其他多种慢病者，应积极进行健康管理，减少肝硬化、肝衰竭等重症脂肪肝情况，改善患者的生存质量。

（四）健康效果评价

1. 疗效评价指标

在确定干预措施和目标后，应定期随访了解干预效果。评价指标包括：身高、体质量、BMI、腰围、血压、血脂、血糖、尿酸、肝脏血清酶学检查、肝脏B超、肝脏CT。建议根据患者实际情况并参照有关疾病指南，筛查恶性肿瘤（肝癌）、代谢综合征相关终末期器官病变（如冠心病、脑卒中）以及肝硬化的并发症（如食管-胃静脉曲张），见表9-3。

表 9-3   脂肪肝社区门诊随访检查项目

监测内容	初诊	每月	季度复诊	年度复诊	必要时
症状	√		√	√	√
服药情况	√		√	√	√
生活方式	√		√	√	√
身高	√			√	√
体重	√		√	√	√
BMI	√		√	√	√
腰围	√		√	√	√
血压	√	√	√	√	√
肝脏血清酶学检查	√	√	√	√	√
血脂	√			√	√
血糖	√			√	√
尿酸	√			√	√
肝脏 B 超	√			√	√
肝脏 CT					√

2. 双向转诊

如出现以下情况应及时向上级医院转诊：①酒精性脂肪肝病患者出现并发酒精中毒的急性表现；②营养过剩型脂肪肝病出现并发糖尿病、高血压、冠心病等疾病严重临床表现；③或妊娠急性脂肪肝病并发肾功能衰竭、低血糖、胰腺炎、败血症、弥散性血管内凝血等严重症状；④或重症脂肪肝病患者可进展为肝硬化；⑤或出现严重药物不良反应。

如病情稳定，可转入社区医院定期随访。

【任务解答】

1. 根据赵某的基本情况诊断：非酒精性脂肪肝病。

2. 赵某的危险因素包括：

（1）身高170cm，体重90kg，腰围92cm，计算 $BMI=90/1.7^2=31.14kg/m^2$，且腰围超过正常范围，故属于中心型肥胖。

（2）胆固醇8.8mmol/L，甘油三酯3.7mmol/L，超过诊断标准，为血脂异常。

（3）经常应酬，经常吃夜宵，饮食不节制。

（4）平时很少运动，静态生活方式。

3. 赵某患有的疾病为中心型肥胖、血脂异常。

参考文献

[1]罗云坚,黄穗平.消化科专病中医临床诊治[M].北京:人民卫生出版社,2013.

[2]林果为,王吉耀,葛均波.实用内科学[M].北京:人民卫生出版社,2017.

[3]中华医学会、中华医学会杂志社、中华医学会消化病学分会,等.慢性胃炎基层诊疗指南(2019年)[J].中华全科医师杂志,2020,19(9):768-775.

[4]张爱珍,张力.消化性溃疡的护理与康复[M].北京:人民卫生出版社,2014.

[5]韦莉萍,石海.健康管理师[M].广州:广东高等教育出版社,2016.

[6]中华医学会肝病学分会脂肪肝和酒精性肝病学组,中国医师协会脂肪性肝病专家委员会,范建高,等.非酒精性脂肪肝防治指南(2018年更新版)[J].临床肝胆病杂志,2018,34(5):947-957.

【项目十任务一思维导图】

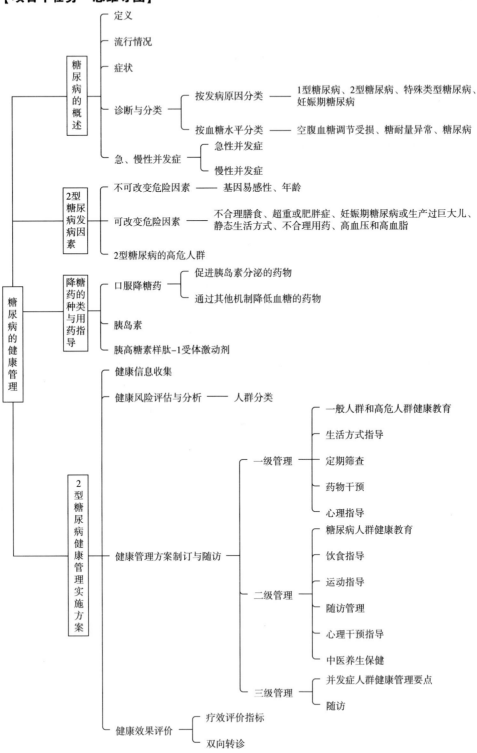

项目十 慢性内分泌代谢疾病健康管理

任务一 糖尿病的健康管理

【学习目标】

知识要求

1. 掌握糖尿病的定义、分类、症状、诊断标准、低血糖的症状。

2. 掌握 2 型糖尿病的危险因素、高危人群、健康管理要点及健康管理效果评价指标。

3. 熟悉糖尿病并发症的种类、2 型糖尿病的用药指导。

4. 了解糖尿病的流行情况及双向转诊指标。

能力要求

1. 能够收集与糖尿病相关的健康信息，并进行健康管理人群分类。

2. 能够为一般人群、高危人群、糖尿病人群制订不同的健康管理方案。

3. 能够评估糖尿病患者健康管理效果。

【任务描述】

案例：王某，男，45 岁，身高 170cm，体重 71kg，身体状况良好，每天开车上下班，做销售工作，平时工作繁忙，且应酬比较多。因单位体检报告显示空腹血糖 6.3mmol/L，自行前往健康管理中心进行咨询。

讨论：1. 作为健康管理师，需要了解王某哪些个人情况？

2. 王某是否需要做进一步检查？

3. 王某是否可以诊断为糖尿病？

一、糖尿病的概述

糖尿病（Diabetes Mellitus，DM）是因胰岛素分泌缺陷或胰岛素作用障碍所致的一种以高血糖为特征的代谢性疾病。胰岛素是由胰腺的胰岛 β 细胞分泌的一种蛋白质激素，是机体内唯一降低血糖的激素，同时还具有促进糖原、脂肪、蛋白质合成的功能。人体胰岛素的生物作用受损就会出现碳水化合物、蛋白质及脂肪等代谢紊乱，发生糖尿病。

近30多年来我国糖尿病患病率显著增加。1980年全国14省市30万人的流行病学资料显示糖尿病的患病率仅为0.67%。2007—2008年中华医学会糖尿病学分会组织的全国14个省、市、区糖尿病流行病学调查结果显示我国20岁及以上成年人的糖尿病患病率为9.7%。2013年 JAMA 杂志的糖尿病及糖尿病前期最新流行病学数据显示我国居民糖尿病患病率高达10.9%，同时与美国糖尿病人体质指数（Body Mass Index，BMI）28.7kg/m^2 相比，中国糖尿病患者并不胖，仅24.0kg/m^2，从而证实了亚洲人在并不肥胖的时候就可能患糖尿病，这可能与种族差异性有关。根据《英国医学杂志》发表的2020年中国糖尿病患病率最新全国流行病学调查结果显示，中国糖尿病患病人数估计1.298亿，其中成人糖尿病患病率为12.8%，糖尿病前期患病率为35.2%。其中以2型糖尿病（Type2 Diabetes Mellitus，T2DM）为主，1型糖尿病（Type1 Diabetes Mellitus，T1DM）和其他类型糖尿病少见，且男性高于女性。迅速增长的患病率，使得糖尿病成为了我国慢病的主要病种之一，需要积极治疗与健康管理。

（一）糖尿病的症状

糖尿病起病隐匿，早期症状相对较轻或不一定有明显的临床症状，往往容易被忽略，常在健康体检时被发现，1型糖尿病常因酮症引起不适就医时被发现。当血糖逐渐升高可出现多饮、多尿、多食、体重下降等典型症状，俗称"三多一少"。部分患者可见小便泡沫增多，或伴有软弱、乏力、皮肤瘙痒、视物模糊的不典型症状。

（二）糖尿病的诊断与分类

1. 按发病原因分型

目前仍采用世界卫生组织（World Health Organization，WHO）1999年的病因学分型体系将糖尿病分为4种类型：即1型糖尿病、2型糖尿病、特殊类型糖尿病和妊娠期糖尿病。T1DM、T2DM和妊娠期糖尿病是临床常见类型，且以T2DM为主。

T1DM病因与遗传自身免疫反应调控失常有关，其显著的病理学和病理生理学特征是胰岛 β 细胞数量显著减少乃至消失所导致的胰岛素分泌显著下降或缺失。可出现多种自身特异抗体如抗谷氨酸脱羧酶（GAD$_{65}$）、抗胰岛细胞抗体（ICA）、抗胰岛素抗体（IAA）、抗蛋白酪氨酸磷酸化抗体（IA2）阳性。

T2DM病因与遗传、年龄、肥胖、肠道菌群相关的慢性炎症、胰岛素抵抗等皆相关，为多种因素共同作用的结果。其显著的病理生理学特征为胰岛素调控葡萄糖代谢能力的下降（胰岛素抵抗）伴胰岛 β 细胞功能缺陷所导致的胰岛素分泌减少（相对减少）。

特殊类型糖尿病是病因学相对明确的糖尿病，包括胰岛 β 细胞功能缺陷、胰岛素作用单基因缺陷、免疫介导性糖尿病以及药物、胰腺疾病和其他内分泌疾病所致的继发性糖尿病。特殊类型糖尿病发病率并不高，临床少见。

妊娠期糖尿病是妊娠期间首次发生或发现的糖尿病，大多于产后能恢复正常，但将来患2型糖尿病机会增加。病因与妊娠母体对葡萄糖的利用增加、肾血流量及肾小球滤过率增加，而胰岛素抵抗和胰岛素分泌相对不足有关。妊娠期糖尿病对母子均有较大危害，可能会造成流产、并发妊娠期高血压等疾病、胎儿畸形等。需要注意的是妊娠期糖尿病不包括孕前已诊断糖尿病的病人。

2. 按血糖水平分类

由于血糖升高是逐渐的过程，许多患者在确诊为糖尿病之前已有血糖异常的情况，临床上称为糖调节受损（Impaired Glucose Regulation，IGR），又称糖尿病前期。应根据不同的血浆葡萄糖水平对血糖异常者进行分类，确诊不同的糖代谢状态。IGR包括两种情况：空腹血糖受损（Impaired Fasting Glucose，IFG）和糖耐量减低（Impaired Glucose Tolerance，IGT）。IFG诊断为空腹血糖≥6.1mmol/L，但又未超过7.0mmol/L，餐后或口服葡萄糖耐量试验（Oral Glucose Tolerance Test，OGTT）正常。IGT为空腹血糖正常，但餐后或OGTT 2h超过7.8mmol/L，但又未达到11.1mmol/L，见图10-1。

表 10-1　　　　　　　　糖代谢状态分类（WHO 1999 年）

糖代谢状态	静脉血浆葡萄糖/（mmol/L）	
	空腹血糖	糖负荷后 2h 血糖
正常血糖	<6.1	<7.8
IFG	6.1~6.9	<7.8
IGT	<6.1	7.8~11.0
IFG+IGT	6.1~6.9	7.8~11.0
糖尿病	≥7.0	≥11.1

注：＊血浆葡萄糖采用葡萄糖氧化酶法测定静脉血浆葡萄糖。

＊OGTT 的方法：无任何热量摄入 8h 后，清晨空腹将 75g 无水葡萄糖溶于 250~300mL 水内 5min 喝完。

目前糖尿病诊断标准仍参照世界卫生组织（WHO）1999 年的诊断标准。如出现典型的糖尿病症状（烦渴多饮、多尿、多食、不明原因体重下降）和任意时间血浆葡萄糖超过 11.1mmol/L；或者空腹血浆葡萄糖水平≥7.0mmol/L；或 OGTT 2h 葡萄糖水平≥11.1mmol/L 即可诊断为糖尿病。如无典型糖尿病症状者需非同日两次血糖达到以上标准，方可诊断为糖尿病。任意时间血浆葡萄糖指不考虑上次用餐时间，一天中任意时间的血糖，此项不能用来诊断空腹血糖受损或糖耐量减低，见表 10-2。

表 10-2　　　　　　　　　**糖尿病诊断标准（WHO 1999 年）**

诊断标准	静脉血糖水平/（mmol/L）*
①糖尿病症状（多饮、多食、多尿、体重下降）+任意时间血浆葡萄糖	≥11.1
或	
②空腹血浆葡萄糖水平（8h 内无任何热量摄入）	≥7.0
或	
③OGTT 2h 葡萄糖水平	≥11.1
无糖尿病症状者，需改日重复检查	

注：＊血浆葡萄糖采用葡萄糖氧化酶法测定静脉血浆葡萄糖。

OGTT 为无任何热量摄入 8h 后清晨空腹将 75g 无水葡萄糖溶于 250~300mL 水内 5min 喝完。

妊娠 24~28 周时空腹血糖≥5.1mmol/L，或糖负荷后 1h 血糖（PG）≥10.0mmol/L，或 2h 血糖 8.5mmol/L。

空腹状态指至少 8h 没有摄入热量。

【拓展阅读】

胰岛素和 C 肽

胰岛素和 C 肽都能反映胰岛细胞的功能。胰岛素是由胰脏内的胰岛 β 细胞受内源性或外源性物质如葡萄糖、乳糖、核糖、精氨酸、胰高血糖素等的刺激而分泌的一种蛋白质激素。C 肽又称连接肽，也是胰岛 β 细胞的分泌产物，它与胰岛素有一个共同的前体——胰岛素原。一个分子的胰岛素原经酶切后，裂解成一个分子的胰岛素和一个分子的 C 肽。因胰岛素可被肝脏酶灭活，且受外源性影响大，C 肽半衰期比胰岛素长，不被肝脏酶灭活，不受外源性影响，可很好地反映胰岛 β 细胞受损情况，故 C 肽常用于对肝脏受损或使用外源性胰岛素的糖尿病患者胰岛功能判定。

（三）糖尿病并发症

糖尿病患者因胰岛素分泌缺陷或胰岛素作用障碍引起高血糖、高血脂、蛋白分解增加，导致电解质失衡、器官损害、功能障碍，或合并感染，出现各种并发症。

糖尿病的危害

1. 糖尿病急症和急性并发症

糖尿病患者如血糖急剧变化如低血糖，或血糖急剧升高，易出现糖尿病的急性并发症。

（1）糖尿病酮症酸中毒（DKA）　出现 DKA 大多因体内存在应激因素，如感染、创伤、妊娠、药物副作用、胃肠功能紊乱相关的脱水、心血管事件等。症状可见三多一少症状加重，厌食、恶心、烦躁、呕吐、腹痛，可出现嗜睡，呼气有烂苹果味，严重者发生昏迷，诱发心律失常，甚至心脏骤停。需要增加辅助检查确诊：①血糖多为 16.7~33.3mmol/L，有时可达 55mmol/L 以上；②血酮体>4mmol/L，尿酮体阳性；③血浆 CO_2 结合力在 90% 以下，或血浆 pH<7.35；④血气分析：标准碳酸氢盐、缓冲碱低于正常值，碱剩余负值（BE）增大<-3.0mmol/L，阴离子隙>16。如 BE 正常，仅①②③符合则诊断为糖尿病酮症。

（2）高渗性高血糖状态（Hyperosmolar Hyperglycemic State，HHS）　　高血糖高渗状态多发生在 50~70 岁糖尿病人群，其中 90% 患有肾脏病变。发病原因多为应激和感染、摄水不足、失水过多和脱水、高糖摄入和输入，急、慢性肾功能衰竭，或大量使用糖皮质激素、噻嗪类或呋塞米（速尿）等利尿药，造成或加重机体的胰岛素抵抗而使血糖升高、脱水加重，诱发 HHS。高血糖高渗状态主要表现为原有糖尿病病症加重，伴乏力、头晕、反应迟钝、表情淡漠、食欲不振、恶心、呕吐、腹痛等状态。如未纠正，出现 HHS 则见体重明显下降，皮肤、黏膜、唇舌干燥，眼球松软、凹陷，少尿等，血压下降，甚至出现癫痫、肌阵挛、偏盲、轻瘫、幻觉、失语、意识模糊、昏迷等神经系统症状。若具有上述症状和辅助检查：①血糖≥33mmol/L，尿糖强阳性；②血浆有效渗透压≥320mOsm/L；③血钠正常或升高；血钾正常或降低；有钙、镁、磷的降低等指标异常，应考虑为 HHS 可能，进一步检查确诊。

（3）低血糖　糖尿病患者发生低血糖的诱因多与胰岛素分泌过多、严重肝病、先天性酶缺乏、葡萄糖供应不足、消耗过多、呕吐、腹泻、酒精摄入、运动、降糖药物过量或血糖控制目标过严有关。低血糖的症状与血糖水平以及血糖的下降速度有关，可表现为交感神经兴奋症状（如心悸、焦虑、出汗、头晕、手抖、饥饿感等）和中枢神经症状（如神志改变、认知障碍、抽搐和昏迷）。糖尿病患者如出现上述症状，随机血糖<3.9mmol/L 即可诊断为低血糖。有些患者发生低血糖时可无明显的临床症状，称为无症状性低血糖，也称为无感知性低血糖或无意识性低血糖，老年糖尿病患者多见。

（4）糖尿病合并感染　因细菌在高血糖和高尿糖环境中具有良好的生长繁殖倾向，故在同样的环境中，与非糖尿病人群相比，糖尿病患者感染的风险明显增高。糖尿病患者罹患感染的部位非常广泛，症状复杂多样，呼吸系统、消化系统、泌尿系统、皮肤、足及外科手术伤口最易合并感染，且病变进展快，修复困难，易形成化脓性感染，如菌血症、败血症。

2. 糖尿病慢性并发症

随着糖尿病病程进展，持续高血糖所致的微血管、大血管、神经等组织器官功能和形态的不可逆损伤，导致各种慢性并发症发生，是糖尿病致残、致死的主要原因。因此，如何防止和延缓糖尿病慢性并发症的进展是医务工作者慢病管理的重点与难点之一。

（1）糖尿病与心脏病　高血糖刺激心脏微血管病变、心肌病变、心脏激酶 C 等对组织造成损害，同时使脂蛋白糖化与氧化，脂蛋白表面成分改变，并在动脉壁沉积，形成动脉粥样硬化斑块。因此出现包括心脏和大血管上的微血管病变、心肌病变、心脏自主神经病变。糖尿病患者冠心病的死亡风险比非糖尿病患者群高 3~5 倍，是引起糖尿病患者死亡的首要病因。

（2）糖尿病与脑血管疾病　高血糖引起血管内膜损伤，破坏血脑屏障，加速脑动脉硬化，促使缺血性脑血管疾病、脑出血、脑萎缩等发生，是糖尿病患者的主要死亡原因之一。据统计 2 型糖尿病患者 20%~40% 会发生脑血管疾病。Soucek M（2003 年）报告缺血性脑卒中的患病率在糖尿病患者中比非糖尿病患者高 3 倍。

（3）糖尿病眼部并发症　高血糖使得过碘酸希夫反应（PAS 反应）阳性物质沉积于内皮而引起毛细血管基底膜增厚出现微血管病变，主要包括糖尿病性视网膜病变、糖尿病性白内障。糖尿病性视网膜病变是糖尿病性微血管病变中最重要的表现，是一种具有特异性改变的眼底病变，是糖尿病的严重并发症之一。糖尿病性白内障以青少年糖尿病患者居多，双眼发病，发展迅速，甚至可于数天、数周或数月内发展为完全浑浊，多数患者血糖控制极差。

（4）糖尿病肾病　高血糖，糖基化终末产物增加，多元醇通路激活，蛋白激酶 C 活性增高，肾小球内压升高，多种生长因子及细胞因子等共同作用使得肾小球硬化，肾小管间质病变，出现糖尿病肾病。典型的症状为蛋白尿、水肿、高血压，晚期出现氮质血症，最终发生肾衰竭。

（5）糖尿病神经病变　因糖、脂肪、磷脂等代谢障碍使神经纤维节段性脱髓鞘性变化，病变主要见于周围神经，发病率很高，部分患者在新诊断为糖尿病时就已经存在周围神经病变了，遗憾的是目前临床治疗效果并不理想，所以该并发症的重点在于预防其发生和控制发展。最常见的类型有两种：①糖尿病周围神经病变，症状为从肢端开始的感觉减退或者是明显的麻木、针刺痛、烧灼样的感觉，对称性发展。②周围交感自主神经病变：表现为出汗减少、皮肤干燥开裂，动静脉短路以致局部血流增加引起皮温升高。

（6）糖尿病足　因高血糖导致周围神经病变与外周血管疾病合并过高的机械压力，可引起足部软组织及骨关节系统的破坏与畸形形成，进而引发一系列足部问题，表现从轻度的足底胼胝，感觉减退、针刺感等神经症状到严重的溃疡、感染、血管疾病、足畸形如 Charcot 关节病和神经病变性骨折。

二、2 型糖尿病的发病因素

T2DM 患病比率最高，且与遗传因素、年龄、肥胖、胰岛素抵抗、生活行为方式、妊娠期糖尿病、压力、药物应激等多种危险因素相关，为多种因素共同作用的结果。T1DM 和特殊类型糖尿病发病与遗传、免疫易感性、原发病等因素直接相关。妊娠期糖尿病患者的糖代谢异常大多于产后能恢复正常。下面将从危险因素是否能改变进一步阐述 T2DM 的危险因素。

（一）不可改变的危险因素

1. 基因易感性

2 型糖尿病属于多基因显性遗传性疾病，常呈现出家族聚集性，有家族史患糖尿病概率为 5.12%，无家族史患糖尿病概率为 1.75%。家系研究结果发现，母亲有糖尿病的人群，子女患病率为 56%，而父亲有糖尿病的人群，子女患病率为 49%。2013 年 *JAMA* 杂志的糖尿病及糖尿病前期最新流行病学数据显示美国糖尿病患者的体重指数（Body Mass Index，BMI）高达 28.7kg/m²，而中国仅为 24.0kg/m²，与美国糖尿病人相比中国糖尿病患者并不胖，这可能与种族差异性有关。

2. 年龄

年龄增长所带来的机体老化，胰岛细胞的线粒体氧化磷酸化功能减退，胰岛 β 细胞发生退行性变异及分泌功能减弱，都是导致糖尿病发生的危险因素。故糖尿病的发病率随年龄增长而逐渐增加，其中 40 岁以后被认为是 2 型糖尿病的高危人群。

（二）可改变的危险因素

1. 不合理膳食

高脂、高糖饮食是 2 型糖尿病的重要危险因素之一。饮食中高脂肪、胆固醇可使细胞膜中脂肪酸含量发生变化，胰岛素受体功能发生障碍，使胰岛 β 细胞凋亡。高糖饮食会加快肝细胞储存脂肪速度，导致脂肪囤积，增加胰岛素抵抗，有研究显示偏爱甜食、油脂、动物肝脏等食品与 2 型糖尿病发病关系密切，其 OR 值*（Odds Ratio，OR）分别为 1.777、3.222、2.292。

2. 超重或肥胖症

肥胖是 2 型糖尿病的独立危险因素。节约基因型学说认为，人类在进化、生存斗争中逐渐形成"节约基因"，使人在食物不足的环境下，节约能量，以适应恶劣环境。当食物充足时，该基因继续起作用，过多能量使人肥胖，导致胰岛素分泌缺陷和胰岛素抵抗，成为糖尿病的诱发因素。当体重超过理想体重 30%～40%时，胰岛素敏感性下降约 50%，中心型肥胖也会增加糖尿病患病风险。并不是每个糖尿病患者都存在肥胖的问题，但是超重会增加患病风险。

3. 妊娠期糖尿病或生产过巨大儿

女性怀孕期间母体对葡萄糖的利用增加、肾血流量及肾小球滤过率增加，随着体重增加出现胰岛素抵抗和胰岛素分泌相对不足。故怀孕期间患有糖尿病或者生产出体重≥4kg 的宝宝，即便在生产后血糖恢复正常，日后罹患糖尿病的概率也会增加。

注：OR 值又称比值比，优势比。

4. 缺乏运动

适当的身体活动可增加肌肉对葡萄糖的摄取、转化和利用，从而降低血糖，改善体脂在人体的分布。而缺乏活动、久坐少动则容易造成机体对胰岛素敏感性下降。芬兰糖尿病预防研究（DPS）以目标体重减少5%以上，摄入脂肪的热量<总热量的30%，每天至少进行30min有氧运动和阻抗锻炼，平均随访7年，结果证实T2DM发生风险下降43%。由此可知长期系统的有氧、无氧运动相结合以及改善肌肉强度、耐力的抵抗运动，可显著改善糖尿病高危人群的血糖、血脂水平，预防糖尿病的发生。

5. 不合理用药

噻嗪类利尿剂、类固醇类药物、环孢素和他克莫司、抗精神病类药物、避孕药、烟酸、某些抗肿瘤药、α-干扰素等容易引起糖代谢紊乱，若不合理使用可增加糖尿病风险。

6. 压力

长期高度精神紧张容易造成肾上腺素分泌过多，从而引起血糖、血压持续增高，影响胰岛功能从而增加糖尿病发病风险。而保持愉快心情，适当松懈压力，可降低糖尿病发生的风险。

7. 高血压和高脂血症

李全民等对183个糖尿病家系人群进行糖尿病患病危险因素分析，结果表明高血压史、高脂血症、肥胖症3种危险因素在糖尿病患者和糖耐量减低人群和2型糖尿病患者人群中发生率显著高于未患病人群，表明这三种危险因素对糖尿病发生起重要作用。有研究指出收缩压每增加10mmHg，糖尿病危险程度就会增加20%。

（三）2 型糖尿病的高危人群识别

健康管理师应积极发现一般人群的危险因素，识别高危人群，尽早制订健康干预方案纳入健康管理。

符合以下条件之一者，视为糖尿病高危人群，应及时进行血糖筛查：①有糖调节受损史者，包括 IFG 或 IGT 者；②年龄≥40 岁；③超重或肥胖症（BMI≥24kg/m^2）和（或）中心型肥胖（男性腰围≥85cm，女性腰围≥80cm）；④2 型糖尿病的一级亲属；⑤年龄≥30 岁的妊娠妇女；有妊娠糖尿病史者；曾有分娩巨大儿（出生体重≥4kg）者；有不能解释的滞产者；⑥血脂异常［高密度脂蛋白胆固醇≤0.91mmol/L（≤35mg/dL）及甘油三酯≥2.22mmol/L（≥200mg/dL）］，或正在接受调脂治疗；⑦血压升高（血压≥140/90mmHg），或正在接受降压治疗，和（或）心脑血管病变者；动脉粥样硬化性心血管疾病（ASCVD）史；⑧身体质量指数（BMI）≥28kg/m^2 的多囊卵巢综合征患者；⑨严重精神病和（或）长期接受抗精神病药物或抗抑郁症药物治疗的患者；⑩静坐生活方式者，有一过性糖皮质激素诱发糖尿病病史者等；⑪有类固醇类药物使用史；⑫中国糖尿病风险评分总分≥25 分。中国糖尿病风险评分见表10-3。

表 10-3 中国糖尿病风险评分（中国 CSC 糖尿病指南 2020 年）

评分指标	分值	评分指标	分值
年龄/岁		体质指数/（kg/m^2）	
20~24	0	≤22.0	0
25~34	4	22.0~23.9	1
35~39	8	24.0~29.9	3
40~44	11	≥30.0	5
45~49	12	腰围/cm	
50~54	13	男<75.0，女<70.0	0
55~59	15	男 75.0~79.9，女 70.0~74.9	3
60~64	16	男 80.0~84.9，女 75.0~79.9	5
65~74	18	男 85.0~89.9，女 80.0~84.9	7
收缩压/mmHg		男 90.0~94.9，女 85.0~89.9	8
<110	0	男≥95.0，女≥90.0	10
110~119	1	糖尿病家族史（父母、同胞、子女）	
120~129	3	无	0
130~139	6	有	6
140~149	7	性别	
150~159	8	女	0
≥160	10	男	2

注：1. 1mmHg=0.133 kPa。

2. 计算方法：总分等于各组别分值相加之和。

三、降糖药的种类与用药指导

目前降糖药物主要分为三大类，口服降糖药、胰岛素、胰高糖素样肽-1 受体激动剂。每大类又有不同小类，药物的使用方法各有不同，患者常因无法掌握正确的使用方法，出现血糖控制不良、低血糖急症等各种突发情况，产生心理困扰，导致依从性下降。健康管理师应熟悉药物的使用方法，尤其是一些特殊用法，指导患者正确用药，以期达到良好疗效。因糖尿病病程漫长，患者除使用药物治疗高血糖外，如产生并发症或合并其他疾病需要相应药物治疗，本章不做详述。

（一）口服降糖药

根据作用效果的不同，口服降糖药可分为以促进胰岛素分泌为主要作用的药物和通过其他机制降低血糖的药物。

1. 促进胰岛素分泌的药物

主要包括磺脲类、格列奈类、二肽基肽酶Ⅳ抑制剂（DPP-4i）3类。磺脲类为促胰岛素分泌剂，有普通片、缓释片的剂型，餐前15~30min口服。格列奈类药物为非磺脲类胰岛素促泌剂，多为短效制剂，需在餐前即刻服用。DPP-4i通过抑制二肽基肽酶Ⅳ（DPP-4）而减少GLP-1在体内的失活，使内源性GLP-1水平升高，每日1次口服，服药与进食无关。磺脲类和格列奈类药物的常见不良反应是低血糖和体重增加。

2. 通过其他机制降低血糖的药物

主要包括双胍类、噻唑烷二酮类（TZD）、α-糖苷酶抑制剂、钠-葡萄糖共转运蛋白2抑制剂（SGLT2i）4类。双胍类药物是通过减少肝脏葡萄糖的输出和改善外周胰岛素抵抗而降低血糖，有普通片、缓释片，餐前15~30min口服。TZD主要通过增加靶细胞对胰岛素作用的敏感性而降低血糖，每日1次口服，服药与进食无关。α-糖苷酶抑制剂通过抑制碳水化合物在小肠上部的吸收而降低餐后血糖，适用于以碳水化合物为主要食物成分的餐后血糖升高的患者，每日2~3次，餐前即刻吞服或与第一口食物一起嚼服。SGLT2i是一类近年受到高度重视的新型口服降糖药物，可抑制肾脏对葡萄糖的重吸收，降低肾糖阈，从而促进尿糖的排出，每日1次晨服，不受进食限制。α-糖苷酶抑制剂和二甲双胍的主要不良反应为胃肠道反应（如腹胀、排气等）。TZD常见不良反应为体重增加和水肿。SGLT2i常见不良反应为泌尿系统和生殖系统感染及与血容量不足相关的不良反应。

（二）胰岛素

T2DM虽不需要胰岛素来维持生命，但当口服降糖药效果不佳或存在口服药使用禁忌时，仍需使用胰岛素，以控制高血糖，并减少糖尿病并发症的发生风险。健康管理师应对开始胰岛素治疗的患者进行宣教，包括胰岛素注射技术、低血糖发生的危险因素、症状以及自救措施等。

1. 胰岛素的种类

胰岛素的种类非常多，根据来源和化学结构的不同，胰岛素可分为动物胰岛素、人胰岛素和胰岛素类似物。根据作用特点的差异又分为超短效胰岛素类似物、短效胰岛素、中效胰岛素、长效胰岛素、长效胰岛素类似物、预混胰岛素、预混胰岛素类似物以及双胰岛素类似物。胰岛素类似物与人胰岛素相比控制血糖的效能相似，但在模拟生理性胰岛素分泌和减少低血糖发生风险方面优于人胰岛素。

2. 胰岛素的使用方法

胰岛素的注射部位为皮下，主要选择的部位为腹部、上臂及大腿外侧。注射前部位需用酒精消毒，不能在同一部位反复注射胰岛素，容易产生结节，或脂肪萎缩。超短效胰岛素类似物、短效胰岛素、预混胰岛素、预混胰岛素类似物的注射时间为餐前 15~30min，每日 2~3 次。预混胰岛素注射前需摇匀。超短效胰岛素类似物、短效胰岛素还可以多次皮下注射和持续皮下胰岛素输注（CSII）。中效胰岛素的注射时间为早晚各 1 次，时间间隔最好为 12h。长效胰岛素、长效胰岛素类似物的注射时间为每日 1 次，睡前注射。双胰岛素类似物的注射时间为每日 1 次，主餐前注射。初次使用胰岛素的患者应增加监测血糖的次数，了解血糖波动情况，及时调整胰岛素剂量。

（三）胰高血糖素样肽-1（Glucagon Like Peptide-1，GLP-1）受体激动剂

胰高血糖素样肽-1 受体激动剂（Glucagon Like Peptide-1 Receptor Agonist，GLP-1 RA）通过激活 GLP-1 受体以葡萄糖浓度依赖的方式刺激胰岛素分泌和抑制胰高糖素分泌，增加肌肉和脂肪组织的葡萄糖摄取，抑制肝脏葡萄糖的生成而发挥降糖作用，此外还可抑制胃排空，抑制食欲。因其不仅可降低血糖，还可有效降低体重，尤其适用于肥胖的 2 型糖尿病患者。GLP-1 RA 有短效和长效制剂，每日 1~2 次皮下注射。治疗初期容易出现轻到中度的胃肠道不良反应，包括腹泻、恶心、腹胀、呕吐等，随着药物使用时间延长，不良反应可逐渐减轻。

【拓展阅读】

低血糖的处理及用药指导

糖尿病患者由于多种原因容易发生低血糖，出现各种身体不适，甚至危及生命，应该引起特别注意和重视。糖尿病患者最常见的情况是药物引起的低血糖：如因 α-糖苷酶抑制剂引起的低血糖，治疗时需使用葡萄糖或蜂蜜，食用蔗糖或淀粉类食物纠正低血糖的效果差。磺脲类缓释剂、中长效胰岛素引起的低血糖常常时间持久，即使低血糖纠正后的 24h 内仍建议增加监测血糖次数，确保血糖≥3.9mmol/L。其他低血糖的诱因及症状详见糖尿病并发症，此处不做详述。根据 2020 中国 CDS 糖尿病指南标准，低血糖分为三级：

1. 1 级低血糖

血糖值 3.0~3.8mmol/L，意识清楚者给予口服 15~20g 糖类食物（葡萄糖为佳），15min 后监测血糖，若正常，则在下一次就餐前 1h 以上给予含淀粉或蛋白质的食物，并观察是否还有低血糖表现。若口服糖类食物 15min 后血糖值仍<3.9mmol/L，再给予葡萄糖口服或静脉注射，直至低血糖状态纠正。

2. 2 级低血糖

血糖值<3.0mmol/L，患者可能伴有或不伴有症状，应给予葡萄糖口服或静脉注射，15min 后监测血糖。

3. 3 级低血糖

需要立即静脉注射 50% 葡萄糖液 20~40mL，并呼叫 120 紧急转诊至上级医院治疗。此型最严重，伴有意识和（或）躯体改变，是需要他人帮助治疗的严重事件，但没有特定血糖界限。

患者如果有未察觉的低血糖，或出现过至少 1 次严重 3 级低血糖或不明原因的 2 级低血糖，应重新评估血糖控制目标并调整治疗方案，降低未来发生低血糖的风险。

【任务描述】

案例：针对王某的咨询，健康管理师首先对王某进行体检报告解读，血压值 126/76mmHg，腰围 92cm，LDL-C 3.6mmol/L，TC 6.5 mmol/L，尿糖正常，血常规、肝肾功能、心电图等其余指标未见异常。追问家族史发现王某母亲罹患 2 型糖尿病 30 余年。王某平时不爱吃甜食，但是喜欢吃水果。进一步检查项目 OGTT 2h 血糖值为 10.5mmol/L。全科医生诊断：糖调节受损。

讨论：1. 对王某诊断是否准确？王某还可能患有哪些疾病？

2. 王某是否还需要做其他辅助检查？

3. 需要将王某纳入哪一级别的健康管理？

四、2 型糖尿病的健康管理实施方案

（一）健康信息收集

除基本健康资料外，对于首次就诊者，还需询问目前症状、现病史、既往史、婚育史、过敏史、心理评估。个人生活史，详细询问生活方式情况，如饮食嗜好（辛辣、荤素喜好等）、烹饪喜好（油炸、煎炒、蒸煮等）、食物甜咸、每餐主食量、蛋白摄入、水果摄入等。一般来说家庭的饮食习惯相同，故如果配偶一方有糖尿病，应积极对另一方进行筛查。身体活动（每日乘坐交通工具方式）和运动锻炼情况、吸烟史、饮酒史、睡眠情况。家族史，尤其是糖尿病家族史。药物过敏史，如对蛋白过敏的人群，可能存在胰岛素过敏反应。通过交谈了解其对待疾病的态度，一般而言对保健知识需求高的患者依从性较好，如果能积极地定期体检，血糖控制效果更好，愈后较好。

T2DM 专项实验室检查有血浆葡萄糖水平、OGTT 试验、糖化血红蛋白、胰岛素、C 肽、GAD65、ICA、IAA、IA2、尿常规等。糖化血红蛋白（HbA1c）是人体血液中红细胞内的血红蛋白与血糖结合的产物，反映患者近 8~12 周的血糖控制情况，当 HbA1c>6.5% 则有糖尿病患病风险。其他辅助检查包括血压、血脂、肝功能、肾功能、心电图。由于糖尿病视网膜病变、糖尿病肾病和糖尿病神经病变是常见的糖尿病慢性并发症，建议 T2DM 患者每年筛查 1 次这些并发症，1 型糖尿病患者在诊断后 5 年每年筛查 1 次。

（二）健康风险评估与分析

通过健康信息资料，结合表 10-1 糖代谢状态分类、表 10-2 糖尿病诊断标准、表 10-3 中国糖尿病风险评分，区分一般人群、高危人群、糖尿病人群。中

国糖尿病风险评分总分≥25分即为高危人群。

若血糖值≥33.3mmol/L，可能存在酮症、高渗状态风险；若低血糖（血糖值<3.9mmol/L）经口服糖类食物后仍不能纠正，这两种情况均应立即将患者转诊至全科医师、专科医师处，进一步检查治疗。

如出现尿微量白蛋白≥200mg/L，或尿蛋白定量>3.0g/24h则存在糖尿病肾病风险；如眼底检查提示有微血管瘤形成、渗出，或出血点，则存在糖尿病视网膜病变风险；如出现肌电图神经传导速度减退则存在糖尿病周围神经病变风险；如出现皮肤肤温下降且ABI<0.9，则存在下肢血管病变风险；如出现足部皮肤颜色改变、足底胼胝或骨关节畸形则存在糖尿病足风险。健康管理师应熟悉糖尿病并发症辅助检查指标的正常范围值，在评估糖尿病患者指标时一旦发现异常，应立即请全科医师确诊，并建议患者前往专科医院进一步诊断，尽早治疗。

（三）健康管理方案制订

预防医学将2型糖尿病的预防分为三级：一级目标是控制T2DM的危险因素，预防T2DM的发生；二级目标是早发现、早诊断、早治疗T2DM患者，在已诊断的患者中预防糖尿病并发症的发生；三级目标是延缓已存在的糖尿病并发症的进展、降低致残率和死亡率，改善患者的生存质量。根据预防医学策略，从健康管理角度出发，亦将2型糖尿病的健康管理分为三级。

作为医师的主要助手，健康管理师工作的重点应在于生活方式指导、用药指导、随访跟踪、健康管理效果评价。不同级别健康管理方案侧重点应有所不同，针对一级管理人群，健康管理师应作为主体，工作的重点为健康教育、生活方式管理与随访；针对二、三级管理人群，健康管理师应积极配合医师随访要求，给予患者相应的健康指导。

1. 一级管理

一级管理针对一般人群和高危人群，重点是高危人群，管理目标是预防2型糖尿病的发生。在该群体中开展健康教育，提高人群对糖尿病防治的知晓度和参与度，倡导健康生活方式，提高社区人群整体的糖尿病防治意识。具体如下：

（1）健康教育　包括在一般人群中宣传糖尿病的防治知识，如糖尿病的定义、症状、常见的并发症以及危险因素，哪些属于糖尿病的高危人群，提倡合理膳食、控制体重、适量运动、限盐、戒烟、限酒、心理平衡等健康生活方式，以降低糖尿病发病率。

（2）生活方式指导　一般人群和高危人群生活方式指导包括合理饮食、运动、戒烟、心理平衡。具体干预目标：①体重：使超重或肥胖者BMI达到或接近24kg/m²，或体重至少减少5%~7%。②总热量：至少减少每日总能量400~500kcal（1674.34~2092.93kJ）；超重或肥胖者每日减少500~750 kcal（2092.93~3139.39kJ）。③膳食结构：食用含完整谷物的食物（占谷物摄入的一半）；增加膳食纤维摄入量，不小于14g纤维/1000kcal（4185.85kJ）能量；饱和脂肪酸摄入占总脂肪酸摄入的

30%以下；每人每天食用盐的总量不超过5g。④运动：至少保持每周中等强度体力活动在150min以上。

健康管理师尤其要注意仔细询问高危人群的饮食情况，帮助病人发现生活中的食物陷阱，避免进食高升糖指数的食物，改变不良的饮食习惯。

（3）定期筛查 糖尿病筛查有助于早期发现糖尿病。对于一般人群，尤其是首次筛查结果正常者，宜每3年至少重复筛查一次，及早发现IFG、IGT者。高危人群建议至少每年进行一次糖尿病筛查，社区卫生服务中心可以通过建立居民健康档案、基本公共卫生服务及机会性筛查（如在健康体检中或在进行其他疾病的诊疗时）等渠道，以便尽早干预。筛查方法为两点法，即空腹血浆葡萄糖、OGTT 2h血糖。

【拓展阅读】

食物的升糖指数

食物的升糖指数（Glycemic Index，GI）是所摄取食物在体内转换成"糖"的高低比例，被用来衡量食物中碳水化合物对血糖浓度的影响，是通过化学方法在人体中试验而来。由Dr. David J. Jenkins和他的同事在多伦多大学研究何种食物最适合糖尿病人时提出，按照GI值分，低GI食物GI<55；中等GI食物GI为55~70；高GI食物GI>70。高GI食物进入胃肠后消化快、吸收率高，葡萄糖释放快，葡萄糖进入血液后峰值高，也就是血糖升得高；低GI食物，在胃肠中停留时间长，吸收率低，葡萄糖释放缓慢，葡萄糖进入血液后的峰值低，下降速度也慢。用GI知识合理安排膳食，对于调节和控制血糖大有好处。一般来说，只要一半的食物从高血糖生成指数替换成低血糖生成指数，就能获得显著改善血糖的效果。食物GI见表10-4。

表10-4 食物GI表

食物种类		食物名称	GI值
低GI食物	蔬菜	菠菜、高丽菜、花椰菜、茄子、苦瓜、小黄瓜、茼蒿、芦蒿、海带、白萝卜、四季豆、番茄、洋葱	<40
	奶蛋类	鲜奶油	40
		奶酪、鲜奶、鸡蛋	<30
	豆制品	炸豆腐、豌豆、油豆腐、豆腐	40
		毛豆、腰果、杏仁、花生	<30
	水果类	哈密瓜、桃子、樱桃、苹果、奇异果	40
		柳橙、木瓜、草莓	<30
	饮料类	清酒、红茶、黑咖啡	40

续表

	食物种类	食物名称	GI 值
中 GI 食物	主食	糙米稀饭、燕麦、全麦面包、全麦面、荞麦面	60
		白米、糙米、麦片、胚芽米、糙米片、牛角面包、意大利面	60~70
	蔬菜	牛蒡、韭菜	50
		芋头、南瓜、玉米	60~70
	鱼肉类	猪肉、牛肉、鸡肉、羊肉、香肠、腊肠、培根、火腿、蛤蜊、鲔鱼、鱼丸、虾子、牡蛎	45
	水果类	芒果	50
		葡萄干、香蕉	60
		菠萝	60~70
	零食类	果冻	50
	饮料类	葡萄酒、啤酒、可乐、高糖优酪乳、牛奶、咖啡	50~70
高 GI 食物	主食类	白米饭、炒饭、烩饭、大米粥、法国面包、吐司、面条	>70
	蔬菜类	马铃薯、山药、红萝卜	>70
	鱼肉类	贡丸、蛋饺、脆肠、肥肠、猪肚、牛肚	>70
	乳制品	炼乳	>70
	零食类	草莓酱	>70
		巧克力、包馅麻糬、甜甜圈、糖果、洋芋片、蛋糕、冰激凌	>70

（4）药物干预　部分 IFG 或 IGT 伴有肥胖症、高血压、高脂血症的人群通过生活方式干预 6 个月无明显改变，可进行药物干预，口服二甲双胍、α-糖苷酶抑制剂、噻唑烷二酮类药物、胰高糖素样肽-1（GLP-1）受体激动剂以及减肥药奥利司他等可降低糖尿病前期人群发生糖尿病的风险。同时应继续予以生活方式干预治疗，直至体重下降至正常范围，以 BMI 达到 $22kg/m^2$ 左右为佳。

（5）心理指导　对待血糖升高的情况，人群可能出现两种极端心理反应。一种是对待检查结果无所谓的态度，对随访、生活方式指导完全置之不理，毫不在意；而另一种则是闻病色变，对糖尿病极其恐惧，过度控制饮食、运动，导致体重下降过快，出现体力不支、疲乏、免疫力下降、关节不适等状况。健康管理师在随访过程中如发现以上两种情况都要积极进行心理干预，宣传正确的糖尿病防治知识，以确保患者的生活方式改变能够长期坚持。

2. 二级管理

二级管理的人群是 2 型糖尿病患者。多项临床研究结果显示早期严格控制血糖可以降低糖尿病微血管和大血管病变的发生风险。血糖控制目标须个体化：对于新诊断、年轻、无严重并发症或合并症的 T2DM 患者，建议及早严格控制血糖，以降低糖尿病并发症的发生风险；老年 T2DM 患者可根据实际情况适当放宽血糖控制目标。具体包括健康教育、自我管理、生活方式指导（饮食指导、运动指导）、用药指导、定期随访、心理疏导等多方面。

（1）糖尿病教育　除基本的健康教育外，还需要对糖尿病患者进行自我管理培训，包括指导患者学会使用微机血糖仪，记录自测血糖、饮食及运动情况。如使用胰岛素的患者则应学会胰岛素注射方法及储存技巧、学会自我判断胰岛素注射部位是否正常。对于老年糖尿病患者应教会其足部皮肤检查方法，每周自我检查皮肤情况。有条件者可使用实时动态血糖仪，帮助患者更好地了解血糖控制水平，自我管理促进自身健康。

【拓展阅读】

血糖监测时间点

对于糖尿病患者可能一天多次监测血糖，了解血糖波动情况，那么有哪些时间点可以进行自测血糖呢？让我们具体了解一下吧。

1. 空腹血糖

指前一晚 8 点以后不再吃东西，次日清晨未进食的血糖水平，至少 8h 未摄入任何食物。空腹血糖反映的是人体胰岛素的基础分泌功能。

2. 餐前血糖

中餐和晚餐前测定，往往和餐后 2h 血糖一起进行，用于评价药物对用餐前后血糖的影响。

3. 餐后 2h 血糖

从第一口饭开始计时经过整 2 个小时的血糖水平，反映进餐和药物对血糖的影响，此数值还可发现糖尿病前期 IGT 者。

4. 睡前血糖

有利于需要睡前注射胰岛素的患者决定胰岛素的注射剂量。

5. 凌晨 1~3 点血糖

凌晨 1~3 点血糖值是人体血糖的最低点，反映的是肝糖原输出和药物相互作用的影响情况，接受胰岛素或磺脲类降糖药治疗的患者，怀疑夜间低血糖者需要检查。

6. 随机血糖

一天中任何时候检查，在怀疑有低血糖或明显高血糖时随时检查。如尝试新的饮食、运动前后、外出赴宴、情绪波动、自我感觉不适等需要随时监测血糖。

以上时间点都可以进行血糖监测。患者自测血糖一般使用家用微机血糖仪，通过采取末梢血测得血糖值。

（2）饮食指导　口服降糖药物者，进餐应定时定量。注射胰岛素的患者应保持碳水化合物摄入量与胰岛素剂量和起效时间相匹配。严格控制蔗糖、果糖制品（如玉米糖浆）的摄入。指导糖尿病患者学会查找 GI 表，尽量选择低 GI 食物，可适当增加非淀粉类蔬菜、水果、全谷类食物，减少精加工谷类的摄入，喜好甜食的糖尿病患者可适当摄入糖醇和非营养性甜味剂。避免服食影响血糖的药品或保健品。

建议糖尿病患者能量摄入参考通用系数方法，按照 105~126kJ/［kg（标准体重）·d］计算能量摄入。食物总热量计算见项目十五任务三"超重与肥胖症营养处方设计"。另外不推荐糖尿病患者长期接受极低能量（<800kcal/d 或<3348.68kJ/d）的营养治疗。对于所有超重或肥胖的糖尿病患者应减少摄入量 500~750 kcal（2092.93~3139.39kJ），使得体重至少减轻 5%。按照糖尿病的营养治疗原则确定每日总热量，三大营养素的比例分别为碳水化合物占 55%、脂肪占 30%、蛋白质占 15%。有显性蛋白尿或肾小球滤过率下降的糖尿病患者蛋白质摄入应控制在每日 0.8g/kg 体重。增加膳食纤维的摄入量，推荐成人每天膳食纤维摄入量应>14g/1000kcal 或>14g/4185.85kJ。其余同高危人群饮食指导。不推荐糖尿病患者饮酒。若饮酒，女性一天饮酒的酒精量不超过 15g，男性不超过 25g，每周饮酒不超过 2 次（15g 酒精相当于 350mL 啤酒、150mL 葡萄酒或 45mL 蒸馏酒）。

（3）运动指导

① 运动前评估：制订运动处方前，应对患者做全面健康评价，排除运动禁忌，以保证安全；运动中遇到不适立即停止，征询医生或健康管理师排除原因后再决定是否继续；运动前后可检测血压、心率、血糖等，以确定运动量是否影响身体健康。

如合并冠心病、高血压等心血管疾病者运动前应做严格的身体检查，即使允许参加适量运动，也应严格控制运动量和运动方式，严密观察运动反映的各项指标，并在医生的监护下进行，切不可超过自身负荷能力。伴有下列情况者为绝对禁忌证：严重视网膜病变、各种感染、糖尿病酮症酸中毒等急性代谢紊乱、肝肾功能衰竭、心功能不全、新发的心肌梗死、严重心律不齐、期前收缩，Ⅱ/Ⅲ度房室传导阻滞、严重肺心病、换气功能障碍。

② 运动内容：糖尿病患者适合的运动为有氧运动和中等强度以下的抗阻力训练。运动频率每周能够安排 3 次以上，每次 30~60min。老年 2 型糖尿病患者推荐的运动方式为中小强度有氧运动，包括慢跑、慢走、游泳、登山、健身操、太极拳、蹬自行车等。老年人、病程较长及存在糖尿病并发症的患者，运动强度和目标心率则应适当降低，推荐最大心率控制在（170-年龄）次/min 以下，以不存在疲劳感为度。

③ 运动的注意事项：运动时间选择在餐后 30~60min 开始为好，此时血糖较高，不易出现低血糖。运动时穿的衣服、鞋、袜舒适、透气，最好用棉制品，既要起保护作用，又要小心着凉；尽量避免在烈日、寒冷、烟雾、灰尘过多的环境

下运动；建议结伴运动，要求随身携带糖尿病卡。如注射胰岛素者，注射部位最好在腹部，避免注射在大腿、上臂等位置，因活动后可加速肌肉对胰岛素摄取，容易出现低血糖。

④ 运动低血糖预防及处理：糖尿病患者在运动中由于能量消耗，容易发生血糖过低现象，可导致患者不适甚至有生命危险，应该引起特别注意和重视。初次运动的糖尿病患者，应在运动前自测血糖，若<5.6mmol/L，应补充适量 20～30g 碳水化合物以预防低血糖风险。随身携带巧克力或饼干，以备低血糖时应用。其余低血糖的处理及用药指导详细见拓展阅读（241 页）。

（4）用药指导　糖脂对胰岛素分泌具有协同作用，对于 2 型糖尿病患者的健康管理应同时关注血糖、血压、血脂指标。降糖药详见本任务高血糖的用药指导。降压药详见项目八任务二"高血压的健康管理"内容。降脂药物详见项目十任务二"血脂异常"中的健康管理内容。如合并有高血压、冠心病者，在无禁忌证的情况下，应积极使用抗凝药如阿司匹林、氯吡格雷等预防大血管病变。

（5）随访管理

① 健康管理师对新确诊或各种方式发现的糖尿病患者，首先填写糖尿病患者首诊登记表，纳入国家社区慢病管理，建立慢病档案。包括：基本信息资料、身高、体重、腰围、臀围、服药情况、空腹血浆葡萄糖、HbA1c、血压、血脂。首次建档的人群还需要进行视力检查、眼底检查、足部检查、尿常规、尿微量白蛋白、肌电图神经传导速度、血液流变学、心电图（ECG）、颈动脉超声。

② 首次登记后，1 月随访 1 次基本信息、微机血糖值、足部检查，填写随访管理登记表，协助临床医生详细了解 2 型糖尿病患者变化情况。之后每年 4 次随访记录，1 次免费体检。每 3 个月测量体重、腰围和臀围、HbA1c。如有血脂异常者，每 3 个月复查一次血脂指标。血糖、血压、血脂的控制目标分为理想、良好、差三种情况，如随访中发现患者血糖控制差，应转诊至社区全科医师或内分泌专科医师调整治疗方案，使其指标控制在良好的范围，见表 10-5。

表 10-5　　　　　　　　　　　糖尿病患者控制目标

指标		理想	良好	差
HbA1c/%		<6.5	6.5～7.5	>7.5
血糖/（mmol/L）	空腹	4.4～6.1	≤7.0	>7.0
	非空腹	4.4～8.0	≤10.0	>10.0
血压/mmHg		<130/80	130/80～140/90	>140/90
TC/（mmol/L）		<4.5	>4.5	>6.0
HDL-C/（mmol/L）		>1.1	1.1～0.9	<0.9
TG/（mmol/L）		<1.5	1.5～2.2	>2.2
LDL-C/（mmol/L）		<2.6	2.6～3.3	>3.3

随着互联网技术的发展,随访管理可以多样化,如 MyCareHub 移动平台、移动医疗,可以更加精准地做到全方面管理。

根据血糖控制情况,开具下一阶段自我血糖监测次数建议,以便了解平时的血糖控制情况,及时发现问题:采用单纯饮食控制或口服降糖药治疗的病人,血糖控制相对稳定时,每月自测 2~4 次;血糖控制未达标者,每周不同时间监测至少 4 次;病情稳定的胰岛素治疗的 2 型糖尿病病人,提倡每周监测 1~2 天,每天测 4 次;血糖控制未达标或血糖控制不佳的病人,空腹血糖大于 16.7mmol/L,糖化血红蛋白大于 10.0%,有糖尿病典型的"三多一少"症状,对该类患者应该增加监测次数,可监测血糖 4~7 次/d。此外,尝试一种新的饮食方法、运动前后、旅行时、调整胰岛素剂量或次数,或有低血糖症状时应适当增加监测血糖频率。

③ 并发症筛查:包括每年 2 次血压检查,每年 1 次视力检查、眼底检查、尿常规、尿微量白蛋白或尿蛋白检查、血液流变学检查、心电图检查、颈动脉超声、肌电图神经传导速度等。

(6)心理干预指导 糖尿病(DM)是一种终身性疾病,病程漫长,多器官损害对患者造成心身伤害,容易出现焦虑、抑郁、失眠等不良情绪。患病早期常因对疾病认知缺乏,患者容易产生害怕、恐惧心理,部分患者甚至难以接受患病事实,盲目相信保健品可治愈疾病。因此应加强心理辅导,使其保持良好的心态,积极配合治疗。心理指导包括:①提供 DM 相关知识手册,使患者正确认识 DM 可防可控的理念;借助互联网工具,如建立微信群、公众号进行健康宣教,定期聘请专科医生进行指导,增强病患对抗疾病的信心;建立社区糖尿病俱乐部,让一些有经验的病友增加交流,提供帮助;②定期随访,认真倾听患者的诉求,对患者不遵医嘱的行为不做评判,给予充分的理解和支持,建立良好的沟通关系;③给患者制订可行的治疗计划,如饮食控制无法一步到位时,不宜过度严格要求,使患者逐渐接受,并提高依从性;④对有抑郁焦虑病史的 DM 患者在病情变化(如出现并发症)或存在其他社会心理因素时,应特别注意情绪评估;如患者有抑郁症、焦虑症、人格障碍、药物成瘾、认知功能障碍等表现时应将其转至具备 DM 知识的精神科医师就诊。此外,部分自我要求高的 DM 患者,可能存在血糖控制过于严格的情况,应使其改变紧张心态,正确对待疾病,应谨防低血糖的发生。

(7)中医养生保健 中医学将糖尿病归为"消渴病"或"糖络病"等。经典名方如肾气丸、六味地黄丸、消渴方、白虎加人参汤等方药沿用至今,效果良好。中医养生保健指导也应遵循辨证论治原则,切忌脱离辨证论治,盲目使用中成药。太极拳、易筋经、八段锦等传统中医保健运动项目尤其适合老年 T2DM 患者进行身体运动锻炼。按照《中医体质分类与判定》不同体质类型,服药 2 小时后可选用合适的中药养生茶调节体质。①糖尿病阴虚质者若长期便秘,可饮用决明子茶、麻子仁茶以润肠通便。②糖尿病伴有冠心病者,可饮用藏红花茶、丹参茶改善微循环。③糖尿病伴有高血压者，如有心烦急躁、头晕目眩、口苦舌干症状，可饮用菊花茶、薄荷茶或夏枯草茶，以清肝泻火降压。④糖尿病患者伴有睡眠障碍，出现心悸、心慌者可饮用酸枣仁茶、合欢茶以养心安神。⑤糖尿病患者伴有高脂血症，可饮用决明子茶、姜黄茶、生山楂茶等以祛脂活血。⑥阳虚质的糖尿病患者可以使用药条艾灸关元、气海、肾俞等穴位温阳补肾。⑦糖尿病周围神经病变，可用艾叶、丹参、红花等中药熏洗足浴温经活血通络。

3. 三级管理

三级管理的人群是已发生并发症的糖尿病患者，目标是减少已发生的糖尿病并发症的进展、降低致残率和死亡率，并改善患者的生存质量。此期应以专科医师为主，健康管理师辅助登记患者随访信息，必要时应进行详细的现病史记录，以便专科医师了解完整的病变过程。

有严重的并发症患者，除口服降糖药外，应积极进行医学干预：①有高血压患者应控制血压；②糖尿病心脑血管并发症、糖尿病肾病、糖尿病眼部并发症、糖尿病神经病变、糖尿病足等均应使用相关药物治疗。心、脑血管疾病及下肢动脉狭窄是糖尿病常见的合并症，如患者出现相关症状，健康管理师应立即将病人转诊至专科医师处进行相应的检查。已经确诊的糖尿病并发症者，如病情稳定转至慢病门诊，健康管理师可每6个月评估1次患者病情，及时录入登记随访信息，如病情有变化应立即重新评估，及时报告及转诊。此外，糖尿病患者是肿瘤高危人群，如患者出现不明原因的食欲缺乏、乏力、体重下降或其他肿瘤相关症状，应及时做相关评估以明确是否伴有肿瘤。

(四) 健康效果评价

1. 疗效评价指标

糖尿病患者的随访应严格按照慢病管理标准，定期进行以下指标检查，根据检查结果评价病情稳定情况、是否有新出现的并发症及评价管理效果，见表10-6。

表 10-6　　　　　　　　　糖尿病社区慢病门诊随访检查项目

监测内容	初诊	每天	每周	每月	季度复诊	年度复诊
症状	√			√	√	√
服药情况	√			√	√	√
生活方式	√			√	√	√
空腹血浆葡萄糖	√				√	√
微机血糖		√	2~4次	√		
HbA1c	√				√	√
血压	√	√	2~4次	√	√	√

续表

监测内容	初诊	每天	每周	每月	季度复诊	年度复诊
身高	√					
体重	√		√	√	√	√
腰围/臀围	√				√	√
血脂	√				√	√
血液流变学	√					√
尿常规	√					√
尿微量白蛋白	√					1~2 次
视力检查	√					√
眼底检查	√					1~2 次
心电图 ECG	√					1~2 次
颈动脉超声	√					√
足部检查	√		√	√	√	√
肌电图神经传导速度	√					√

2. 双向转诊

若血糖≥33.3mmol/L，或<3.9mmol/L 经口服糖类食物后仍不能纠正，这两种情况均应立即向上级医院转诊，必要时转专科医师进一步处理。如 2 型糖尿病患者出现并发急性代谢紊乱、新的靶器官损害、严重的药物不良反应、伴发感染或手术，妊娠或哺乳者、规律治疗 3 个月血糖控制不满意者或者需调整治疗方案等情况，健康管理师应及时将患者转诊至全科医师处判断病情，及时向上级医院转诊。如患者血糖控制良好、并发症情况稳定，可转入社区医院由全科医师、健康管理师继续跟踪随访。

【任务解答】

1. 根据检查结果对王某进行健康评估

（1）王某空腹血糖 6.3mmol/L，OGTT 2h 10.5mmol/L，糖调节受损诊断成立。

（2）根据王某血脂 LDL-C 3.6mmol/L，TC 6.5mmol/L，均超过正常范围，考虑存在高脂血症风险。

（3）王某身高 170cm，体重 71kg，计算 BMI＝体重/身高^2（kg/m^2）＝71/1.7^2＝24.6kg/m^2。腰围 92cm，超过中国成人指标，故考虑为超重（中心型肥胖风险）。

2. 王某辅助检查指标已完善，因未达到糖尿病诊断，需要建立居民健康档案，享有基本公共卫生服务，可进行家庭医生签约服务。

3. 根据检查结果，判断王某属于高危人群，故应纳入糖尿病一级健康管理。

【项目十任务二思维导图】

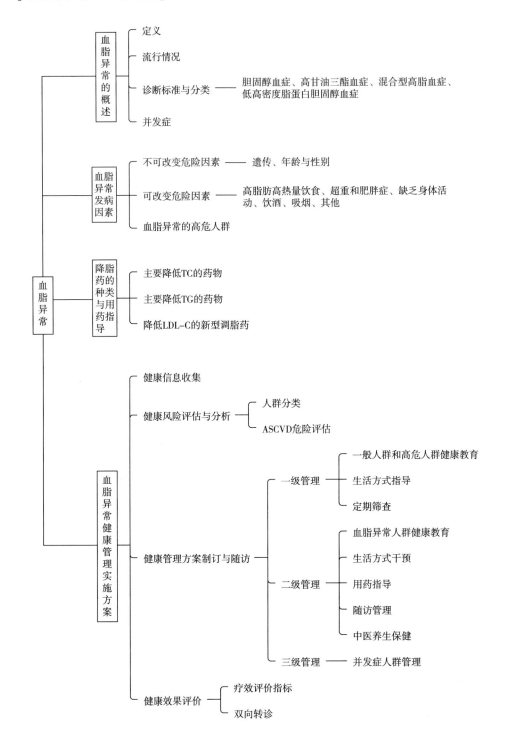

血脂异常

- 血脂异常的概述
  - 定义
  - 流行情况
  - 诊断标准与分类 —— 胆固醇血症、高甘油三酯血症、混合型高脂血症、低高密度脂蛋白胆固醇血症
  - 并发症

- 血脂异常发病因素
  - 不可改变危险因素 —— 遗传、年龄与性别
  - 可改变危险因素 —— 高脂肪高热量饮食、超重和肥胖症、缺乏身体活动、饮酒、吸烟、其他
  - 血脂异常的高危人群

- 降脂药的种类与用药指导
  - 主要降低TC的药物
  - 主要降低TG的药物
  - 降低LDL-C的新型调脂药

- 血脂异常健康管理实施方案
  - 健康信息收集
  - 健康风险评估与分析
    - 人群分类
    - ASCVD危险评估
  - 健康管理方案制订与随访
    - 一级管理
      - 一般人群和高危人群健康教育
      - 生活方式指导
      - 定期筛查
    - 二级管理
      - 血脂异常人群健康教育
      - 生活方式干预
      - 用药指导
      - 随访管理
      - 中医养生保健
    - 三级管理 —— 并发症人群管理
  - 健康效果评价
    - 疗效评价指标
    - 双向转诊

任务二　血脂异常

【学习目标】

知识要求

1. 掌握血脂异常的定义、诊断标准、并发症。

2. 掌握血脂异常的危险因素、高危人群、健康管理要点及健康管理效果评价指标。

3. 熟悉血脂异常的心血管危险评估方法。

4. 了解血脂异常的流行情况及降脂药的用药指导。

能力要求

1. 能够收集影响血脂的健康信息，并进行健康管理人群分类。

2. 能够为一般人群、高危人群、疾病人群制订不同的健康管理方案。

3. 能够评估血脂异常患者健康管理效果。

【任务描述】

庞某，男，26 岁，身高178cm，体重86.5kg，腰围 96cm，BP 132/86mmHg，因体检发现血脂异常到健康管理中心进行咨询，血脂四项结果为 TC 6.52mmol/L，TG 2.16mmol/L，HDL-C 1.45mmol/L，LDL-C 3.22mmol/L。

讨论：1. TC、TG、HDL-C、LDL-C 分别表示什么意思？

　　　2. 作为健康管理师，需要了解庞某哪些个人情况？

　　　3. 庞某是否可以诊断为血脂异常？

血脂异常是指因人体内脂蛋白的代谢异常，出现的血清总胆固醇（Total Cholesterol，TC）和低密度脂蛋白胆固醇（Low-density Lipoprotein，LDL-C）、甘油三酯（Triglyceride，TG）升高和/或高密度脂蛋白胆固醇（High-density Lipoprotein Cholesterol，HDL-C）降低的一类疾病。

认识血脂异常

近 30 年中国人群的血脂异常患病率明显增加，且呈逐渐上升趋势，这与我国人民的生活水平明显提高、饮食习惯发生改变等原因有密切关系。2002 年全国 49252 名 18 岁以上成年人调查显示血脂异常总患病率为 18.6%，其中高胆固醇血症患病率为 2.9%，胆固醇边缘性升高率为 3.9%；高甘油三酯血症患病率为 11.9%；低高密度脂蛋白血症患病率为 7.4%。2012 年全国调查结果显示中国成人血脂异常总体患病率高达 40.40%，较 2002 年呈大幅度上升，人群血清胆固醇水平的升高将导致 2010—2030 年我国心血管病事件约增加 920 万。血脂异常是动脉粥样硬化性心血管疾病（Atherosclerotic Cardiovascular Disease，ASCVD）重要的危险因素，也是导致糖尿病、高血压等并发症加速的重要原因。因此控制血脂、降低动脉粥样硬化风险是健康管理的重要工作之一。

一、血脂异常的诊断标准

血脂异常者大多数没有症状，常常在健康体检或筛查时被发现，仅根据血生化检查明确诊断。根据 HDL-C、LDL、TC、TG 不同的指标变化，血脂异常可以分为高胆固醇血症、高甘油三酯血症、混合型高脂血症、低高密度脂蛋白胆固醇血症 4 型，诊断应具体到某一分型，例如，血脂异常（高胆固醇血症）。血脂异常的分类见表 10-7。

表 10-7 血脂异常的分类 单位：（mmol/L 或 mg/100mL）			
	TC	TG	HDL-C
高胆固醇血症	≥ 6.2（240）	—	—
高甘油三酯血症	—	≥ 2.3（200）	—
混合型高脂血症	≥ 6.2（240）	≥ 2.3（200）	—
低 HDL-C 血症	—	—	< 1.0（40）

注：括号中数值为 mg/100mL 为单位时的数值，余同。

【拓展阅读】

血脂和脂蛋白的种类

血脂是血清中的胆固醇、TG 和类脂（如磷脂）等的总称，与疾病密切相关的血脂主要是胆固醇和 TG。在人体内胆固醇主要以游离胆固醇及胆固醇酯的形式存在；TG 是甘油分子中的 3 个羟基被脂肪酸酯化而形成。血脂不溶于水，必须与特殊的蛋白质即载脂蛋白（Apolipoprotein，Apo）结合形成脂蛋白才能溶于血液，被运输至组织进行代谢。脂蛋白分为：乳糜微粒（Chylomicrons，CM）、极低密度脂蛋白（Very-low-density Lipoprotein，VLDL）、中间密度脂蛋白（Intermediate-density Lipoprotein，IDL）、低密度脂蛋白（Low-density Lipoprotein，LDL）和高密度脂蛋白（High-density Lipoprotein，HDL）。此外，还有一种脂蛋白称为脂蛋白（a）[Lipoprotein（a），Lp（a）]。

二、血脂异常的并发症

血脂异常是导致动脉粥样硬化的重要因素之一，是冠心病和缺血性脑卒中的独立危险因素。长期血脂异常会引起全身动脉粥样硬化，血管壁弹性降低，增加高血压患病风险；脂肪斑或纤维斑块形成，导致冠状动脉狭窄出现冠心病，严重者出现心肌梗死，威胁生命；斑块造成脑血管管腔狭窄，引起脑缺血发作，甚至出现缺血性脑卒中；下肢动脉粥样硬化伴狭窄导致下肢供血不足，出现引起下肢疼痛、活动障碍的下肢动脉硬化闭塞症；肾小动脉硬化，则可能会引起肾功能不全，甚至发展成为尿毒症；眼底动脉硬化，微血管硬化、狭窄，继发微血栓，导致视网膜发生缺血性坏死。

长期的血脂升高增加非酒精性脂肪肝患病风险，严重者出现肝硬化等并发症。另外，血脂异常可加重胰岛素抵抗，导致糖尿病发生。

三、血脂异常的发病因素

（一）不可改变的危险因素

1. 遗传

家族性高胆固醇血症（FH）属常染色体显性遗传性胆固醇代谢障碍，发生机制主要为 LDL 受体的功能性遗传突变所致，少数是由于 ApoB 或 PCSK9 的功能突变产生。家族性高胆固醇血脂患者非常特别，体型不一定肥胖，有时甚至体型消瘦，而且对于高脂肪饮食的摄入也可能并不多。发病特点是血清 LDL-C 水平明显升高和早发冠心病（心肌梗死或心绞痛），常在年过 40 岁（男）或 50 岁（女）罹患心血管疾病，也有幼童时期就发生严重心血管疾病。

2. 年龄与性别

随着年龄的增加，人体的 LDL 受体活性减退，导致 LDL 分解代谢率降低，血脂异常发病率升高。2002 年全国 49252 名 18 岁以上成年人调查结果发现 18~44 岁成人患病率为 17.0%，45~59 岁成人患病率为 22.9%，而 60 岁以上人群则为 23.4%；男性患病率为 22.2%，女性为 15.9%。表明成年男性患病率普遍高于女性，但女性在 50 岁（绝经期开始）以后发病率逐渐升高，可能与内源性和外源性激素作用有关。

（二）可改变的危险因素

1. 高脂肪高热量饮食

血脂异常与饮食和生活方式有密切关系。研究显示长期大量高蛋白、高脂肪、高热量饮食，如油炸食物、反式脂肪酸、含有大量饱和脂肪酸的肉类等会导致 TC、TG、LDL-C 等指标升高。此外，过多的能量摄入导致体内脂肪储存增加，产生肥胖引起血脂升高。故高脂肪高热量饮食是血脂异常的重要诱因。

255

【拓展阅读】

反式脂肪酸

反式脂肪酸是一类对健康不利的饱和脂肪酸，有天然存在和人工制造两种形式。天然存在主要为牛羊肉、乳制品中，牛奶中反式脂肪酸约占脂肪酸总量的4%~9%，人乳占2%~6%；人工制造多为植物油经过部分氢化处理或高温处理产生，如烹饪时习惯将油加热到冒烟及反复煎炸。生活中有马铃薯片、饼干、蛋糕、面包、曲奇饼、薯条、爆米花、蛋黄派等食品，此外植物性奶油、沙拉酱、雪糕、炸鸡、糖果、巧克力、冰激凌、奶茶中均含有反式脂肪酸。长期大量摄入富含反式脂肪酸的食品会使胆固醇升高，增加动脉粥样硬化的风险。

2. 超重和肥胖症

肥胖是血脂异常的独立危险因素。并不是每个血脂异常患者都是胖子，但是超重和肥胖症会增加血脂异常的患病风险。肥胖的身体对游离脂肪酸利用减少，加重脂肪囤积和胰岛素抵抗风险，餐后血浆乳糜微粒澄清时间较长，血中 TC 水平亦会升高，且血液中 TG 和 TC 升高的水平与肥胖程度成正比。

3. 缺乏身体活动

科技进步带来的便利，使得静态生活方式人群增加，如长期处于有空调的工作环境中，长时间使用电脑导致身体活动减少，以车代步、乘坐电梯、网购等使得人们身体活动量尤其是步行量减少，这都是导致肥胖、血脂异常的疾病的因素。国内某研究结果证实重体力劳动者血浆 TC、HDL-C 水平比轻体力劳动者低。

4. 饮酒

研究显示中等量饮酒，即男性每天 20~30g 乙醇，女性每天 10~20g 乙醇能引起肝脏损伤和引起脂代谢紊乱。还有研究指出即使少量饮酒也可使高 TG 血症患者 TG 水平进一步升高。

5. 吸烟

有研究证明吸烟者 TC、TG 水平比不吸烟者高 5%~15%，而 HDL-C 水平低8%~15%，女性吸烟还可对抗雌激素的作用使绝经期提前。而戒烟可使循环血HDL-C 水平升高，LDL-C 水平降低。

6. 其他

某些药物可干扰体内脂肪的代谢，如绝经后女性长期服用性激素替代治疗者，出现血浆 TC 降低、HDL-C 升高。糖尿病肾病、妊娠和服用生长激素等可导致脂蛋白（a）[Lipopr Protein（a），Lp（a）]增高。

(三) 血脂异常高危人群识别

符合以下条件之一者，视为血脂异常高危人群，应积极进行血脂水平检查：（1）有 ASCVD 病史者；（2）存在多项 ASCVD 危险因素（如高血压、糖尿病、肥胖症、吸烟）的人群；（3）有家族性高脂血症患者或早发性心血管疾病家族史者（指男性一级直系亲属在 55 岁前或女性一级直系亲属在 65 岁前患缺血性心血管疾病）；（4）皮肤或肌腱黄色瘤及跟腱增厚者。

血脂检测结果受饮食、采血检测时间多种因素影响，故建议受检者采集标本前禁食至少 12h，采集标本前 24h 内不进行剧烈身体活动，至少 2 周内保持一般饮食习惯和稳定体重，尽早检测、尽量避免样品存放。

四、降脂药的种类和用药指导

目前可供选用的调脂药物大体上可分为两大类：主要降低胆固醇的药物和主要降低 TG 的药物。其中部分调脂药物既能降低胆固醇（TC），又能降低 TG。

（一）主要降低 TC 的药物

这类药物的主要作用机制是抑制肝细胞内胆固醇的合成，加速 LDL 分解代谢或减少肠道内胆固醇的吸收，包括他汀类、胆固醇吸收抑制剂、普罗布考、胆酸螯合剂及其他调脂药（脂必泰、多廿烷醇）等。他汀类降脂作用强大，可降低 TC、LDL-C、ApoB、TG 水平和轻度升高 HDL-C 水平，是已证实和一致公认有效的药物。可在任何时间段每天服用 1 次，但在晚上服用时 LDL-C 降低幅度可稍有增多；主要副作用是肝功能异常和肌肉不良反应包括肌痛、肌炎和横纹肌溶解，服用后需定期复查肝功能。胆固醇吸收抑制剂、普罗布考、胆酸螯合剂的主要副作用为胃肠道反应。中成药血脂康胶囊、脂必泰具有轻中度降低胆固醇疗效，不良反应少见。

（二）主要降低 TG 的药物

目前主要降低 TG 的药物有贝特类、烟酸类和高纯度鱼油制剂 3 种。贝特类每天服用 1~3 次，常见不良反应与他汀类类似，包括肝脏、肌肉和肾毒性等，服用后需定期复查肝功能。烟酸有普通和缓释 2 种剂型，以缓释剂型更为常用，每天 1~2 次，睡前服用，需小剂量开始；最常见的不良反应是颜面潮红。鱼油主要成分为 ω-3 脂肪酸，常用剂量为每次 0.5~1.0g，每天 3 次，不良反应少见。

（三）降低 LDL-C 的新型调脂药

近年来研发了 3 类新型调脂药具有降低 LDL-C 的作用，主要用于治疗家族性高胆固醇血症（FH），国外已被批准临床应用。微粒体 TG 转移蛋白抑制剂洛美他派不良反应主要为转氨酶升高或脂肪肝。载脂蛋白 B_{100} 合成抑制剂米泊美生为注射剂，最常见的不良反应为注射局部轻中度红疹、肿胀、瘙痒、疼痛。前蛋白转化酶枯草溶菌素 9/kexin9 型抑制剂（新型、降血脂药），也可为注射剂，通过抑制 PCSK9 阻止 LDL 受体降解，促进 LDL-C 的清除，并可减少心血管事件，国内尚处于临床试验阶段。

【任务描述】

健康管理对庞某进行体检报告解读,胆固醇(TC)6.52mmol/L,甘油三酯(TG)2.16mmol/L,高密度脂蛋白胆固醇(HDL-C)1.45mmol/L,低密度脂蛋白胆固醇(LDL-C)3.22mmol/L,只有TC超出正常范围,其余指标均在正常范围内,诊断为血脂异常(高胆固醇血症)。进一步询问庞某生活习惯,庞某住在单位宿舍,上班步行10分钟,早餐一般吃汉堡、面包,中晚餐在饭堂就餐,下班一般宅家追剧,经常点夜宵外卖(炸鸡、火锅),喜欢喝啤酒。

讨论:1. 庞某是否还需要做其他辅助检查?

2. 庞某是否还有其他疾病存在?

3. 需要将庞某纳入哪一级别的健康管理?请为庞某设计一个合理的健康管理方案。

五、血脂异常的健康管理实施方案

(一)健康信息收集

除基本健康资料外,对于首次就诊者,还需询问目前症状、现病史、婚育史。个人史,详细询问生活方式情况,如饮食嗜好(辛辣、荤素喜好等)、烹饪喜好(油炸、煎炒、蒸煮等)、食物甜咸、每餐主食量、蛋白摄入、零食习惯、水果摄入等。身体活动(每日乘坐交通工具方式)和运动锻炼情况、吸烟史、饮酒史、睡眠情况。通过交谈了解其对待健康的态度,一般而言接受教育程度高、对保健知识需求高的患者依从性较好,能积极地定期复查。既往史和家族史尤其需要了解有无高血压、糖尿病、冠心病等病史。

血脂异常的专项检查有:TC、TG、HDL-C、LDL-C、Lp(a)、Apo A、Apo B、Apo E、血液流变学检查、血纤维蛋白原、血小板聚集率。检查目的是了解血脂升高情况和对血流变影响。其他辅助检查包括血压、肝功能、肾功能、肝脏B超、心电图、颈动脉彩超。建议血脂异常患者每年筛查1次这些并发症。

(二)健康风险评估与分析

根据以上资料进行一般人群、高危人群、血脂异常人群、并发症人群分类。

此外,由于血脂对冠状动脉粥样硬化的影响是持续且逐渐的过程,故还需要依据HDL、LDL、TC、TG不同水平,将血脂异常情况进行ASCVD分层,分为理想水平、合适水平、边缘升高、升高和降低五个级别。如各项指标为合格水平以下则为一般人群。如检查结果显示HDL、LDL、TC、TG边缘升高者,即使没有高血压、糖尿病、肥胖症、吸烟等情况也应视为高危人群进行管理,使指标尽量在合格水平以下。如结果提示升高则为疾病人群,如血脂升高,诊断1年以上复查发现有高血压、糖尿病、脂肪肝存在则为并发症人群。通过健康信息收集判断不同人群,进行分级管理,见表10-8。

表 10-8　　　　　　中国成人血脂异常分层标准（2016 年血脂异常指南）

单位：（mmol/L 或 mg/100mL）

分层	TC	LDL-C	HDL-C	非-HDL-C	TG
理想水平		< 2.6（100）		< 3.4（130）	
合适水平	< 5.2（200）	< 3.4（130）	≥ 1.0（40）	< 4.1（160）	< 1.7（150）
边缘升高	≥ 5.2（200）且<6.2（240）	≥ 3.4（130）且<4.1（160）		≥ 4.1（160）且<4.9（190）	≥ 1.7（150）且<2.3（200）
升高	≥ 6.2（240）	≥ 4.1（160）	≥ 1.55（60）	≥ 4.9（190）	≥ 2.3（200）
降低			< 1.0（40）		

　　由于血脂异常是动脉粥样硬化性的重要危险因素，因此对于血脂异常者还需要进行 ASCVD 危险评估，如图 10-1 所示。这不仅有助于确定血脂异常患者调脂治疗的决策，也有助于临床医生和健康管理师针对多重危险因素，制订出个体化的综合治疗决策，从而最大程度降低患者 ASCVD 总体危险。

符合下列任意条件者，可直接列为高危或极高危人群：

极高危：ASCVD患者

高危：(1)LDL-C≥4.9mmol/L或TC≥7.2mmol/L

　　　(2)糖尿病患者1.8mmol/L≤LDL-C<4.9mmol/L（或）3.1mmol/L≤TC<7.2mmol/L且年龄≥40岁

不符合者，评估10年ASCVD发生危险

危险因素个数		血清胆固醇水平分层/（mmol/L）		
		3.1≤TC<4.1（或）1.8≤LDL-C<2.6	4.1≤TC<5.2（或）2.6≤LDL-C<3.4	5.2≤TC<7.2（或）3.4≤LDL-C<4.9
无高血压	0~1个	低危（<5%）	低危（<5%）	低危（<5%）
	2个	低危（<5%）	低危（<5%）	中危（5%~9%）
	3个	低危（<5%）	中危（5%~9%）	中危（5%~9%）
有高血压	0个	低危（<5%）	低危（<5%）	低危（<5%）
	1个	低危（<5%）	中危（5%~9%）	中危（5%~9%）
	2个	中危（5%~9%）	高危（≥10%）	高危（≥10%）
	3个	高危（≥10%）	高危（≥10%）	高危（≥10%）

ASCVD10年发病危险为中危且年龄<55岁者，评估余生危险

具有以下任意2项及以上危险因素者，定义为高危：

◎ 收缩压≥160mmHg或舒张压≥100mmHg　　　　◎ BMI≥28kg/m²

◎ 非-LDL-C≥5.2mmol/L（200mg/100mL）　　　　◎ 吸烟

◎ HDL-C<1.0mmol/L（40mg/100mL）

　　注：包括吸烟、低HDL-C及男性≥45岁或女性≥55岁。慢性肾病患者的危险评估及治疗请参见特殊人群血脂异常的治疗。

图 10-1　血脂异常者 ASCVD 危险评估流程图（2016 年血脂异常指南）

(三) 健康管理方案制订

根据预防医学策略，从健康管理角度出发，将血脂异常的健康管理分为三级。一级管理目标是通过健康宣教和生活方式指导，尽早发现血脂边缘升高人群和高危人群，减少血脂异常的发生率。二级管理目标是用药指导、生活方式管理、随访管理，控制血脂水平，预防 ASCVD 发生。三级管理目标是配合医师随访要求，给予并发症患者相应的健康指导。

1. 一级管理

针对一级管理人群，健康管理师应作为主体，积极进行健康教育、生活方式干预等，尤其是对于高危人群应定期进行血脂水平筛查。

（1）健康教育　包括在一般人群、高危人群中进行相关知识的健康宣教，如血脂异常的分型、诊断标准、危险因素、危害、常见的并发症，提倡健康的行为与生活方式，控制体重，降低肥胖人群的比例。

（2）生活方式指导　根据中国居民膳食宝塔的结构，每日摄入碳水化合物占总能量的 50% ~ 65%。谷类食物每人每天应该吃 250 ~ 400g；尽量减少精细加工的谷类食品，选择使用富含膳食纤维和低升糖指数的碳水化合物替代饱和脂肪酸，每日饮食应包含 25 ~ 40g 膳食纤维（其中 7 ~ 13g 为水溶性膳食纤维）。蔬菜每天应吃 300 ~ 500g，水果类食物每天应吃 200 ~ 400g，两者不能完全相互替代，多选用深色蔬菜和水果。鱼、禽、肉、蛋等动物性食物每天应该吃 125 ~ 225克（鱼虾类 50 ~ 100g，畜、禽肉 50 ~ 75g，蛋类 25 ~ 50g），鱼、虾及其他水产品含脂肪低，可以多吃一些。每天应吃奶类及奶制品 300 克、豆类及豆制品 50g。每天烹调油不超过 30g，且摄入饱和脂肪酸应小于总能量的 10%；脂肪摄入应优先选择富含 $n-3$ 多不饱和脂肪酸的食物（如深海鱼、鱼油、植物油）。食盐不超过 6g。高危人群还应限制饮酒量、戒烟，并减少油炸、甜食及膨化食品的食用量。

在温和气候条件下生活的轻体力活动的成年人每日至少饮水 1200mL，高温或强体力劳动时饮水量应适当增加。成年人每天进行累计相当于步行 6000 步以上的身体活动。一般人群如身体条件允许，或高危人群建议每周 150min 中等强度的运动。超重和肥胖症人群应积极控制体重 $BMI < 24.0kg/m^2$，男性腰围 < 90cm，女性腰围 < 80cm。

（3）定期筛查　因血脂异常早期无明显的症状，所以健康体检也是检出血脂异常者的重要途径。建议 20 ~ 40 岁成年人至少每 5 年测量 1 次；40 岁以上男性和绝经后女性每年检测 1 次；ASCVD 患者及其高危人群，应每 3 ~ 6 个月测定 1 次。

2. 二级管理

二级管理的目标是降低血脂异常患者的血脂水平，预防 ASCVD 的发生。

（1）健康教育 同一级管理。

（2）生活方式干预 无论是否选择药物调脂治疗，都必须坚持控制饮食和改变不良的生活习惯。

① 饮食指导：总能量调节到能够保持理想体重或减轻体重 10%。碳水化合物摄入以谷类、薯类和全谷物为主，其中添加糖摄入不应超过总能量的 10%（对于肥胖和高 TG 血症者要求比例更低）。在满足每日必需营养和总能量需要的基础上，当摄入饱和脂肪酸和反式脂肪酸的总量超过规定上限时，应该用不饱和脂肪酸来替代。ASCVD 高危者摄入脂肪不应超过总能量的 20%～30%。高胆固醇血症者饱和脂肪酸摄入量应小于总能量的 7%，反式脂肪酸摄入量应小于总能量的 1%。高 TG 血症者更应尽可能减少每日摄入脂肪总量，每日烹调油应少于 30g。限制使 LDL-C 升高的膳食成分比例包括：饱和脂肪酸＜总能量的 7%、膳食胆固醇＜300mg/d、植物固醇 2～3g/d、水溶性膳食纤维 10～25g/d。

② 适当运动、控制体重：增加身体活动，非肥胖的血脂异常患者应保持每天至少消耗 200kcal（837.17kJ）热量，提倡中等强度运动锻炼，如慢跑 5.6km/h 速度约 30min 可消耗 200kcal（837.17kJ）热量。超重或肥胖症血脂异常患者的能量摄入应低于身体能量消耗，每日减少摄入总热量 300～500kcal（1255.76～2092.93kJ）可控制体重增长，同时每日至少消耗 200kcal（837.17kJ）中等强度身体活动，使体重减少至少 10%，力争在半年内 BMI<24kg/m^2，甚至更低。运动锻炼能量与运动量指导参考项目十任务五。

③ 戒烟限酒、作息规律：虽然饮酒对于心血管事件的影响尚无确切证据，仍提倡限制饮酒。吸烟对血脂及动脉硬化影响非常大，故提倡戒烟。熬夜会抑制瘦素释放，出现饥饿感，使得加餐机率增加，导致肥胖从而影响血脂水平，因此作息规律对于血脂控制有很大帮助。

（3）用药指导 人体血脂代谢途径复杂，有诸多酶、受体和转运蛋白参与。根据不同的血脂分型，患者可服用主要降低胆固醇的药物、主要降低 TG 的药物或多种调脂药联合应用。健康管理师在随访时应详细询问服药方法，判断有无错误的使用方法。由于糖脂对胰岛素分泌具有协同作用，如糖尿病患者需口服降糖药（详见高血糖的用药指导）。降压药详见高血压的健康管理（项目八任务二）。如有 ASCVD 中危以上风险，在无禁忌证的情况下，应积极使用抗凝药如阿司匹林、氯吡格雷等预防大血管病变。

（4）随访管理 初发血脂异常者可采取生活方式干预，并积极随访，开始 3～6 个月应复查血脂水平，如血脂控制达到建议目标，则继续非药物治疗；此后仍需每 6 个月至 1 年复查血脂情况，长期达标者可每年复查 1 次。

如生活方式干预半年无效者，采取口服调脂药物，则需要进行更严密的血脂监测。首次服用调脂药者，应在用药 6 周内复查血脂、转氨酶及肌酸激酶。如血脂能达到目标值，且无药物不良反应，逐步改为每 6~12 个月复查 1 次；如血脂未达标且无药物不良反应者，每 3 个月监测 1 次。如治疗 3 个月后，血脂仍未达到目标值，则需调整调脂药剂量或种类，或联合应用不同作用机制的调脂药进行治疗。每当调整调脂药种类或剂量时，都应在治疗 6 周内复查。

需要减重的血脂异常患者每月进行一次体重测量，达到目标范围后仍需每 3 个月测量一次体重，具体见肥胖症（项目十任务五）。

每年对血脂异常患者进行一次 ASCVD 危险评估、血纤维蛋白原、血小板聚集率、血浆葡萄糖测定，每 2 年进行一次心电图、颈动脉超声检查等并发症筛查。具体见图 10-1。

（5）中医养生保健　推荐传统运动功法如八段锦、五禽戏、太极拳，适合老年的血脂异常患者，运动消耗可强壮肌肉、骨骼，锻炼筋骨，益寿延年。天然的中药如决明子、荷叶、绞股蓝、灵芝、红曲、山楂、茶叶等具有一定的降脂疗效，将中草药做成养生方冲茶饮用有辅助降脂的效果。红曲米本身有降脂疗效，加入稻米生物发酵精制而成血脂康胶囊，现已被归入调脂中药，其调脂机制与他汀类似。茶叶中黄酮类、多酚类、绿原酸等含量丰富，可降低胆固醇在动脉壁的沉积，抑制血小板凝集。养生粥如荷叶粥：取鲜荷叶 1 张，切细，煎取浓汁约150mL，去渣，加入粳米 50g、冰糖适量，加水 400mL，同煮为稀粥温服，夏令尤宜。

此外，通过腹部埋线可抑制食欲，对于水湿内停的血脂异常伴肥胖患者可采取拔罐、走罐法除湿、行气通络能够有效地减轻体重，改善血脂。

3. 三级管理

三级管理的目标是减少已发生的 ASCVD 的血脂异常者的进一步危害，降低并发症致残率和死亡率，并改善患者的生存质量。因 ASCVD 住院患者，应在入院时或入院 24h 内检测血脂，遵医嘱进行并发症治疗。稳定的 ASCVD 患者出院后据医师要求门诊随访。如进行身体运动前应先进行运动负荷试验，充分评估其安全性后，再进行运动锻炼。建议每周 5~7 天、每次 30min 中等强度身体活动。其余生活方式干预同二级管理。并发或合并糖尿病、脂肪肝患者管理见项目九任务三。

（四）健康效果评价

1. 疗效评价指标

不同阶段随访应严格按照社区标准，定期进行以下指标检查，根据检查结果评价病情稳定情况、是否有新出现的并发症及评价管理效果，见表 10-9。

表 10-9 血脂异常社区门诊随访检查项目

监测内容	初诊	每6周	季度复诊	半年	年度复诊
生活方式	√		√	√	√
服药情况	√		√	√	√
血脂八项	√	√	√	√	√
血压	√		√		√
身高	√				
体重	√	√	√	√	√
腰围（腰臀比）	√	√	√	√	√
肝功能（转氨酶）	√	√		√	√
肌酸激酶	√	√		√	√
血糖	√				√
心电图 ECG					次/2年
血纤维蛋白原	√				√
血小板聚集率	√				√
颈动脉超声检查					次/2年
ASCVD 危险评估	√				√

2. 血脂异常患者的双向转诊

对于合并严重的 ASCVD，或糖尿病、高血压、慢性肾脏疾病、脑卒中的血脂异常患者，调脂治疗应配合相关疾病的治疗，不能单纯只控制血脂。故健康管理师应辅助医师进行全方面把控，如发现血糖、血压变化、肾功能指标恶化、新发疾病应及时告知社区全科医师，判断是否需要向上级医院转诊及治疗。稳定的 ASCVD 患者出院后可转回社区医院定期随访、追踪。

【任务解答】

1. 庞某诊断为血脂异常（高胆固醇血症），还需要检测空腹血浆葡萄糖水平、肝功能、血纤维蛋白原、血小板聚集率，进行 ASCVD 危险评估。

2. 根据已知数据进行评估。

（1）判断体质量指数和腰围

BMI = 体重/身高^2 = 86.5/（1.78^2）= 27.3 kg/m^2，在 24~27.9 kg/m^2 属于超重。

腰围 96cm，超过中国男性<85cm 标准。

（2）BP 132/86mmHg，血压（120~139）/（80~89）mmHg，属于正常高值。

以上皆超过正常范围，但未达到疾病诊断标准，应积极健康干预。

3. 根据庞某血脂诊断纳入二级管理。

（1）健康教育　进行血脂异常的分型、诊断标准、危险因素、危害、常见并发症的健康宣教，提倡健康的行为与生活方式，控制体重，降低肥胖人群的比例。

（2）生活方式干预　考虑年龄 26 岁，初发高脂血症，原先身体素质良好，暂不服药。

①饮食指导：每日减少摄入总热量 300~500kcal（1255.76~2092.93kJ）。碳水化合物摄入以谷类、薯类和全谷物为主，其中添加糖摄入不应超过总能量的 10%，高胆固醇血症者饱和脂肪酸摄入量小于总能量的 7%，反式脂肪酸摄入量小于总能量的 1%，水溶性膳食纤维摄入量为 10~25g/d，保持大便通畅。同时戒掉汉堡、面包、夜宵（炸鸡、火锅）等不健康食物。

②适当运动、控制体重：每日至少消耗 200kcal（837.17kJ）中等强度身体活动，如慢跑 5.6km/h 速度约 30min，力争在半年内 BMI<24kg/m^2，每天自测体重。

③戒烟限酒、作息规律：戒掉啤酒习惯，规律作息，早睡早起。

（3）随访管理　采取生活方式干预 1 个月后判断体重、腰围变化情况，一般体重以每周下降 1kg 左右速度为合适。3 个月后复查血脂水平，如血脂控制达到建议目标，则继续非药物治疗；如生活方式干预半年无效者，转全科医师采取口服调脂药物，则需要进行更严密的血脂监测。

每年对血脂异常患者进行一次 ASCVD 危险评估、血纤维蛋白原、血小板聚集率、血浆葡萄糖测定，具体见图 10-1。每 2 年进行一次心电图、颈动脉超声检查等并发症筛查。

（4）中医养生保健　红曲、决明子代茶饮，每天饮水量大于 1500mL。

【项目十任务三思维导图】

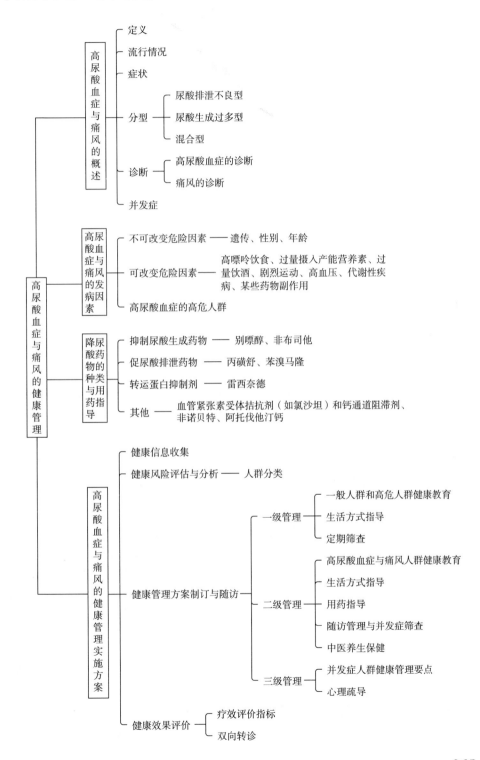

任务三　高尿酸血症与痛风

【学习目标】

知识要求

1. 掌握高尿酸血症与痛风的定义、症状、诊断标准。

2. 掌握高尿酸血症的危险因素、高危人群、健康管理要点及健康管理效果评价指标。

3. 熟悉痛风并发症的种类、药物种类与用药指导。

4. 了解高尿酸血症的流行情况及双向转诊指标。

能力要求

1. 能够收集与高尿酸血症相关的健康信息，并进行健康管理人群分类。

2. 能够为一般人群、高危人群、痛风人群制订不同的健康管理方案。

3. 能够评估高尿酸血症患者健康管理效果。

【任务描述】

案例：施某，男，35 岁，公司老板，身高 173cm，体重 80kg，每天开车上下班，应酬较多，喜欢喝啤酒，吃海鲜，爱喝茶，平时工作繁忙，较少运动。两天前因右脚背红肿疼痛，行走加重到社区卫生服务中心就诊，检查血常规提示正常，C 反应蛋白（CRP）14.26mg/L，血尿酸（UA）530μmol/L，其他生化指标正常，全科医师诊断为痛风。

讨论：1. 施某痛风诊断是否成立？

　　　2. 施某有哪些疾病危险因素？

一、高尿酸血症与痛风的概述

高尿酸血症（Hyperuricemia，HUA）与痛风都是嘌呤代谢紊乱及（或）尿酸排泄减少所致的疾病。高尿酸血症是指男性或女性在正常嘌呤饮食状态下，非同日 2 次血尿酸水平超过 420μmol/L。痛风是由于单钠尿酸盐（MSU）慢性沉积在关节囊、滑囊、软骨、骨质等组织中引发炎性反应及病损的临床综合征。因此，高尿酸血症是痛风的早期状态，其直接进展就是痛风。

目前我国缺乏全国范围痛风流行病学调查资料，但根据不同时间、不同地区报告患病情况推测我国痛风的患病率在 1%～3%，其中男性为 1.2%～2.6%，女性为 0.01%～0.72%，逐年上升且趋向年轻化。2016 年国家风湿病数据中心报告显示，全国 27 个省、市、自治区 100 家医院的 6814 例痛风病例平均年龄 48.28

岁，其中男性平均年龄为 47.95 岁，女性平均年龄为 53.14 岁，男女比例为 15：1，且超过 50% 的痛风患者体质量超重或肥胖。

（一）高尿酸血症与痛风的症状

高尿酸血症者往往无临床表现，常常在健康体检或因其他疾病就医时发现，且仅有波动性或持续性高尿酸血症。无症状高尿酸血症和痛风是连续性的病理过程，从血尿酸增高至症状出现的时间可达数年，有些可终生不出现症状。部分无症状高尿酸血症患者进行影像学检查可发现尿酸钠晶体沉积和（或）痛风性骨侵蚀，有学者提出可诊断为亚临床痛风。

痛风患者的典型症状如下所示。

1. 急性关节炎表现

突然起病，关节剧痛，数小时内到达高峰，受累关节出现红、肿、热、痛和功能障碍，发作呈自限性，多于数天或 2 周内自行缓解。首次发作累及单一关节，典型部位在第一跖趾关节，足背、足跟、踝、膝、腕和肘等关节也是常见发病部位。

2. 痛风石

痛风石是痛风的特征性临床表现，外观为大小不一的黄白色赘生物，皮肤表面菲薄，破溃后排出白色粉状或糊状物。典型部位在耳郭，也常见于关节周围以及鹰嘴、跟腱、髌骨滑囊处。

3. 慢性关节炎表现

急性关节炎发作通过治疗往往会进入缓解期，其后因为饮食等原因导致再次急性关节炎发作。不规范治疗的患者因反复急性关节炎发作，受累关节出现非对称性不规则肿胀、疼痛，关节内大量沉积的痛风石可造成关节骨质破坏，出现关节畸形。

4. 肾脏病变症状

痛风病程较长者，尿酸盐晶体沉积于肾间质，导致慢性肾小管-间质性肾炎，如果血尿酸水平不能达标，可致肾小球滤过功能下降，出现肾功能不全，可见血尿、夜尿增多、排尿困难、水肿等症状。

（二）分型

根据尿酸排泄、尿酸清除率两个指标判断，高尿酸血症可分为尿酸排泄不良型、尿酸生成过多型和混合型。HUA 分型见表 10-10。

表 10-10　　　　　　　　　　　　　　　HUA 分型

分型	尿酸排泄不良型	尿酸生成过多型	混合型
尿酸排泄/［mg/（kg·h）］	<0.48	>0.51	>0.51
尿酸清除率/［mL/min］	<6.2	≥6.2	<6.2

（三）高尿酸血症与痛风的诊断

1. 高尿酸血症的诊断标准

正常嘌呤饮食情况下非同日 2 次空腹的血清尿酸水平>420μmol/L（不分性

别）即可确诊。

2. 痛风的诊断标准

在实际工作中，常常发现有些病人可能并不表现为典型的痛风特征如突然出现的关节疼痛、肿胀和压痛，或有除跖趾关节以外的关节同时受累；或急性发作期检查时血尿酸浓度是正常的。故不能单纯以血尿酸是否升高作为诊断标准。《2016 年中国痛风诊治指南》推荐 2015 年美国风湿病学会（ACR）和欧洲抗风湿病联盟（EULAR）制定的痛风分类标准，查表根据症状计算分数，总分≥8 分可诊断痛风，见表 10-11。

表 10-11　　　　　痛风诊断量化赋分建议（2015 年 ACR）

	标准	分类	得分
	受累关节部位和数目	踝关节/足中段（单关节或寡关节）	1
		第一跖趾关节（单关节或寡关节）	2
临床表现	特异性症状数目（个）（红肿、明显疼痛、活动受限）	1 个	1
		2 个	2
		3 个	3
	典型发作次数（符合 2~3 条为典型发作；1. 疼痛达峰时间<24h；2. 症状缓解时间<14d；3. 间歇期）	单次典型发作	1
		多次典型发作	2
	痛风石	有	4
实验室指标	血尿酸水平（未使用降尿酸药物；急性发作 4 周后；任意时间的最高值）	$360 \sim 479 \mu mol/L$	2
		$480 \sim 599 \mu mol/L$	3
		$\geqslant 600 \mu mol/L$	4
影像学	超声或双能 CT 发现尿酸盐沉积	有	4
	X 线显示痛风骨侵蚀表现	有	4

（四）痛风的并发症

1. 关节畸形

MSU 慢性沉积侵犯单关节出现急性关节炎发作，不规范治疗者常再次发作，导致慢性关节炎，随着病程的进展可累及多个关节，并造成关节骨质破坏、周围组织纤维化和继发退行性改变，最终导致关节畸形及功能障碍。

2. 尿毒症

部分痛风患者因 MSU 沉积肾脏导致慢性肾功能不全，如不规范治疗或长期血尿酸水平不能达标，可逐渐发展为尿毒症。另外尿酸盐晶体可引起肾结石，导致急性尿路梗阻，如不及时治疗可引发肾积水。

3. 心血管疾病

长期高尿酸血症可刺激血管壁致血管内膜受损，促进动脉粥样硬化形成，增加冠心病、高血压、脑卒中等疾病的患病风险。美国心脏病研究报告指出男性痛风病人增加 60% 冠心病发生风险，增加 200% 心绞痛发生风险。美国一项长达 12 年、针对 51297 位患者的前瞻性研究结果显示男性痛风病人相对于无痛风病人，全因死亡风险增加 28%，心血管疾病导致死亡的风险增加 55%。

4. 糖尿病

尿酸盐沉积于胰岛 β 细胞外周及肌肉组织，致胰岛素分泌减少或胰岛素抵抗，从而引起糖尿病的发生。Juraschek SP 对 11134 例社区人群基线无糖尿病史的受试者进行评价 9 年随访，在校正年龄、性别、血脂、血压、BMI、吸烟、饮酒等相关因素后发现血尿酸每增加 60μmol/L，新发糖尿病风险增加 18%。

二、高尿酸血症与痛风的发病因素

痛风的危险因素包括遗传、性别与年龄、高嘌呤饮食、饮酒、剧烈运动、代谢性疾病等，发病原因复杂，是多因素共同作用的结果。《2016 年中国痛风诊疗指南》指出痛风患者最主要的就诊原因是关节痛（男性为 41.2%，女性为 29.8%），其次为乏力和发热。男女发病诱因有很大差异，男性患者最主要为饮酒诱发（25.5%），其次为高嘌呤饮食（22.9%）和剧烈运动（6.2%）；女性患者最主要为高嘌呤饮食诱发（17.0%），其次为突然受冷（11.2%）和剧烈运动（9.6%）。

痛风的高危因素

（一）不可改变的危险因素

1. 遗传

痛风常有家族聚集性，这与基因的易感性相关。研究显示葡萄糖异化转运蛋白 9 和 ATP 结合盒转运子 G2 编码尿酸转运蛋白的 2 个位点最相关，3%～4% 的血清尿酸（Serum Uric Acid，SUA）代谢异常归因于此，此外还存在多种影响 SUA 浓度的遗传变异。

2. 性别与年龄

痛风发病年龄主要为 30～70 岁，近年来有年轻化的趋势。研究表明男性患痛风的概率是女性的近 3 倍，其中黑人男性最易感。男性 40～49 岁痛风患病率最高，而女性痛风的发病率随着年龄的增长而增加，特别是绝经后。

（二）可改变的危险因素

1. 高嘌呤饮食

尿酸是嘌呤代谢的产物，人体尿酸 20% 来源于食物，80% 来源于细胞代谢分解的核酸。富含嘌呤的食物（如肉类、海鲜）摄入可使体内细胞外液尿酸水平迅速发生变化，增加 HUA 发病风险，这也是痛风性关节炎急性发作的主要诱因，停止或减少膳食嘌呤摄入可使血尿酸降低 29.5~89.3μmol/L。

2. 过量摄入产能营养素

含糖饮料、蛋白质、脂肪等产能营养素影响体内尿酸的水平。含糖饮料中的大量果糖通过肝脏代谢，增加 SUA 浓度，同时抑制尿酸排泄，故含果糖饮料等的大量摄入可使血尿酸水平升高。高蛋白饮食（尤其是红肉）可导致内源性嘌呤合成增加，过量的脂肪摄入会影响肾脏排泄尿酸。

3. 过量饮酒

酒精摄入过量是痛风发作的独立危险因素。首先，乙醇抑制糖异生，刺激人体合成乳酸，竞争性抑制肾小管尿酸排泄；又可通过增加 ATP 降解为单磷酸腺苷，从而促进尿酸生成。其次，长期大量饮酒导致的慢性酒精相关性肝脏疾病可抑制胰岛素信号通路，增加胰岛素抵抗风险，使尿酸重吸收增加，导致血尿酸水平升高。再次，啤酒中含有大量嘌呤成分，使血尿酸浓度增高，故啤酒诱发痛风的风险最大。Choi 等研究显示当酒精摄入量≥50g/d 时，痛风发病风险比不饮酒者高 153%；每日饮啤酒 373g 者比不饮啤酒者痛风发病风险高 49%，饮烈酒将增加 15%痛风发病风险。

4. 剧烈运动

剧烈运动可增加人体新陈代谢，使细胞代谢分解的核酸增加引起尿酸生成增多；同时剧烈运动使体内乳酸堆积，影响尿酸排泄，易诱发痛风。

5. 高血压

高血压患者血尿酸水平与痛风的患病率均显著高于非高血压者，其原因可能是高血压使微血管病变，组织缺氧使血乳酸水平升高，抑制了尿酸盐在肾小管分泌，最终引起尿酸潴留导致 HUA；另外，部分高血压患者长期服用祥利尿剂和噻嗪类利尿剂抑制尿酸排泄。有研究指出血尿酸水平每增加 59.5μmol/L，高血压发病相对风险增加 25%，两者呈正相关。

6. 代谢性疾病

高脂血症、肥胖、糖尿病等代谢性疾病也是引起痛风的危险因素。高甘油三酯血症和肥胖症均是引起痛风的危险因素。肥胖可引起游离脂肪酸增加，通过影响黄嘌呤氧化酶等的活性增加尿酸的合成；同时，肥胖会引起胰岛素抵抗，通过多种途径最终导致肾脏尿酸排泄减少。随着 BMI 的增加痛风的发生率明显升高，且内脏脂肪与痛风的发生亦密切相关。糖尿病患者体内嘌呤分解代谢增强，尿酸生成增加，而升高的 HUA 可加重肾脏损伤，使肾脏尿酸排泄减少，进一步加重 HUA 的发生、发展。

7. 某些药物副作用

祥利尿剂、噻嗪类利尿剂引起痛风的相对危险度分别为 2.64 和 1.70。长期口服小剂量阿司匹林（75~150mg/d）、环孢素、他克莫司和吡嗪酰胺等可促进血尿酸升高，增加痛风的发病风险。

（三）高尿酸血症与痛风的高危人群

健康管理师应积极发现一般人群的危险因素，识别高危人群，尽早制订痛风干预方案纳入健康管理。

符合以下条件之一者，视为高尿酸血症高危人群：①40岁以上男性；②有痛风家族史；③超重或肥胖人群（BMI>24kg/m²）；④长期高嘌呤膳食者（喜欢吃动物内脏、贝壳类和海产品等富含嘌呤的食物）；⑤长期饮酒或酗酒的人；⑥长期服用影响尿酸代谢的药物如利尿剂、低剂量阿司匹林者；⑦患有糖尿病、高血压、高脂血症者。

三、降尿酸药物的种类与用药指导

一般情况下，当血尿酸水平>540μmol/L，或有心血管疾病/危险因素或代谢性疾病者血尿酸>480μmol/L，或痛风患者血尿酸>420μmol/L就应开始降尿酸药物治疗。治疗目的是尽可能降低血尿酸水平，使无合并症者血尿酸<420μmol/L，有合并症者血尿酸<360μmol/L，尽可能接近300μmol/L。痛风患者病情较为复杂，急性发作期应在24h内开始消炎止痛治疗，终止急性发作，此期使用药物包括非甾体类抗炎药（NSAIDs）、秋水仙碱和糖皮质激素等。痛风缓解期治疗目的则是降低血尿酸，此期使用药物包括抑制尿酸生成药物、促进尿酸排泄药物。

1. 抑制尿酸生成药物

为黄嘌呤氧化酶抑制剂，代表药物是别嘌醇或非布司他，每日1~3次口服。不良反应主要包括发热、皮疹、食欲缺乏、全身倦怠、皮肤及巩膜黄染、尿黄和皮肤瘙痒、血转氨酶升高。

2. 促尿酸排泄药物

通过抑制肾小管对尿酸的再吸收达到降尿酸的目的，代表药物是丙磺舒和苯溴马隆。每日1~2次口服。苯溴马隆降SUA效果更好，且不良反应发生较丙磺舒少。需注意服药期间增加饮水量，且对于尿酸性肾结石和重度肾功能不全的患者慎用。

3. 转运蛋白抑制剂

转运蛋白抑制剂是治疗HUA的一种新方法，通过抑制肾脏尿酸盐转运体1和有机阴离子转运蛋白4功能来降低SUA。代表药物是雷西奈德，目前我国还未上市，通常作为降尿酸的二线用药联合使用。

4. 其他辅助降尿酸药物

降压药中的血管紧张素受体拮抗剂（如氯沙坦）和钙通道阻滞剂有兼具降尿酸的作用，是合并高血压者的首选药物。非诺贝特、阿托伐他汀钙可以促进肾脏尿酸排泄，是合并高甘油三酯血症、高胆固醇血症者的首选调脂药物。

【拓展阅读】

尿 pH 与尿酸

正常人尿液的 pH 是 4.5~8.0。如肉食类食物摄入增加，尤其是动物蛋白，尿液可能偏酸性；如水果、蔬菜摄入多，尿液可能偏碱性。尿酸从肾脏代谢后经输尿管、膀胱、尿道排出体内。尿酸盐在尿液中的溶解度和尿 pH 有关，若尿 pH 升到 6.0，尿酸盐在尿中的溶解度会提高 3 倍，升到 7.0，溶解度可提高到 20 倍，尿液碱性越高溶解度越好，越容易从肾脏中排出。但是如果尿 pH 长期高于 7.0 可能会引发其他结石。因此在降尿酸药物的治疗过程中，使尿 pH<6 时，根据药物的适应证、禁忌证以及患者的个体特点，可选择使用合适的碱性药物如碳酸氢钠、柠檬酸制剂等碱化尿液，使尿液 pH 维持在 6.2~6.9 最佳。

【任务描述】

结合表 10-11 痛风诊断量化赋分建议，分析施某具体情况：符合踝关节单关节受累得 1 分，特异性症状红肿、疼痛、活动受限得 3 分，两天前发作，就医时症状无缓解，持续超过 24h 符合单次典型发作得 1 分，血 UA 530μmol/L 得 3 分，总分＝1+3+1+3＝8 分，痛风诊断可以成立。施某 BMI＝$80/1.73^2＝26.73 kg/m^2$，属于超重范畴。

健康管理师对施某进行危险因素分析：35 岁男性、体重超重、高嘌呤饮食、长期应酬饮酒多，以上都是施某的发病因素。将施某纳入二级健康管理。

讨论：1. 施某是否需要做其他辅助检查？

　　　2. 请为施某设计一个合理的健康管理方案。

四、高尿酸血症、痛风的健康管理实施方案

（一）健康信息收集

除基本健康资料外，对于首次就诊者，还需询问目前症状、现病史、既往史、药物过敏史。个人史，详细询问生活方式信息，如饮食嗜好（荤素喜好等）、每餐主食量、蛋白质摄入、水果摄入、含糖饮料摄入等。身体活动（每日乘坐交通工具方式）和运动锻炼情况、饮酒史及饮酒量、睡眠情况。家族史，尤其是痛风家族史。

专项实验室检查有 SUA、尿尿酸、肾功能、尿常规、血浆葡萄糖水平、血脂；其他辅助检查包括身高、体重、BMI、血压、关节 X 线、关节超声或双能 CT 检查。

（二）健康风险评估与分析

通过健康信息资料，结合表 10-10 HUA 分型、表 10-11 痛风诊断量化赋分建议，区分一般人群、高危人群、痛风人群、并发症人群。

如 SUA>420μmol/L，但痛风诊断量化总分<8 分，诊断为高尿酸血症。SUA>420μmol/L，痛风诊断量化总分≥8 分即为痛风。如痛风 5~10 年后 X 线提示关节畸形，或血压、血糖、血脂超过诊断标准，或诊断为冠心病，则为并发症人

群。如在诊断痛风前已有高血压、糖尿病、高脂血症、冠心病，则为合并症，不能诊断为并发症人群。

由于高尿酸血症是心血管疾病的危险因素，有高尿酸血症者应参照冠心病风险评估相关内容进行评估，详见项目八任务一。

（三）健康管理方案制订

根据预防医学策略，从健康管理角度出发，亦将痛风的健康管理分为三级。

痛风的健康管理

1. 一级管理

一级管理主要针对一般人群和高危人群，重点是高危人群，目标是减少危险因素对人体的损害，预防高尿酸血症的发生。

（1）健康教育　对一般人群和高危人群进行健康教育，包括高尿酸血症的定义及诊断、痛风的定义及诊断、食物中的嘌呤含量、痛风的危险因素、并发症等知识；发放健康手册，指导高危人群掌握相关知识，并在实际生活中学会使用根据食物嘌呤含量表进行自我管理。学会查找食物嘌呤量表，选择合适的食物。第一类食物每100g嘌呤含量150~1000mg，属于高嘌呤食物；第二类食物每100g嘌呤含量50~150mg；第三类食物每100g嘌呤含量0~50mg，属于低嘌呤食物，此类食物可每天食用，见表10-12。

表 10-12　　　　　　　　　常见食物嘌呤含量表

100g 食物嘌呤含量	种类	食物及食用化合物
第一类　150~1000mg	内脏和瘦肉类	肝、肾、胰、心、脑、肉馅、肉汁
	鱼类	鲭鱼、鱼卵、小虾、牡蛎、鲅鱼、沙丁鱼
	禽类	鹅、鹧鸪
	浓肉汁	浓鸡汤、火锅汤、肉汤
第二类　50~150mg	粮豆类	粗粮、杂豆类、大豆类、豆腐干、豆腐
	鱼肉类	畜肉、鸡肉、兔肉、鸭、鸽、火鸡、火腿等肉类，鳝鱼、鳗鱼、鲤鱼、草鱼、鳕鱼、黑鲤鱼、大比目鱼、梭鱼、鱼丸、虾、龙虾、乌贼、螃蟹等海产品
	其他	鲜蘑菇、芦笋、四季豆、海带、菠菜
第三类　0~50mg	谷薯类	谷类中的细粮、薯类
	蔬菜类	除第二类以外的蔬菜、葱、姜、蒜等
	水果、坚果类	所有水果、坚果
	蛋乳类	鸡蛋、鸭蛋、皮蛋、牛奶、奶粉、芝士、酸奶、炼乳
	其他	猪血、猪皮、海参、海蜇皮、海藻、红枣、葡萄干、木耳、蜂蜜、花生酱、茶、咖啡、食用碳酸氢钠、巧克力、可可、油脂

（2）生活方式指导 ①饮食指导：按中国居民膳食指南推荐合理的每日膳食结构，特别要注意奶类及奶制品300g、鱼肉类120～200g，饮水量1500～1700mL，增加新鲜蔬菜特别是绿叶蔬菜摄入，少喝果糖类饮料，控制饮酒量。尽量选择食物嘌呤含量表中第三类食物，适当摄入第二类食物，减少及避免食用第一类食物，及时发现食物陷阱。②运动锻炼：坚持量力而行、适度运动的原则，避免剧烈运动引起的乳酸堆积。③控制体重：Choi等研究显示BMI为25～29.9kg/m^{2}者患痛风例数是BMI为21～22.9kg/m^{2}的1.95倍，对于合并超重或肥胖症者应采取饮食、运动等多种手段将体重降至正常范围内。④规律作息：有研究显示经常疲劳者比很少疲劳者发生高尿酸血症和痛风的风险增加40%，故应规律作息，避免熬夜，保持精力充沛。

（3）定期筛查 建议每年对高危人群进行筛查，通过检测血清尿酸（Serum Uric Acid，SUA）、尿尿酸，及早发现HUA，以便尽早干预。对于一般人群，首次筛查结果正常者，可每2年筛查一次。

2. 二级管理

二级管理的人群是高尿酸血症、痛风患者，目的是尽可能降低尿酸，减轻尿酸盐对血管壁、肾脏、关节的慢性损害，延缓并发症的发生。

（1）健康教育 同一级管理。对于高尿酸血症或痛风患者，还需讲授用药知识，教会其使用家用尿酸测试仪自我监测微机尿酸水平，掌握尿酸控制目标。患者在急性关节炎发作时因疼痛症状，基本能改变不良生活方式，一旦疼痛缓解则极大可能恢复原有的生活习惯。在没有严重并发症前药物治疗效果良好，故患者常常会过度依赖药物，产生只要发作吃药即可治愈的错误观念，健康管理师在健康宣教时需要重点强调痛风并发症的危害，改变患者错误认知。

（2）生活方式指导 高尿酸血症和痛风人群的生活方式管理更加严格，特别是痛风急性关节炎发作更需要戒口，避免加重病情；缓解期如能严格按照要求执行则可以明显减少痛风发作次数，延缓并发症的发生。

具体如下：①平衡膳食，限制蛋白摄入量：学会查找食物嘌呤量表，选择合适的食物。高尿酸血症和痛风患者在急性及缓解期均应禁食第一类食物；在缓解期根据病情可每日（或一周五日）选择食用第二类食物，但要注意肉、鱼、禽水煮后食用，且不能喝汤。鼓励多食用蔬菜类和奶制品，特别是低脂或脱脂的奶制品。限制脂肪摄入量可减少脂肪分解产生酮体，有利于尿酸盐排出。②无论急性关节炎发作还是缓解期均鼓励大量饮水，推荐饮水量每日2000mL以上。③不喝果糖饮料。④限制饮酒，特别是啤酒、烈酒。一次过量饮酒可使SUA增加，诱发急性痛风发作。⑤运动与休息：避免突然受凉或剧烈运动。突然受凉是女性痛风发作的第二诱因，是男性的第五诱因，虽有待更多循证医学证据支持，仍需注意防寒保暖。急性痛风性关节炎发作时应卧床休息，抬高患肢制动，冷敷，待疼痛缓解72小时后方可恢复活动；缓解期可有计划运动，推荐每日中等强度运动 30min 以上，但注意把握运动强度。⑥控制体重：限制总热量摄入，有计划减重，尽量使 BMI 接近 $21 \sim 22.9 kg/m^2$。但需要注意过快减肥可能导致酮体升高，反而会导致 SUA 浓度升高。

（3）用药指导　对于高尿酸血症或痛风患者，健康管理师应询问其服药情况，判断是否服用正确，交代特殊的注意事项，如服用排尿酸药物要增加饮水量等。了解是否并发心血管疾病、代谢性疾病，如因合并以上疾病长期用药，健康管理师应仔细检查患者有无服用影响尿酸升高的药物，如噻嗪类及伴利尿剂、烟酸、小剂量阿司匹林等，并详细登记在病历中。如有服药禁忌证者应及时向全科医师反馈。此外，降尿酸药物均应在急性发作终止至少 2 周后，从小剂量开始，逐渐加量；根据降尿酸的目标水平在数月内调整至最小有效剂量并长期维持。

（4）随访管理与并发症筛查　对于急性关节炎发作应 1 周后随访了解症状减轻情况，2 周后复查 SUA 水平、尿 pH，1 月后再复查直至症状缓解、尿酸达标。其后每 3 月复查 SUA、尿 pH 一次。痛风患者因长期 SUA 升高，建议自备尿酸测试仪自我监测微机尿酸水平。

每年复查一次尿常规、尿尿酸、计算尿酸清除率、肾功能、血浆葡萄糖水平、血脂、血压。体重管理见肥胖症的健康管理（项目十任务五）。如痛风 5 年以上，且反复急性关节炎发作，或已有痛风石形成，建议每 2 年复查一次关节 X线、关节超声或双能 CT 检查。

（5）中医养生保健　痛风在中医学上称"痹症""痹病"，因先天禀赋不足，后天调摄不慎，或饮食不节，致使脾胃功能失调，加之风寒湿三气杂感而为病，病证以湿热蕴结为主。急性关节炎期除了冷敷外，可以用中药外敷，效果显著，例如如意金黄散用醋调和并敷患处具有清热解毒、消肿止痛的功效。内服四妙散有清热利湿、舒筋止痹的功效。四妙散出自《丹溪心法》，由酒威灵仙 15g、羊角灰 9g、白芥子 3g、苍耳 4.5g 组成，以上药物研末加生姜汁冲服。对于湿热体质者平时可以薏苡仁粥健脾除湿，薏苡仁、大米各 50g，清水煮粥，每日服食。

3. 三级管理

三级管理的人群包括并发症人群，伴有肥胖症、糖尿病、高血压、高脂血症等其他慢病的合并症人群，目标是延缓病程进展，降低致残率和死亡率，并改善患者的生存质量。此期以专科医师为主，急性期以缓解疼痛为治疗目标，缓解期以降尿酸为主。在降尿酸治疗的同时应积极减重，控制血糖、血压、血脂等，健康管理师的工作内容包括多病种协同管理。稳定的并发症人群可转至慢病门诊，健康管理师可每 6 个月评估 1 次患者病情，及时录入登记随访信息，如病情有变化应立即重新评估，及时报告及转诊。

健康管理师在随访同时，尤其要注意关节畸形、终末期肾病患者的心理状况，此期患者因疾病导致生活能力下降，可能会出现恐惧、焦虑、抑郁、自信心丧失等心理问题，健康管理师在交谈过程中应及时发现患者情绪异常，必要时使用抑郁症量表、焦虑症量表等对患者进行心理筛查，积极进行心理疏导，及时转诊。

（四）健康效果评价

1. 疗效评价指标

痛风患者的随访应严格按照社区标准，定期进行 SUA、尿 pH、身高、体重、BMI、尿常规、尿尿酸、计算尿酸清除率、肾功能、血浆葡萄糖水平、血脂、血压、关节 X 线，见表 10-13。

表 10-13　　　　　　　　　　痛风社区门诊随访检查项目

监测内容	初诊	每周	每 2 周	每月	季度复诊	年度复诊
症状	√			√	√	√
生活方式	√			√	√	√
服药情况	√			√	√	√
血尿酸	√		√	√	√	√
微机尿酸		√	√	√	√	√
尿尿酸	√		√	√	√	√
尿常规（尿 pH）	√		√	√		√
尿酸清除率	√				√	
血糖	√					√
血压	√					√
身高	√					
体重	√			√	√	√
BMI	√					√
血脂	√					√
肾功能（血肌酐、尿素氮）	√					√
关节 X 线	√					必要时
关节超声或双能 CT 检查						必要时

2. 双向转诊

对于口服药物症状不能缓解或尿酸不能达标者，或并发慢性肾功能不全出现水肿者；急性肾病危重症；或尿酸性尿路结石需手术；或痛风新发关节畸形者，健康管理师应积极向社区医师寻求帮助，判断病情，及时向上级医院转诊。如患者经治疗情况稳定，可转入社区医院由全科医师、健康管理师继续跟踪随访。

【任务解答】

1. 根据施某的情况，判断施某属于二级管理人群，首诊应增加血糖、血脂、肝功能、肾功能、尿尿酸、尿 pH、尿酸清除率、足正侧位 X 线等辅助检查。

2. 施某处于痛风的急性关节炎发作期，健康管理方案如下：

（1）健康教育　包括高尿酸血症的定义及诊断、痛风的定义及诊断、食物中的嘌呤含量、痛风的危险因素、并发症、用药知识、如何使用家用尿酸测试仪等知识。

（2）生活方式指导　①平衡膳食，限制蛋白摄入量：学会查找食物嘌呤量表，选择合适的食物。急性及缓解期均应禁食第一类食物；在缓解期根据病情可每日（或一周五日）选择食用第二类食物，但要注意肉、鱼、禽水煮后食用，且不能喝汤。鼓励多食用蔬菜类和奶制品，特别是低脂或脱脂的奶制品；限制脂肪摄入量。②每日饮水量 2000mL 以上。③不喝果糖饮料。④限制饮酒，特别是啤酒、烈酒。⑤急性痛风性关节炎发作时应卧床休息，抬高患肢制动，冷敷，待疼痛缓解 72 小时后方可恢复活动。⑥控制体重。

（3）用药指导　急性期止痛药服用应严格注意用药量及服药时间，避免发生胃痛、胃溃疡的不良反应，急性发作终止至少 2 周后才可以使用降尿酸药物。

（4）随访管理　1 周后随访了解症状减轻情况。

（5）中医养生保健　中成药如意金黄散用醋或葱酒调敷患处具有清热解毒，消肿止痛的功效。薏苡仁粥健脾除湿，薏苡仁、大米各 50g，清水煮粥，每日服食。

【项目十任务四思维导图】

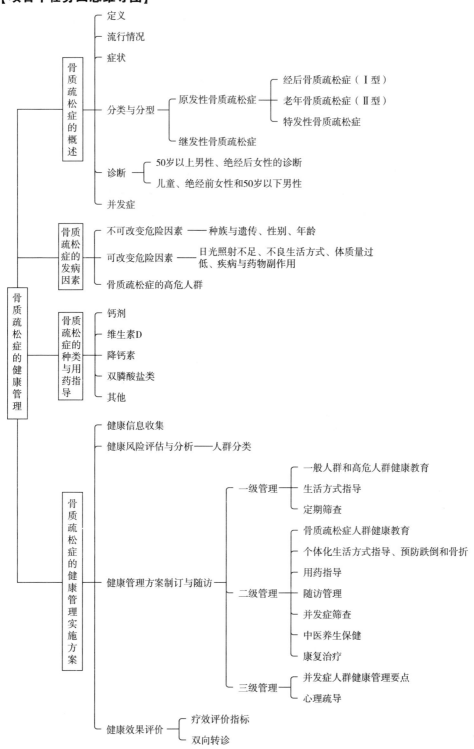

骨质疏松症的健康管理

- 骨质疏松症的概述
  - 定义
  - 流行情况
  - 症状
  - 分类与分型
    - 原发性骨质疏松症
      - 绝经后骨质疏松症（Ⅰ型）
      - 老年骨质疏松症（Ⅱ型）
      - 特发性骨质疏松症
    - 继发性骨质疏松症
  - 诊断
    - 50岁以上男性、绝经后女性的诊断
    - 儿童、绝经前女性和50岁以下男性
  - 并发症
- 骨质疏松症的发病因素
  - 不可改变危险因素 —— 种族与遗传、性别、年龄
  - 可改变危险因素 —— 日光照射不足、不良生活方式、体质量过低、疾病与药物副作用
  - 骨质疏松症的高危人群
- 骨质疏松症的种类与用药指导
  - 钙剂
  - 维生素D
  - 降钙素
  - 双膦酸盐类
  - 其他
- 骨质疏松症的健康管理实施方案
  - 健康信息收集
  - 健康风险评估与分析——人群分类
  - 健康管理方案制订与随访
    - 一级管理
      - 一般人群和高危人群健康教育
      - 生活方式指导
      - 定期筛查
    - 二级管理
      - 骨质疏松症人群健康教育
      - 个体化生活方式指导、预防跌倒和骨折
      - 用药指导
      - 随访管理
      - 并发症筛查
      - 中医养生保健
      - 康复治疗
    - 三级管理
      - 并发症人群健康管理要点
      - 心理疏导
  - 健康效果评价
    - 疗效评价指标
    - 双向转诊

278

任务四　骨质疏松症

【学习目标】

知识要求

1. 掌握骨质疏松症的定义、分类、症状、诊断。

2. 掌握骨质疏松症的危险因素、高危人群、健康管理要点及健康管理效果评价指标。

3. 熟悉骨质疏松症的并发症种类、用药指导。

4. 了解骨质疏松症的流行情况及双向转诊指标。

能力要求

1. 能够使用 IOF 测定对高危人群进行筛查。

2. 能够根据骨密度检测结果判断检查者的骨质疏松程度。

3. 能够收集与骨质疏松症相关的健康信息，并进行健康管理人群分类。

4. 能够给一般人群、高危人群、骨质疏松症人群制订不同的健康管理方案。

【任务描述】

案例：患者张某，女性，70 岁，退休工程师，身高 156cm，体重 43kg，身体状况良好，平时有喝茶和咖啡的习惯，喜静，喜爱书法、花艺等室内活动。2 年前患者无明显诱因开始出现腰背部隐隐疼痛，近半年常感膝关节隐痛，休息后可缓解，行走正常，无下肢放射痛，无双下肢乏力等异常感觉。最近患者因腰背痛加重，到社区卫生服务中心就诊，社区医师给予开嘱 X 线检查，提示脊柱后凸，椎间隙变窄。

讨论：1. 张某是否可以诊断为骨质疏松症？

2. 张某有哪些健康危险因素？

3. 张某还需要做哪些进一步检查？

一、骨质疏松症的概述

骨质疏松症（Osteoporosis，OP）是一种以骨量减少、骨组织微结构损坏，导致骨强度降低、脆性增加，易发生骨折为特征的全身性骨病。骨量减少包括骨矿物质和骨基质等比例地减少。OP 是最常见的骨骼疾病之一，也是中老年人的常见病、多发病。

1885 年，Prommer 首先提出"骨质疏松"一词，但是在此后的一段时间内，人们对骨质疏松症的定义没有形成统一的认识，许多学者认为全身骨质的减少就是骨质疏松，也有学者认为老年性骨折为骨质疏松。1990 年在丹麦举行的第三届国际骨质疏松研讨会以及 1993 年在中国香港举行的第四届国际骨质疏松研讨会明确提出了骨质疏松症的定义。

【拓展阅读】

骨的解剖与骨质疏松

骨的结构由外向内包括骨膜、骨质和骨髓，见图 10-2。

骨膜由纤维结缔组织构成，含有丰富的神经和血管，对骨的营养、再生和感觉有重要作用。

骨质分骨密质和骨松质两种。前者质地坚硬致密，耐压性较大，布于骨的表层；后者呈海绵状，由许多片状的骨小梁交织而成，布于骨的内部。

骨髓由有机质和无机质组成。有机质主要由骨胶原纤维及黏多糖蛋白等组成，是骨的支架，赋予骨弹性和韧性；无机质主要由碱性磷酸钙构成，赋予骨坚硬的特性。人的幼年时期骨中无机质：有机质 = 1∶1，成年

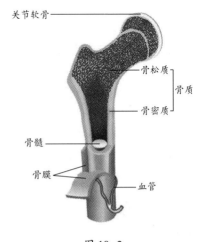

关节软骨
骨松质
骨质
骨密质
骨髓
骨膜
血管

图 10-2

后骨中无机质：有机质＝1∶2。因此幼年的骨骼具有弹性大而柔软的特点，易变形，不易骨折。成年人骨骼具有较大的硬度和一定的弹性。老年人因生理性骨量减少，无机质：有机质＞1∶2，骨的强度下降，骨的脆性增加，骨中难以承载原来的负荷，因而很多人在没有明显外力的情况下会悄然发生腰椎压缩性骨折或桡骨远端骨折、髋部骨折。

骨质疏松症可以发生于任何年龄和不同性别，多见于老年男性和绝经后女性。随着社会经济的发展，科学和医学技术的进步，我国平均寿命已经提高到76.5 岁，老年人口数量逐年上升。2021 年 5 月 11 日第七次全国人口普查结果显示，我国 60 岁及以上人口为 26402 万人，占 18.70%；其中 65 岁及以上人口为19064 万人，占 13.50%，意味着我国已经进入老龄化社会。最新的流行病学调查显示我国 50 岁以上人群骨质疏松症患病率为 19.2%，其中男性 6%，女性32.1%。随着骨质疏松症患者不断增多，并呈逐年上升趋势，骨质疏松性骨折的发病率也随之升高，年龄越大骨折发生率越高。我国骨质疏松的诊疗现状是诊断

率低、治疗率低、治疗依从性和规范性低。随着人口老龄化日趋严重，骨质疏松症已成为我国面临的重要公共健康问题。预防和管理骨质疏松也将是健康管理师今后工作的主要病种之一。

（一）骨质疏松症的症状

疼痛、脊柱变形和脆性骨折是骨质疏松症最典型的症状。然而许多骨质疏松症患者早期没有明显的症状，因此被称为"寂静的疾病"，常常在身体出现疼痛，或者发生骨折后进行骨密度检查，或者 X 线检查才发现全身骨质已有骨质疏松的改变发生。

1. 疼痛

骨质疏松性疼痛的原因是骨转换加快，骨量丢失增加，骨小梁破坏增加，骨的支撑结构难以承载相应的应力而发生。最常见、最典型的发生部位是腰背部，其他部位如足跟、四肢关节以及肢体，主要表现为隐隐疼痛、麻木感、刺痛感。初为间歇性发作，多发生在患者肢体从静息状态转变为运动状态时；随着骨质疏松程度的加重，以后可以逐渐发展为持续性疼痛，患者负重活动或者夜间时疼痛加重，可能伴有肌肉的抽搐痉挛及活动受限。

2. 脊柱变形

脊柱畸形主要表现为身长缩短和驼背。人体的每个椎体可短缩 2mm 左右，平均身长可缩短 3~6cm。有资料统计表明女性 60 岁以后、男性 65 岁以后逐渐出现身高缩短；女性到 65 岁时平均缩短 4cm，75 岁时平均缩短 9cm。因骨小梁萎缩、数量减少，椎体变得疏松而脆弱，故在日常活动或者稍微外力的作用下椎体发生短缩。骨质疏松时椎体前部容易发生压缩而变形，脊柱前倾，形成驼背，随着年龄增加驼背程度会逐渐加重。许多骨质疏松的患者就是以不断加重的驼背来进行健康咨询的。

3. 脆性骨折

许多骨质疏松症患者在日常生活中受到暴力（如摔倒）甚至是轻微的外力（如扭动身体、弯腰等），便会发生骨折，称为脆性骨折，这是骨质疏松症患者最严重的症状。常见的骨折部位为胸腰椎、髋部、股骨近端、桡骨远端等，以脊柱压缩性骨折发生率最高，胸腰椎交界处最多发。

（二）骨质疏松症的分类与分型

骨质疏松症分为原发性和继发性两大类。

原发性骨质疏松症包括绝经后骨质疏松症、老年骨质疏松症和特发性骨质疏松症，是随着年龄的增长而发生的一种退行性改变，是身体及骨骼本身生理功能退化而引起的骨质疏松。绝经后骨质疏松症又称 I 型，一般发生在女性绝经后 5~10 年内，是高转换型骨质疏松症；老年性骨质疏松症又称 II 型，一般指 70 岁以后发生的骨质疏松，属于低转换型；特发性骨质疏松症包括青少年和成年特发性骨质疏松症，原因尚未明确，因多有家族史，推测可能与遗传因素和基因缺陷有关，且女性发病多于男性。此外，妇女妊娠及哺乳期所发生的骨质疏松也列入特发性骨质疏松。

继发性骨质疏松症是指由任何影响骨代谢的疾病和/或药物及其他明确病因导致的骨质疏松，如胃、胰腺切除术后等吸收障碍性疾病，甲状腺功能减退症、糖尿病性胃病等内分泌疾病，或长期使用激素者尤其是糖皮质激素，或长期服用免疫抑制剂。

（三）骨质疏松症的诊断

骨质疏松症的诊断以骨量减少为基本依据，并结合病史和有无骨折进行综合考虑。目前仍采取世界卫生组织（WHO，1994 年）推荐的标准，以峰值骨量减少 2.5 标准差（Standard Deviation，SD）为依据，但是不同人种和不同国家、地区，这个标准不一定完全适用。通常将人群进行分类诊断，50 岁以上男性、绝经后女性推荐用 T 值诊断，儿童、绝经前女性和 50 岁以下男性推荐用 Z 值诊断。

1.50 岁以上男性、绝经后女性的诊断

50 岁以上男性、绝经后女性的诊断骨密度通常用 T 值（T-Score）表示。目前通用的为双能 X 线吸收法（Dualenergy X-ray Absorptiometry，DXA）测量任何部位的骨密度预测该部位的骨折风险，推荐测量腰椎、股骨颈和桡骨远端。根据实际测量结果计算 T 值，计算公式为 T 值＝（骨密度测定值-同种族同性别正常青年人峰值骨密度）/同种族同性别正常青年人峰值骨密度标准差。如 T 值低于同性别、同种族健康成人的骨峰值 1s 及以内属正常；降低 1~2.5s 为骨量低下（或低骨量）；降低等于和超过 2.5s 为骨质疏松；骨密度降低程度符合骨质疏松诊断标准，同时伴有一处或多处脆性骨折为严重骨质疏松，见表 10-14。

表 10-14　　　　　　　　　　基于 DXA 测定骨密度分类标准

分类	T 值
正常	T 值≥-1.0
低骨量	$-2.5<T$ 值<-1.0
骨质疏松	T 值≤-2.5
严重骨质疏松	T 值≤-2.5 + 脆性骨折

注：＊脆性骨折指受到轻微创伤或日常活动中即发生的骨折。

对于伴有脆性骨折的患者，骨质疏松症的诊断标准应相应调整，符合以下三条之一者即可明确诊断：①髋部或椎体发生脆性骨折；②DXA 测量的中轴骨骨密度或桡骨远端 1/3 密度的 T 值≤-2.5；③骨密度测定显示低骨量（$-2.5<T$ 值<-1.0），但肱骨近端、骨盆或前臂远端发生的脆性骨折。

2. 儿童、绝经前女性和 50 岁以下男性

儿童、绝经前女性和 50 岁以下男性骨密度水平的判断多采用同种族的 Z 值

表示。Z 值的计算公式＝（骨密度测定值－同种族同性别同龄人骨密度均值）/同种族同性别同龄人骨密度标准差。Z 值≤-2.0 则诊断为低于同年龄段预期范围或低骨量。

如判断为严重骨质疏松，还需结合物理、生化多种方法综合判断。物理诊断如 X 线、单光子和单能 X 线吸收法、双能 X 线吸收法、定量 CT、定量 B 超等；生化检查包括血液和尿液中反映骨吸收和骨形成的矿物质、内分泌激素、因子等；如考虑遗传因素则可进行基因检测。低剂量腰椎 CT 扫描可以精准测量腰椎骨密度，可以诊断骨质疏松症和评价骨健康度，因费用较高，故不作为一般筛查使用，仅作为严重骨质疏松症患者确诊工具。

（四）骨质疏松症的并发症

骨质疏松症的并发症常发生于罹患骨质疏松症 5~10 年以上的患者，表现多样，起病隐匿不易被发现，而随着衰老，本身人体机能的进行性退化，加之老年人多数有数个以上慢性疾病，故常与慢病症状混淆，需仔细鉴别。并发症主要有心肺疾病、消化道疾病、心理问题及因生活失能导致的疾病。如因骨密度下降导致多发性胸椎体压缩性骨折，可导致胸廓畸形，甚至影响心肺功能，出现胸闷、气短、呼吸困难等不适。部分骨质疏松症患者因严重的腰椎压缩性骨折，可能会导致腹部脏器功能异常，引起便秘、腹痛、腹胀、食欲降低等消化道功能减退不适。部分骨质疏松症患者在骨折后因长时间卧床，可能会导致坠积性肺炎、尿路感染、褥疮等并发。部分老年患者自主生活能力下降，以及骨折后长期卧床者缺少与外界的接触和交流，可能会出现孤独、恐惧、焦虑、抑郁、自信心丧失等心理问题，并可能产生轻生的念头。

二、骨质疏松症的发病因素

骨质疏松症的发病与种族、遗传、性别、年龄、日光照射不足、吸烟、过量饮酒、过多咖啡因摄入、营养失衡、体力活动少、体质量过低、药物副作用等多种因素相关。其中种族、遗传、性别、年龄为不可改变的危险因素；日光照射不足、吸烟、过量饮酒、过多咖啡因摄入、营养失衡、体力活动少、体质量过低、疾病与药物副作用为可改变的危险因素。

骨质疏松症的
危险因素

（一）不可改变的危险因素

1. 种族与遗传

骨质疏松症的发病有明显的种族差异，且与遗传相关。

白种人骨质疏松症发病率高于黄种人，而黄种人高于黑种人。流行病学研究显示黑种人比白种人、黄种人发生骨质疏松的机会少很多，且症状轻；身材高大的人比身材矮小的人发生骨质疏松概率低。有研究指出南美洲整个地区由于日晒时间、气候差异髋关节骨折发生率较北美洲低，但白种人的骨质疏松发病率与欧洲南部国家基本相同。

遗传因素主要影响骨骼大小、骨量、结构、微结构和内部特性。峰值骨量的60%~80%由遗传因素决定，多种基因的遗传变异被证实与骨量调节相关。有脆性骨折家族史者罹患骨质疏松症概率比无家族史者明显增加。有关流行病学研究也指出即使身体状况、生活条件、环境因素相近，年龄相近、性别相同的两个人，其骨质疏松的发生和程度也有差别，这些现象都揭示了骨质疏松与遗传因素有关。

2. 性别

骨质疏松症的发生有明显的性别差异，女性发病率显著高于男性，据统计男女发病比例为 1:7。雌激素能增加降钙素分泌，抑制甲状旁腺激素活动，从而抑制骨钙溶出，同时雌激素可使成骨细胞活动增强，骨形成大于骨吸收，骨骼变得强壮、坚硬，故绝经前女性骨质疏松症发病率与男性相同。女性绝经后由于雌激素减少，骨量减少和骨转换增加，碱性磷酸酶、血清骨钙素水平急速下降，导致绝经后骨质疏松症的发病率增加。国内一项基于影像学检查的流行病学调查显示 50 岁以上女性椎体骨折患病率约为 15%，50 岁以后椎体骨折的患病率随年龄渐增，80 岁以上女性椎体骨折患病率可高达 36.6%。

3. 年龄

随着年龄增长，发生骨质疏松症的危险性增高。人体骨细胞和免疫细胞通过各自新释放的细胞因子和体液因子，共同发挥着骨髓与骨之间彼此关联的机能，保障骨钙平衡，一旦这种平衡遭到破坏，当骨吸收明显大于骨形成时，骨量减少，随即发生骨质疏松。老年人随着年龄的增长骨髓增生普遍降低，骨髓内脂肪组织增加，骨髓中的造血细胞减少，导致骨质疏松的发生。

（二）可改变的危险因素

1. 日光照射不足

活性维生素 D 可刺激骨细胞活性和骨基质形成，有效地防止骨质疏松。经常从事户外运动接受日光中紫外线照射皮肤的人，体内会发生光生物学作用，生成活性维生素 D，调节钙磷代谢，促进肠钙吸收，并使之在骨中沉积，有利于骨形成。南美洲整个地区由于日晒时间充足、气候差异，髋关节骨折发生率较北美洲低。

2. 不良生活方式

吸烟、过量饮酒、过多咖啡因摄入、营养失衡、体力活动少等因素会增加骨质疏松的危险性。

（1）吸烟 吸烟会降低体重、雌激素水平，并损害力量和平衡。吸烟者患髋骨骨折的危险性是非吸烟者的两倍，但这种增高的危险性随着戒烟而消失。

（2）过量饮酒 Ganry 等认为适量的饮酒对中老年人骨密度的提高有好处，但长期过量饮酒却是骨质疏松症和骨折的重要危险因素。

（3）过多咖啡因摄入 咖啡和浓茶中含有咖啡因，过量摄入后会产生轻度利尿作用，增加尿钙、粪钙排出，引发骨质疏松；中国《原发性骨质疏松症诊疗指南（2017版）》指出大量饮用咖啡、茶会影响钙的吸收，增加骨质疏松的风险。碳酸饮料中含有磷酸，不仅会降低人体对钙的吸收，还会加快钙的流失。此外，含糖饮料摄入过多也会影响钙的吸收。因此，要预防骨质疏松，在饮食上应尽量少喝饮料、浓茶、咖啡等饮料，多吃蔬菜水果、富含维生素 D 和钙质的食物。

（4）营养失衡　构成骨骼的营养因素包括钙、镁、磷、蛋白质、维生素以及部分微量元素，它们是影响骨代谢的主要因素，这些因素的缺乏或者比例失调是造成营养性骨质疏松的主要原因。膳食中蛋白质摄入过多或不足、钙和/或维生素 D 缺乏、长期高钠饮食都会增加骨质疏松症的发病风险。

（5）体力活动减少　重力负荷因素、是否经常参加体育运动、接受日光照射情况等因素与骨质疏松的发生都存在着密切关系。经常从事体育运动的人其骨矿含量相应较多，活动较少的人容易发生骨质疏松，长期卧床的病人如截瘫的患者常常并发骨质疏松甚至合并骨折。陈照坤等研究调查结果显示非体力劳动组妇女骨密度低于体力劳动组，且非体力劳动组骨质疏松发生率（39.1%）明显高于体力劳动组（12.2%）。

3. 体质量过低

骨骼重力负荷可刺激钙在骨骼中的沉积，而体质量较低的人对骨骼承重的刺激较小，所以体质量较轻的人其峰值骨密度相对较低。此外，高体重或体重指数对骨密度的保护作用可能还与脂肪组织能衍生雌激素，高体重或体重指数对骨密度的保护作用可能还与体内芳香化酶活性升高致雌激素分泌增加有关。雌激素是影响骨密度的重要物质，而雌激素的转换与储存都是在脂肪组织中进行的，体质量较轻的女性体内脂肪相对较少，而雌激素的含量也会受到影响，所以更易发生骨质疏松。

4. 疾病与药物副作用

内分泌、风湿免疫性疾病、神经肌肉疾病、慢性肾病等可影响骨质疏松症的发生。如降钙素是甲状腺 C 细胞分泌的激素，可抑制骨吸收，对骨质疏松的进展有阻止作用，甲状腺功能减退症者降钙素分泌不足，可导致骨质疏松症的发病。甲状旁腺激素可增强破骨细胞活性，促进骨吸收，使骨钙释放入血。甲状旁腺激素分泌过多可引起骨质疏松。

长期服用某些药物，如糖皮质激素、抗癫痫药物（苯巴比妥、苯妥英钠）、芳香化酶抑制剂、促性腺激素释放激素类似物、抗病毒药物、噻唑烷二酮类药物、质子泵抑制剂和过量甲状腺激素、长期大量服用维生素 D 等可诱发骨质疏松症发生。

（三）骨质疏松症的高危人群识别

健康管理师应积极发现一般人群中的危险因素，识别高危人群，尽早制订健康干预方案纳入健康管理。

符合以下任何一条可视为高危人群，应尽早行骨密度测定检查：①女性 65 岁以上和男性 70 岁以上，无论是否有其他骨质疏松危险因素；②女性 65 岁以下和男性 70 岁以下，有一个或多个骨质疏松危险因素；③有脆性骨折史或/和脆性骨折家族史的男、女成年人；④各种原因引起的性激素水平低下的男、女成年人；⑤X 线摄片已有骨质疏松改变者；⑥接受骨质疏松治疗、进行疗效监测者；⑦有影响骨代谢疾病或使用影响骨代谢药物史；⑧国际骨质疏松基金会（IOF）骨质疏松症风险一分钟测试题回答结果阳性者；⑨亚洲人骨质疏松自我筛查（OSTA）指数评估结果≤-1。

IOF 测定及 OSTA 检查方法见本任务健康风险评估（288、289 页）。

三、骨质疏松症的种类与用药指导

骨质疏松症的治疗药物主要作用于骨吸收和骨形成的动态平衡过程，根据药物的作用机制可分为骨吸收抑制剂、骨形成促进剂、其他机制类药物及传统中药。其机理是当骨密度低于骨折阈值时，选择促进骨形成的药物，以提高骨量，降低骨折发生率；当骨密度高于骨折阈值时，选择抗骨吸收类药物，以防止骨量的进一步丢失。

1. 钙剂

钙剂的种类主要有碳酸钙和活性钙。成年人钙补充剂多为 1500mg 碳酸钙（可提供钙元素 600mg）及维生素 D_3 125IU 的复方制剂，每日 1 次口服；儿童钙补充剂推荐葡萄糖酸钙口服溶液，常与锌组成复方制剂，溶解性好，每日 2 次口服。副作用主要为便秘。服药期间避免与草酸盐类同时服用，且避免大量饮用含酒精和咖啡因的饮料以及大量吸烟，以免抑制钙剂的吸收。

2. 维生素 D

维生素 D 用于骨质疏松症防治时推荐剂量在 800~1200IU/d，每日 1~2 次。常见种类有阿法骨化醇、骨化三醇、维生素 D_3，有滴剂、片剂的口服剂型和注射剂等多种。主要副作用有恶心、嗳气、胃肠道反应、失眠、焦躁不安等神经系统表现，偶见瘙痒、皮疹过敏。

3. 降钙素

降钙素为骨吸收抑制剂，是注射剂，适用于有雌激素禁忌和男性骨质疏松症患者。常用种类如密盖息、益钙宁等，每日 1 次，皮下或肌肉注射。使用时为了防止骨质进行性丢失，使用本品的患者必须根据需要给予足量的钙和维生素 D。不良反应主要有恶心、呕吐、面部潮红和头晕，与剂量有关。

钙剂、维生素 D 和降钙素服用需注意，当最佳剂量被确定后，需要每月检测血钙、血磷浓度。一旦发现血钙超出正常值 1mg/100mL（正常平均值为 9~11mg/100mL），就必须大量减少本药用量或停药，直至血钙水平恢复正常。

4. 双膦酸盐类

双膦酸盐类是应用最为广泛的抗骨质疏松症药物，可抑制破骨细胞功能，抑制骨吸收。常见的有阿仑膦酸钠、唑来膦酸、利塞膦酸钠和迪诺塞麦等。阿仑膦酸钠为长效制剂，1片/周口服；唑来膦酸为注射剂，每年1次静滴；利塞膦酸钠有两种剂型，可1片/日或1片/周口服。主要副作用为胃肠道不良反应，具有肾毒性。需注意服药期间避免进食牛奶、果汁等食品；抗酸药和矿物质补充剂可能减少双膦酸盐的吸收。

5. 其他

甲状旁腺类似物和锶剂也可作为治疗药物，常见恶心、头痛等不良反应。绝经激素治疗，如雌激素补充疗法、雌孕激素联合治疗可用于绝经后妇女，副作用主要是增加子宫内膜癌、乳腺癌、体质量增加、血栓等患病风险。

总之，对低、中度骨折风险者（如年轻的绝经后妇女，骨密度水平较低但无骨折史）首选口服药物治疗，常选择具有较广抗骨折谱的药物。对口服不能耐受、禁忌、依从性欠佳及高骨折风险者（如多发椎体骨折或髋部骨折的老年患者、骨密度极低的患者）可考虑使用注射制剂（如唑来膦酸、特立帕肽或迪诺塞麦等）。

【任务描述】

针对张某的咨询，结合现有资料尚不能诊断为骨质疏松症。健康管理师对张某进行了健康危险因素分析，明确以下情况皆为危险因素：①张某 BMI = 体重/身高^2 = 43/1.56^2 = 17.67kg/m^2，属于消瘦范围，体质量低；②长期喝茶和咖啡，室内活动多，户外活动少。均为不良生活方式；③张某年龄大于70岁，为骨质疏松症高危人群；④X线检查提示脊柱后凸，椎间隙变窄，有脊柱变形表现。社区医师检查张某血常规、肝肾功能、心电图等指标未见异常，腰椎部位双能X线吸收法测定骨密度结果为：T值 = −3.0。追问家族史发现张某母亲有骨质疏松症病史20余年。全科医生确诊为：骨质疏松症。

讨论：1. 张某是否可以诊断为骨质疏松症？

2. 张某应该纳入哪一级别的健康管理？

3. 请为张某设计一个合理的健康管理方案。

四、骨质疏松症的健康管理实施方案

由于骨质疏松症的发生与饮食结构、生活习惯等密切相关，还与服用影响骨代谢的药物相关，这些因素恰好是通过健康管理能改善的，故积极进行健康信息收集，及早发现危险因素，尽早进行健康管理减少引发骨质疏松症的危险因素，并降低骨折的发生风险。

骨质疏松症
健康管理

（一）健康信息收集

除基本健康资料外，对于首次就诊者，还需询问目前症状、现病史、既往史、食物及药物过敏史、女性月经史、心理评估。个人史,详细询问生活方式情况,如饮食及烹饪喜好(主要为荤素喜好等)、每餐主食量、蛋白摄入、果蔬摄入等。户外活动情况和运动锻炼情况、吸烟史、饮酒史、睡眠情况、用药情况。家族史,尤其是骨质疏松症家族史。通过交谈了解其对待疾病的态度及心理状况,一般而言对保健知识需求高的患者依从性较好,心理评估如焦虑量表、抑郁量表测试。电子档案资料需注意保存,注意保护患者个人隐私。

通过测量身高、体重,计算 BMI,进行 IOF 测试题、OSTA 自我筛查、双能 X 线骨密度测量、骨代谢检测、低剂量胸部 CT 扫描等进行人群区分,量表需有日期管理及随访管理功能。

(二) 健康风险评估与分析

健康信息收集可判断是否具有骨质疏松危险因素,如运动锻炼尤其是户外活动情况可以判断日照是否充足;服药情况收集主要用于判断是否有影响骨代谢的药物,BMI 检测判定是否存在体质量过低状况。一般人群中存在骨质疏松危险因素的个体推荐进行 IOF 测试,只要其中有一题回答结果为"是",即为阳性,提示存在骨质疏松症风险,建议进行骨密度检查或骨折风险测评工具(FRAX)风险评估,见表 10-15。

表 10-15　国际骨质疏松基金会 (IOF) 骨质疏松症风险一分钟测试题

因素		问题	回答
不可控因素	1	父母曾被诊断有骨质疏松或曾在摔倒后骨折吗?	□是 □否
	2	父母中一人有驼背吗?	□是 □否
	3	实际年龄超过 40 岁吗?	□是 □否
	4	是否成年后因为轻摔发生过骨折?	□是 □否
	5	是否经常摔倒(去年超过一次)或因为身体较虚弱而担心摔倒?	□是 □否
	6	40 岁以后的身高是否减少超过 3cm 以上?	□是 □否
	7	是否体重过轻?(BMI 值少于 19kg/m^2)	□是 □否
	8	是否曾服用类固醇激素(如可的松、泼尼松)连续超过 3 个月?	□是 □否
	9	是否患有类风湿关节炎?	□是 □否
	10	是否被诊断出有甲状腺功能亢进或甲状旁腺功能亢进、1 型糖尿病、克罗恩病或乳糜泻等胃肠疾病或营养不良?	□是 □否
	11	女士回答:您是否在 45 岁之前就绝经了?	□是 □否
	12	女士回答:除了怀孕、绝经或子宫切除外,是否曾停经超过 12 个月?	□是 □否
	13	女士回答:是否在 50 岁前切除卵巢又没有服用雌/孕激素补充剂?	□是 □否
	14	男士回答:是否出现过阳痿、性欲减退或其他雄激素过低的相关症状?	□是 □否

续表

因素		问题	回答
生活方式（可控因素）	15	是否目前习惯吸烟或曾经吸烟？	□是 □否
	16	是否每天运动量少于30min？	□是 □否
	17	是否不能食用乳制品，又没有服用钙片？	□是 □否
	18	每天从事户外活动时间是否少于10min，又没有服用维生素D？	□是 □否
结果判断		上述问题，只要其中一题回答结果为"是"，即为阳性，提示存在骨质疏松症风险，建议进行骨密度检查或FRAX风险评估。	

注：BMI：体质量指数；FRAX：骨折风险测评工具。

绝经后妇女还可以做 OSTA 指数作为风险评估的初筛。其公式：OSTA 指数 = ［体重（kg）-年龄（岁）］×0.2，见表 10-16。

表 10-16　　　　　　　　　　OSTA 指数评估指数

风险级别	OSTA 指数
低风险	>-1
中风险	-4~-1
高风险	<-4

注：OSTA 指数 = ［体重（kg）-年龄（岁）］×0.2；仅适用于绝经后妇女，其特异性不高，需结合其他危险因素进行判断。

当 IOF 测试结果阳性，或 OSTA 指数≤-1，或其他高危人群则需要进一步检查。定量超声（Quantitative Ultrasonic，QUS）是目前用于骨质疏松风险人群筛查和骨质疏松性骨折风险评估的项目，但目前未形成统一判定标准，故如检查怀疑骨质疏松应进一步进行 DXA 测量。通过健康风险评估，将病人分为一般人群、高危人群、疾病人群和并发症人群。

（三）健康管理方案制订

根据三级预防策略，从健康管理角度出发，亦将骨质疏松症的健康管理分为三级。一级管理目标是控制骨质疏松的危险因素，预防骨质疏松发生；二级管理目标是早发现、早诊断、早治疗骨质疏松症患者，预防脆性骨折和脊柱变形的发生；三级管理目标是延缓已存在的骨质疏松病程的进展，降低并发症的发生，降低致残率和死亡率，改善患者的生存质量。

1. 一级管理

一级管理人群是一般人群、具有骨质疏松危险因素者或高危人群，改善骨骼生长发育，促进一般人群成年期达到理想的峰值骨量；防止或延缓高危人群发生骨质疏松。

（1）健康教育 针对一般人群、高危人群通过健康宣教讲授骨质疏松症的定义、症状、危险因素，保健知识如钙剂服用技巧及注意事项、运动技巧等相关知识，并通过沟通交流了解受检者健康知识掌握程度及其心理状态，对未能掌握知识者展开二次宣教，对内心存在负性情绪者给予心理疏导，并建立微信群，定期推送骨质疏松相关知识。健康宣教可以提高人群对骨质疏松症的认知水平，改善不良的饮食结构、生活习惯，减少引发骨质疏松的危险因素，减少骨质疏松症的发生。

（2）生活方式指导 骨质疏松症的发生与人们的日常饮食结构、生活习惯等密切相关，如维生素 D 缺乏、日照时间不足、吸烟、过度饮酒、过多摄入咖啡因食品、缺乏运动、饮食中营养搭配不合理（钙摄入过少、磷含量低、高钠饮食）、蛋白质摄入不足或过量、服用影响骨代谢的药物。健康管理师可针对不良因素进行生活方式指导。

①加强营养，均衡膳食：每天摄入富含钙、低盐和适量蛋白质的食物，推荐蛋白质摄入量 0.8~1.0g/（kg·d），并摄入牛奶 300mL/d 或相当量的奶制品；钙是构成骨矿物质的重要成分，低钙摄取是骨质疏松症发生的一个重要危险因素。老年人普遍存在钙营养不良，充足的钙摄入对获得理想骨峰值、减缓骨丢失、改善骨矿化和维护骨骼健康有益。《中国居民膳食营养指南》建议成人每日钙推荐摄入量为 800mg，50 岁及以上人群钙推荐摄入量为 1000~1200mg/d；钙磷比例儿童 2:1，成人 1:1 或 1:2。尽可能通过饮食摄入充足的钙，饮食中钙摄入不足时，可给予钙剂补充。牛奶、奶制品、虾皮、虾米、豆类、海藻类、鸡蛋等富含钙；海产品是钙、磷丰富的食物，如鱼中的钙磷比值合适；肉和禽类是磷的优质来源。营养调查显示我国居民每日膳食约摄入元素钙 400mg，故尚需补充元素钙 500~600mg/d，高危人群建议口服钙元素。推荐植物性食物中，应以绿叶菜、花菜等为主。避免菠菜与豆腐、牛奶同餐，因为菠菜中含有草酸，容易与豆腐、牛奶中的钙形成不易被人体吸收的草酸钙，从而影响钙的吸收。

②保证充足日照：太阳光中含有大量的紫外线，可以促进维生素 D 的合成，充足的维生素 D 可增加肠钙吸收、促进骨骼矿化、保持肌力、改善平衡能力和降低跌倒风险。维生素 D 不足可导致继发性甲状旁腺功能亢进，增加骨吸收，从而引起或加重骨质疏松症。以 11:00-15:00 为最佳日照时间，尽可能多地暴露皮肤于阳光下晒 15~30min，每周 2 次，以促进体内维生素 D 的合成。尽量不涂抹防晒霜，以免影响日照效果，但需注意避免强烈阳光照射，以防灼伤皮肤。

③规律运动：1989 年 WHO 已明确提出运动疗法是防治骨质疏松症的三大原

则之一。运动能促进性激素的分泌，促进钙吸收，增加骨皮质血流量，促进骨形成，增强骨的强度，能推迟骨骼老化，从而减缓骨质疏松的发生和发展。建议进行有助于骨健康的体育锻炼和康复治疗，中国居民膳食营养指南推荐每天活动6000步当量，身体机能较好者推荐每周150min运动锻炼。运动种类推荐规律的负重及肌肉力量练习，以减少跌倒和骨折风险。肌肉力量练习包括重量训练，其他抗阻运动及行走、慢跑、太极拳、瑜伽、舞蹈和乒乓球等。运动应循序渐进、持之以恒。

④戒烟、限酒、避免过量饮用咖啡因食品和碳酸饮料。尽量避免或少用影响骨代谢的药物，如皮质类固醇激素、肝素等。

（3）定期筛查　判断骨质疏松症高危人群，应进行IOF测试或OSTA指数筛查，尽早发现可疑患者及早确诊、早治疗，同时针对性地进行生活方式指导，改变不良的因素。如诊断为高危人群推荐DXA、低剂量腰椎CT扫描。DXA是认知度和认可度最高的骨密度测量方法，骨质疏松症的首选检查指标；此外可采取低剂量腰椎CT扫描测量腰椎骨密度。

2. 二级管理

二级管理人群为骨质疏松症患者，健康管理的目的是维持骨量和骨质量，减少骨丢失；避免跌倒和发生第一次骨折，对已发生脆性骨折者避免再次骨折。

（1）健康教育　同一级管理。此外，在确诊后健康管理师应向患者发放健康手册，并结合手册内容展开个体化健康宣教，帮助其了解骨密度下降趋势、引发骨质疏松因素、适量运动的必要性、防护举措等及常用药物注意事项等相关知识。

（2）个体化生活方式指导、预防跌倒和骨折　骨质疏松症的健康管理最主要的是安全地预防骨折，故应帮助患者认识可能导致跌倒的外界环境因素和自身因素，尽可能改变不利因素存在。

可能导致跌倒的外界环境因素主要包括光线昏暗、路面湿滑、地面障碍物、地毯松动、高楼层居住、卫生间未安装扶手等患者住所中可能存在的隐患。

可能导致跌倒的自身因素包括年龄老化、肌少症、视觉异常、感觉迟钝、神经肌肉疾病、平衡能力差、步态异常、缺乏运动、维生素D不足、营养不良、心脏疾病、体位性低血压、抑郁症、精神和认知疾患、药物（如安眠药、抗癫痫药及治疗精神疾病药物）等。对于年龄老化、肌少症者应帮助他们正确认识到身体的问题，避免急躁，可配备拐杖、扶手架等帮助行走。视觉异常者应调整眼镜度数，积极治疗白内障、心脏疾病等身体疾病。体位性低血压病史者改变体位时应动作缓慢，如下蹲后起身应先坐一会，休息足够再站立行走。口服安眠药如引起次日乏力、精神疲倦等，极其容易跌倒，应前往专科医师处调整药物方案。其他生活方式指导包括：①推荐骨质疏松症患者采用日光浴疗法，此法最经济有效。夏天户外活动时，穿着短裤、短袖上衣，面部、颈肩部、膝盖以下、前臂和手部都可以进行局部日光浴，每日 0.5~1 小时，每周 4 次左右。②同时补充钙剂和维生素 D 可降低骨质疏松性骨折风险。尽可能通过饮食摄入充足的钙，适当补充钙剂。营养调查显示我国居民膳食摄入元素钙约 400mg/d，故尚需补充元素钙 500~600mg/d，建议首选口服。65 岁及以上老年人因缺乏日照以及摄入和吸收障碍常有维生素 D 缺乏，推荐摄入量为 600IU（15μg/d）；可耐受最高摄入量为 2000IU（50μg/d）。③运动可改善机体敏捷性、力量、姿势及平衡等，减少跌倒风险。适合于骨质疏松症患者的运动包括负重运动及抗阻运动，负重和非负重的锻炼以及可改善适应性、灵活性、力量和速度的活动可以降低骨折的危险性并改善生活质量。肌肉力量练习包括重量训练，其他抗阻运动及行走、慢跑、太极拳、瑜伽、舞蹈和乒乓球。老年患者进行运动前需进行评估，且运动处方一定要考虑患者自身承受度和适应性。

（3）用药指导　是否给予用药治疗的决定与年龄、骨折史、骨密度值有关，当专科医生根据病情开具药物处方后，健康管理师根据患者用药种类给予相应的指导，主要是药物服用时间、禁忌、不良反应及自我处理方法，如有不适，应及时就诊。如合并有高血压、冠心病、糖尿病等其他并发症应同时进行相应药物用药指导。

（4）随访管理　骨质疏松症如同其他慢性疾病一样，不仅要长期、个体化治疗，也需要联合或序贯治疗。随访内容包括每年一次身高、体重、BMI、血钙、血磷、血清降钙素检测，必要时每半年复查一次；以及必要时每年一次血清碱性磷酸酶、血清骨钙素、空腹 2h 尿钙/肌酐比值检测。因抗骨折疗效无法用指标判定，故以骨密度变化为终点，建议每半年至一年进行 DXA 检测、低剂量腰椎 CT 检查。

每年进行精确的身高测量对于判断骨质疏松症的治疗效果非常重要，身高变矮、腰背痛、形体变化都提示着病情的进展。当患者身高缩短 2cm 以上，无论是急性还是渐进，均应进行脊椎影像学检查如胸腰椎 X 线，以明确是否有新脊椎骨折发生。

（5）并发症筛查　因骨质疏松症患者多数为老年人，常伴有其他慢性疾病，故如患者出现胸闷、气短、呼吸困难、便秘、腹胀、腹痛、食欲减低等症状，应积极进行并发症筛查。胸闷、气短等症状需与心血管疾病相鉴别；呼吸困难症状需与慢阻肺、心衰鉴别；便秘、腹痛、腹胀、食欲减低需与老年性便秘、结直肠恶性肿瘤相鉴别。可每 2 年进行一次心电图、呼吸功能测定检测，肠镜检测需要做肠道准备，许多老年人不能耐受，故可以抽血检测肿瘤相关指标替代肿瘤的并发症筛查。

（6）中医养生保健　骨质疏松症属于中医的"骨痿""痹症"范畴。中医学认为其基本病机为肾精亏虚、肝肾阴虚、精亏髓虚，合理的饮食、运动及保健调理能够减缓骨质疏松症的进程。养生药酒方：①地黄酒：生地黄汁 200mL 先煎 20min，黄酒 200mL 加入煮沸即可，桃仁（去皮、尖，研细）30g 再煮沸，分次温服，每次 50mL，具有滋阴补肾、养血补血的功效。②枸杞酒：枸杞子、晚蚕砂各 100g，苍耳子 200g，防风、大麻子各 400g，茄子根 1000g 蒸一复时（24h），酒牛膝、恶实根各 500g，桔梗、羌活、秦艽、石菖蒲各 60g，加入清酒中浸泡，密闭 7 日后可服用，具有滋阴补肾、益精填髓功效。中医传统功法、气功、太极拳、八段锦等运动锻炼方法尤其适用于老年人，讲究形神合一、动静结合，每日户外锻炼有助于增强肌肉力量，改善韧带及肌肉、肌腱的柔韧性，增强平衡能力，减少骨量流失。艾灸悬中、肾俞、命门，中药硬膏外敷患处可补肾填髓、缓解腰背疼痛。

（7）康复治疗　骨质疏松症的康复治疗包括运动疗法、物理因子治疗、作业治疗及康复工程等。物理因子治疗有超短波、微波、中频脉冲，可减轻疼痛；神经肌肉电刺激可增强肌力，促进神经修复，改善肢体功能。作业治疗主要是指导患者采取正确的姿势，如避免弯腰搬重物，改变不良的生活习惯，提高安全性。行动不便者可选用拐杖、助行架等辅助器具，提高行动能力，减少跌倒发生。伴有骨折患者恢复期可佩戴矫形器，缓解疼痛，矫正姿势。

3. 三级管理

三级管理的目标是减少已发生的骨质疏松症的进展，减少骨折的发生，并改善患者的生存质量。部分骨质疏松症患者在骨折后因长时间卧床，可能会导致坠积性肺炎、尿路感染、褥疮等并发症，此病情较为复杂，多数在三级医院治疗，如患者病情稳定转诊至基层医疗机构，健康管理师应及时进行随访登记，了解患者症状及服药情况，每 3 个月评估 1 次病情，详细记录变化。

健康管理师在随访交谈时应注意判断患者的心理状态。如患者因并发症导致自主生活能力下降以及骨折后长期卧床缺少外界接触和交流，出现孤独、恐惧、焦虑、抑郁、自信心丧失等心理问题，健康管理师应安抚病人情绪，积极进行心理疏导，使用抑郁症量表、焦虑症量表等对患者进行心理筛查，及时报告全科医师，以预防自杀等轻生事件。

（四）健康效果评价

1. 疗效评价指标

骨质疏松症患者的随访应严格按照社区标准，定期进行身高、体重、体质量指数（BMI）、骨密度（DXA）检测、血钙、血磷、血清降钙素、血清碱性磷酸酶、血清骨钙素、空腹 2h 尿钙/肌酐比值、胸腰椎 X 线、低剂量腰椎 CT 检查。见表 10-17。

表 10-17 骨质疏松症门诊随访检查项目

监测内容	初诊	季度复诊	半年	年度复诊	必要时
身高	√		√	√	
体重	√	√	√	√	
体质量指数（BMI）	√	√	√	√	
骨密度（DXA）检测	√		√	√	√
血钙	√			√	
血磷	√			√	
血清降钙素	√			√	
血清碱性磷酸酶					√
血清骨钙素					√
空腹 2h 尿钙/肌酐比值					√
胸腰椎 X 线					√
低剂量腰椎 CT				√	√

2. 双向转诊

建议基层首诊制，指导患者用药及定期随访。对于诊断不明确、严重并发症者应及时转往上级医院进一步诊疗。有骨折风险的骨质疏松症患者，在定期检查的基础上应充分评估患者的骨折风险可能，如有明显腰背疼痛、脊柱变形等情况，应积极转往上级医院治疗。三级医院在治疗后病情稳定者可以转诊到一、二级医疗机构进行后续治疗、随访与康复。

【任务解答】

针对张某的咨询，结合现有资料尚不能诊断为骨质疏松症。健康管理师对张某进行了健康危险因素分析，明确以下情况皆为危险因素：①张某 BMI = 体重/身高^2 = 43/1.56^2 = 17.67kg/m^2，属于消瘦范围，体质量低；②长期喝茶和咖啡，室内活动多，户外活动少。均为不良生活方式；③张某年龄大于 70 岁，为骨质疏松症高危人群；④X 线检查提示脊柱后凸，椎间隙变窄，有脊柱变形表现。社区医师检查张某血常规、肝肾功能、心电图等指标未见异常，腰椎部位双能 X 线吸收法测定骨密度结果为：T 值 = -3.0。追问家族史发现张某母亲有骨质疏松症病史 20 余年。全科医生确诊为：骨质疏松症。

1. 根据张某各项结果，结合表 10-17 诊断：骨质疏松症。

2. 张某应该纳入二级别的健康管理。

3. 健康管理方案

（1）健康教育　通过健康宣教讲授骨质疏松症的定义、症状、危险因素，保健知识如钙剂服用技巧及注意事项、骨密度下降趋势、运动技巧、防护举措等相关知识，发放健康手册。

（2）个体化生活方式指导、预防跌倒和骨折　了解可能导致张某跌倒的外界环境因素主要包括光线昏暗、路面湿滑、地面障碍物、地毯松动、高楼层居住、卫生间未安装扶手等患者住所中可能存在的隐患。可能导致跌倒的自身因素包括年龄老化、视觉异常、感觉迟钝、神经肌肉疾病、平衡能力差、步态异常、心脏疾病、体位性低血压、抑郁症、精神和认知疾患、药物（如安眠药、抗癫痫药及治疗精神疾病药物）等。

其他生活方式指导包括：①日光浴疗法，夏天户外活动时，穿着短裤、短袖上衣，面部、颈肩部、膝盖以下、前臂和手部都可以进行局部日光浴，每日0.5~1h，每周4次左右；②张某体质量过低，应加强营养，均衡膳食：蛋白质推荐摄入量0.8~1.0g/（kg·d），并摄入牛奶300mL/d或相当量的奶制品；每日钙推荐摄入量为1000~1200mg/d；钙磷比例1∶1；口服补充元素钙500~600mg/d，推荐维生素D摄入量为600IU（15µg/d）；植物性食物中，应以绿叶菜、花菜等为主。③增加运动，根据张某年龄建议行走、慢跑、太极拳、瑜伽运动，运动前需进行评估；④减少咖啡和茶的摄入。

（3）用药指导　根据全科医师开具的用药种类给予相应的指导，主要是药物服用时间、禁忌、不良反应及自我处理方法，如有不适，应及时就诊。

（4）随访管理　1周后电话随访了解张某的症状改善情况。1月后门诊随访详细了解健康管理方案执行情况。1年后复查身高、体重、BMI、血钙、血磷、血清降钙素检测、DXA检测。

（5）并发症筛查　与1年后随访同时进行并发症筛查。

（6）中医养生保健　采取中医传统功法、气功、太极拳、八段锦等运动。艾灸悬中、肾俞、命门，中药硬膏外敷患处可补肾填髓、缓解腰背疼痛。

（7）康复治疗　门诊可进行的物理因子治疗：中频脉冲可减轻腰部疼痛；神经肌肉电刺激可增强肌力，促进神经修复，改善肢体功能。建议张某配备拐杖提高行动能力，减少跌倒发生。

【项目十任务五思维导图】

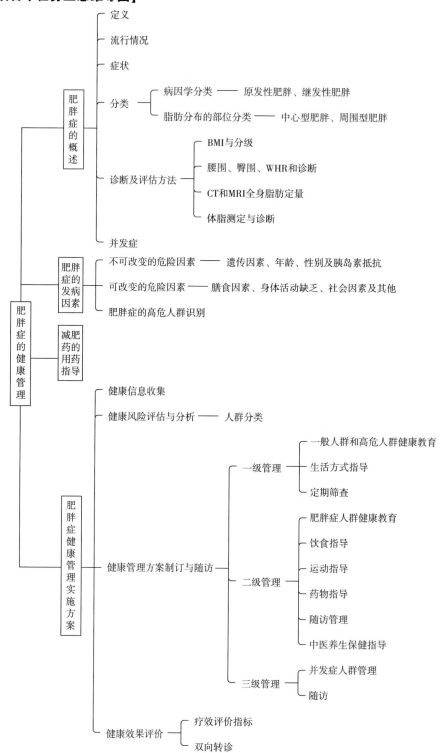

肥胖症的健康管理
- 肥胖症的概述
  - 定义
  - 流行情况
  - 症状
  - 分类
    - 病因学分类 —— 原发性肥胖、继发性肥胖
    - 脂肪分布的部位分类 —— 中心型肥胖、周围型肥胖
  - 诊断及评估方法
    - BMI与分级
    - 腰围、臀围、WHR和诊断
    - CT和MRI全身脂肪定量
    - 体脂测定与诊断
  - 并发症
- 肥胖症的发病因素
  - 不可改变的危险因素 —— 遗传因素、年龄、性别及胰岛素抵抗
  - 可改变的危险因素 —— 膳食因素、身体活动缺乏、社会因素及其他
  - 肥胖症的高危人群识别
- 减肥药的用药指导
- 肥胖症健康管理实施方案
  - 健康信息收集
  - 健康风险评估与分析 —— 人群分类
  - 健康管理方案制订与随访
    - 一级管理
      - 一般人群和高危人群健康教育
      - 生活方式指导
      - 定期筛查
    - 二级管理
      - 肥胖症人群健康教育
      - 饮食指导
      - 运动指导
      - 药物指导
      - 随访管理
      - 中医养生保健指导
    - 三级管理
      - 并发症人群管理
      - 随访
  - 健康效果评价
    - 疗效评价指标
    - 双向转诊

任务五　肥胖症的健康管理

【学习目标】

知识要求

1. 掌握肥胖症的定义、分类、症状、诊断标准。

2. 掌握肥胖症的危险因素、高危人群、健康管理要点及健康管理效果评价指标。

3. 熟悉肥胖症并发症的种类、肥胖症的用药指导。

4. 了解肥胖症的流行情况及双向转诊指标。

能力要求

1. 能够收集与肥胖症相关的健康信息，进行人群分类。

2. 能够为一般人群、高危人群、肥胖症人群制订不同的健康管理方案。

【任务描述】

案例：庞某，男，26 岁，常规单位年度体检，身高 178cm，体重 86.5kg，腰围 98cm，BP 132/86mmHg，FPG 6.3mmol/L，血脂四项 TC 6.52mmol/L、TG 2.16mmol/L、HDL-C 1.45mmol/L、LDL-C 3.22mmol/L，血常规、尿常规、大便常规、肝肾功能正常，现需要进行体检报告解读与初步诊断。

讨论：1. 作为健康管理师，还需要询问庞某哪些个人情况？

2. 庞某是否可以诊断为肥胖症？

3. 庞某还有哪些指标异常？

一、肥胖症的概述

肥胖症是由遗传和环境等因素共同作用而导致的人体脂肪总含量过多和（或）局部含量增多及分布异常的一种慢性代谢性疾病。早在 1997 年 WHO 就正式将肥胖定义为一种疾病，认为它会导致许多医学问题。

肥胖的基础知识

随着科技的进步，社会经济水平提高和生活方式改变，超重和肥胖症患病率无论是在发达国家还是发展中国家都以惊人的速度增长，已经成为阻碍社会经济发展、威胁人类健康的重要公共卫生问题。美国是肥胖问题最突出的国家，美国约有 69% 的成人患有超重或肥胖症，其中肥胖者占 35%。中国健康营养调查（China Health and Nutrition Survey，CHNS）

的数据显示 1993—2009 年的 17 年间，成年人超重/肥胖症的患病率从 13.4% 增加至 26.4%，总体呈线性增长；成年人腹型肥胖的患病率从 18.6% 增长至 37.4%，平均年增长 1.1%，显著高于超重/肥胖症的增长速度。另一项国内研究对 1975—2016 年共计 1.289 亿同龄人群肥胖症调查指出，我国 5~19 岁青少年肥胖率已明显增加，年龄段目标化后发现女孩肥胖症患病率从 1975 年 0.7% 增至 2016 年 5.6%，男孩肥胖症患病率从 1975 年 0.9% 迅速增至 2016 年 7.8%。由于肥胖症既是一种疾病，又是糖尿病、恶性肿瘤、骨关节病、脂肪肝等多种慢病的重要危险因素，因此对肥胖症进行健康管理迫在眉睫。

（一）肥胖症的症状

大部分肥胖症者并没有显著的症状，仅表现为体重增加，而且体重的增长是一个逐渐缓慢的过程，且部分肥胖症者从幼儿或儿童时期开始体重就超出正常范围，所以常常容易被忽略。比较典型的症状为食欲旺盛，每餐进食量较多，餐前饥饿难忍；中、重度肥胖者可在爬楼梯时感觉气喘、行动困难、怕热多汗，或下肢不同程度的水肿，或出现腰痛和膝、踝等关节疼痛，行动迟缓，日常活动如弯腰、穿袜、提鞋时均感到困难。如合并糖尿病、高血压、血脂异常和脂肪肝，则出现相应的疾病症状。

（二）肥胖症的分类

1. 根据病因学分类

根据导致肥胖症的不同病因可分为单纯性肥胖症、继发性肥胖症。单纯性肥胖症是因长期能量摄入大于消耗，导致体内脂肪过度积聚、体重增加而造成的肥胖症，主要与遗传、饮食习惯、缺乏运动等多因素相关。继发性肥胖症因皮质醇增多症、胰岛 β 细胞瘤、甲状腺功能减退症、下丘脑或垂体疾病如多囊卵巢综合征、性腺功能减退等疾病原因，或口服激素药物副作用导致水钠潴留、代谢减慢形成的肥胖症。

2. 根据脂肪分布的部位分类

按照脂肪分布的部位不同可分为周围型肥胖症和中心型肥胖症。周围型肥胖症特征为体内脂肪沉积呈匀称性分布，臀部脂肪堆积明显多于腹部，体形最粗的部位在臀部，即通俗的"梨形"身材，常见于青春发育期前的青少年。中心型肥胖又称"腹型肥胖"，脂肪分布趋于向腹腔内积聚的肥胖，表现为腰围增粗、腰臀比变大，即通俗的"苹果形"身材，常见于中年男性和围绝经期女性。

【拓展阅读】

人体的能量平衡

人体的能量平衡是指人体从食物中摄取能量以供给身体活动的需要。人体能量的摄取依靠糖、脂肪和蛋白质三大营养素供给，来源于食物、饮品、特殊情况如输液等。人体的能量消耗包括基础代谢、劳动代谢和食物特殊动力作用三个方面，受情绪、环境等多因素影响。想要保持体重稳定，必须使能量摄取与能量消耗之间相对平衡。若能量摄取大于能量消耗，则脂肪堆积，体重增加；反之则体重减轻。

（1）基础代谢是人体为了维持生命，各器官进行最基本的生理机能消耗所需的能量，如维持正常体温、基础血流和呼吸运动、骨骼肌的张力及某些腺体的活动等；未成年人由于生长发育的特殊性，还需统计生长发育消耗。基础代谢占人体总能量消耗的65%～70%。

（2）劳动代谢即生产与生活中全部体力活动的热能消耗，包括职业性身体活动、交通往来身体活动、家务性劳动、运动锻炼，占人体总能量消耗的15%～30%。劳动代谢是可调节的机体能量消耗的主要部分，中等强度劳动耗氧量是基础代谢的4～5倍，高强度劳动则是基础代谢的7～8倍。

（3）食物特殊动力即食物热效应，是因摄食而引起的热能的额外消耗的现象。人体在摄食过程中，除了夹菜、咀嚼等动作消耗的热量外，还要对食物中的营养素进行消化吸收及代谢转化，因此需要额外消耗能量，占人体总能量消耗的5%～10%。且食物的成分不同，所产生的热效应差别很大。脂肪的食物热效应占其热能的4%～5%，碳水化合物为5%～6%，而蛋白质则达到30%～40%。因食物中的蛋白质不能直接被人体吸收，需要分解成氨基酸后再合成人体所需的蛋白质，故蛋白质的食物热效应最大。因为这个原理，一部分营养学者主张可以通过高蛋白膳食模式减轻体重。

（三）肥胖症的诊断及评估方法

目前有几种判定方法可对肥胖症进行诊断，最常见的是身体质量指数（Body Mass Index，BMI）、腰围、腰臀比（Waist to Hip Ratio，WHR）、皮褶厚度测定及体脂百分比测定，此外CT或MRI全身脂肪定量是特殊的评估方法。

1. BMI 与分级

BMI是国际上常用的衡量人体肥胖程度和是否健康的重要标准，是与体内脂肪总量密切相关的指标。根据BMI数值判断人体体重分级为：低体重（消瘦）、正常体重、超重和肥胖（Ⅰ、Ⅱ、Ⅲ度）。成年人BMI在18.5～23.9kg/m² 属于正常体重；24～27.9kg/m² 属于超重；>28kg/m² 属于肥胖症，级别越高引起AS-CVD的危险度越大。WHO成人BMI分级标准见表10-18。计算公式如下：

$$BMI = 体重（kg）/身高^2（m^2）$$

表 10-18　　　　　　　WHO 成人 BMI 分级标准

分类	国际 BMI/（kg/m²）	亚太地区 BMI/（kg/m²）	ASCVD 危险度
低体重（消瘦）	<18.5	<18.5	低
正常体重	18.5～24.9	18.5～23.9	平均增加

续表

分类	国际	亚太地区	ASCVD 危险度
	BMI/（kg/m²）	BMI/（kg/m²）	
超重（肥胖前期）	25~29.9	24~27.9	增加
Ⅰ度肥胖	30~34.9	28~29.9	中等
Ⅱ度肥胖	35~39.9	30~34.9	严重
Ⅲ度肥胖	≥40	≥35	极严重

注：1997 年 WHO 发布了成年人 BMI 分级标准；由于种族和文化差异，2003 年卫生部疾控司发布了《中国成人超重和肥胖预防控制指南》，本表根据以上两个指南编写。

BMI 是判断 18 岁以上人群营养状况的常用简易指标，易于计算。但不适用于年龄小于 18 岁的未成年人，运动员、肌肉特别发达者，孕妇、哺乳妇女，体弱或需久坐的老人。

2. 腰围、臀围、WHR 和诊断

腰围、WHR 是反映脂肪总量和脂肪分布的综合指标，是判断中心型肥胖的依据，以通过对腹部脂肪的 DXA 和 CT 扫描测量验证，该方法可以预测疾病的发病率和死亡率。

腰围的测量方法是被测者站立双脚分开 25~30cm，测量位置在水平位髂前上棘和第 12 肋下缘连线的中点的身体水平周径长度。臀围的测量位置是被测者站立双腿并拢，环绕臀部最突出点的身体水平周径。两项指标在测量时软尺均应紧贴皮肤，不要压迫，测量值精确到 0.1cm。WHR 公式如下：

$$WHR = 腰围（cm）/臀围（cm）$$

我国男性腰围值小于 85cm，女性腰围值小于 80cm 属于正常范围；如男性腰围值 85~90cm（不包括 90cm），女性腰围值 80~85cm（不包括 85cm）诊断为中心型肥胖前期；男性腰围值≥90cm、腰臀比>0.95；女性腰围值≥85cm、腰臀比>0.85 则诊断为中心型肥胖，中心型肥胖的诊断标准如表 10-19 所示。

表 10-19　中心型肥胖的诊断标准（肥胖症基层合理用药指南 2021 年）

性别	腰围/cm		腰臀比
	中心型肥胖前期	中心型肥胖	
男	85~90（不包括 90cm）	≥90	＞0.9
女	80~85（不包括 85cm）	≥85	＞0.85

3. 计算机断层成像（CT）或磁共振成像（MRI）全身脂肪定量

采用 CT 或 MRI 选取腰椎 4/5 层面图像测量后计算内脏脂肪面积，是目前评估内脏脂肪最准确的方法，可以准确量化身体脂肪百分比、内脏和皮下脂肪。中国人>80cm² 可诊断为中心型肥胖。这些方法成本高，并非常规检查手段，多作为医学研究使用，不能用于日常化诊断。

4. 体脂测定与诊断

因人体脂肪有 2/3 贮存在皮下，故可以使用皮褶厚度计测量皮褶厚度判断全身脂肪含量。此法仪器便于携带，简便易行，尤其适用于儿童、青少年，这也是最传统的测量方法。测定部位有：①肱三头肌，即上臂后面肩峰与鹰嘴连线的中点，夹取与上肢长轴平行的皮褶，纵向测量。②肩胛下角下方 1cm 处，夹取与脊柱成 45 度角的皮褶进行测量。③腹部脐旁 1cm 处。男性正常腹部的皮肤褶壁厚度为 5~15mm，女性为 12~20mm。超过即为肥胖，腹部皮褶厚度是 40 岁以上妇女判断肥胖的重要指标。但是皮褶厚度使用法不容易掌握，观察者间误差相对较大，同一观察者的测量重复性也不理想。我国儿童及成人皮褶厚度标准见表 10-20。

表 10-20　　　　　　　　　　我国儿童及成人皮褶厚度标准　　　　　　　单位：mm

年龄/岁		6~8	9~11	12~14	15~18	18~65
消瘦	男	—	—	—	—	12（5）
	女	—	—	—	—	21（12）
正常	男	—	—	—	—	23（10）
	女	—	—	—	—	37（20）
轻度肥胖	男	20	25	30	35	34（13）
	女	25	30	35	40	47（25）
中度肥胖	男	30	35	40	45	45（18）
	女	35	40	45	55	59（30）
重度肥胖	男	40	45	50	55	60（28）
	女	45	50	55	65	73（40）

注：表中数值为上臂+背部皮褶厚度之和；（）内数值为脐部皮褶厚度。

另外，还可以使用人体成分分析仪测量体脂肪百分比。正常成年男性体内脂肪含量占体重的 10%~20%，女性为 15%~25%；如成年男性体内脂肪率>25%，女性>30%则考虑为肥胖症。此法原理是生物电阻抗法，测量速度快，但容易受测量前一天饮水量、抗阻力运动量等干扰，故测定值精确性有争议，一般不单独使用，但可以与 BMI、腰围等指标结合判断肥胖度。

【拓展阅读】

生物电阻抗法测量体脂成分的原理

相同 BMI 指数的人由于体内的肌肉、脂肪比例不同呈现出形体胖瘦差异很大，这在男女不同性别中最明显，因此我们在判断肥胖度时还需要关注脂肪率。生物电阻抗法（Bio-impedance Analysis，BIA）是近年来被广泛应用的一种快速、简便、安全测量人体体脂率的一种方法。其原理是人体组织、器官层次的各个组分具有不同的电导性，通过电信号值判断身体各组分比率。如骨骼肌含有大量水分与电解质，其电导性最好；脂肪组织含有的水分与电解质很少，其电导性差；信号传输越慢，受到阻力越大，表明脂肪量越多。电流信号从脚部的电极传导到手部的电极上，得出电阻抗（R）和电容抗（C），并计算生物电阻抗（Z），而得到阻抗指数 $V = PL^2/Z$，P 为系数，L 为身高，结合体重进而得出体脂率。

人体身体成分分析仪见图10-3。

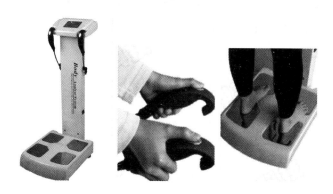

图10-3　人体身体成分分析仪

（四）肥胖症的并发症

肥胖症是多种慢病的重要危险因素，可导致多种并发症及死亡风险，如高血压、冠心病、睡眠呼吸暂停综合征、2 型糖尿病、恶性肿瘤、骨关节病、脂肪肝、胆石症等。

1. 心血管疾病

中心型肥胖与高血压、冠状动脉粥样硬化密切相关，是冠心病的独立危险因素，且男女无差别。肥胖还会使组织的灌流量增加，心输出量增多，导致心脏负荷增加，出现心室肥大的情况。

2. 睡眠呼吸暂停综合征（SAS）

重度肥胖者因胸壁顺应性下降，呼吸储备容积和肺活量下降，导致肺通气不足和二氧化碳潴留，容易出现鼻鼾、嗜睡、昏睡等睡眠呼吸暂停综合征症状，严重者可出现呼吸性酸中毒。

3. 2 型糖尿病

肥胖症是 2 型糖尿病发病的重要危险因素，有研究指出 20~44 岁人群中肥胖症者患 2 型糖尿病的风险比正常体重人群增加 4 倍，其原因可能与肥胖导致的胰岛素抵抗有关。

4. 恶性肿瘤

肥胖状态下脂肪细胞分泌的多种细胞因子及激素的异常与某些肿瘤的发生、发展有关，如消化道肿瘤。研究显示男性肥胖罹患结肠癌、直肠癌、前列腺癌发病率明显增高。女性肥胖罹患子宫内膜癌比正常体重高 2~3 倍。

5. 骨关节炎

肥胖症是膝骨性关节炎、足部关节炎的重要危险因素，且严重程度与肥胖程度正相关，这可能与体重增加引起关节负重加重和骨关节退化有关。

6. 脂肪肝

超重和肥胖是脂肪肝最常见的病因，肥胖者多存在脂类代谢紊乱，脂肪合成过多，引起血浆甘油三酯、游离脂肪酸和胆固醇高于正常水平，最终出现脂肪肝并发症。资料显示 50% 的肥胖者有肝内脂肪浸润，96% 重度肥胖者可发生脂肪肝。

7. 胆石症

肥胖症者由于高热量高胆固醇饮食容易使肝内合成内源性胆固醇增加，使胆汁中胆固醇排除增加；且腹部脂肪增多可能压迫胆管和胆囊，使胆汁排出受阻，导致胆石症。

二、肥胖症的发病因素

肥胖症是遗传、基础代谢减慢、性别、身体活动缺乏、能量摄入过多、胰岛素抵抗、心理压力、药物等多因素共同作用所致的结果。其中，遗传、年龄、性别及胰岛素抵抗为不可改变危险因素；膳食因素、身体活动缺乏、心理压力、药物因素为可改变危险因素。

（一）不可改变的危险因素

1. 遗传因素

遗传是肥胖的关键因素之一，与 *MC4R*、*SOCS3* 基因多态性等皆相关，且不同种族的肥胖基因易感性不同，在肥胖症发病机制中遗传参与度至少有 20% ~ 40%。1990 年 Stunkard A J 等研究发现双亲中一方存在肥胖症，其子女肥胖患病率大约为 50%；双亲都患有肥胖症，子女的肥胖患病率则高达 80%。

2. 年龄、性别

人体基础代谢随着年龄增长逐渐减慢，男女的总体脂肪率增加，肥胖率也逐渐增高。在不同性别中女性比男性肥胖比例更高，因雌激素的作用增加脂肪沉积，女性平均脂肪含量 22%，男性则为 15%；此外女性绝经后由于激素变化更容易导致脂肪向身体中心囤积，出现肥胖。

3. 胰岛素抵抗

中心型肥胖者内脏脂肪堆积与胰岛素抵抗关系密切，胰岛素抵抗可减少脂肪分解，促进脂肪合成和沉积。故胰岛素抵抗者常同时存在超重或肥胖症及脂肪肝、高脂血症、糖尿病、高血压等疾病。

（二）可改变的危险因素

1. 膳食因素

长期过多地摄入碳水化合物、高脂肪食物和不良的饮食习惯使得能量的摄取超过能量的消耗，加上膳食结构变化后肠道菌群结构发生的适应性变化，使得人体对三大营养素的应答出现显著性差异，脂肪堆积，最终导致肥胖症。不良的饮食习惯包括进食咀嚼少、进餐次数多、进食过多高热量食物（如炸品）、进食富含高糖的加工食物、睡前进食等。

2. 身体活动缺乏

由于身体活动占人体能量消耗的 15%～30%，运动可改善骨骼肌脂肪酸氧化代谢，增加脂肪组织激素敏感性甘油三酯脂肪酶（Hormone－sensitive Lipase，HSL）活性，有效减轻体重，同时还可降低血脂、血糖。如身体活动缺乏，能量消耗减少，营养物质过剩，容易导致脂肪堆积引发肥胖。

3. 社会因素

20 世纪初社会生产力低下，人们的生活以主动活动为主。随着科技进步，空调的发明，汽车、地铁等便捷交通工具的使用，互联网技术的发明，物流的便捷，导致网购增加，人们的主动活动减少，能量消耗大大地降低；同时，食物加工技术提高、品种丰富、选择更广泛、外出就餐增加等现代生活方式改变所致能量摄取普遍增加，全球肥胖症患病率不断地上升。

4. 其他

如婴幼儿期肥胖、精神压力、药物都是造成成年人肥胖的危险因素。有研究指出出生后喂养方式差异、过早添加固体食物是造成婴幼儿肥胖的因素，而儿童期肥胖极大地增加了成年人肥胖症的风险。压力可造成内分泌激素失调，并且引起食欲亢进导致肥胖。此外，某些药物如抗精神病类药物、三环类抗抑郁药、抗癫痫药、类固醇激素等有增加体重的副作用。

（三）肥胖症的高危人群识别

有以下因素之一者为肥胖症的高危人群，应尽早进行筛查：①肥胖症家族史；②患有糖尿病、高脂血症、脂肪肝等肥胖症相关疾病者；③高碳水、高脂肪不平衡饮食；④静态生活方式者；⑤BMI 在 24～27.9kg/m² 者或男性腰围值 85～90cm 者，女性腰围值 80～85cm 者。

三、减肥药的用药指导

目前美国食品药品监督管理局（U.S.FDA）批准的治疗肥胖症的药物主要有环丙甲羟二羟吗啡酮（纳曲酮）/安非他酮、氯卡色林、芬特明/托吡酯、奥利司他、利拉鲁肽。但我国获得国家市场监督管理总局批准的肥胖症治疗适应证的药物只有奥利司他，适用于 18 岁及以上成年人肥胖症和体重超重（BMI≥

$24kg/m^2$）者的治疗。餐时或餐后 1h 内服用 1 粒。因其针对富含脂肪类食物，如果进餐时不进食或食物中不含脂肪，该餐可以不服用药物。主要不良反应为胃肠排气增多，大便紧急感，脂肪（油）性大便，大便次数增多，脂肪泻，或大便失禁。

此外 GLP-1RA 如利拉鲁肽除具有降糖作用外，还可抑制食欲和胃排空，可有效降低体重，故适用于肥胖症的 2 型糖尿病患者。皮下注射，每日 1~2 次。治疗初期容易出现轻、中度的胃肠道不良反应，包括腹泻、恶心、腹胀、呕吐等，随着药物使用时间延长，不良反应可逐渐减轻。

如口服药物效果不佳，或不良反应严重者，或有严重的并发症，专科医师可根据患者具体情况评估是否需要转外科进行手术治疗。

【任务描述】

案例：健康管理师根据庞某的体检结果收集健康信息，庞某自述工作 2 年，体重平均每年增加 5kg，平时住在单位宿舍，步行 10 分钟上班，早餐一般吃汉堡、面包，中晚餐在饭堂就餐，下班一般宅家追剧，经常点夜宵外卖（炸鸡、火锅），喜欢喝啤酒，不抽烟，夜晚大约 23：30 睡觉。母亲身体健康，无肥胖症。根据以上资料，计算肥胖度 BMI＝体重/身高^2＝$27.3kg/m^2$，腰围>90cm。诊断：超重，腰围属于中心型肥胖范畴。此外庞某的空腹血糖、血压、TC 均超过正常范围，但未达到疾病诊断标准。

　　讨论：1. 庞某有哪些危险因素？

　　　　　2. 庞某是否还需要做其他辅助检查？

　　　　　3. 将庞某纳入哪一级别的健康管理？请为其设计一个合理的健康管理方案。

四、肥胖症的健康管理实施方案

（一）健康信息收集

除基本健康资料外，对于首次就诊者，还需询问体重变化情况，目前症状、婚育史、睡眠情况。既往史，尤其是与肥胖相关疾病及药物使用史。个人史，详细询问生活方式情况，如饮食嗜好（辛辣、荤素喜好等）、烹饪喜好（油炸、煎炒、蒸煮等）、食物甜咸喜好、每餐主食量、蛋白摄入、水果摄入、零食喜好等。因肥胖症与饮食关系密切，故如果家庭有一名体重超重或肥胖症者，应积极对其他成员进行筛查。身体活动包括工作种类、家务劳动情况和运动锻炼情况。了解患者的精神和心理状态，包括减重意愿以及减重心理预期。家族史，尤其是肥胖症家族史。

专项体格检查包括身高、体重、腰围、臀围、BMI、腰臀比、体脂成分测定。其他辅助检查包括血糖、血压、血脂、肝脏 B 超进行脂肪含量超声测定。

并发症筛查包括每 2 年进行一次颈动脉彩超、肿瘤标志物、睡眠呼吸监测等检查。

（二）健康风险评估与分析

通过健康信息资料，结合表 10-18 WHO 成人 BMI 分级标准、表 10-19 中心型肥胖的诊断标准、表 10-20 我国儿童及成人皮褶厚度肥瘦度标准，区分一般人群、高危人群、肥胖症人群。高危人群即 BMI≥24kg/m² 者，如男性腰围≥90cm 者或女性≥85cm 者，伴有高血压、高血糖、高血脂、睡眠呼吸暂停综合征任何危险因素一项，或 BIA 结果显示肥胖（男性体脂>25%；女性>30%）则与肥胖症者一样存在临床并发症风险。健康管理师应熟悉肥胖症并发症辅助检查指标的正常范围值，在评估肥胖症者指标时一旦发现存在异常，应立即请全科医师确诊，并建议患者前往专科医院进一步诊断，尽早治疗。

如出现肝脏 B 超见弥漫性肝脏回声增强、远场回声逐渐衰退以及肝脏轻至中度肿大，则提示脂肪肝可能；如正常饮食 48h，空腹血脂超过正常范围则提示高脂血症可能；如空腹血糖>7.0mmol/L 则提示糖尿病风险；血压≥140/90mmHg 则提示高血压可能；颈动脉彩超见双侧颈动脉内中膜增厚伴斑块形成，或颈内动脉及左侧椎动脉阻力指数偏高则提示动脉粥样硬化的可能；CA199、CA125 等肿瘤标志物若升高 3~4 倍以上需要进行胃肠内镜筛查，排除肿瘤风险。

（三）健康管理方案制订与随访

由于肥胖症的发生与不良生活方式关系密切，健康管理师应积极发现一般人群的这些危险因素，识别高危人群，尽早制订健康干预方案纳入健康管理，工作的重点应在于生活方式指导、随访跟踪、健康管理效果评价。根据预防医学策略，从健康管理角度出发，亦将肥胖症的健康管理分为三级。

1. 一级管理

一级管理针对一般人群和高危人群，重点是高危人群，管理目标是预防肥胖症的发生。在该群体中开展健康教育，倡导健康生活方式，提高人群对肥胖症的防治意识。具体如下：

（1）健康教育　包括在一般人群中宣传肥胖症的防治知识，如肥胖症的定义、症状、评估方法、常见的并发症以及危险因素、肥胖症的高危人群。由于肥胖症的诊断方法简单易学，可指导一般人群学习测量腰围、臀围，计算 BMI、腰臀比，或使用体脂秤自我诊断与筛查。提倡合理的膳食结构、适量运动、心理平衡、作息规律等健康生活方式，以降低肥胖症发病率。

（2）生活方式指导　一般人群的生活方式指导按照中国营养学会颁布的《中国居民膳食指南（2016）》方案：①饮食上食物多样，谷类为主，多吃蔬菜、奶类、大豆。具体包括：每天的膳食应包括谷薯类、蔬菜水果类、畜禽鱼蛋奶类、大豆坚果类等多种食物，建议平均每天摄入 12 种以上食物，每周 25 种以上。推荐膳食中碳水化合物提供的能量应占总能量的 50% 以上；平均每天摄入鱼、禽、蛋和瘦肉总量 120~200g，动物性食物优选鱼和禽类，脂肪含量相对较低，吃畜肉应选择瘦肉，脂肪含量较低；每天蔬菜摄入 300~500g，深色蔬菜应占 1/2；200~350g 的新鲜水果，果汁不能代替鲜果；各种奶制品摄入量相当于每天液态奶 300g，豆制品每天相当于大豆 25g 以上，适量吃坚果，少吃烟熏和腌制肉类。②少盐少油，控糖限酒：成人每天食盐不超过 6g，每天烹调油 25~30g；每天摄入糖不超过 50g，最好控制在 25g 以下。建议成年人每天 7~8 杯（1500~1700mL），提倡饮用白开水和茶水，不喝或少喝含糖饮料。儿童、孕妇、乳母不应饮酒，成人如饮酒，一天饮酒的酒精量男性不超过 25g，女性不超过 15g。③吃动平衡、健康体重：推荐每周应至少进行 5 天中等强度身体活动，累计 150min 以上；坚持日常身体活动，平均每天主动身体活动 6000 步；尽量减少久坐时间，每小时起来动一动，动则有益。

　　高危人群生活方式干预目标是：①体重达标：使超重者 BMI 达到或接近 24kg/m^2，或体重至少减少 5%~7%。②控制摄入总热量：超重者至少减少每日总能量 400~500kcal（1674.34~2092.93kJ）；如每日总能量减少 500~750kcal（2092.93~3139.39kJ）更佳。可根据身高体重、活动量计算适宜总热量，具体见二级管理。③膳食结构：增加膳食纤维摄入量，不小于 14g 纤维/1000kcal（或 14g 纤维/4185.85kJ）能量，如食用含完整谷物的食物，至少占谷物摄入的一半；饱和脂肪酸摄入占总脂肪酸摄入的 30% 以下；每人每天食用盐的总量不超过 5g。④适量运动：至少保持每周中等强度体力活动在 150min 以上。

　　不同的食物产生能量的高低不同，食物热量表是根据单位数量的食物中所含的能量一览表，便于饮食控制热量计算，如表 10-21 所示。健康管理师尤其要注意仔细询问高危人群的饮食情况，帮助病人发现生活中的食物陷阱；对于零食等副食品应根据营养成分表，尽量挑选热量低的食物，避免油炸、果脯、肥肉等高热量食品、加工食品、糖类零食和反式脂肪酸食物的摄入，改变不良的饮食习惯。

表 10-21　　　　常见食物热量表（每 100g 可食部分所含热量）　　单位：kcal（kJ）

食物种类（五谷、豆类）					
食品名称	热量	食品名称	热量	食品名称	热量
腐乳（白）	133（556.72）	挂面	344（1439.93）	方便面	472（1975.72）
香干	147（615.32）	莜麦面	385（1611.55）	油条	386（1615.74）
菜干	136（569.28）	燕麦片	367（1536.21）	煎饼	333（1393.89）
腐竹	459（1921.31）	小米、薏米	358（1498.53）	熟米饭	117（489.71）
绿豆	316（1322.73）	通心粉	350（1465.05）	熟面条	109（456.26）
黄豆	359（1502.72）	粉条	337（1410.63）	米粥	46（192.55）
鲜玉米	230（962.75）	粉丝	335（1402.26）	油炸土豆片	612（2561.74）
豆浆（无糖）	13（54.42）	大麦	307（1285.06）	花卷	217（908.33）
馒头	208（870.66）	籼米、高粱米	351（1469.23）		

续表

食物种类（蔬菜）					
食品名称	热量	食品名称	热量	食品名称	热量
干辣椒（红尖）	240（1004.6）	绿叶蔬菜	26（108.83）	大白菜	14（58.6）
辣椒（红小）	40（167.43）	南瓜	26（108.83）	芦笋	20（83.72）
大蒜	148（619.51）	黄瓜	16（66.97）	莴笋	22（92.09）
毛豆	232（971.12）	丝瓜、冬瓜	24（100.46）	莲藕、土豆	80（334.87）
蚕豆	335（1402.26）	韭黄	25（104.65）	豆角、四季豆	31（129.76）
番茄酱（罐头）	81（339.05）	韭菜	29（121.39）	西兰花	40（167.43）
山药	67（280.45）	西红柿	20（83.72）	胡萝卜（红）	39（163.25）
芋头	94（393.47）	香菜	38（159.06）		
香菇（干）	211（883.21）				

食物种类（水果、果仁）					
食品名称	热量	食品名称	热量	食品名称	热量
枇杷	63（263.71）	葡萄（巨峰）	60（251.15）	松子仁	698（2921.72）
李子	40（167.43）	橙子	64（267.89）	葵花子仁	606（2536.63）
哈密瓜	48（200.92）	樱桃、黄桃	58（242.78）	花生仁（炒）	581（2431.98）
西瓜	42（175.81）	鸭梨	53（221.85）	南瓜子仁	566（2369.19）
芒果	53（221.85）	菠萝	60（251.15）	杏仁	514（2151.53）
苹果	53（221.85）	蜜桃	47（196.74）	干枣	330（1381.33）
鲜枣	140（586.02）	龙眼	140（586.02）	板栗（干）	473（1979.91）
香蕉	154（644.62）	荔枝	96（401.84）	葡萄干	341（1427.38）
番石榴	42（175.81）	草莓	31（129.76）	杏脯	329（1377.15）
柿子	82（343.24）	杨梅	34（142.32）	草莓酱	269（1125.99）
柿饼	258（1079.95）	香瓜	33（138.13）	桃罐头	58（242.78）
猕猴桃	67（280.45）	阳桃	33（138.13）		

食物种类（肉蛋、水产类）					
食品名称	热量	食品名称	热量	食品名称	热量
鸡蛋	159（665.55）	猪肉（清蒸）	198（828.8）	鲈鱼	172（719.97）
鸭蛋	207（866.47）	猪肚	114（477.19）	明虾	149（623.69）
咸鸭蛋	216（904.14）	猪肥肉	816（3415.66）	海蜇皮	33（138.13）
鹌鹑蛋	196（820.43）	猪肋骨	592（2478.02）	牡蛎	73（305.57）
松花蛋（鸭）	190（795.31）	猪血	55（230.22）	海参（鲜）	71（297.2）
猪肉松	396（1657.6）	鸭胸脯肉	90（376.73）	鳜鱼	192（803.68）
午餐肉	229（958.56）	牛肉	98（410.21）	罗非鱼	178（745.08）
鲮鱼（罐头）	399（1670.15）	羊肉	147（615.32）	梭子蟹	194（812.06）
蛏干	340（1423.19）	鸡翅	281（1176.22）	虾皮	153（640.44）
干贝	264（1105.06）	土鸡	214（895.77）	带鱼	167（699.04）
火腿肠	212（887.4）	炸鸡	398（1665.97）	鲜贝	77（322.31）
烤鸭	545（2281.29）	野兔肉	84（351.61）	蟹肉	62（259.52）
金华火腿	318（1331.1）	酱牛肉	246（1029.72）	草鱼	193（807.87）
海带（鲜）	17（71.16）				

续表

食物种类（奶类、油脂类）					
食品名称	热量	食品名称	热量	食品名称	热量
奶油	720（3013.81）	羊奶（鲜）	59（246.97）	菜籽油	899（3763.08）
全脂牛奶粉	478（2000.84）	牛奶	54（226.04）	花生油	899（3763.08）
婴儿奶粉	443（1854.33）	奶酪	328（1372.96）	猪油（炼）	897（3754.71）
炼乳罐头	332（1389.7）	奶片	472（1975.72）	玉米油	895（3746.34）
黄油	892（3733.78）	辣椒油	450（1883.63）	牛油	835（3495.19）
酸奶	72（313.94）	香油	898（3758.89）	胡麻油	450（1883.63）
酸奶（中脂）	64（267.89）				

食物种类（零食、调味）					
食品名称	热量	食品名称	热量	食品名称	热量
曲奇饼	546（2285.48）	巧克力	586（2452.91）	芝麻酱	618（2586.86）
桃酥	481（2013.39）	奶糖	407（1703.64）	花生酱	594（2486.4）
绿豆糕	349（1460.86）	酥糖	436（1825.03）	甜面酱	136（569.28）
月饼（五仁）	416（1741.31）	冰糖	397（1661.78）	酱油	71（297.2）
蛋黄酥	386（1615.74）	蜂蜜	321（1343.66）	萝卜干	60（251.15）
牛角面包	375（1569.69）	绿茶	296（1239.01）	榨菜	29（121.39）
藕粉	372（1557.14）	冰淇淋	167（699.04）	豆瓣酱	178（745.08）
蛋糕	347（1452.49）	冰棍	47（196.74）		
面包	312（1305.99）	葡萄酒（12°vol）	68（284.64）		
烧卖	238（996.23）	柠檬汽水	38（159.06）		
汤包	238（996.23）	浓缩橘汁	235（983.68）		
年糕	154（644.62）	橘子汁	119（498.12）		

【拓展阅读】

食品营养标签与营养成分表

选购食物时需要注意看食物标签，一般含有日期、配料、食品添加剂、营养标签等内容。食品营养标签是食品标签的一部分，指预包装食品标签上向消费者提供食品营养信息和特性的说明。根据《食品安全国家标准预包装食品营养标签通则》（GB 28050—2011）要求，所有预包装食品都要标示营养成分表，并对食品的营养声称和营养成分功能声称进行相应的规定。其中，营养成分表是标示食品中能量和营养成分的名称、含量及其占营养素参考值（NRV）百分比的规范性表格，是整个营养标签的核心部分。第一列项目内为5种基本营养成分，第二列为每100mL或100g或每份的营养素含量，第三列为能量及营养素占比；食品中的其他成分如钙、铁、锌等根据产品特点自愿选择标示。

超重与肥胖症者建议尽量选择低脂、低糖、低钠、高蛋白的食物。低脂食物的脂肪含量为固体食物≤3g/100g，液体食物≤1.5g/100g；低糖食物为每100g或

100mL 食品中糖≤5g；低钠食物为每100g 或 100mL 食品中钠≤120mg；高蛋白食物中蛋白质的含量为固体食物≥12g/100g，液体食物≥6g/100mL。

例如：图 10-4 左为全脂牛奶每100mL 能量 271kJ，蛋白质含量 3.1g，脂肪含量 3.6g，碳水化合物含量 5.0g，钠含量 53mg；图右为高钙低脂牛奶，每100mL 能量 145kJ，蛋白质含量 3.3g，脂肪含量 0g，碳水化合物含量 5.2g，钠含量 36mg，钙含量 110mg。可知高钙低脂牛奶比全脂牛奶的能量近乎减少一半，适宜超重和肥胖症人群食用。

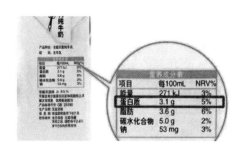

图 10-4　食品营养标签与营养成分表

（3）定期筛查　对于一般人群，尤其是首次筛查结果正常者，每年健康体检时同时进行肥胖症筛查即可。高危人群建议在家自我监测体重，至少每年进行一次肥胖症筛查，社区卫生服务中心可以通过建立居民健康档案、基本公共卫生服务及机会性筛查（如在健康体检中或在进行其他疾病的诊疗时）等渠道，以便尽早干预。

2. 二级管理

二级管理针对肥胖症人群，其目的是减轻体重、减少因肥胖出现的身体损害，预防并发症的发生。

（1）健康教育　同一级管理。对于减重者应教会其自我管理技巧及注意事项，如使用食物秤测量食物质量、查找食物热量表。可借助 APP 等工具查找饮食指南、食物质量、类别图片，记录饮食日记表、运动日记表。

（2）饮食指导　健康管理师应结合年龄、性别、一般身体状况、减重需求选择不同的营养治疗模式，设定减重目标和健康指标，达到安全减重减脂的目的。《2016 年中国超重和肥胖医学营养专家治疗共识》推荐 3 种营养治疗模式：限制能量平衡膳食模式、轻断食膳食模式和高蛋白膳食模式，但是不推荐肥胖症者长期接受极低能量（<800kcal/d 或<3348.68kJ/d）的营养治疗。

限制能量平衡膳食模式是一类在限制能量摄入的同时，保证基本营养需求的膳食模式，其宏量营养素的供能比例符合国际规定的平衡膳食要求。该膳食模式有 3 种类型：①在目标摄入量基础上按一定比例逐渐递减，共减少 30%～50%；②在目标摄入量基础上每日减少 500kcal（2092.93kJ）左右；③每日供能 1000～

1500kcal（4185.85～6278.78kJ）。在 3 类供能营养素的比例方面，碳水化合物的供能比例为 40%～55%；脂肪的供能比例 20%～30%，与正常膳食一致；蛋白质的供能比例为 15%～20% 或 1.2～1.5g/kg 体重，使用大豆蛋白部分替代酪蛋白，可保证减轻体重的同时维持氮平衡，又可降低血液中总胆固醇和低密度脂蛋白胆固醇的作用；增加蔬菜、水果、燕麦等富含膳食纤维的食物，保证膳食纤维摄入量每天达 25～30g；适量补充维生素 D 和钙可以增强减重效果；严格限制单糖、双糖等简单糖食物或饮料的摄入。

轻断食膳食模式也称间歇式断食，目前推荐 "5+2 模式"，即 1 周中 5 天相对正常进食，其他 2 天（非连续）则摄取平常的 1/4 能量［约女性 500 kcal/d（2092.93kJ/d），男性 600kcal/d（2511.51kJ/d）］的膳食模式。有研究显示轻断食膳食模式可有效减重及预防 2 型糖尿病，对超重和肥胖症者的血糖、胰岛素及低密度脂蛋白胆固醇、高密度脂蛋白胆固醇等代谢指标均有改善。

高蛋白膳食模式是蛋白质的供给量一般为占供热比的 20% 以上，或至少为 1.5g/kg 体重以上。此类疗法主要是对于单纯性肥胖，以及合并高甘油三酯血症者、高胆固醇症者。与正常蛋白膳食相比，更有利于减轻体重及改善血脂的异常情况，并有利于控制减重后的体重反弹。但需注意的是合并慢性肾病患者应慎重选择此疗法。

以上 3 种膳食模式的营养素比例除特殊指出外，均与正常膳食一致。

【拓展阅读】

体重管理与代餐

代餐是一种代替常规固体食物的饮料、代餐棒或汤等加工食物，用以替代三餐饮食中的一餐或多餐，或是代替一餐中的部分食物的减肥方法。常见的代餐是以提供蛋白质、纤维素和微量元素为基础，适当加入膳食纤维组成的一种高密度食物。具有固定的营养标签，便于计算能量，所以可以保证人体基本需求的同时控制能量摄入，达到维持体型或者减重的效果。

市面上常见的代餐种类有：代餐粉、代餐饼干、代餐汤品。研究证实使用代餐耐受性好，无严重不良事件，有助于控制体重及减重，且不容易引起营养失衡。服用早期极少部分人可能有肠鸣、腹胀、便秘或稀便等胃肠道反应，考虑与饮食结构改变胃肠自我调节有关。随着肠道适应性或适当增加膳食纤维素，此不良反应可消失。干预性研究指出使用一年以上代餐，其持续减重效果优越，且一天使用两餐代餐在减重、腰围控制和依从性方面比一天一餐效果好，且有利于糖化血红蛋白的控制。

（3）运动指导　对于肥胖症者尤其是日常很少身体活动的人，运动前应进行健康初筛问卷调查，判断有无运动禁忌证。如存在以下一项运动禁忌证，则不宜采取运动减肥法，如表 10-22 所示。

表 10-22　　　　　　　　　　　　　**健康初筛问卷**

一个日常很少身体活动的人，在决定参加运动锻炼时需要回答下列问题。	是	否
①是否因心脏的某些疾患，有专科医生建议你限制身体活动的强度？		
②活动时是否感到胸痛？		
③在过去的 1 个月中，不活动时，是否有过胸痛？		
④是否有过因头晕而失去平衡，甚至失去知觉的情况？		
⑤有没有骨关节系统的疾患，运动是否加重病症？		
⑥现在是否服用降压或治疗心脏病的药物？		
⑦有没有其他身体健康的理由影响你参加运动锻炼？		
⑧年龄是否满 70 岁？		

在排除运动禁忌证后，可根据需求计算身体活动目标量，设计运动处方。结合患者个人身体活动史、体质状况、兴趣和爱好、运动环境等基本信息，确定运动锻炼具体形式，一般以有氧运动为主，结合无氧运动即抗阻力活动或关节柔韧性活动。运动处方包括运动种类、运动强度、运动时间、运动频率四方面，设计时还应考虑运动进度、运动后反应。如出现运动后不良情况应立即停止运动，转相关专科检查治疗。

①运动种类：运动锻炼按能量代谢分为有氧运动和无氧运动。可从物理学角度根据身体活动的绝对物理负荷量测定有氧运动的身体活动强度。常用的指标是梅脱（Metabolic Equivalent of Energy，MET），即以安静、坐位时的能量消耗为基础来表达各种活动时相对能量代谢水平的常用指标。1MET 相当于每分钟每千克体重消耗 3.5mL 的氧，或每千克体重每小时消耗 1.05kcal（44kJ）能量的活动强度，相当于健康成年人安静坐着时的代谢水平。不同运动锻炼种类、速度，其耗氧量有着极大差异，<3MET 为低强度运动，3~6MET 为中强度运动，7~9MET 为高强度运动，10~11 MET 为极高强度运动，见表 10-23。

表 10-23　　　不同活动完成 **8 梅脱·小时**（24 个千步当量）所需时间

种类	活动项目	梅脱/强度	完成 24 千步当量时间/min	活动能量消耗/（kcal/10min）或（kJ/10min）
步行	4.8km/h，水平硬表面	3.3（中）	218	24.2（101.3）
	5.6km/h，水平硬表面；中慢速上楼	4.0（中）	180	31.5（131.85）
	6.4km/h，水平硬表面；0.5~7kg 负重上楼	5.0（中）	144	42.0（175.81）
	5.6km/h 上山；7.5~11kg 负重上楼	6.0（中）	120	52.5（219.76）

续表

种类	活动项目	梅脱/强度	完成24千步当量时间/min	活动能量消耗/（kcal/10min）或（kJ/10min）
自行车	12~16km/h	4.0（中）	180	31.5（131.85）
	16~19km/h	6.0（中）	120	52.5（219.76）
文娱体育	早操、工间操、家庭锻炼，轻或中等强度	3.5（中）	206	26.3（110.09）
	乒乓球练习，踩水（中等用力），太极拳	4.0（中）	180	31.5（131.85）
	羽毛球练习，高尔夫球	4.5（中）	160	36.8（154.04）
	网球练习	5.0（中）	144	42（175.81）
	一般健身房运动、集体舞（骑兵舞，邀请舞），起蹲	5.5（中）	131	47.3（197.99）
	走跑结合（慢跑成分少于10min），篮球练习	6.0（中）	120	52.5（219.76）
	慢跑，足球练习，轮滑旱冰	7.0（高）	103	63（263.71）
	跑（8km/h），跳绳（慢），游泳，滑冰	8.0（高）	90	73.5（307.66）
	跑（9.6km/h），跳绳（中速）	10.0（极高）	72	94.5（395.56）

　　设计运动处方时，应考虑年龄和身体素质选择不同的运动项目。如20~40岁身体素质较好的青年人可选择中、高强度运动快速耗能，达到减重效果；如年龄超过65岁以上，合并高血压、糖尿病等慢病患者尽量选择低、中强度<4MET运动项目。

　　②运动强度、时间、频率：在实际运动中，界定一个人的运动强度常采取最大心率百分比的方法。一般而言，运动时心率在最大心率的40%~60%为低强度运动，61%~70%为中强度运动；71%~85%为高强度运动；>85%为极高强度运动。对于无运动禁忌证者，最大运动心率=220-年龄；如有冠心病者，最大运动心率=170-年龄。运动中可通过脉搏计算心率，佩戴运动手表则可更为便捷地观察心率变化。

　　个人的有氧运动应达到相对强度中等或以上，运动时间通常以1周为单位进行累计。累计时间和频度因强度而定，即强度大的活动，累计时间可以短，频度可以低；强度小的活动，累计时间应该长，频度也要更高。2013年美国关于成年人肥胖管理指南建议肥胖症者增加有氧运动至每周150min以上或每天30min以上，且推荐更高水平的身体活动即有氧运动每周200~300min，同时建议采取有氧结合抗阻力相结合的运动方式。此外，运动需长期保持至少1年以上以维持体重下降及防止减重后的体重反弹。

　　③运动进度：久坐少动的个体如开始参加规律的运动锻炼，在考虑个人的体质、健康状况、年龄以及身体活动量，制订阶段目标和总目标后，应以日常身体

活动水平为基础，每2周左右评估运动适应性，循序渐进地增加活动量、强度、时间和频度。同时应注意实施过程中个人的活动反应，适时对阶段目标进行调整。

④运动反应及不良情况处理：正常人体运动的反应包括心跳、呼吸加快、循环血量增加、代谢和产热加速，运动后出现肌肉酸痛、疲劳、食欲增加、口渴、困倦等，都属于人体正常生理反应。对于运动后如出现食欲增加者，不可擅自加餐，可咨询健康管理师调整营养处方，适量增加低热量高纤维食物抗饥。运动后需保证充足的睡眠帮助身体机能恢复，故应避免熬夜，尽早入睡。若出现以下情况应积极转相关专科处理：摔倒、皮外伤；关节、韧带损伤等运动损伤；胸、颈、肩、臂等反映心肌缺血区域的疼痛或不适等心绞痛相关症状；心悸、心动过速；安静或轻微用力时感觉气短；头晕或晕厥；运动后下肢水肿；间歇性跛行；一般身体活动就引起的异常疲劳和气短，或端坐呼吸、夜间阵发性呼吸困难等。健康管理师应定期随访，了解肥胖症者的运动后反应。

（4）心理疏导及支持　并非所有的肥胖症者都会出现心理问题，健康管理师在制订方案前应首先了解其的心理状况、减重意愿及减重预期，才能保证更好的效果。

部分肥胖症者可能因形象问题产生自我感觉不良，出现内向性格、自卑心理及社交障碍、情感问题等。另外有部分肥胖症者有抑郁症倾向，Faith MS 等通过文献荟萃分析表明80%的研究认为肥胖容易诱发抑郁，53%的研究认为抑郁会导致肥胖症，显示抑郁症与肥胖症有双向联系。此外，肥胖症者常见的心理因素如压力、沮丧、抑郁容易导致过度进食，并引发罪恶感而陷入恶性循环中。肥胖症者也可能会因为各种社会心理原因而拒绝寻求减重帮助。健康管理师应对其表达充分尊重，仔细倾听并建立信任度，通过健康教育提高患者对肥胖症导致疾病危险性的认识，增加其主动减肥意愿。

肥胖症者在减肥中需改变原有的生活方式，如不良的膳食结构、缺乏运动与不良生活习惯，因此容易出现难以自控的状态，特别是许多减肥患者预期值过高，对节食后体重下降速度有错误的认识，如体重无法达到预期会产生放弃心态；部分人因过度控制饮食、运动，出现体力不支、疲乏、免疫力下降、关节不适等状况也会导致难以继续坚持。故在减重过程中健康管理师需要给予及时、适当的奖励和称赞，以帮助其克服减肥挫败感。此外，有研究显示群组减肥比个人减肥更有效，小组成员沟通、鼓励、良性比较可增加肥胖症者的减肥信心，使其行动力更强，减肥过程更加坚定。

精神-心理支持中需要医务人员能识别干扰减重管理成功的心理或精神疾患，并请专科医师进行治疗。

（5）药物指导　当生活方式指导，即饮食和运动治疗6个月后体重变化效果不明显，或当出现以下情况可考虑药物治疗：①食欲旺盛，餐前饥饿难忍，每餐进食量较多；②合并高血糖、高血压、血脂异常和脂肪肝；③合并负重关节疼痛；④肥胖引起呼吸困难或有阻塞性睡眠呼吸暂停综合征；⑤BMI≥24kg/m² 且有上述并发症情况；⑥BMI≥28 kg/m²，不论是否有并发症，经过 3 个月的单纯饮食方式改善和增加活动量处理仍不能减重 5%，甚至体重仍有上升趋势者。健康管理师应根据减重结果判断是否需要转专科治疗，在转诊前先询问患者需求。如采取口服药物患者，健康管理师应注意询问患者的服药情况及不良反应。

（6）随访管理　健康管理师对新确诊或需要减重的肥胖症者，填写首诊登记表，建立疾病档案。包括基本信息资料、饮食量及粗算食物比例、零食情况、运动情况、睡眠情况、服药情况等。测量身高、体重、腰围、臀围、体脂成分测定，计算 BMI、腰臀比；辅助检查包括空腹血浆葡萄糖、胰岛素、血压、血脂、肝脏脂肪含量超声测定检查。

首次登记后，1 月随访 1 次基本信息、体重、腰围、臀围、腰臀比、体脂成分测定，填写随访管理登记表，协助临床医生详细了解肥胖症者变化情况。并发症筛查：每年进行一次血糖、血压、血脂、肝脏脂肪含量超声测定检查。

治疗后减重的维持非常重要。机体存在多种机制调控能量平衡以维持自身体重相对稳定，通常减重计划结束后一年，大部分人会恢复已减掉体重（复重）的 30%~35%，4 年内基本恢复到减重前水平。世界胃肠病学会对肥胖管理制定的全球指南强调为了维持减重效果，医务人员和营养医师应向患者提供面对面或电话随访的减重维持计划，保持与患者的规律接触（每月或更加频繁），帮助其进行高强度体力活动（如 200~300min/周），规律监测体重变化（如每周或更加频繁），并保持低能量饮食（维持更低体重所必需）。

（7）中医养生保健指导　《黄帝内经》把肥胖症者分为"膏人""脂人"和"肉人"，《素问·奇病论》认为肥胖原因为"必数食甘美而多肥也"，根据中医体质辨证选用药膳如薏米粥、茯苓粥可利水渗湿。针灸结合局部拔罐，是按照中医学经络理论指导平衡阴阳、调理脏腑，达到运行气血、疏通经络功效，实现减肥同时有一定的束身效果。穴位埋线法可以通过刺激经络腧穴达到健脾益气、疏通经络、调和阴阳气血效果，同时可抑制食欲，具有良好疗效。对于老年人，因无法进行剧烈运动，可以做太极拳、八段锦等健身操，达到运动减肥的效果。

中药养生茶类也对减肥有一定的效果，如山楂茶，由山楂片、干金银花、干杭白菊适量泡水，可健脾胃、消脂减肥。《食疗本草》认为荷叶煮水可利尿清热，消脂减肥，"煮食之，能炼五脏精细，欲得肥者，勿食之，为下气。欲瘦小轻健者，食之甚健人。"赤小豆薏米粥对伴有水肿的肥胖症者效果尤好，《食疗本草》云"久食瘦人"。普洱茶、乌龙茶具有消食提神，降低血脂的功效。

3. 三级管理

三级管理的人群是已发生并发症的肥胖症者，目标是延缓并发症的进展，并改善其的生存质量。

肥胖症合并有代谢异常疾病,高血糖、高血压、高血脂等需要转诊至全科积极控制血糖、血压、血脂;合并肥胖并发症［如脂肪肝、睡眠呼吸暂停综合征、骨关节病、多囊卵巢综合征（PCOS）等］,健康管理师应积极向社区医师寻求帮助,判断病情积极转诊。此期应以专科医师为主,判断是否需要通过积极的药物治疗或手术介入以迅速纠正肥胖状态,避免因肥胖因素加重并发症的各种问题。例如,肥胖的 2 型糖尿病者内分泌医生可能首选 GLP-1RA 药物降糖,如利拉鲁肽,具有很好的降糖效果,还可抑制患者食欲和延缓胃排空,降糖同时可有效降低体重,减轻胰岛素抵抗,延缓并发症进展。

健康管理师在此期间的工作重点是登记患者随访信息,首次登记后,1 月随访 1 次基本信息、体重、腰围、臀围、腰臀比、体脂成分测定,根据不同并发症情况收集相关指标,必要时应进行详细的现病史记录,以便专科医师了解完整的病变过程。

（四）健康效果评价

1. 疗效评价指标

肥胖症者的随访应严格按照管理标准,定期进行饮食状况、运动情况随访,身高、体重、腰围、臀围、体脂成分测定,计算 BMI、腰臀比测量;空腹血浆葡萄糖、胰岛素、血压、血脂、肝脏脂肪含量超声测定检查。每两年进行一次颈动脉彩超、肿瘤标志物、睡眠呼吸监测等并发症筛查。根据检查结果评价病情稳定情况、是否有新出现的并发症及评价管理效果。肥胖症社区慢病门诊随访检查项目见表 10-24。

表 10-24　　　　　　　　　肥胖症社区慢病门诊随访检查项目

监测内容	初诊	每天	每月	季度复诊	年度复诊	每 2 年
服药情况	√	√	√	√	√	√
饮食状况	√		√	√	√	√
运动情况	√		√	√	√	√
身高	√					√
体重	√	√	√	√	√	√
BMI	√		√	√	√	√
腰围/臀围	√			√	√	√
腰臀比	√			√	√	√
皮褶厚度	√			√	√	√
体脂成分测定	√		√	√	√	√

续表

监测内容	初诊	每天	每月	季度复诊	年度复诊	每2年
血压	√				√	√
血糖	√				√	√
胰岛素	√				√	√
血脂	√				√	√
肝脏 B 超	√				√	√
颈动脉彩超						√
肿瘤标志物						√
睡眠呼吸监测						√

2. 双向转诊

如肥胖症者出现合并有代谢异常疾病（高血糖、高血压、高血脂等）需要转诊或合并肥胖并发症［脂肪肝、睡眠呼吸暂停综合征、骨关节病、多囊卵巢综合征（Polycysticovary Syndrome，PCOS）等］，健康管理师应积极向社区医师寻求帮助，判断病情，及时向上级医院转诊。如患者并发症情况稳定，可转入社区医院由健康管理师继续跟踪随访。

【任务解答】

1. 庞某存在的危险因素有：①饮食不合理，喜欢吃汉堡、面包、夜宵、喝啤酒。②平时运动缺乏（由上班地点近，下班"宅家"可判断）。③晚睡：夜晚大约 23：30 睡觉。④BMI 27.3kg/m^2，腰围 >90cm，体重超重，且腰围超标。⑤FPG 6.3mmol/L。⑥血脂四项 TC 6.52mmol/L。

2. 庞某还需要测量臀围，计算腰臀比；进行体脂成分测定；进一步做 OGTT 试验了解糖耐量；超声测定肝脏脂肪含量。

3. 根据庞某情况，判断其属于高危人群。将其纳入一级健康管理，方案如下：①体重达标：使超重者 BMI 达到或接近 24kg/m^2，或体重至少减少 5%~7%。②控制摄入总热量：超重者至少减少每日总能量 400~500kcal（1674.34~2092.93kJ）；如每日总能量减少 500~750kcal（2092.93~3139.39kJ）更佳。可根据身高体重、活动量计算适宜总热量，具体见二级管理。③膳食结构：增加膳食纤维摄入量，不小于 14g 纤维/1000kcal（或 14g 纤维/4185.85kJ）能量，如食用含整粒谷物的食物，至少占谷物摄入的一半；饱和脂肪酸摄入占总脂肪酸摄入的 30% 以下；单人每天食用盐的总量不超过 5g。④适量运动：至少保持每周中等强度体力活动在 150min 以上。

参考文献

［1］中华医学会糖尿病学分会．中国2型糖尿病防治指南（2020年版）［J］．中华糖尿病杂志,2021,13（4）:317-411.

［2］刘国莲．社区常见慢性病预防与管理指南［M］．银川:宁夏人民出版社,2015.

［3］迟家敏．实用糖尿病学［M］．北京:人民卫生出版社,2015.

［4］王文绢．糖尿病患者自我管理量表的研究与应用［J］．中华预防医学杂志,2016（1）:4-6.

［5］王春玲．实时动态血糖监测系统与便携式血糖仪在2型糖尿病患者无症状低血糖中的应用价值［J］．医疗装备,2019,32（14）:40-41.

［6］中国成人血脂异常防治指南修订联合委员会．中国成人血脂异常防治指南（2016年修订版）［J］．中国循环杂志,2016,31（10）:937-953.

［7］赵文华,张坚,由悦,等．中国18岁及以上人群血脂异常流行特点研究［J］．中华预防医学杂志,2005（05）:12-16.

［8］韦利萍．健康管理师［M］．广州:广东高等教育出版社,2017.

［9］马利丹,孙瑞霞,辛颖,等．不同体重指数痛风患者临床特点分析［J］．中华内科杂志,2017,56（5）:333-357.

［10］王靖宇,常宝成．高尿酸血症/痛风流行病学特点及危险因素［J］．国际内分泌代谢杂志.2016,36（2）:78-81.

［11］中华医学会风湿病学分会．2016中国痛风诊疗指南［J］．中华内科杂志,2016,55（11）:892-899.

［12］Juraschek,P Stephe,McAdams-Demacro,et al. Temporal relationship between uric acid concentration and risk of diabetes in a community-based study population［J］. Am J Epidemiol,2014,179（6）:684-691.

［13］陈绍华,赵啸,徐浩,等．痛风的中西医研究进展［J］．世界科学技术,2021,23（4）:1220-1227.

［14］中华医学会内分泌学会．中国高尿酸血症与痛风诊疗指南（2019）［J］．中华内分泌代谢杂志,2020,36（1）:1-13.

［15］Choi HK,Curhan G. Soft drinks,fructose consumption,and the risk of gout in men:prospective cohort study［J］. BMJ,2008,336（7639）:309-312.

［16］中华医学会骨质疏松和骨矿盐疾病分会．原发性骨质疏松症诊疗指南（2017）［J］．中华骨质疏松和骨矿盐疾病杂志,2017,10（5）:413-444.

［17］刘庆思．中西医结合诊治骨质疏松症［M］．北京:中国中医药出版社,2001.

［18］张绍岚．王红星．常见疾病康复［M］．北京:人民卫生出版社,2010.

［19］苏静,李妮,曹然丽．全程管理模式在健康体检骨质疏松高危人群随访中的应用效果［J］．中外女性健康研究,2021（6）:5-6+195.

［20］International Osteoporosis Foundation. IOF one-minute osteoporosis risk test［EB/OL］.［2021-04-12］. http://osteofound. org/osteoporosis/risk_test.html.

［21］Nayak S, Edwards DL, Saleh AA, et al. Systematic review and meta-analysis of the performance of clinical risk assessment instruments for screening for osteoporosis or low bone density[J]. Osteoporos Int, 2015,26(5)：1543-1554.

［22］中华中医药学会．绝经后骨质疏松症(骨痿)中医药诊疗指南(2019 年版)[J]．中医正骨,2020,32(2)：1-13.

［23］中国健康促进基金会基层医疗机构骨质疏松症诊断与治疗专家共识委员会．基层医疗机构骨质疏松症诊断和治疗专家共识(2021)[J]．中国骨质疏松杂志,2021,27(7)：937-944.

［24］许倩,宋志雪,陈长香,等．骨质疏松老年人自我健康管理行为状况分析[J]．中国骨质疏松杂志,2016,22(8)：1012-1015+1057.

［25］杨红旗,赵欣,陈燕,等．骨质疏松症的健康管理[J]．中国临床保健杂志,2018,21(5)：718-720.

［26］陈照坤,梁雁芳,梁业梅,等．妇女原发性骨质疏松危险因素及防治研究[J]．中国公共卫生,2004,20(9)：1059-1060.

［27］中华医学会,中华医学会临床药学分会,中华医学会杂志社,等．肥胖症基层合理用药指南[J]．中华全科医师杂志,2021,20(5)：530-532.

［28］中国超重/肥胖医学营养治疗专家共识编写委员会．中国超重/肥胖医学营养治疗专家共识(2016 年版)[J]．中华糖尿病杂志,2016,8(9)：525-540.

［29］李广强,王素华．MC4R 基因多态性与肥胖相关性研究进展．第十三届中国西部营养与健康高峰论坛论文集[C]．四川省营养学会：四川省营养学会,2018：7.

［30］中国营养学会．中国居民膳食指南(2016)[M]．北京：人民卫生出版社,2016.

［31］王友发,孙明晓,杨月欣．中国肥胖预防和控制蓝皮书[M]．北京：北京大学医学出版社,2019.

［32］杨则宜．运动营养师培训教程[M]．北京：人民体育出版社,2020.

【项目十一任务一思维导图】

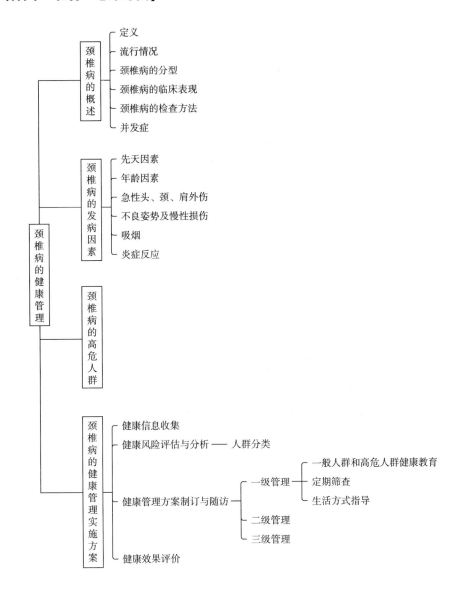

项目十一　慢性骨关节疾病健康管理

任务一　颈椎病的健康管理

【学习目标】

知识要求

1. 掌握颈椎病的类型、危险因素、高危人群。

2. 熟悉颈椎病的并发症种类、一级健康管理要点、二级健康管理要点。

3. 了解颈椎病的流行情况、检查方法。

能力要求

1. 能够根据症状判断颈椎病的分型。

2. 能够辨别颈椎病的危险因素。

【任务描述】

　　赵某，女，30 岁，公司白领，每天坐在电脑边的时间都是 10 小时以上，平时很少运动，怕热，夏天几乎都在空调房待着。最近反复头晕发作，自觉脖子僵硬、抬头都困难、手臂发麻，休息后症状可缓解。颈椎 X 线检查提示颈椎退行性改变，椎间隙狭窄。

　　讨论：1. 赵某属于颈椎病的哪一分型？还需要哪些检查确诊？

　　　　　2. 赵某有哪些危险因素？

一、颈椎病的概述

　　颈椎病（Cervical Spondylosis，CS）是一种常见病和多发病，即颈椎椎间盘退行性改变及其继发病理改变累及其周围组织结构（神经根、脊髓、椎动脉、交感神经等），出现相应的临床表现。仅有颈椎的退行性改变而无临床表现者则称为颈椎退行性改变。

　　随着现代从事低头工作方式人群的增多，如电脑、空调的广泛使用，人们屈颈和遭受风、寒、湿的机会不断增加，造成颈椎病的患病率不断上升，且发病年龄有年轻化的趋势。21 世

颈椎病的
健康教育

纪初世界卫生组织公布的全球十大顽疾中，颈椎病列第二，有研究表明全球60多亿的人群中，颈椎病的患病人群高达9亿，我国就有2亿以上。

（一）颈椎病的分型

根据受累组织和结构的不同，颈椎病分为：颈型（又称软组织型）、神经根型、脊髓型、交感型、椎动脉型、其他型（目前主要指食道压迫型）。如果两种以上类型同时存在，称为"混合型"。

1. 颈型颈椎病

在颈部肌肉、韧带、关节囊急、慢性损伤，椎间盘退化变性，椎体不稳，小关节错位等的基础上，受风寒侵袭、疲劳、睡眠姿势不当等导致颈项部某些肌肉、韧带、神经受到牵张或压迫。多见于30~40岁女性，在夜间或晨起时发病，有自然缓解和反复发作的倾向。

2. 神经根型颈椎病

由于椎间盘退行性改变、突出、节段性不稳定、骨质增生或骨赘形成等原因在椎管内或椎间孔处刺激和压迫颈神经根所致。在各型中发病率最高，占60%~70%，是临床上最常见的类型，多为单侧、单根发病，但是也有双侧、多根发病者。多见于30~50岁者，男女比例为2：1，起病缓慢，偶有急性发病者。

3. 脊髓型颈椎病

脊髓型颈椎病是因椎间盘退行性改变、关节不稳定导致脊髓压迫所致；如合并发育性颈椎管狭窄时，患者的平均发病年龄比无椎管狭窄者小。发病率占颈椎病的12%~20%，是最严重的一种类型，致残率高，可造成肢体瘫痪。多见于40~60岁，通常起病缓慢，多数患者无颈部外伤史。

4. 交感神经型颈椎病

交感神经型颈椎病因椎间盘退行性改变和节段性不稳定等因素，从而对颈椎周围的交感神经末梢造成刺激，产生交感神经功能紊乱。交感型颈椎病症状繁多，多数表现为交感神经兴奋症状，少数表现为交感神经抑制症状。由于椎动脉表面富含交感神经纤维，当交感神经功能紊乱时常常累及椎动脉，导致椎动脉的舒缩功能异常。因此交感型颈椎病在出现全身多个系统症状的同时，还常常伴有椎-基底动脉系统供血不足的表现。

5. 椎动脉型颈椎病

当颈椎出现节段性不稳定和椎间隙狭窄时，可以造成椎动脉扭曲并受到挤压；椎体边缘以及钩椎关节等处的骨赘可以直接压迫椎动脉或刺激椎动脉周围的交感神经纤维，使椎动脉痉挛而出现椎动脉血流瞬间变化，导致椎-基底供血不全而出现症状，因此不伴有椎动脉系统以外的症状。

（二）颈椎病的临床表现

1. 颈型颈椎病

（1）症状　颈项强直、疼痛，可有整个肩背疼痛发僵，呈斜颈姿势。转颈时躯干必须同时转动，也可出现头晕的症状；可出现反射性肩、臂、手疼痛、胀麻，咳嗽或打喷嚏时症状不加重。

（2）查体 急性期颈椎活动绝对受限，颈椎各方向活动范围近于零度；颈椎旁肌肉压痛；如有继发性前斜角肌痉挛，可在胸锁乳突肌内侧，扪到痉挛的肌肉，稍用力压迫，即可出现肩、臂、手放射性疼痛。

2. 神经根型颈椎病

（1）症状 发作性或持续性颈痛和颈部发僵，有些患者还有肩部及肩胛骨内侧缘疼痛；上肢沿神经受累区出现放射性疼痛或麻木；患侧上肢感觉沉重、握力减退，有时出现持物坠落。症状与颈部的位置和姿势有明显关系，颈部活动、咳嗽、喷嚏、用力及深呼吸等症状加重。

（2）查体 患侧颈部肌肉紧张、僵直，活动受限；棘突、肩胛骨内侧缘肌肉有压痛。椎间孔部位出现压痛、椎间孔挤压试验阳性，臂丛神经牵拉试验阳性。

3. 脊髓型颈椎病

（1）症状 多数患者首先出现一侧或双侧下肢麻木、沉重感，双脚有踩棉花感；随后逐渐出现行走困难，严重者步态不稳、行走困难。一侧或双侧上肢麻木、疼痛，双手无力，甚至持物易落。躯干部感觉异常，常感觉在胸部、腹部或双下肢有如皮带样的捆绑感，称为"束带感"，同时下肢可有烧灼感、冰凉感。部分患者出现膀胱和直肠功能障碍，如排尿障碍、大便秘结，甚至性功能减退。病情进一步发展，患者须拄拐或借助他人搀扶才能行走，直至出现双下肢呈痉挛性瘫痪，卧床不起，生活不能自理。

（2）查体 颈部多无体征。双手握力下降。四肢肌张力增高，可有折刀感；腱反射活跃或亢进。病理反射如上肢霍夫曼征阳性，浅反射如腹壁反射、提睾反射减弱或消失。

4. 交感型颈椎病

（1）症状 头晕或眩晕、头痛，睡眠欠佳、记忆力减退、注意力不易集中等头部症状。眼胀、干涩或多泪、耳鸣、听力下降，鼻塞、味觉改变等眼耳鼻喉部症状。恶心、呕吐、腹胀、腹泻以及咽部异物感等胃肠道症状。心悸、胸闷、心律失常、血压变化等心血管症状。以上症状往往与颈部活动有明显关系，坐位或站立时加重，卧位时减轻或消失。颈部活动多、长时间低头、在电脑前工作时间过长或劳累时明显，休息后好转。

（2）查体 颈部活动多正常，颈椎棘突间或椎旁小关节周围的软组织压痛。有时还可伴有心率、心律、血压等的变化。

5. 椎动脉型颈椎病

症状：发作性眩晕，复视伴有眼震。有时伴随恶心、呕吐、耳鸣或听力下降，与改变颈部位置有关。下肢突然无力猝倒，但是意识清醒，多在头颈处于某一位置时发生。偶有肢体麻木、感觉异常，可出现一过性瘫痪，发作性昏迷。

6. 混合型

症状和查体见相应的分型。

（三）颈椎病的检查方法

X 线检查是颈椎损伤及某些疾患诊断的重要手段，也是颈部最基本最常用的检查技术，即使在影像学技术高度发展的条件下，也是不可忽视的一种重要检查方法。全颈椎正侧位片对于判断损伤的疾患严重程度、治疗方法选择、治疗评价等提供影像学基础。可见钩椎关节变尖或横向增生、椎间隙狭窄；侧位片见椎间隙狭窄、椎体前后缘骨赘形成、椎体上下缘（运动终板）骨质硬化；或颈椎后纵韧带骨化。

颈椎 CT 可以显示出椎管的形状及椎管狭窄程度，脊髓造影配合 CT 检查可显示硬膜囊、脊髓和神经根受压的情况。

颈部 MRI 检查则可以清晰地显示出椎管内、脊髓内部的改变及脊髓受压部位及形态改变，对于颈椎损伤、颈椎病及肿瘤的诊断具有重要价值。

经颅彩色多普勒（TCD）、数字减影技术（DSA），磁共振血管造影（MRA）可探查基底动脉血流、椎动脉颅内血流，推测椎动脉缺血情况，是检查椎动脉供血不足的有效手段，是椎动脉型颈椎病的常用检查手段。此外，椎动脉造影和椎动脉"B 超"对诊断有一定帮助。

（四）颈椎病的并发症

因为颈椎病大部分只有在发作时才有症状，容易被忽略，当病程进展后可能出现严重的并发症，如吞咽障碍、视力障碍、颈-心综合征、颈性高血压、胸部疼痛、猝倒或是下肢瘫痪。

1. 吞咽障碍

因颈椎前缘直接压迫食管后壁而引起食管狭窄，或骨刺形成过快使食道周围软组织发生刺激反应。

2. 视力障碍

因椎-基底动脉供血不足而引发的大脑枕叶视觉中枢缺血性病损。

3. 颈-心综合征

因颈背神经根受颈椎骨刺的刺激和压迫出现心前区疼痛、胸闷、心律失常（如中搏等）及心电图 ST 段改变，易被误诊为冠心病。

4. 高血压颈椎病

神经压迫引起血压升高或降低，其中以血压升高为多，称为"颈性高血压"。

5. 胸部疼痛

颈 6 和颈 7 神经根受颈椎骨刺压迫表现为起病缓慢的顽固性的单侧胸大肌和乳房疼痛。

6. 下肢瘫痪

椎体侧束受到颈骨刺的刺激或压迫，导致下肢运动和感觉障碍，早期表现为下肢麻木、疼痛、跛行，最终出现下肢瘫痪。

7. 猝倒

颈椎增生性改变压迫椎动脉引起基底动脉供血障碍，导致一时性脑供血不足，导致站立或走路时因突然扭头出现身体失去支持力而猝倒，倒地后能很快清醒，不伴有意识障碍，亦无后遗症，此类病人可伴有头晕、恶心、呕吐、出汗等植物神经功能紊乱的症状。

二、颈椎病的发病因素

（一）先天因素

颈椎受压与椎管狭窄、椎体结构有很大关系，颈椎先天性畸形者，如先天性椎管狭窄、先天性椎体融合，颈胛和第 7 颈椎横突肥大等，是导致颈椎病发生的危险因素之一。最新研究证实，椎间盘退变性疾病是一种多基因遗传病，如维生素 D 受体基因 *Taql* 及 Fo-kI、IX 型胶原 A2（COL9A2）基因、基质金属蛋白酶-3（MMP-3）可增加易感性。

（二）年龄因素

年龄是颈椎病的危险因素，随着年龄增长，颈椎出现不同程度的退行性改变，50 岁后发病率迅速增加。此外随着年龄增长出现骨质疏松、骨小梁的破坏，直接影响软骨终板及髓核营养供给，造成椎间盘退行性病变，同时颈椎稳定性下降可引起颈椎病。

（三）急性头、颈、肩外伤

头颈部跌扑伤、碰击伤等所致颈椎及周围软组织损伤未正确处理，病情缓慢进展。头颈部跌扑伤、碰击伤及挥鞭伤，均易发生颈椎及其周围软组织损伤，直接或间接引起颈椎病，如未正确处理可转为慢性炎症，引起颈椎病；颈椎小关节错位也可以导致颈椎病发病。

（四）不良姿势及慢性损伤

生活中的不良姿势是形成慢性劳损的主要原因之一。每天有 1/4~1/3 的时间是在睡眠中度过的，枕头一定要适合颈部生理结构。如果长期使用高度不合适的枕头，使颈椎某处屈曲过度，就会将此处的韧带、关节囊牵长并损伤，而造成颈椎失稳，发生关节错位，进而发展成颈椎病。跷二郎腿、用电脑姿势不正确、窝坐沙发等不良姿势也会引起颈椎病。

颈肩部软组织慢性劳损，是发生颈椎病的病理基础。由于工作需要，有些工种需要特殊姿势或在强迫体位中工作较长时间，如挑重物，或者颈部受寒，如对着空调吹风等，都容易导致慢性劳损，颈椎失稳，肌纤维变性颈部肌肉劳损性的改变，并逐渐发展成颈椎病。

(五) 吸烟

烟草中的尼古丁等有害物质可导致微小血管痉挛，造成颈椎椎体及间盘血液供应降低；同时可促进骨质吸收，矿质化程度降低，使骨质疏松加快，椎间盘的有氧供应下降；同时可使颈肌有氧血供减少，产生痉挛疼痛，以及椎间盘退行性改变过程中产生的大量炎症介质等物质刺激周围组织，从而加重颈椎病。

(六) 炎症反应

咽喉部与颈椎毗邻，两者之间的淋巴循环存在着密切的联系。咽部感染性炎症会刺激或波及颈椎关节及周围的血管、神经、肌肉、韧带等，引起炎症反应，造成关节松弛或移位，血管痉挛、收缩，神经根刺激症状，肌张力下降，韧带松弛，从而破坏颈椎局部的完整性与稳定性，最终引起内外平衡失调，出现颈部疼痛及功能障碍等症状。

三、颈椎病的高危人群

符合以下条件之一者，可判断为颈椎病的高危人群：①50岁以上者。②长期低头伏案工作，或头颈常向某一方向转动者（如办公室工作人员、打字员、计算机操作人员、会计、刺绣女工、手术室护士、交通警察、教师、银行职员、司机、长期观看显微镜者、油漆工、电工、刻字工、汽车或机械修理工等）。③喜欢卧高枕及有反复落枕病史者。④或躺着看书、窝着看电视等日常生活中不良姿势过多的人。⑤有头颈部外伤史者。⑥有颈椎先天性畸形者。

四、颈椎病的健康管理实施方案

(一) 健康信息收集

除了基本健康资料外，还需询问目前症状、现病史、既往史、家族史、心理评估等。要详细询问生活方式情况，如枕头高度，是否常低头等习惯；身体活动和运动锻炼情况、吸烟史、饮酒史、睡眠情况；个人史如特殊职业、颈部外伤情况。

局部查体：前屈旋颈试验、椎间孔挤压试验、臂丛牵拉试验等检查。颈椎病辅助检查有X线、CT、MRI、TCD、DSA等影像学检查。

(二) 健康风险评估与分析

根据健康信息资料进行人群分类与检查。高危人群还需要进行颈椎功能障碍指数量表（the Neck Disability Index，NDI）筛查，判断是否存在颈椎功能障碍情况。健康管理师在问卷调查时或应详细检查受试对象有无夸大症状，见表11-1。结果判断：0~20%表示轻度功能障碍；20%~40%表示中度功能障碍；40%~60%表示重度功能障碍；60%~80%表示极重度功能障碍；80%~100%表示完全功能障碍。

表 11-1　　　　　　　　　　　　**颈椎功能障碍指数量表**

本表是设计用来给出关于颈痛是如何在日常生活中影响我们的活动能力的。请回答每一部分，标出每部分中适合你的那一项。我们意识到你可能会觉得在任何一个部分中有两项或更多项适合你，但请标出最贴切的描述出你的问题的那一项。

症状	得分					
	0	1	2	3	4	5
疼痛程度	我现在没有疼痛	现在疼痛非常轻微	现在疼痛属于中等程度	现在疼痛比较严重	现在疼痛非常严重	现在疼痛是难以想象的严重
自理能力（洗漱、穿衣等）	我可以照常地照顾自己，没有特殊疼痛	我可以照常地照顾自己，但有时会有疼痛	自理时会产生疼痛，我自己小心地慢慢应付	我需要某些帮助，但可以应付大部分的自理需要	我在每天的绝大部分日常自理活动中都需要帮助	我不能自己穿衣，洗漱困难，基本处于卧床状态
举重物	我能在没有特殊疼痛的情况下举起重物	我能举起重物，但会引起疼痛	疼痛使我不能从地板上举起重物，但如果位置合适，比如放在桌子上，我可以想办法举起来	疼痛使我不能举起重物，但如果位置合适，我可以想办法举起轻或者举起稍重一点的东西	我只能举起很轻的重量	我不能举或拿任何东西
阅读	我可以随意阅读，不会颈痛	我可以随意阅读，但会有轻度颈痛	我可以随意阅读，但会有中度的颈痛	因为有中度的颈痛，我不能随意阅读	因为严重的颈痛，我基本不能阅读	我根本无法阅读
头痛	我没有头痛	我有不经常发作的轻度头痛	我有不经常发作的中度头痛	我有经常发作的中度头痛	我有经常发作的重度头痛	我几乎总是在头痛
注意力	需要时我可以毫无困难地集中注意力	虽然有点困难，但我可以完全地集中注意力	当我想要集中注意力时，有相当的困难	想集中注意力时有很大的困难	想集中注意力时有极大的困难	我根本无法集中注意力
工作	我可以任意进行工作	我只能做我日常的工作	我能做大部分的日常工作	我不能做日常工作	我基本不能做任何工作	我根本不能工作
驾驶	我长时间驾驶时没有颈痛	我长时间驾驶时有轻度颈痛	我长时间驾驶时有中度颈痛	因为中度颈痛我无法长时间驾驶	因为严重颈痛我几乎不能驾驶	我根本不能驾驶

续表

症状	得分					
	0	1	2	3	4	5
睡眠	我睡眠没有问题	我的睡眠受到轻微干扰（无法入睡时间小于1小时）	我的睡眠受到轻度干扰（1~2小时无法入睡）	我的睡眠受到中度干扰（2~3小时无法入睡）	我的睡眠受到严重干扰（3~5小时无法入睡）	我的睡眠完全被打乱了（5~7小时无法入睡）
娱乐	我可以从事任何我喜欢的娱乐活动，没有颈痛	我可以从事任何我喜欢的娱乐活动，颈部有些疼痛	因为颈痛，我只可以从事部分而非全部我的日常娱乐活动	因为颈痛，我只能参加少量我的日常娱乐活动	因为颈痛，我几乎不能参加任何娱乐活动	我根本无法参加任何娱乐活动

注：计算方法：每一项症状得分相加算出总分；然后换算成百分比得分＝总分÷50（总可能得分）×100%。最小可测变量（90%可信度）：5分或10%。

例如：所有10部分做完总分为16分，换算成百分比得分＝16/50×100%＝32%。

例如：如果一部分没有做或不适用，得分按如下方法计算：16（总分）/45（总可能得分）×100%＝35.5%。

通过健康信息资料结合上述颈椎病的诊断标准、NDI问卷调查，判断颈椎病患者属于哪一型颈椎病以及功能障碍程度。如患者颈痛、颈部发僵、上肢放射性疼痛或麻木；疼痛和麻木感沿着受累神经根的走行和支配区放射，根据患者情况立即将患者送往就医。如臂丛牵拉试验为阳性；NDI评定分数在25%，症状体征明显，CT影像学检查提示某一颈椎节段发生突出，这样便可确定诊断并且实施进一步治疗。

（三）健康管理方案制订

1. 颈椎病的一级管理

一级管理针对一般人群、高危人群，是指在颈椎病尚未发生之前，针对病因采取的预防与管理措施。

（1）健康教育　积极宣传颈椎病的防治知识，如颈椎病的分型与症状、危害、危险因素，提高群众对颈椎病的防治意识。

（2）定期筛查　对于具有高危人群应每年进行一次NDI问卷调查，如出现重度功能障碍则应进一步检查颈椎X线、MRI、TCD、DSA、磁共振血管成像（MR Angiography，MRA）等，早发现颈椎病患者。

（3）生活方式指导

①增强体质，强壮天然"肌性围领"：颈部具有多条富有弹性、韧性的肌肉及韧带，对颈椎起着重要的固定和保护作用。但颈椎是脊柱中活动度最大的部位，容易遭受不同程度的损伤。因此"肌性围领"的强壮是预防颈椎病的先决

条件，可以选择一些全身及颈部锻炼操，如太极拳、练功十八法、气功、颈部保健操等运动锻炼。

②避免头、颈、肩外伤及受寒：颈部外伤至颈椎病发病所经历时间长短不一，最短者半个月，长者可达 30 年，发病情况与损伤程度及当时治疗情况有关。故颈部的保护要从婴幼儿时开始。注意婴幼儿抱起姿势正确，不能因生气猝不及防地捶打孩子头部；另外，急刹车的"挥鞭损伤"、高处坠落亦可破坏颈椎原有的平衡，如不及早诊治，中年以后极易发展为颈椎病。运动员的颈椎病患病率高于一般人群，尤其是上肢运动过度的如体操、游泳、射击、球类运动等运动项目的运动员。因此，运动前做好准备活动，运动时注意防护措施。有研究显示颈椎病病人追忆以前有不同程度颈部外伤者占 48.4%，这符合有颈外伤史的人颈椎病患病率亦较高的理论。

如果颈肩部受寒，人会本能地缩颈、耸肩、弯腰以便肌肉收缩减少热量的散发，但这种不良姿势易致颈椎病的发生，而且冷刺激易造成落枕，故冬季要注意保暖。

③保持良好的心理状态、纠正不良姿势：情绪可引起颈椎曲度的改变，灰心丧气时低头垂肩，造成颈椎前屈；情绪激昂时抬头挺胸，保持颈椎的正确姿势，如收顿、头上举和后移。因此要尽可能保持精神愉快。

长期压迫性体位如伏案工作、仰头粉刷墙壁、低头长时间操作、卧位看书、书写姿势不当等，均可造成颈部组织的慢性劳损。因此，平时要注意站姿、走姿和坐姿，工作中间休息，做好工间操及颈部保健操。

④纠正睡姿、科学用枕：人在熟睡后颈肩部肌肉完全放松，只靠椎间韧带及关节囊的弹性来维持钩椎关节的正常关系。如果长期睡姿不良，会使颈椎失稳，发生关节错位以及肌肉、韧带的慢性劳损进而发展成颈椎病。一般情况下睡姿采取仰卧为主，侧卧为辅，且左右交替。睡枕的高低、质地近年来引起医学界广泛重视。枕头太低、头过仰时，颈椎管内间隙容量变小，脊髓与脊神经易受累；枕头太高、颈椎处于过屈位虽然椎管内容积较大，但如果有骨赘或突出的髓核亦可能压迫脊髓及脊髓前动脉，故枕高以 10~15cm 为佳，因高矮而稍有差异，枕芯以柔软、有弹性或可塑性的材质为佳。

⑤注意咽喉部的保护：不吸烟、多饮水、少吃刺激性强的食物，积极预防上呼吸道感染，避免因咽喉损伤或感染导致炎症而诱发颈椎病。

2. 颈椎病的二级管理

颈椎病的首发症状多种多样，容易误诊、漏诊，而当症状缓解后患者很容易又恢复不良的生活习惯，故颈椎病的二级管理十分重要。二级管理针对新发颈椎病患者，目的是通过医疗干预，使之尽早转化为健康人，避免颈椎病的再次发作。

（1）健康教育 同一级管理。

（2）生活方式指导 对高度怀疑颈椎病者，可先拍颈椎 X 线平片，必要时做肌电图、TCD、CT 或 MRI 等辅助检查。一旦确诊就要让患者了解自己的发病类型，帮助其分析发病原因，指导其在治疗过程及今后的工作中针对性预防。如果增生骨刺正对着脊髓，或脱出的椎间盘已导致椎管狭窄者，要避免给予过猛的颈背部压力；脊髓型上颈段病变者，严禁按摩手法过重及手法复位，以免造成生命危险；椎动脉型颈椎病患者要注意不要过猛、过度转颈，以免突然压迫或刺激椎动脉使椎基底动脉供血不足发生猝倒。神经根型颈椎病患者不要过度旋转、侧屈头颈部，以免脊神经根受到过度牵拉，加重症状。

（3）治疗与康复指导　颈椎病发作时口服氟桂利嗪、倍他司汀等扩血管药物；同时进行颈部固定与制动。发作期和缓解期还可以进行康复治疗：①物理治疗：牵引、手法、超短波、中频等；②中医治疗：中药熏蒸、针灸、刮痧、拔火罐等。

（4）定期随访　初次发作症状缓解后，建议 1 个月后随访，此后 3 个月随访一次，如病情稳定半年随访一次。以后每年复查一次颈椎 X 线；椎动脉型应每年进行 TCD、DSA 检查。

3. 颈椎病的三级管理

颈椎病的三级管理人群为严重脊髓型颈椎病及颈椎病术后患者，生活难以自理时，予以康复治疗、预防病情加重及并发症的发生，减少伤残、减轻社会和家庭的负担。视情况复杂程度，故应以专科医师为主，康复治疗为辅，健康管理师协助随访管理。对严重的脊髓型颈椎病及颈椎术后卧床患者，应给予心理疏导、安慰、开导，多接触社会，使其重获生活的信心。

（四）健康管理效果评价

因椎体的退行性病变和进展因人而异，有些患者病程进展迅速，有些可能进展缓慢，故只能以颈椎病的发作次数减少来判断健康管理效果。此外，颈椎 X 线、CT、MR、DSA 等影像学检查对比也是判断病情的标准。

对于以下情况应积极转诊：严重的脊髓压迫者应尽早手术治疗；有肌力减弱者应尽早康复训练；如出现卧床不起者应注意护理，防止进一步加重；其他并发症。

【任务解答】

1. 赵某属于颈型颈椎病，还需要查体确诊。

2. 赵某危险因素有：①长时间伏案工作。②喜欢在空调房待着，肩部受寒。

【项目十一任务二思维导图】

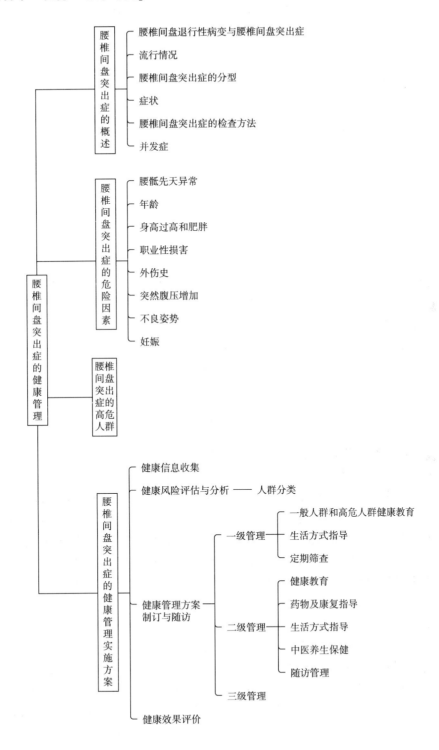

任务二　腰椎间盘突出症的健康管理

【学习目标】

知识要求

1. 掌握腰椎间盘突出症的症状、危险因素、高危人群。

2. 熟悉腰椎间盘突出症的一级健康管理要点、二级健康管理要点。

3. 了解腰椎间盘突出症的检查方法。

能力要求

1. 能讲述腰椎间盘退行性病变与腰椎间盘突出症的差别。

2. 能识别腰椎间盘突出症的危险因素。

【任务描述】

案例：李某，女性，60岁，1周前突然腰疼，行走困难。医院CT显示诊断结果：L3/L4、L4/L5椎间盘轻度膨出；腰椎退行性病变。医生建议不做手术，进行保守治疗。现在来健康门诊进行咨询。

讨论：李某属于哪一级别健康管理？请给予该患者设计健康管理方案。

一、腰椎间盘突出症的概述

（一）腰椎间盘退行性病变与腰椎间盘突出症

椎间盘退行性病变（Intervertebral Disc Degeneration，IVDD）是指椎间盘失去正常结构并伴有进行性纤维化，表现为凝胶样髓核丧失，髓核与纤维环原有界限逐渐消失，纤维环板层粗糙和进行性纤维化，最后出现裂隙和老年色素沉积。腰椎是人体躯干活动的枢纽，而所有的身体活动都无一不在增加腰椎的负担。随着年龄的增长，过度的活动和超负荷的承载，使腰椎加快出现老化，并在外力的作用下继发病理性改变，以致椎间盘纤维环破裂，椎间盘内的髓核突出，引起腰腿痛和神经功能障碍。当腰椎退行性病变达到一定程度，引起临床症状即为腰椎间盘突出症。

腰椎间盘突出症是因腰椎间盘各部分（髓核、纤维环及软骨板），尤其是髓核，有不同程度的退行性改变后，在外力因素的作用下，椎间盘的纤维环破裂，髓核组织从破裂之处突出（或脱出）于后方或椎管内，导致相邻脊神经根遭受刺激或压迫，从而产生腰部疼痛，一侧下肢或双下肢麻木、疼痛等一系列临床症状。以腰4-5、腰5-骶1椎间盘突出发病率最高，约占95%。

（二）流行情况

据估算约高达84%的人群一生中会有下腰痛的经历，其中10%的患者因为反复下腰痛而丧失劳动力。从年龄上讲腰椎间盘突出症好发于青壮年，从性别上讲男性的发病率高于女性，肥胖或过于瘦弱的人易致腰椎间盘突出。下腰痛的社会经济成本非常巨大，以丧失的生产力、伤残抚恤金及医疗保健费用来衡量，2000年 Maniadakis 文章报道英国每年的相关费用约120亿英镑，2008年 Martin 报告指出美国每年超过850亿美元。

（三）腰椎间盘突出症的分型

1. 膨隆型

膨隆型是腰椎间盘退行性病变当中最轻的一种类型。腰椎间盘的结构当中，外周是纤维环，中间是髓核，各种原因引起的髓核压力增向突出，但是没有突破纤维环；或纤维环有部分破裂，而表面完整，髓核因压力而向椎管局部隆起，表面光滑。此型对椎管的侵占是比较轻的，神经压迫也相对较轻，保守治疗大多有效。

2. 突出型

移位的髓核限于较少层的纤维环内，切开纤维自行突出，纤维环完全破裂，髓核突向椎管，但后纵韧带仍然完整，仅有后韧带或一层纤维膜覆盖，此型常需手术治疗。

3. 脱出型

髓核穿破后纵韧带，表面高低不平或同菜花状，但其根部仍然在椎间隙内，需手术治疗。

4. 游离型

椎间盘破裂，间盘碎块脱入椎管内或者完全游离。此型不单引起神经根症状，还容易导致马尾神经症状，非手术治疗往往无效，故首选手术治疗。

5. Schmorl 结节及经骨突出型

Schmorl 结节又称许莫结节，指椎体的软骨板破裂，髓核可经裂隙突入椎体内而形成的结节。而经骨突出型是指髓核沿椎体软骨终板和椎体之间的骨管通道，向前纵韧带方向突出，形成椎体前缘的游离骨块。这两种形式的椎间盘突出，在临床上仅可引起腰痛，而不引起神经根症状，往往不需要手术治疗。

（四）腰椎间盘突出症的症状

1. 腰痛

腰痛是多数患者最先出现的症状，发生率约为91%。由椎间盘的退行性病变、腰椎小关节磨损增生、腰椎侧弯、腰椎滑脱等原因引起，特征是站立劳累后加重，卧床休息后减轻。

2. 下肢放射痛及间歇性跛行

本类症状主要由椎间盘突出、骨赘增生或椎管狭窄压迫神经、影响神经血液供应有关。典型的腰椎疾病引起的腿痛多表现为坐骨神经痛，即从腰部或臀部开始，沿大腿后侧、小腿外侧放射至足的疼痛，在喷嚏和咳嗽等腹压增高的情况下疼痛会加剧，多见于腰4-5、腰5-骶1间隙突出。间歇性跛行主要表现为行走一段距离后（通常随疾病加重，行走距离逐渐缩短），双下肢出现酸麻胀痛，像灌了铅，因而迈步困难。此时弯腰或坐下、蹲下休息片刻后症状可以缓解，开始行走后又再次加重。

3. 马尾神经症状

由于向正后方突出的髓核或脱垂、游离椎间盘组织压迫马尾神经引起以下症状，表现为排便排尿无力、便不尽、尿潴留以及性敏感性下降、阳痿、异常勃起等。男性小便方面的问题有时难以与前列腺增生相鉴别，有学者认为腰椎疾病引起的男性小便障碍多时轻时重，而前列腺疾病引起的小便症状轻重程度多比较恒定。

（五）腰椎间盘突出症的检查方法

尽管有 CT、MRI 诊断正确率更高，但考虑经济原因，常规的 X 线检查仍是首选的方法，腰椎 X 线片可见椎间隙变窄、椎体边缘增生等退行性改变。

影像学上比较被认可的腰椎间盘突出症的诊断依据，CT 可较清楚地显示椎间盘突出的部位、大小、形态和神经根、硬脊膜囊受压移位的情况。MRI 是目前研究椎间盘退行性病变最简单、最准确的非侵入性影像学方法，能反映组织的多个参数，可直接进行矢状位、冠状位及斜位等多平面成像。但是仅有 CT、MRI 表现而无临床症状，也不应诊断本病。

电生理检查（肌电图、神经传导速度与诱发电位）可协助确定神经损害的范围及程度，观察治疗效果。

（六）腰椎间盘突出症的并发症

中央型腰椎间盘突出物因位于椎管前方正中央处，容易向后压迫、刺激马尾神经，常导致膀胱、直肠症状（大小便失禁）；此外，神经根压迫严重者，可能出现不完全性双下肢瘫痪。

二、腰椎间盘突出症的危险因素

（一）腰骶先天异常

腰骶段先天畸形包括腰椎骶化、骶椎腰化、半椎体畸形、小关节畸形等，可使下腰椎承受的应力发生改变，从而构成椎间盘内压升高和易发生退行性病变、损伤的因素之一。

（二）年龄

20 岁以后椎间盘已经开始发生退行性改变，纤维环变性、增厚、弹性减小；30 岁时椎间盘蛋白多糖减少，失去弹力及膨胀性能，故 40 岁以后发病率明显增多。

（三） 身高过高和肥胖

国外的研究有提示，身高过高和体重过大的个体更容易患腰椎间盘退行性疾病。体重超重、肥胖可能额外地增加腰椎间盘的负荷，从而加速了腰椎间盘的退行性病变过程。

（四） 职业性损害

各种流行性病学调查指出椎间盘退行性病变与职业因素相关。长期从事站立、负重久坐以及过量腰部活动的职业，都会导致椎间盘突出的发生率高于普通人群。如教师、警察、长时间坐着的办公室文员、电脑操作人员、司机。因在弯腰状态下，如果提 20kg 的重物，椎间盘内的压力可增加到 $30kPa/cm^2$ 以上，故从事重体力劳动、举重运动者因腰部过度负荷，更易造成椎间盘退行性病变。

（五） 外伤史

外伤史与腰椎间盘退行性改变有比较强的相关性。腰椎的外伤，包括扭伤和撞伤，可以直接造成腰椎间盘结构受损。如果造成滑脱、脱位或骨折等，将导致解剖相对位置的异常，将引起椎间盘局部应力增高，椎间盘和椎体受力不均匀，加速椎间盘退行性病变的过程诱发因素。

（六） 突然腹压增加

临床上约有 1/3 的病例于发病前有明确的增加腹压的因素，诸如剧烈的咳嗽、喷嚏、屏气、用力排便等，即可使腹压升高而破坏椎节与椎管之间的平衡状态。

（七） 不良姿势

当腰部处于屈曲位时，如突然加以旋转，则易诱发髓核突出。因此弯腰提重物或突然使腰部负荷增加，都可能引起髓核突出。

（八） 妊娠

女性在妊娠期间整个韧带系统处于松弛状态，后纵韧带松弛易于使椎间盘膨出，发生腰背痛。相关调查显示孕妇腰背痛的发生率明显高于正常人。

三、腰椎间盘突出症的高危人群

符合以下条件之一者，可判断为腰椎间盘突出症的高危人群：①体力工作者，比如农民、搬运工、建筑工人、举重运动员；②长期伏案工作者；③体重过轻（$BMI < 18.3kg/m^2$）或肥胖（$BMI > 28kg/m^2$）者；④腰部外伤史者；⑤孕期曾发作过腰痛者；⑥腰骶先天异常者。

四、腰椎间盘突出症的健康管理实施方案

（一） 健康信息收集

除了基本健康资料外，还需询问目前症状、现病史、既往史、家族史、心理评估等。要详细询问生活方式情况，生活是否有规律，平时睡觉、站立、坐位是什么体位，腰部平常是否

腰椎间盘突出症健康管理

会受凉。身体活动和运动锻炼情况、吸烟史、饮酒史、睡眠情况；个人史如特殊职业，颈部外伤情况。

局部查体：直腿抬高试验、股神经牵拉试验等检查。颈椎病辅助检查有 X 线、CT、MRI、电生理检查（肌电图、神经传导速度与诱发电位）等。

（二）健康风险评估与分析

根据健康信息资料，进行人群分类，对高危人群应积极进行局部查体与腰椎 X 线筛查，如发现异常则进行 MR 检查和 CT 检查以确诊。

（三）健康管理方案制订

椎间盘退行性病变的三级管理内容如下：一级管理，预防一般人群延缓腰椎老化退行性病变的进程；二级预防，预防高危人群发展成为腰椎间盘退行性病变的患者；三级预防，预防病情的恶化。

腰椎间盘退行性病变的综合管理也分为三级。

1. 一级管理

一级管理针对一般人群和高危人群，目的是预防腰椎老化及腰突症的发作。

（1）健康教育　虽然腰椎间盘退行性病变主要是一种随年龄改变的生理过程，但是很多因素可以加快腰椎老化退行性病变的进程，引起一系列疾病和症状。健康管理师应积极推广正确的腰椎保健知识、腰椎间盘突出症的症状、危险因素、高危人群及并发症，提高人群的腰椎保健防病意识。

（2）生活方式指导

①加强锻炼、强壮腰肌：通过锻炼骨骼和腰背肌会使腰部坚强有力，神经系统反应提高，动作才会准确、协调，有利于避免损伤；此外，还可以针对性地进行腰肌训练；②保持正确的劳动姿势：站立劳动时髋、膝关节微屈，以 15 度左右为宜，自然收腹，双侧臀部肌肉向内收缩，使骨盆前倾，腰椎变直；坐位时应调整座椅的高度恰好使双膝关节能自由屈伸，上腰椎与靠背椅贴近，保持脊柱伸直。椅子坐板不能太窄，应能托住双侧大腿为宜；因工作性质需要半弯腰的劳动，应保持下腰部伸直，两足分开与肩平行，使重力落在双髋关节和双足上；弯腰搬重物时应先伸腰部，然后屈髋下蹲，再用力伸直髋、膝关节，挺腰将重物搬起；集体抬动重物时，要挺胸直腰，先屈髋下蹲，然后同时托起重物；③戒烟：吸烟可引起咳嗽，严重的咳嗽又会引起椎间盘内压力升高，促进椎间盘退行性病变，导致腰椎间盘突出，故应戒烟；④调整营养，保持正常体重，既不太瘦，也不超重；孕期控制体重增长速度。

（3）定期筛查　对于高危人群应积极筛查，树立定期检查的意识，可每年进行一次筛查。筛查方法有局部查体和腰椎 X 线，如有异常再进行 MRI 或 CT 检查。高危人群如有疑似的症状要立即就医，争取早发现早治疗。

2. 二级管理

二级管理主要针对缓解期的腰椎间盘突出症患者，目的是预防再次发作，延缓病程。

（1）健康教育　同一级管理。一定要加强对本病的重视程度，积极配合医生进行治疗；不可忽视本病从而延误病情，导致病情的恶化。

（2）药物及康复指导　根据自身情况选择理疗、针灸治疗、中药治疗、手法治疗等。患者在接受治疗的同时可以进行一定的运动训练，但必须注意要在自身能够承受的范围之内，可以适当进行倒走、小燕飞等运动，进行腰背部肌肉力量的锻炼。

（3）生活方式指导　除一级管理的基本内容外。病情严重时要注意卧床休息，卧床要求卧硬床。仰卧时，可在腰部另加一薄垫或令膝、髋保持一定的屈曲，这样可使肌肉充分放松。俯卧位时则床垫要平，以免腰部过度后伸。注意防寒保暖，即使病情稳定也不可过度劳累，不可搬运重物。

（4）中医养生保健　中医按摩可以缓解腰部酸胀感，具有较好的疗效，有腰腿痛者可行进行自我按摩：①搓法：取坐位，双手对搓，发热后放在后腰椎两侧；等到双手不热的时候，便顺着腰椎两侧上下用力搓动，向上到两臂屈尽处，向下到尾骨附近，以身体发热为度；②揉法：取坐位，双手五指并拢，放在两侧腰眼处，掌心向内，然后上下慢慢揉搓，以身体发热为度；③捏法；坐位，双脚前伸或者膝盖弯曲，然后用两手分别捏拿，提放腰部肌肉，力度以能够承受为主，时间一分钟；④摩法：坐位或者站位，双手握拳，拳眼向上，以掌指关节突出部分在两侧腰眼处做旋转按摩。可先顺时针 20 圈，逆时针 20 圈，也可同时进行。

（5）随访管理　腰椎间盘突出症患者的随访管理可以 1 个月一次，期间无腰痛、下肢放射痛发作则可以 3 个月一次；病情稳定者可半年一次。

【拓展阅读】

腰部锻炼常用方法

一、小燕飞

1. 锻炼方法

在硬床上或干净的硬质地板上，取俯卧位，脸部朝下，双臂轻轻抬起，手臂向上的同时轻轻抬头，双脚轻轻抬起，尽量让肋骨和腹部支撑身体，以 5~10s 后放下双脚。刚开始时可做 10~20 下，可分为 2~3 次，逐渐增加至 30~50 下，坚持 6 个月以上。

2. 功效作用

锻炼腰背部肌肉，增强腰背肌的力量有利于保护腰部，增强脊柱稳定性。

3. 适用人群

腰椎间盘突出症、腰椎小关节紊乱、腰肌劳损、轻度腰椎滑脱、腰椎峡部裂、颈肩部肌肉劳损者，以及腰椎术后患者。

二、拱桥运动

1. 锻炼方法

仰卧在床上或地板上，两手平放于身旁，然后腰部用力，抬起臀部，使臀部离床板或地面 10cm 以上。坚持 10s 以上，然后放松，休息一下，继续进行，做 10 次以上。因此姿势从侧面看像拱桥而得名。

2. 功效作用

使腰部肌肉变得强壮，能起到预防腰椎间盘突出，改善腰肌劳损的作用。

3. 适用人群

腰肌劳损人群、办公室工作人员、腰椎间盘突出症患者恢复期。

3. 三级管理

针对腰椎间盘退行性病变较严重或有马尾神经压迫症状的患者，此期以专科医师为主，根据情况选择理疗、针灸、手法、封闭治疗、手术治疗等；康复治疗师配合积极康复锻炼，促进患者功能康复。健康管理师可协助随访工作。

（四）健康效果评价

因腰椎的退行性病变和进展因人而异，有些患者病程进展迅速，有些可能进展缓慢，故只能以症状的发作次数减少来判断健康管理效果。此外，腰部 X 线、CT、MR、DSA 等影像学检查对比也是判断病情的标准。

对于以下情况应积极转诊：严重的脊髓压迫应尽早手术治疗；有肌力减弱者应尽早康复训练；如出现卧床不起者应注意护理，防止进一步加重；其他并发症。

【任务描述】

李某是腰椎间盘突出症的膨出型，属于二级健康管理，方案如下。

（1）健康教育　宣传腰椎间盘突出症的防病知识，一定要加强对本病的重视程度，积极配合医生进行治疗；不可忽视本病从而延误病情，导致病情的恶化。

（2）药物及康复指导　根据自身情况选择理疗、针灸治疗、中药治疗、手法治疗等。患者在接受治疗的同时可以进行一定的运动训练，但必须注意要在自身能够承受的范围之内，可以适当进行倒走、小燕飞等运动，进行腰背部肌肉力量的锻炼。

（3）生活方式指导　病情严重时要注意卧床休息，卧床要求卧硬床。仰卧时，可在腰部另加一薄垫或令膝、髋保持一定的屈曲，这样可使肌肉充分放松。俯卧位时则床垫要平，以免腰部过度后伸。注意防寒保暖，即使病情稳定也不可过度劳累，不可搬运重物。

（4）中医养生保健自我按摩。

（5）1 个月后随访。

参考文献

[1]陈腾,姚新苗.椎动脉型颈椎病的发病机制及治疗进展[J].黑龙江中医药,2013(1):49-50.

[2]吴佳倩,陆一涵,张成钢.颈椎病的研究进展[J].健康教育与健康促进,2018(1):58-61.

[3]杨辉,郭丽新,武媛媛.颈椎病病因的相关性研究进展[J].中国实验诊断学,2012(06):1152-1154.

[4]邓丽霞.颈椎病中西医结合慢病管理模式的实践与研究[D].广州:广州中医药大学,2017.

[5]郭炯炯,杨惠林,朱雪松,等.中国南方人群腰椎间盘退变的影像学和流行病学研究[J].中华骨科杂志,2014,34(5):546-552.

[6]朱立国,李金学.脊柱骨伤科学[M].北京:人民卫生出版社,2015.

[7]Irving M Shapiro,Makarand V Risbud,著.郑召民,海涌,阮狄克,等译.椎间盘[M].北京:北京大学医学出版社,2016.

【项目十二思维导图】

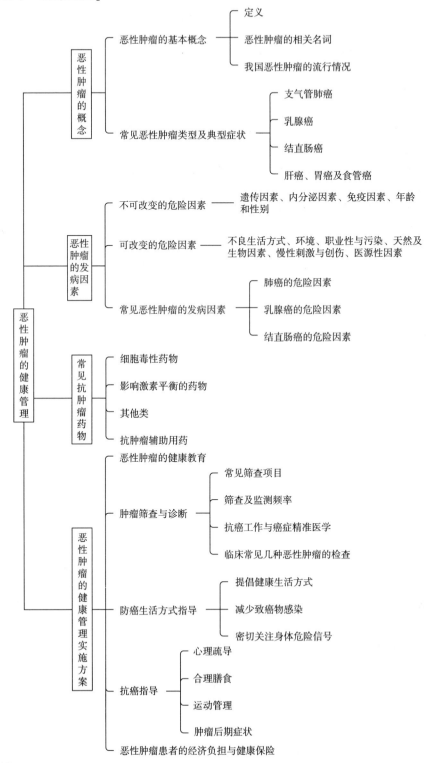

项目十二　恶性肿瘤的健康管理

【学习目标】

知识要求

1. 掌握恶性肿瘤、机会性筛查、群体筛查的定义。

2. 掌握癌症的危险因素、防癌生活指导和抗癌指导的要点。

3. 熟悉常见恶性肿瘤的类型及症状、常见恶性肿瘤的检查方法。

4. 了解恶性肿瘤相关的名词、癌症的流行情况、常见抗肿瘤的药物类型。

能力要求

1. 能够区分机会性筛查和群体筛查。

2. 能够对社区居民进行防癌、抗癌健康宣教。

【任务描述】

上海市社区居民大肠癌筛查项目

大肠癌是全球最常见的恶性肿瘤之一，随着生活方式日益西方化及老龄化的加剧，我国的大肠癌发病率和死亡率持续上升。2012 年 11 月上海市重大公共卫生项目——社区居民大肠癌筛查项目正式启动实施，在全市开展大肠癌防治健康教育与免费筛查服务。为达到退休年龄段、参加了本市各类医保的常住人口提供免费的筛查服务。

方案原则"知情、同意、自愿、免费"，每三年为一个周期。整个社区筛查的流程包括：发放知情同意书，对参与人群登记造册，进行危险度评估、粪便隐血试验检查，然后进行判读，并告知居民结果。通过完善的社区筛查和随访流程，鼓励和帮助筛查阳性和问卷判定阳性的居民，到定点医疗机构接受肠镜检查。项目第一轮实施期间，近 100 万居民参加了初筛检查，检出大肠癌病例 1960 人，早期比例达 52.7%，是筛查前本市平均水平的 4.36 倍，同时还检查出了各类癌前期病变 7911 人，实现了筛查项目的预定目标，充分体现了"健康是促进人的全面发展的必然要求"的立项宗旨，同时为本市开展类似疾病筛查项目，总结积累了宝贵经验。

来源：2016 年 11 月 15 日人民网新闻

讨论：1. 上海市社区居民大肠癌筛查属于哪种筛查方式，有何意义？

2. 肿瘤筛查的流程包括哪几个步骤？

一、恶性肿瘤的概念

（一）恶性肿瘤的基本概念

1. 恶性肿瘤的定义

肿瘤是机体在各种致瘤因素作用下，局部组织的细胞在基因水平上失掉了对其生长的正常调控，导致细胞的异常增生而形成的新生物。致瘤因素使体细胞基因突变，导致正常基因失常，基因表达紊乱，从而影响细胞的生物学活性与遗传特性，形成了与正常细胞在形态、代谢与功能上均有所不同的肿瘤细胞。

恶性肿瘤健康教育

恶性肿瘤（Malignancy）也称癌症（Cancer），是一大类疾病的统称。其共同特征是体内某些细胞丧失了正常调控，出现无节制的生长和异常分化，并发生局部组织浸润和远处转移。恶性肿瘤从组织学上分为上皮性的癌和非上皮性的肉瘤及血液癌。

2. 恶性肿瘤的相关名词

（1）癌症　不论学术界或民间都把恶性肿瘤称为癌症（Cancer）。狭义的癌（Carcinoma）是指上皮来源的恶性肿瘤；广义的"癌"或"癌症"（Cancer）则泛指所有恶性肿瘤包括肉瘤及白血病在内。因此骨肉瘤、淋巴肉瘤亦被称为骨癌、淋巴癌，白血病亦有人称为血癌。

（2）肉瘤　肉瘤（Sarcoma）是从间胚叶或结缔组织来源的恶性肿瘤，是癌症的一种类型，如骨肉瘤、淋巴肉瘤、纤维肉瘤、平滑肌肉瘤、血管肉瘤等。

（3）新生物与恶性疾患　查找医学文献有时会看到"新生物"这一名词，它的含义基本与"肿瘤"相同。"恶性疾患"泛指一切恶性细胞增生性疾病，包括各种恶性肿瘤及白血病，因此为恶性肿瘤的同义语。

3. 我国恶性肿瘤的流行情况

20世纪70年代以来，我国癌症发病率及死亡率呈逐年上升趋势，近5年有增加速度加快的趋势。2006年，世界卫生组织正式将肿瘤列入慢病范畴。2000年我国癌症发病人数180万~200万例，死亡人数140万~150万例。2015年统计全国恶性肿瘤死亡例数约为233.8万例，其中男性约为148.0万例，女性约为85.8万例。2020年全球新发癌症病例1929万例，其中男性1006万例，女性923万例；中国新发癌症457万人，占全球23.7%，癌症新发人数远超世界其他国家。2020年全球癌症死亡病例996万例，其中男性553万例，女性443万例，乳腺癌全球发病数第一；中国癌症死亡人数300万，占癌症死亡总人数30%，癌症死亡人数位居全球第一。主要高发恶性肿瘤依次为：肺癌82万、结直肠癌56万、胃癌48万、乳腺癌42万、肝癌41万，男性肺癌发病率最高、女性乳腺癌发病率最高。癌症死因顺位依次为肺癌、肝癌、胃癌、食管癌、结直肠癌，约占全部肿瘤死亡病例的70%。肿瘤高发病率、反复住院治疗以及高病死率，给患者、家属和社会都造成了巨大的影响及经济负担。

因肿瘤患者治疗间歇期都会选择在家或社区医院进行调整或者姑息治疗。为了延长肿瘤患者生存期及提高生活质量，建立肿瘤的慢病管理体系十分必要。

【拓展阅读】

良性肿瘤与恶性肿瘤

肿瘤可分为良性肿瘤及恶性肿瘤，两者在早期均无明显的症状，因此不易被发现。随着肿瘤细胞的生长，逐渐出现不同的临床表现。两者最重要的鉴别诊断方式是病理组织切片及免疫组化。

良性肿瘤细胞在形态和功能上接近于相应正常组织。因为它的生长能力有一定限度，故生长速度比较缓慢，通常为局部膨胀性生长，形成包膜，分界比较清楚。它可以压迫邻近组织器官，但通常不致侵蚀破坏邻近组织，也不向远处转移，因此危害性较小。

恶性肿瘤将肿瘤特征通过细胞分裂遗传给子代，其生长具有自主性，相对不受机体限制，往往增长旺盛无止境。除了压迫、阻塞症状外，呈侵袭性生长，故可以侵入周围正常组织，致分界不清。恶性肿瘤细胞很容易从瘤体上面脱落下来，通过淋巴管、血管以及其他的腔道进行转移，形成新的肿瘤；还可以破坏原发部位及转移部位组织，引起坏死、出血、合并感染，甚至造成一些恶变的情况发生，且治疗后经常出现复发情况。

（二）常见恶性肿瘤类型及典型症状

1. 支气管肺癌

支气管肺癌（Bronchial Carcinoma）简称肺癌，是指原发于气管、支气管和肺的恶性肿瘤。肺癌早期症状常较轻微，甚至可无任何不适，常在体检时被发现。多数肺癌患者就诊时已为晚期，典型症状为咳嗽，可有持续性痰中带血，如侵犯大血管可引起大咯血，全身一般表现为消瘦、食欲缺乏、乏力、发热、恶病质等。2020年世界卫生组织的统计资料表明肺癌全球发病为220万例，占全部恶性肿瘤的11.4%，死亡为180万例，占肿瘤全死因的18%。吸烟是肺癌最主要的危险因素，中国是烟草消费第一大国，2020年新发肺癌82万例，占全部恶性肿瘤的17.9%，死亡为71万例，占肿瘤全死因的23.8%，男性肺癌发病率最高。

2. 乳腺癌

乳腺癌（Carcinoma of Breast）是女性最常见的恶性肿瘤之一。在西欧、北美等发达国家，乳腺癌发病率居女性癌瘤的首位。早期乳腺癌多数无明显症状，多在健康普查中发现。典型症状为乳房无痛性肿块，晚期出现乳头回缩、乳腺皮肤"酒窝症"或橘皮样变、腋窝淋巴结肿大等表现。2020年全球女性乳腺癌新发226万例，占全部恶性肿瘤的24.5%，死亡为68万例，占肿瘤全死因的15.5%；

我国女性乳腺癌新发 42 万例，占全部恶性肿瘤的 9.1%，死亡为 12 万例，占肿瘤全死因的 3.9%。

3. 结直肠癌

结直肠癌（Colorectal Cancer）源于大肠腺上皮的恶性肿瘤，可发生在各段大肠，70%发生于左侧，尤以乙状结肠和直肠最多。典型症状是便血、黏液血便、排便习惯改变、腹痛、腹部包块、体重进行性下降、贫血、肠梗阻。不同部位的结直肠癌的临床表现可有较大的差异。右半结肠癌由于肠腔较宽、粪便稀，较少见到肠梗阻、便血，常见症状为腹部包块、贫血、消瘦、乏力；左半结肠癌特别是乙状结肠癌，由于肠腔迁曲且相对较窄，较易引起肠梗阻、便血；直肠癌以大便次数增多、里急后重、大便性状改变多见。2020 年我国结直肠癌新发 56 万例，占全部恶性肿瘤的 12.2%，死亡为 29 万例，占肿瘤全死因的 10%。

4. 肝癌、胃癌及食管癌

肝癌（Hepatocarcinoma）是指来源于肝细胞和肝胆管细胞的恶性肿瘤，分为原发性和继发性两大类，是我国常见的恶性肿瘤。早期肝癌常无明显症状，中晚期肝癌的典型症状有肝区疼痛、腹胀、食欲缺乏、乏力、消瘦，进行性肝肿大或上腹部包块等；部分患者有低热、黄疸、腹泻、上消化道出血等，死亡率非常高。2020 年我国肝癌新发 41 万例，占全部恶性肿瘤的 9%，死亡为 39 万例，占肿瘤全死因的 13%。

胃癌（Gastric Cancer）是指源于胃黏膜上皮细胞的恶性肿瘤，主要是胃腺癌。早期胃癌无明显症状，晚期典型症状为疼痛、呕吐，甚至呕血、黑便，也可以出现腹部肿块、上腹压痛、脾肿大和黄疸，以及远处淋巴结转移、盆腔转移等体征。胃癌的生存率较低，5 年相对生存期在 20%左右。2020 年我国胃癌新发 37 万例，占全部恶性肿瘤的 12.4%，死亡为 33 万例，占肿瘤全死因的 13.4%。

食管癌（Esophagus Cancer）是从下咽到食管胃结合部之间食管上皮来源的癌，主要有食管鳞癌和腺癌两大类。食管鳞癌是食管鳞状细胞分化的恶性上皮性肿瘤；食管腺癌主要起源于食管下 1/3 巴雷特黏膜的腺管状分化的恶性上皮性肿瘤。典型症状为进行性吞咽困难。2020 年我国肝癌新发 30 万例，占全部恶性肿瘤的 10%，死亡为 22 万例，占肿瘤全死因的 9%。

二、恶性肿瘤的发病因素

恶性肿瘤的发病与遗传、免疫、内分泌、年龄和性别、生活习惯、环境污染与职业性、慢性刺激与创伤、天然及生物因素及医源性因素有关。其中遗传、免疫、内分泌、年龄和性别为不可改变的危险因素，其余为可改变危险因素。

（一）不可改变的危险因素

1. 遗传因素

遗传因素在大多数肿瘤发病中，增加了机体发生肿瘤的倾向性和对致病因子的易感性，包括染色体不稳定、基因不稳定。多项研究显示肿瘤的发生与基因的易感性相关。同样是吸烟者，$CYP2E1$ 基因缺陷的人，肺癌的发生风险明显增加。家族性结肠腺瘤性息肉者，因存在胚系细胞 APC 基因突变，40 岁以后大部分均有大肠癌变。而 $Brca-1$、$Brca-2$ 突变与乳腺癌发生相关，发生率达 80% 以上。

2. 免疫因素

虽然大多数恶性肿瘤发生于免疫机能"正常"的人群，但是先天性或后天性免疫缺陷易发生恶性肿瘤。如丙种蛋白缺乏症患者易患白血病和淋巴造血系统肿瘤；AIDS（艾滋病）患者后期因免疫力下降，恶性肿瘤发生率明显增高。

3. 内分泌因素

体内激素水平异常是肿瘤诱发因素之一，如雌激素和催乳素与乳腺癌有关，故女性在围绝经期前后乳腺癌发病率最高；生长激素可以刺激癌的发生。

4. 年龄和性别

数据显示恶性肿瘤发病率随年龄增加逐渐上升。40 岁以下青年人群中恶性肿瘤发病率处于较低水平，从 40 岁以后开始快速升高，发病人数分布主要集中在 60 岁以上，到 80 岁年龄组达到高峰。肿瘤还与性别相关，如雌激素和催乳素与乳腺癌有关，故乳腺癌绝大多数都为女性。

（二）可改变的危险因素

1. 不良生活方式

吸烟、进食高热量食物、饮酒、吃霉变食物、吃腌制食物等不良生活方式与癌症发病息息相关。约有 1/3 癌症与吸烟有关，吸烟是肺癌的主要危险因素。长期食入高能量、高脂肪食品可增加乳腺癌、子宫内膜癌、前列腺癌、结肠癌的发病率。摄入大量烈性酒可导致口腔、咽喉、食管恶性肿瘤的发生。吃霉变食物、腌制食物可诱发肝癌、食管癌、胃癌。

2. 职业性环境与污染

空气、饮水、食物的污染均可对人类造成严重危害。世界卫生组织已公布的与环境有关的致癌性物质包括砷、石棉、联苯胺、4-氨基联苯、铬、己烯雌酚、放射性氡气、煤焦油、矿物油、耦联雌激素等。环境中的这些化学的或物理的致癌物通过体表、呼吸道和消化道进入人体，诱发癌症。

3. 天然及生物因素

天然因素也可以致癌，例如在一定条件下紫外线照射过度可引起皮肤癌。生物因素主要为病毒，其中 1/3 为 DNA 病毒、2/3 为 RNA 病毒。DNA 病毒如 EB 病毒与鼻咽癌、伯基特淋巴瘤有关，人类乳头状病毒感染与宫颈癌有关，乙型肝炎病毒与肝癌有关；RNA 病毒如 T 细胞白血病/淋巴瘤病毒与 T 细胞白血病/淋巴瘤有关。此外，细菌、寄生虫、真菌在一定条件下均可致癌，如幽门螺杆菌感染与胃癌发生有关系，埃及血吸虫病被证实可诱发膀胱癌，黄曲霉菌及其毒素可致肝癌。

4. 慢性刺激与创伤

创伤和局部慢性刺激如烧伤深瘢痕和皮肤慢性溃疡处理不当，经久不愈合，均可能发生癌变等。

5. 医源性因素

电离辐射，如 X 线、放射性核素可引起皮肤癌、白血病等；细胞毒性药物、激素、砷剂、免疫抑制剂等均有致癌的可能性。

6. 不良情绪

长期压抑的不良情绪使机体长期处于应激状态，通过神经体液系统降低免疫功能，免疫识别系统能力下降；另外，压抑、焦虑通过神经递质可使细胞内分泌调控失常，分化的原癌基因转化为癌基因。通过对大量肿瘤患者的研究，认为性格因素导致癌症发生的主要原因是持续性的情绪障碍，可以称为致癌情绪。

（三）常见恶性肿瘤的发病因素

1. 肺癌的危险因素

肺癌的发生主要与基因变异、吸烟、工业接触、大气污染四种因素相关。

（1）基因变异　分子生物学研究发现一些基因的突变可导致肺癌的发生，且肺腺癌致癌驱动基因突变存在着人种差异。*EGFR* 突变基因、*ALK* 融合基因就是肺癌的突变基因，同时也是药物作用的靶点，因此被称为驱动基因。

（2）吸烟　吸烟是肺癌最主要的致病因素，且被动吸烟也具有同样的患病风险。早在 20 世纪 60 年代英国一项对医师的前瞻性研究就证实了烟草与肺癌的关系。最新研究表明 85% 的男性肺癌和 47% 的女性肺癌可归因于吸烟。有文献指出吸烟指数（每天吸烟支数×吸烟年数）大于 400 者为肺癌的高危人群。

（3）工业接触　石棉、砷、铀、镍、铬均是肺癌致病的危险因素。我国云南省个旧锡矿是肺癌的高发区，肺癌死亡率高达 151/10 万人。

（4）大气污染　大气污染包括室外空气污染和室内空气污染。2013 年 10 月世界卫生组织下属国际癌症研究机构，正式将大气污染列为主要的环境致癌物，其危害程度与烟草同级。工业废气和汽车尾气含有致癌物质，尤以苯并芘的致癌作用最明显。固体燃料，包括燃煤、木材和农作物残骸所造成的室内空气污染和吸烟一样会引发肺癌。室内装饰材料，如甲醛和氡气也可能是肺癌发生的危险因素。

2. 乳腺癌

大多数乳腺癌的病因尚不明确，但资料表明其与遗传、月经和婚育、乳腺非癌性疾患、不良饮食习惯、药物、电离辐射因素较为密切。

（1）遗传　研究认为有一级亲属患乳腺癌的妇女发生乳腺癌的概率较无家族史的高 2~3 倍。如果有乳腺癌易感基因 *BRCA*-1 和 *BRCA*-2 突变者，发生乳腺癌的概率可超过 80%。

（2）月经和婚育　相关研究表明月经初潮年龄小、绝经晚和月经周期短是患乳腺癌的高危因素。此外终生不育者、首次生育年龄大于 30 岁和生育后未进行哺乳者的发病率较高。

（3）乳腺非癌性疾患　乳腺相关疾病可增加乳腺癌风险。乳腺重度不典型增生和乳头状瘤病发生乳腺癌的风险较大，被视为癌前病变。大导管内乳头状瘤有可能发展为大导管内乳头状癌。一侧患乳腺癌者，对侧发生乳腺癌的危险性增加 3~4 倍。

（4）不良饮食习惯　高脂肪、高能量饮食与乳腺癌的发生呈正相关，高纤维素、鱼类蛋白、维生素 D、维生素 A 和高黄豆蛋白饮食可降低乳腺癌的发病风险。50 岁以后肥胖者发生乳腺癌的机会增大。饮酒可增加体内雌激素水平和生物利用度，每日饮酒 3 次以上的妇女乳腺癌的危险性增加 50%~70%。

（5）药物　某些药物可增加乳腺癌的发病风险。绝经后联合用雌激素及孕激素的激素替代治疗，会小幅增加浸润性乳腺癌发病风险及死亡风险，而单用雌激素则小幅降低此类风险。另有报道长期服用利舍平、甲基多巴、三环类止疼药等会导致催乳素水平升高，对乳腺有致癌的危险。

（6）电离辐射　乳腺为对电离辐射较敏感的组织，过多暴露于射线可增加患癌风险。

3. 结直肠癌

结直肠癌的发病与遗传、不良生活方式、大肠非癌性疾患等多种因素相关。

（1）遗传　遗传因素在结直肠癌发病中起着重要作用。家族中如有一名结直肠癌患者，则下一代患癌危险比没有家族病史的普通人群增加 2 倍；如有两名患者，则机率增至 8 倍。这种家族遗传性在结肠癌中比直肠癌更为常见。

（2）不良生活方式　高蛋白、高脂肪和低纤维饮食是结直肠癌高发的因素。进食脂肪多，胆汁分泌也多，随之胆酸分解物亦多，肠内厌氧菌酶活性也增高，而导致肠内致癌原、促癌原形成增加，导致结直肠癌发生。如厌氧的梭状芽孢杆菌可将脱氧胆酸转变为 3-甲胆蒽，后者已证实为致癌物质。此外，超重和肥胖是结肠癌的危险因素。大便习惯、大便量、肠腔细菌与结直肠癌亦有关系。

（3）大肠非癌性疾患　慢性溃疡性结肠炎、息肉病、腺瘤等大肠非癌性疾患可增加结直肠癌的患病风险。溃疡性结肠炎史为 20 年时，发生癌变率 12.5%，30 年时则高达 40%，据统计 3%~5% 的溃疡性结肠炎最终转变为结直肠癌。15%~40%结肠癌起源于结肠多发性息肉，其癌前期病程为 5~20 年。家族性腺瘤性息肉病（FAP）患者 25 岁时恶变率为 9.4%，30 岁时为 50%，50 岁以前几乎 100%恶变。结肠的克罗恩病比溃疡性结肠炎癌变率低，但远高于普通人群 4~20 倍。

（4）其他因素　环境因素、射线与结直肠癌发病率有关。缺钼地区、石棉工人罹患结直肠癌多。宫颈癌患者接受局部放射治疗后可发生直肠或乙状结肠癌，癌变潜伏期一般在 10 年以上，癌变危险随放疗剂量增加而增加。

三、常见抗肿瘤药物

尽管近年来传统的细胞毒性药物和新型的分子靶点药物被广泛应用，但传统的口服化疗药物仍然是目前抗肿瘤治疗的主要手段之一。按照抗肿瘤药物的传统分类和研究进展将抗肿瘤药物分为以下几类。

（一）细胞毒性药物

破坏肿瘤 DNA 结构和功能，影响核酸生成或干扰转录过程抑制 RNA 合成或作用于 DNA 复制为拓扑异构酶抑制剂，或影响蛋白质合成和功能，而杀死肿瘤细胞。常见的有顺铂、环磷酰胺、卡铂、奥沙利铂、阿糖胞苷、吉西他滨、甲氨蝶呤、阿霉素、羟喜树碱、长春新碱、多西紫杉醇等。

（二）影响激素平衡的药物

通过调节雌、雄激素分泌，抗肿瘤。常见的有他莫昔芬、阿那曲唑、来曲唑、托瑞米芬、依西美坦等。如抗雌激素的托瑞米芬，适用于绝经后妇女雌激素受体阳性的转移性乳腺癌；芳香化酶抑制剂可降低雌激素以治疗激素依赖型乳腺癌，如比卡鲁胺可抗雄激素治疗前列腺癌。

（三）其他类

其他药物包括生物反应调节剂，干扰素、胸腺肽、白细胞介素等调节机体免疫功能的药物，细胞分化诱导剂维 A 酸、亚砷酸等，及近年来出现的作用于肿瘤发生和转移的不同环节和新靶点新型的抗肿瘤药物，单克隆抗体、血管生成抑制剂、表皮生长因子受体拮抗剂等。

（四）抗肿瘤辅助用药

抗肿瘤辅助用药可减轻肿瘤药物的毒副作用，提高药物治疗剂量耐受性和疗效，改善患者的生存质量等。常用的辅助用药包括镇痛药、止吐药、常用 $5-HT_3$ 受体拮抗剂、提升白细胞药物、抑制破骨细胞药物、叶酸类似物、放化疗增敏剂等，以下主要介绍止痛药。

疼痛是肿瘤晚期的主要症状之一，严重影响患者的生活质量。止痛药主要有非甾体类抗炎药、阿片类药物。

1. 非甾体类抗炎药

布洛芬、双氯芬酸、对乙酰氨基酚、吲哚美辛、塞来昔布等可用于缓解轻度疼痛，或与阿片类药物联合用于缓解中、重度疼痛。此类药物无耐药性及依赖性，但有剂量极限性，俗称天花板效应，也就是超过剂量极限即使再加量也不能增强止痛效果，反而出现消化道溃疡、出血、血小板功能障碍、肝肾功能障碍等不良反应。

2. 阿片类药物

阿片类药物又称麻醉性镇痛药，是中、重度疼痛治疗的首选药物。临床分类为弱阿片类和强阿片类。弱阿片类药物如可卡因、二氢可待因、曲马朵等，主要用于中度持续性疼痛，日常生活受到影响，睡眠受干扰；强阿片类药物如吗啡、芬太尼、美沙酮、哌替啶、埃托啡、羟考酮，主要用于重度疼痛，日常生活和睡眠受到严重影响。

【拓展阅读】

癌症治疗新技术——免疫检查点抑制剂

2011 年美国食品药品监督管理局（Food and Drug Administration，FDA）批准的突破性疗法——免疫检查点抑制剂（ICIs）新药。ICIs 通过抑制免疫检查点的活性，阻断免疫抑制通路，解除机体免疫耐受状态并增强机体自身对肿瘤细胞的识别与清除能力，发挥强大的抗肿瘤效应，从而显著改善癌症患者的治疗效果和生活质量。在 FDA 批准两款 ICIs 药物 Ipilimumab 和 Vemurafenib 之前的 2006—2010 年，20~49 岁黑色素瘤患者的整体死亡率每年下降 2%~3%，50~64 岁黑色素瘤患者的整体死亡率每年下降 1%。两种药物的上市将转移性黑色素瘤患者的一年生存率从 2008—2010 年的 42% 提高到 2013—2015 年的 55%，也使皮肤黑色素瘤成为死亡率下降最快的癌症。

免疫检查点抑制剂类药物作为一种新型的抗肿瘤治疗手段，以其对多种肿瘤卓越的疗效及良好的安全性得到广泛认可，是一种备受关注的肿瘤免疫治疗手段，为癌症治疗带来了巨大的改变。

四、恶性肿瘤的健康管理实施方案

（一）恶性肿瘤的健康教育

由于恶性肿瘤的致残、致死率高，人们对癌症的认识不明确，导致老百姓仍然谈癌色变。2003 年 WHO 就已指出至少 1/3 的肿瘤是可以预防、1/3 的肿瘤是可以有效治疗的。事实上肿瘤的发病与生活方式等可改变危险因素息息相关，积极的生活方式管理有利于降低肿瘤发生率。戒烟能降低肺癌的发病率，美国从 1960 年开始严格履行《烟草控制公约》、公共场合全面禁烟，通过几十年的努力，到 2014 年美国男性肺癌死亡率下降了 43%。早期发现的局限于胃黏膜层的微小胃癌，术后 5 年生存率接近 100%；Ⅰ期乳腺癌，术后 5 年生存率 92.5%；早期食管癌，术后 5 年生存率 90.3%。因此积极的健康宣教、宣传正确的疾病常识，有利于提高全民对肿瘤的防治意识。

（二）肿瘤筛查与诊断

针对无症状人群的一种防癌措施称为筛查；针对有症状人群的医学检查称为诊断。肿瘤的筛查可通过机会性筛查和群体筛查两种方式进行。

机会性筛查是指医疗保健机构为因各种情况前来就诊的人群进行筛查，如对适龄女性进行的乳腺筛查，或女性个体主动或自愿到提供乳腺筛查的医疗保健机构进行检查。筛查的流程一般包括：发放知情同意书，对参与人群登记造册，进行危险度评估、肿瘤相关指标检查，然后进行判读，并告知居民结果。通过完善的社区筛查和随访流程，鼓励和帮助筛查阳性和问卷判定阳性的居民，到定点医疗机构接受肠镜检查。

群体筛查是社区或单位实体借助医疗保健机构的设备、技术和人员有组织地为职工或居民筛查，如健康体检年检女性都有乳腺筛查服务。

1. 常见筛查项目

恶性肿瘤的诊断和随访，除了患者的自我检查及医生查体之外，还需进行实验室检查、免疫学检查、骨髓象检查、超声波检查、放射性检查、病理学检查、内窥镜检查、放射性核素检查等特殊检查。

常用实验室检查主要包括血、尿、便常规、X线检查，虽无特异性，但对某些恶性肿瘤的早期发现具有重要意义。如血常规检查如发现老年人血红蛋白进行性下降，也应考虑恶性肿瘤风险。免疫学检查特异性和敏感性都较高，主要为肿瘤标志物及相关抗体检查，这些项目常用于群体筛查和机会性筛查，是体检的必备项目。

超声波检查可从图像上观察病变组织的大小、范围、部位及与周围组织的关系。骨髓象检查是诊断各型白血病、多发性骨髓瘤、恶性网织细胞病和癌肿骨转移的主要依据。还有病理学检查、核磁共振、腔镜检查、CT 等项目。

2. 筛查及监测频率

在医生的指导下健康人群中的癌症筛查可分为以下 3 类。

（1）年轻人与长期坚持锻炼、健康饮食作息、身体健康的人群，建议每 2 年进行 1 次筛查。

（2）40 岁以后、亚健康人群与有高危因素者，这类人群应该每年筛查 1 次。如筛查结果提示风险增高者，需 3 月后复查，此后半年检查 1 次，因许多实体肿瘤长至可检测的大小约为半年。

（3）已经有癌前病变症状的人，包括黏膜白斑、交界痣、慢性萎缩性胃炎、子宫颈糜烂、结直肠的多发性腺瘤性息肉、某些良性肿瘤等，需要实时监控病情，每个月检查 1 次才能确保安全。

恶性肿瘤患者应做好自我管理，关注身体症状，定期回医院复诊，并在专科医生的指导下进行相关检查项目。检查频率和检查的项目根据不同肿瘤疾病的不同阶段也有不同的要求。若出现检查结果异常或恶化，不应过度恐慌，按照医生的建议调整治疗方案及定期复查，治疗期间做好各项治疗和预防措施。

3. 抗癌工作与癌症精准医学

2015 年 1 月，美国总统奥巴马在国会发言中首次提出癌症精准医学计划，希望借助精准医学计划将抗癌工作引领到新时代。精准医学首要解决的问题是癌症的分型，癌症基因组图谱可筛选和鉴定出多种与癌症发生、发展、侵袭和转移等过程有关的关键基因，利用大样本验证这些基因在癌症诊断、治疗或预后判断中的特异性，从而建立起一个全新的癌症精准医学分类模式。

癌症精准预防的目的是起到早期预警作用，乳腺癌 *BRCA*-1 和 *BRCA*-2 基因的筛查为典范之一。著名的好莱坞明星安吉丽娜·朱莉有乳腺癌和卵巢癌家族史，在 2013 年基因筛查时她发现自己带有高风险的罹癌基因，为了抗癌而先后切除双侧乳腺和卵巢。2019 年她在杂志的约稿中，分享了切除乳腺和卵巢后的感受。她透露因自己的妈妈长期与癌症抗争，不能经常陪伴孩子，因此留下不少遗憾。她希望她的选择可以让自己活得久一些，陪伴六个孩子长大。

癌症精准医学有两方面的重要意义：一个是使传统治疗方法实现精准化；二是开发新的治疗手段，如"测序指导的免疫治疗"。手术后放化疗仍是晚期癌症治疗的必要手段。但由于晚期癌症患者的机体耐受性差和治疗本身的副作用巨大，亟须采取新的策略以完善治疗措施。测序技术的发展为此提供突破的可能性。借助基因组测序数据和大规模队列分析，可以鉴定出放化疗等传统方法敏感基因和抵抗基因，从而保证针对不同的患者采用不同治疗策略，一方面提升治疗效果，另一方面降低治疗副作用。

探索癌症治疗的路还很漫长，精准医学计划可能对此有一定帮助，但真正的突破还应寄希望于癌症新机制的发现或治疗新思路的提出。精准医学在癌症治疗方面有着美好的前景，但同时面临着更多棘手的难题。

4. 临床常见几种恶性肿瘤的检查

（1）肺癌　X 线目前仍然是发现、诊断肺癌的重要基本方法。CT 检查是评估肺癌胸内侵犯程度及范围的常规方法，尤其在肺癌的分期上更有其无可替代的作用。低剂量螺旋 CT 扫描技术已被推荐为肺癌高危人群的筛查工具，此技术比 X 线筛查优越，可发现小于 1cm 的肿瘤，准确率高。肺癌的专项检查还包括痰细胞学检查、细微支气管镜检查、支气管超声内镜检查、纵隔镜检查等。

（2）乳腺癌　常用的乳腺癌辅助检查有乳腺 X 线、乳腺钼靶、超声检查、乳腺磁共振成像（MRI）检查、乳管内视镜检查、穿刺组织学检查。X 线检查在早期乳腺癌的诊断中有重要作用。钼靶摄影术投射剂量小，操作简便，图像分辨率和清晰度高，极大地提高了早期乳腺癌的诊断率。癌胚抗原（CEA）、糖类蛋白 153（CA153）在乳腺癌初期的敏感性为 60%，晚期的敏感性为 80%，用于乳腺癌的诊断及随访。

（3）结直肠癌　常用的检查手段有内镜检查、胃肠钡餐检查、CT 扫描、磁共振（MRI）和 CT 仿真结肠镜技术、粪便隐血试验、细胞学检查。结肠癌相关的肿瘤标志物主要有 CEA，糖类抗原 CA199，CH24 和 CA242。直肠、结肠癌患者，CA199 阳性率为 18%～58%，与肿瘤分期有关。CEA 不是结肠和胃肠道肿瘤的特异性抗原，但可以作为治疗监测指标。同时测定 CEA 可提高敏感度，如果治疗有效，CA199 下降速度较 CEA 快。

（三）防癌生活方式指导

1. 提倡健康生活方式

戒烟限酒、平衡膳食、科学运动、心情舒畅可以有效降低癌症发生率。如，戒烟可降低患肺癌的风险，减少高热量高脂肪食物，控制体重可减少结肠癌、乳腺癌、食管癌、肝癌和胃癌的发生。不吃霉变食物，限制烧烤（火烧、炭烧）、腌制和煎炸的动物性食物的摄入。

2. 减少致癌物感染

一些与癌症发生密切相关的细菌（如幽门螺杆菌）、病毒（如人乳头瘤病毒、肝炎病毒、EB 病毒等）则是会通过接触、消化道、性生活传染的。通过保持个人卫生和健康生活方式、接种疫苗（如肝炎病毒疫苗、人乳头瘤病毒疫苗）可以避免感染相关的细菌和病毒，从而预防癌症的发生。

3. 密切关注身体危险信号

密切关注身体危险信号，如身体浅表部位出现的异常肿块；体表黑痣和疣等在短期内色泽加深或迅速增大；身体出现哽咽感、疼痛等异常感觉；皮肤或黏膜出现经久不愈的溃疡；持续性消化不良和食欲减退；大便习惯及性状改变或带血；持久性声音嘶哑、干咳、痰中带血；听力异常，流鼻血，头痛；阴道异常出血，特别是接触性出血；无痛性血尿，排尿不畅；不明原因的发热、乏力、进行性体重减轻等，如出现上述症状时应及时就医。

（四）抗癌指导

1. 心理疏导

癌症患者应正视癌症，积极调整身体免疫力，保持良好的心理状态，达到病情长期稳定。要到正规医院进行规范化治疗，不要轻信偏方或虚假广告，以免贻误治疗时机。

2. 合理膳食

癌症患者保持每天适量的谷类食物、豆制品、蔬菜和水果摄入。在胃肠道功能正常的情况下，注意粗细搭配，适当多吃鱼、禽肉、蛋类，减少红肉摄入，对于胃肠道损伤患者，推荐制作软烂细碎的动物性食品。放、化疗患者宜少吃多餐，进食的食物应新鲜，进食前和进食后 1 小时不饮水。在抗肿瘤治疗期和康复期膳食摄入不足，且在经膳食指导仍不能满足目标需要量时，可积极接受肠内、肠外营养支持治疗。

3. 运动管理

适度运动可提高自然免疫力，延缓肿瘤的生长。但是长时间、大强度运动后，对肿瘤靶细胞具有细胞毒作用的免疫细胞，其数目和功能均会被抑制。运动的度要把握好，不能运动过量超过身体的承受能力。运动的最佳状态为全身微微出汗，不感到疲惫为宜。

4. 肿瘤后期症状

不同的阶段恶性肿瘤患者出现的症状不同，健康管理师应了解肿瘤患者一些常见的症状知识，以便在工作中能根据情况灵活进行心理疏导，减轻患者对病情的恐惧。可分为常见一般症状及放化疗后症状。一般症状可有疼痛，全身症状有乏力、厌食、消瘦和体重减轻等。放化疗后症状可有局部反应（局部组织坏死、栓塞性静脉炎）和全身反应（骨髓抑制表现、胃肠道反应、脱发等）。

（1）疼痛 恶性肿瘤的膨胀性生长或破溃、感染等使末梢神经或神经干受刺激或压迫，可出现局部疼痛。开始多为隐痛或钝痛，以后逐渐加重，变得难以忍受，昼夜不停，尤以夜间明显。疼痛是肿瘤患者最常见、最难以忍受的症状之一，给其心身带来极大痛苦，严重影响患者的生活质量。出现疼痛往往提示癌症已进入中、晚期。WHO调查表明恶性肿瘤患者中至少有40%伴有疼痛，晚期恶性肿瘤患者至少75%～90%有中、重度疼痛。

（2）乏力 肿瘤及相关治疗引起患者长期紧张和痛苦而产生的一系列主观感觉，如虚弱、活动无耐力、注意力不集中、兴趣减少等，严重影响患者的工作、学习、娱乐、家务，使患者的生活质量明显下降。

（3）厌食、消瘦 恶性肿瘤患者会出现厌食、消瘦症状，晚期进一步发展为肿瘤相关厌食和恶病质综合征的表现，自我照顾能力及活动能力减低，参与劳动和创造能力下降，与朋友和家庭的交流减少，对患者心理、生理产生多种负面影响，对治疗的信心降低，焦虑和抑郁增加，甚至产生轻生的念头。

（4）局部组织坏死、栓塞性静脉炎 由于化疗药物局部渗漏会引起局部组织坏死及静脉炎，局部组织坏死可使浅层组织坏死，溃疡形成，累及下肌层，甚至深部组织结构受累，一般发生渗漏后应立即进行局部封闭等紧急处理。

（5）骨髓抑制 骨髓抑制是恶性肿瘤患者接受化疗后所出现的常见的不良反应，其表现主要为外周血白细胞迅速减少，其次是血小板和红细胞减少。根据白细胞减少的程度，临床上将骨髓抑制分为I度（3~4）×10^9/L，II度（2~3）×10^9/L，III度（1~2）×10^9/L，IV度<1×10^9/L。白细胞对机体具有重要的防御机能，其减少是患者并发感染、发热的主要因素。

（6）胃肠道反应 大多数化疗药物可引起胃肠道反应，表现为口干、食欲不振、恶心呕吐等，其中以恶心呕吐最为常见。急性恶心呕吐常发生在化疗后24小时。

五、恶性肿瘤患者的经济负担与健康保险

盖茨和梅琳达基金会资助的《全球疾病负担研究2015》（GBD2015）成果显示，近三十年来中国大陆人口中以肺癌和肝癌为首的恶性肿瘤疾病负担快速上升，成为影响人口健康的重要问题。然而除了从疾病流行病学角度评价外，国内尚缺乏从疾病经济负担层面这一问题进行大规模实证研究的相关报道。

2016年著名的《柳叶刀》杂志以专刊的形式发表了来自我国国内多学科研究团队发布的最新健康相关研究成果。国家癌症中心"中国城市癌症早诊早治项

目卫生经济学评价工作组"关于目前中国癌症患者疾病经济负担的相关研究成果引人关注。中国城市癌症早诊早治项目（CanSPUC）于 2012—2014 年期间在全国 13 个省市的 37 家三级医院开展了针对城市地区常见癌症（肺癌、乳腺癌、大肠癌、食管癌、肝癌、胃癌）患者的横断面研究发现，大肠癌和食管癌患者的经济负担最重，人均就诊支出分别为 10978 美元（10636~11321 美元）和 10506 美元（10199~10813 美元）；肺癌和胃癌患者的经济负担次之，人均就诊支出分别为 9970 美元（9664~10276 美元）和 9891 美元（9606~10176 美元）；肝癌和乳腺癌患者的人均就诊支出相对较为接近，也分别达到了 8668 美元（8358~8977美元）和 8532 美元（8234~8831 美元）。可见尽管不同癌种患者的经济负担有所差异，然而相对于其家庭年均收入而言，患病所带来的经济负担都极为沉重，研究同时发现 77.6% 的癌症患者认为患病给家庭带来的经济负担难以承受。

癌症带来的经济负担，可能超出家庭支付范畴，谈癌色变一部分原因也是"因病致贫""因病返贫"。经济负担是许多癌症家庭放弃治疗的原因。癌症产生的花费不仅仅局限于医疗费，还可能有：①其他医疗支出，包括社保范围外的药品、器材或超过社保封顶线之上的费用。②住院期间家属的额外花销，车马费、伙食费、误工费；请护理人员还要护工费。③收入减少：住院及在家休息期间，病假时间少则 1 年，多则 3~5 年，本人因无法工作导致收入减少；未来工作收入损失，病后调岗导致收入减少。④恢复期的费用，营养品、器材比如轮椅之类等，甚至家居改造装修。

癌症预防是一项综合性工作，除了从生活方式管理、早诊早治、按时参加体检外，还需要未雨绸缪，如积极地购买防癌健康保险。根据家庭经济状况合理地进行疾病风险预防，为自己和家人购买社会医疗保险、商业医疗保险，增强家庭抗病风险能力。还可以根据需求选购大病保险、重疾险，帮助患者及家庭抵御人生大风险。

【任务解答】

1. 上海市社区居民大肠癌筛查行动属于群体筛查，是政府的公益性项目，面向全社会开放，规模大、受益面广、服务年限长，是利国利民的好事，做到了疾病早发现、早诊断的一级预防目的。

2. 整个筛查的流程包括：发放知情同意书，对参与人群登记造册，进行危险度评估、粪便隐血试验检查，然后进行判读，并告知居民结果。通过完善的社区筛查和随访流程，鼓励和帮助筛查阳性和问卷判定阳性的居民，到定点医疗机构接受肠镜检查。

参考文献

［1］中华肺癌筛查与早诊早治指南制定专家组．中国肺癌筛查与早诊早治指南（2021）［J］．中华肿瘤杂志，2021，43（3）：243-268.

［2］张广清，黄燕，陈佩仪．慢病管理理论与实践［M］．北京：中国中医药出版社，2015.

［3］王德，殷潇凡，谢正，等．健康中国行动实施精准解读［M］．上海：上海交通大学出版社，2021.

［4］陈万青，李霓，兰平，等．中国结直肠癌筛查与早诊早治指南（2020，北京）［J］．中国肿瘤，2021，30（01）：1-28.

［5］中国抗癌协会乳腺癌专业委员会．中国抗癌协会乳腺癌诊治指南与规范（2019版）［J］．中华癌症杂志，2019，29（8）：609-612.

［6］成长，陈川．癌症是一种代谢病——论癌症的起源、治疗与预防［M］．北京：科学出版社，2018.

［7］常继乐，孔灵芝．中国慢性病防治最佳时间特色案例［M］．北京：人民卫生出版社，2017.

［8］Ju Fang Shi，Hui Yao Huang，Lan Wei Guo，et al. Quality-of-life and health utility scores for common cancers in China：a multicentre cross-sectional survey［J］．The Lancet，2016，388（1）：S29.

［9］万德森．临床肿瘤学［M］．北京：科学出版社，2018.

［10］世界卫生组织国际癌症研究机构（IARC）．2020年全球最新癌症负担数据［EB/OL］．https：//www.iarc.fr/faq/latest-global-cancer-data-2020-qa/

模块三　慢性非传染性疾病
健康管理综合实训

项目十三　高血压的健康管理

【学习目标】

1. 能独立采集高血压随访信息，正确填写高血压随访记录表。
2. 能根据缺血性心血管疾病（ICVD）10年发病风险评估表进行冠心病发病风险计算。
3. 能根据被管理者实际情况制订适合的健康管理方案。

【任务描述】

张某，男性，43岁，汉族，中层干部，身高168cm，体重75kg，两年前发现血压波动，有时会超过140/90mmHg，起初没在意，最近一次测量血压150/92mmHg，诊断为：1级高血压病，全科医师给予厄贝沙坦150mg，一日一次（qd）口服，控制血压，嘱咐2周后社区复诊，复测血压140/88mmHg。继续原方案，转至慢病科继续随访与生活方式管理。

张某基本情况如下：腰围92cm，臀围102cm，心率72次/min，平时工作紧张，经常加班，每天早餐、中餐在单位食堂就近进餐，几乎没有时间运动，有饮酒习惯，每天约半斤52度白酒，已经有十年；不吸烟，喜食动物内脏及咸菜，经常熬夜，睡眠差，既往无重大疾病史。血脂四项结果为TC 6.25mmol/L，TG 2.16mmol/L，HDL-C 1.45mmol/L，LDL-C 2.33mmol/L；FPG 5.6mmol/L，心电图显示窦性心律；CR 56μmol/L，BUN 8.9mmol/L。其父母均患有高血压和冠心病。

请给张某进行：

1. 健康信息采集。
2. 冠心病风险评估。
3. 设计一个适合的健康管理方案。

任务一　高血压随访记录

高血压的健康信息采集内容包括：①症状：包括是否有头痛头晕、恶心呕吐、眼花耳鸣、呼吸困难、心悸胸闷、鼻衄出血不止、四肢发麻、下肢水肿或其他不适。②体征：体重、血压、BMI、腰臀比、心率、其他特殊不适等。③生活方式指导：主要了解盐摄入量，运动强度、频率及时间，吸烟量，饮酒品种、频率及量等；心理社会因素，如家庭情况、工作环境、文化程度及有无精神创伤史等。④用药情况：具体药物品种、服用量及次数等使用情况，及依从性，有无药物不良反应。⑤辅助检查：如TG、TC、HDL-C、LDL-C、心电图ECG、FPG、颈动脉超声、尿白蛋白定量、胸部X线、眼底、肌酐、尿素氮及其他。⑥此次随访分类、转诊、下次随访日期。

社区高血压随访服务表如表13-1所示。从表头开始填写，姓名、编号一栏需与"居民健康档案"一致。具体填表方法如下：

1. 编号后"□□□-□□□□□"，前3个空格是村（居）民委员会编号，后5个空格是居民个人序号，由建档机构根据建档顺序编制。

2. 以随访方式为例，有1门诊、2家庭、3电话三种方式，填写时需要如实将随访方式的序号填在后面的"□"里，其他带有"□"栏的填写方式是一样的。初次填写容易出现的错误是在序号上打勾，这是不符合医疗文书的记录规定的。

3. 症状栏如出现表中9种以外的症状，需在下面的其他标注出来；填写测量值如血压、体重、检验指标不需要记录单位，但是心电图、胸片、颈动脉彩超、眼底检查需直接誊抄检查报告结果，并注明检查时间。

4. 查体发现其他异常状况，填写在体征的其他栏。

5. 饮酒种类主要指白酒、葡萄酒、烈性（除白酒外）酒、啤酒、米酒等，并需记录具体酒精度。

6. 药物不良反应如填2，则需要在有后面写出具体不良反应情况。

7. 此次随访分类是对本次随访调查结果的总体判断。如血压及各项指标保持完好则填1控制满意；如血压、各项指标未达标，且出现较大波动则填2控制不满意；如出现药物不良反应则填3；如出现新的并发症则填4。

8. 转诊需要患者填写转诊原因、转入机构名称及科别。

门诊随访频率的要求如下：①对于血压达标且平稳的患者可3个月随访一次；②对于血压未达标患者应2~4周随访一次，直到血压平稳为止；③对于血压控制良好，无新的症状出现者，可每年检查一次辅助检查项目；对血压控制不良者，在全科医师的指导下增加检查频率及次数；④符合转诊条件的建议按照转诊要求操作。

【任务解答】

表 13-1 社区高血压患者随访服务记录表

姓名：张×× 编号□□□-□□□□□

随访日期	××××年××月××日	年 月 日	年 月 日	年 月 日
随访方式	1门诊2家庭 3电话 □1	1门诊2家庭 3电话 □	1门诊2家庭 3电话 □	1门诊2家庭 3电话 □
症状 1 无症状 2 头痛头晕 3 恶心呕吐 4 眼花耳鸣 5 呼吸困难 6 心悸胸闷 7 鼻衄出血不止 8 四肢发麻 9 下肢水肿	□/□/□/□/ □/□/□/□ 其他：	□/□/□/□/ □/□/□/□ 其他：	□/□/□/□/ □/□/□/□ 其他：	□/□/□/□/ □/□/□/□ 其他：
体征 血压/mmHg	140/88	/	/	/
体重/kg	75			
BMI/(kg/m²)	26.57			
腰臀比	0.9			
心率/(次/min)	72			
其 他	无			
日吸烟量/支	无			
日饮酒种类/量（两）	52°白酒/5	/	/	/
运 动	□次/周□分钟/次 □次/周□分钟/次	□次/周□分钟/次 □次/周□分钟/次	□次/周□分钟/次 □次/周□分钟/次	□次/周□分钟/次 □次/周□分钟/次
生活方式指导 摄盐情况（咸淡） 1 调味盐>6g/(d·人) 2 调味盐5~6g/(d·人) 3 调味盐<5g/(d·人) 4 每天都摄入咸菜 5 >1勺酱油/(d·人)	□1/□/□	□/□/□	□/□/□	□/□/□
心理调整	1良好2一般3差□	1良好2一般3差□	1良好2一般3差□	1良好2一般3差□
遵医行为	1良好2一般3差□	1良好2一般3差□	1良好2一般3差□	1良好2一般3差□

续表

<table>
<tr><td rowspan="9">用药情况</td><td>药物名称 1</td><td colspan="3">厄贝沙坦</td><td colspan="3"></td><td colspan="3"></td><td colspan="3"></td></tr>
<tr><td>用法用量</td><td>每日 1 次</td><td colspan="2">每次 150mg</td><td>每日 次</td><td colspan="2">每次 mg</td><td>每日 次</td><td colspan="2">每次 mg</td><td>每日 次</td><td colspan="2">每次 mg</td></tr>
<tr><td>药物名称 2</td><td colspan="3"></td><td colspan="3"></td><td colspan="3"></td><td colspan="3"></td></tr>
<tr><td>用法用量</td><td>每日 次</td><td colspan="2">每次 mg</td><td>每日 次</td><td colspan="2">每次 mg</td><td>每日 次</td><td colspan="2">每次 mg</td><td>每日 次</td><td colspan="2">每次 mg</td></tr>
<tr><td>药物名称 3</td><td colspan="3"></td><td colspan="3"></td><td colspan="3"></td><td colspan="3"></td></tr>
<tr><td>用法用量</td><td>每日 次</td><td colspan="2">每次 mg</td><td>每日 次</td><td colspan="2">每次 mg</td><td>每日 次</td><td colspan="2">每次 mg</td><td>每日 次</td><td colspan="2">每次 mg</td></tr>
<tr><td>其他药物</td><td colspan="3"></td><td colspan="3"></td><td colspan="3"></td><td colspan="3"></td></tr>
<tr><td>用法用量</td><td>每日 次</td><td colspan="2">每次 mg</td><td>每日 次</td><td colspan="2">每次 mg</td><td>每日 次</td><td colspan="2">每次 mg</td><td>每日 次</td><td colspan="2">每次 mg</td></tr>
<tr><td>服药依从性</td><td colspan="3">1 规律 2 间断
3 不服药 □</td><td colspan="3">1 规律 2 间断
3 不服药 □</td><td colspan="3">1 规律 2 间断
3 不服药 □</td><td colspan="3">1 规律 2 间断
3 不服药 □</td></tr>
<tr><td></td><td>药物不良反应</td><td colspan="3">1 无 2 有　　□1</td><td colspan="3">1 无 2 有　　□</td><td colspan="3">1 无 2 有　　□</td><td colspan="3">1 无 2 有　　□</td></tr>
<tr><td rowspan="15">辅助检查</td><td>TG/（mmol/L）</td><td colspan="3">2.16</td><td colspan="3"></td><td colspan="3"></td><td colspan="3"></td></tr>
<tr><td>TC/（mmol/L）</td><td colspan="3">6.25</td><td colspan="3"></td><td colspan="3"></td><td colspan="3"></td></tr>
<tr><td>HDL-C
/（mmol/L）</td><td colspan="3">1.45</td><td colspan="3"></td><td colspan="3"></td><td colspan="3"></td></tr>
<tr><td>LDL-C
/（mmol/L）</td><td colspan="3">2.33</td><td colspan="3"></td><td colspan="3"></td><td colspan="3"></td></tr>
<tr><td>心电图 ECG</td><td colspan="3">窦性心率</td><td colspan="3"></td><td colspan="3"></td><td colspan="3"></td></tr>
<tr><td>FPG
/（mmol/L）</td><td colspan="3">5.6</td><td colspan="3"></td><td colspan="3"></td><td colspan="3"></td></tr>
<tr><td>颈动脉超声</td><td colspan="3">—</td><td colspan="3"></td><td colspan="3"></td><td colspan="3"></td></tr>
<tr><td>尿白蛋白定量
/（mg/L）</td><td colspan="3">—</td><td colspan="3"></td><td colspan="3"></td><td colspan="3"></td></tr>
<tr><td>胸部 X 线</td><td colspan="3">—</td><td colspan="3"></td><td colspan="3"></td><td colspan="3"></td></tr>
<tr><td>眼　底</td><td colspan="3">—</td><td colspan="3"></td><td colspan="3"></td><td colspan="3"></td></tr>
<tr><td>肌酐
/（μmol/L）</td><td colspan="3">56</td><td colspan="3"></td><td colspan="3"></td><td colspan="3"></td></tr>
<tr><td>尿素氮
/（mmol/L）</td><td colspan="3">8.9</td><td colspan="3"></td><td colspan="3"></td><td colspan="3"></td></tr>
<tr><td>其　他</td><td colspan="3">—</td><td colspan="3"></td><td colspan="3"></td><td colspan="3"></td></tr>
<tr><td>检查日期</td><td colspan="3">年　月　日</td><td colspan="3"></td><td colspan="3"></td><td colspan="3"></td></tr>
<tr><td colspan="2">此次随访分类</td><td colspan="3">1 控制满意
2 控制不满意
3 不良反应
4 并发症 □</td><td colspan="3">1 控制满意
2 控制不满意
3 不良反应
4 并发症 □</td><td colspan="3">1 控制满意
2 控制不满意
3 不良反应
4 并发症 □</td><td colspan="3">1 控制满意
2 控制不满意
3 不良反应
4 并发症 □</td></tr>
<tr><td rowspan="2">转诊</td><td>原因</td><td colspan="3"></td><td colspan="3"></td><td colspan="3"></td><td colspan="3"></td></tr>
<tr><td>机构及科别</td><td colspan="3"></td><td colspan="3"></td><td colspan="3"></td><td colspan="3"></td></tr>
<tr><td colspan="2">下次随访日期</td><td colspan="3">4 周后</td><td colspan="3"></td><td colspan="3"></td><td colspan="3"></td></tr>
</table>

健康管理师签名：　　　　　　　　　　　　　　　　随访医生签名：

任务二　高血压、冠心病风险评估

高血压的不良后果主要是血管并发症，所以高血压人群需要积极进行冠心病风险评估。

目前仍沿用 2001 年中华医学会心脑血管疾病分会《中国心血管防治指南》的建议，如本书项目八任务一表 8-1。只需要根据步骤计算 ICVD 发病风险。

【任务解答】

健康管理师对张某冠心病风险评估步骤如下：

1. 血压值取服药后的数值 140/88mmHg。

2. 查表：计算每一项得分，年龄 43 = 1 分，收缩压 140mmHg = 2 分，BMI 26.57kg/m² = 1 分，TC 6.25mmol/L = 1 分。

3. 计算总得分 = 1+2+1+1 = 5 分。

4. 查 10 年 ICVD 绝对总分危险 = 2.1%。

5. 与参考标准比较，求得相对危险：40~44 岁平均危险为 1.4%。

6. 判断张某冠心病平均风险 = 2.1% ÷ 1.4% = 1.5，所以张某冠心病风险是该年龄组男性的 1.5 倍。

任务三　高血压健康管理方案设计

结合项目八任务二"高血压的健康管理"第四大点知识梳理健康管理方案。

高血压健康管理方案设计应首先进行健康信息收集；然后根据收集的健康信息资料进行人群分类、健康风险评估及确定健康管理级别；根据级别制订健康管理方案；做好随访计划，确定下次随访服务时间及健康效果评价。健康效果评价分为近期评价和远期评价。近期评价一般是对连续两次随访服务的信息分析，评价健康管理效果；远期评价一般是评价年度健康管理效果，与年度检查同时进行。

【任务解答】

因张某为高血压患者，根据其具体情况，纳入高血压二级健康管理，方案如下：

1. 健康教育

进行健康宣教，发放高血压基本防治手册及社区公益讲座时间表。

强调非药物治疗与长期随访的重要性和坚持终生治疗的必要性。

告知患者紧急情况的应对措施。如突然出现收缩压≥180mmHg和（或）舒张压≥110mmHg；意识改变、剧烈头痛或头晕、恶心呕吐、视物模糊、眼痛、心悸胸闷、喘憋不能平卧，或存在不能处理的其他疾病时，或有突然意识改变、剧烈头痛或头晕、恶心呕吐等，应立即就医，必要时拨打120急救。

2. 生活方式指导目标

指导目标见表13-2。

表 13-2   **指导目标**

内容	目标	可获得的收缩压下降效果
减少钠盐摄入	家庭每人每日食盐摄入量不超过6g（一啤酒瓶盖）注意隐性盐的摄入（咸菜、鸡精、酱油等）	2~8mmHg
减轻体重	BMI<24kg/m², 腰围<90cm（男），<85cm（女）	5~20mmHg/减重10kg
规律运动	中等强度运动，每次30min，每周5~7次	4~9mmHg
戒酒	推荐不饮酒；目前在饮酒的高血压患者，建议戒酒	—
心理平衡	减轻精神压力，保持心情愉悦	—

3. 分级随访管理

因此次血压控制良好，继续服药，下次随访时间4周后。

4. 用药及自我管理指导

长期、合理的药物治疗以使血压达标是高血压病治疗的重要措施，指导正确用药。

指导电子血压计使用方法，发放自测血压表，告知其每周选择一天自测血压，于清晨起床后服药前测量早、午、晚各1次，并记录入表13-3中。

表 13-3   **高血压自测表模板示例**

日期	上午7-9	下午3-5	晚上7-9	其他时间

5. 心理治疗协助患者减轻精神压力、保持心理平衡。

6. 中医养生保健指导方法如下：①足浴：可选用吴茱萸 20g、肉桂 20g、川牛膝 20g 等煎水，冷却至 50℃左右，浸泡双足，两足相互搓动，每次浴足 20~30min。②养生茶：可选菊花、枸杞子、决明子、生山楂、麦冬、罗布麻叶等适量冲泡代茶饮。

项目十四　2型糖尿病的健康管理

【学习目标】
1. 能独立采集糖尿病随访信息，正确填写糖尿病随访记录表。
2. 能根据中国糖尿病风险评分评估表进行计算，筛查高危人群。
3. 能根据被管理者实际情况制订适合的健康管理方案。

【任务描述】

王某，男，45岁，身高170cm，体重71kg，因单位体检报告显示空腹血糖6.3mmol/L到健康管理中心进行咨询，查OGTT 2h血糖值为10.5mmol/L。全科医生诊断：糖调节受损。建议转慢病管理科进行生活方式管理及随访。

王某基本情况如下：身体状况良好，销售，每天开车上下班，平时工作繁忙，且应酬比较多。平时三餐主食量2两左右，不爱吃甜食，但是喜欢吃水果。血压值126/76mmHg，腰围92cm，LDL-C 3.6mmol/L，TC 6.5 mmol/L，HDL-C 1.51mmol/L，TG 1.93 mmol/L，心率70次/min，尿糖正常，血常规、肝肾功能、心电图等其余指标未见异常。王某母亲罹患2型糖尿病30余年。

请给王某进行：

1. 健康信息采集。
2. 糖尿病风险评估。
3. 设计一个适合的健康管理方案。

任务一　2型糖尿病随访记录

2型糖尿病的健康信息采集内容包括：①症状：包括是否有多饮、多食、多尿、视物模糊、存在感染、手脚麻木、下肢浮肿、体重明显下降或其他不适；②体征：体重、血压、BMI、腰围、其他特殊不适等；③生活方式指导：主要了解每天主食量，运动强度、频率及时间，吸烟量，饮酒品种、频率及量等；心理社会因素，如家庭情况、工作环境、文化程度及有无精神创伤史等；是否有按医嘱完成调整；④用药情况：具体药物品种、服用量及次数等使用情况，及依从性，有无药物不良反应；⑤辅助检查：如空腹血糖值、糖化血红蛋白、C肽、胰岛素、尿微量白蛋白、TG、TC、HDL-C、LDL-C、心电图 ECG、眼底、肌电图神经传导速度及其他；⑥此次随访分类、转诊、下次随访日期。

社区2型糖尿病随访服务表见表14-1。从表头开始填写，姓名、编号一栏需与"居民健康档案"一致。具体填表方法如下：

1. 编号后"□□□-□□□□□"，前3个空格是村（居）民委员会编号，后5个空格是居民个人序号，由建档机构根据建档顺序编制。

2. 以随访方式为例，有1门诊、2家庭、3电话三种方式，填写时需要如实将随访方式的序号填在后面的"□"里，其他带有"□"栏的填写方式是一样的。初次填写容易出现的错误是在序号上打勾，这是不符合医疗文书的记录规定的。

3. 症状栏如出现表中9种以外的症状，需在下面的其他标注出来；填写测量值如血压、体重、检验指标不需要记录单位，但是心电图、眼底、肌电图神经传导速度检查需直接誊抄检查报告结果并注明检查时间。

4. 查体发现其他异常状况，填写在体征的其他栏。

5. 饮酒种类主要指白酒、葡萄酒、烈酒（除白酒外）、啤酒、米酒等，并需记录具体酒精度。

6. 药物不良反应如填2，则需要在有后面写出具体不良反应情况。

7. 此次随访分类是对本次随访调查结果的总体判断。如血糖、糖化血红蛋白及各项指标保持完好则填1控制满意；如血糖、糖化血红蛋白各项指标未达标，且出现较大波动则填2控制不满意；如出现药物不良反应则填3；如出现新的并发症则填4。

8. 转诊需要患者填写转诊原因、转入机构名称及科别。

门诊随访频率的要求如下：①对于糖达标且平稳的患者可3个月随访一次；②对于血糖未达标患者应2~4周随访一次，直到血糖平稳为止；③对于血糖控制良好，无新的症状出现者，可每年检查一次辅助检查项目；对血糖控制不良者，在全科医师的指导下增加检查频率及次数；④符合转诊条件的建议按照转诊要求操作。

【任务解答】

表 14-1　　　　　　　　　　　　型糖尿病随访服务记录表

姓名：王×　　　　　　　　　　　　　　　　　　编号：□□□-□□□□□

随访日期	××××年××月××日	年　月　日	年　月　日	年　月　日
随访方式	1门诊 2家庭 3电话 □1	1门诊 2家庭 3电话 □	1门诊 2家庭 3电话 □	1门诊 2家庭 3电话 □

续表

		□/□/□/□ □/□/□/□	□/□/□/□ □/□/□/□	□/□/□/□ □/□/□/□	□/□/□/□ □/□/□/□
症状	1 无症状 2 多饮 3 多食 4 多尿 5 视物模糊 6 感染 7 手脚麻木 8 下肢浮肿 9 体重明显下降	其他	其他	其他	其他
体征	血压/mmHg	126/76			
	体重/kg	71			
	BMI/(kg/m²)	24.57			
	心率/(次/min)	70			
	腰围/cm	92			
	足背动脉搏动	1 未触及 2 触及 □1	1 未触及 2 触及 □	1 未触及 2 触及 □	1 未触及 2 触及 □
	其他				
生活方式指导	日吸烟量/支	—/—	/	/	/
	日饮酒种类/量（两）	—/—	/	/	/
	运动锻炼	0 次/周 0 分钟/次 0 次/周 0 分钟/次	次/周 分钟/次 次/周 分钟/次	次/周 分钟/次 次/周 分钟/次	次/周 分钟/次 次/周 分钟/次
	日主食/两	面条、米饭/ 6	/	/	/
	心理调整	1 良好 2 一般 3 差 □1	1 良好 2 一般 3 差 □	1 良好 2 一般 3 差 □	1 良好 2 一般 3 差 □
	遵医行为	1 良好 2 一般 3 差 □1	1 良好 2 一般 3 差 □	1 良好 2 一般 3 差 □	1 良好 2 一般 3 差 □
辅助检查	空腹血糖值/(mmol/L)	6.3			
	糖化血红蛋白/%	—			
	C 肽/(ng/mL)	—			
	胰岛素（uIu/mL）	—			
	尿微量白蛋白	—			
	眼底	—			
	TG/(mmol/L)	1.93			
	TC/(mmol/L)	6.5			
	HDL-C/(mmol/L)	1.51			
	LDL-C/(mmol/L)	3.6			

续表

辅助检查	心电图 ECG	—			
	神经传导速度	—			
	其他检查	—			
	检查时间	年　月　日			
用药情况	药物名称 1	—			
	用法用量	每日　次　每次　mg	每日　次　每次　mg	每日　次　每次　mg	每日　次　每次　mg
	药物名称 2				
	用法用量	每日　次　每次　mg	每日　次　每次　mg	每日　次　每次　mg	每日　次　每次　mg
	药物名称 3				
	用法用量	每日　次　每次　mg	每日　次　每次　mg	每日　次　每次　mg	每日　次　每次　mg
	胰岛素	种类： 用法和用量：	种类： 用法和用量：	种类： 用法和用量：	种类： 用法和用量：
	服药依从性	1 规律 2 间断 3 不服药　□	1 规律 2 间断 3 不服药　□	1 规律 2 间断 3 不服药　□	1 规律 2 间断 3 不服药　□
	药物不良反应	1 无 2 有　□	1 无 2 有　□	1 无 2 有　□	1 无 2 有　□
	低血糖反应	1 无 2 偶尔 3 频繁 □	1 无 2 偶尔 3 频繁 □	1 无 2 偶尔 3 频繁 □	1 无 2 偶尔 3 频繁 □
此次随访分类		1 控制满意 2 控制不满意 3 不良反应 4 并发症□	1 控制满意 2 控制不满意 3 不良反应 4 并发症□	1 控制满意 2 控制不满意 3 不良反应 4 并发症□	1 控制满意 2 控制不满意 3 不良反应 4 并发症□
转诊	原因				
	机构及科别				
下次随访日期		4 周后			

健康管理师签名：　　　　　　　　　　　　　　　　随访医生签名：

任务二　糖尿病风险评估

　　糖尿病高危人群的识别对于预防、早发现及早诊断糖尿病有着极其重要的意义。因此，当健康信息收集完毕后，应对具有危险因素的人群进行糖尿病风险评估，根据 2020 年中国 CSC 糖尿病指南的糖尿病风险评分表计算，如总分≥25 分则判断为高危人群。见项目十任务一"糖尿病的健康管理"及表 14-2。

表 14-2　　中国糖尿病风险评分（中国 CSC 糖尿病指南 2020 年）

评分指标	分值	评分指标	分值
年龄/岁		体质指数/（kg/m²）	
20~24	0	≤22.0	0

续表

评分指标	分值	评分指标	分值
年龄/岁		体质指数/（kg/m²）	
25~34	4	22.0~23.9	1
35~39	8	24.0~29.9	3
40~44	11	≥30.0	5
45~49	12	腰围/cm	
50~54	13	男<75.0，女<70.0	0
55~59	15	男75.0~79.9，女70.0~74.9	3
60~64	16	男80.0~84.9，女75.0~79.9	5
65~74	18	男85.0~89.9，女80.0~84.9	7
收缩压/mmHg		男90.0~94.9，女85.0~89.9	8
<110	0	男≥95.0，女≥90.0	10
110~119	1	糖尿病家族史（父母、同胞、子女）	
120~129	3	无	0
130~139	6	有	6
140~149	7	性别	
150~159	8	女	0
≥160	10	男	2

注：1mmHg=0.133 kPa。

计算方法：总分等于各组别分值相加之和。

【任务解答】

1. 按照中国糖尿病风险评分表查表：王某 45 岁=12 分，BMI 24.57kg/m²=3 分，收缩压 126mmHg=3 分，腰围 92cm=8 分，母亲罹患 2 型糖尿病=6 分，性别男=2 分。

2. 计算总分=12+3+3+8+6+2=34 分。

3. 判断得分大于 25 分，为高危人群。

4. 王某还做了 OGTT 诊断为糖调节受损，更加符合高危人群诊断。

任务三　2 型糖尿病健康管理方案设计

结合本书项目十任务一"糖尿病的健康管理"第四大点知识梳理健康管理方案。

2 型糖尿病健康管理方案设计首先应进行健康信息收集；然后根据收集的健

康信息资料进行人群分类、健康风险评估及确定健康管理级别；根据级别制订健康管理方案；做好随访计划，确定下次随访服务时间及健康效果评价。健康效果评价分为近期评价和远期评价。近期评价一般是对连续两次随访服务的信息分析，评价健康管理效果；远期评价一般是评价年度健康管理效果，与年度检查同时进行。

[任务解答]

王某确诊为高危人群，应纳入一级健康管理，具体管理方案如下：

1. 健康宣教

进行健康宣教，发放糖尿病基本防治手册及社区公益讲座时间表。教会王某看懂食物 GI 表。

强调非药物治疗与长期随访的重要性和坚持终生治疗的必要性。

2. 生活方式指导

生活方式指导见表 14-3。

表 14-3　　　　　　　　　　　　生活方式指导

内容	目标	可获得的效果
总热量	王某属于超重，至少减少每日总能量 500~750kcal（2092.93~3139.39kJ）	
主食	食用含整粒谷物的食物（占谷物摄入的一半） 增加膳食纤维摄入量，不小于 14g 纤维/1000kcal（14g 纤维/4185.85kJ）能量	餐后血糖下降
脂肪比例	饱和脂肪酸摄入占总脂肪酸摄入<30% 每人每天食用盐的总量<5g	血脂下降
减少钠盐摄入	家庭每人每日食盐摄入量不超过 6g（一啤酒瓶盖）； 注意隐性盐的摄入（咸菜、鸡精、酱油等）	2~8mmHg
饮食注意事项	使用食物 GI 表，尽量吃低 GI 水果，并控制水果量每日不超过 200g 尽量避免甜食、零食、加餐等，避免血糖波动 不吃夜宵	血糖整体水平下降
减轻体重	BMI<24kg/m²，腰围<90cm（男），<85cm（女）	减重 2kg
规律运动	中等强度运动，每次 30min，每周 5~7 次	4~9mmHg
戒酒	推荐不饮酒，每天白酒量不超过 50g	—
心理平衡	王某能主动到慢病门诊询问信息，说明其健康意识较强，根据交谈判断心理情况尚健康，不需要进行心理干预	
自测血糖	每月至少测 1 次血糖	

3. 定期复查血糖指标，下次复诊时间 4 周后，了解体重变化情况，饮食、运动达标情况。

项目十五　超重与肥胖症健康管理

> 【学习目标】
> 　1. 能独立采集肥胖症随访信息，正确填写肥胖症随访记录表。
> 　2. 能根据被管理者具体情况，设计合理的减重处方。
> 　3. 能根据被管理者具体情况，设计合理的运动处方。

【任务描述】

　　庞某，男，26 岁，常规单位年度体检，身高 178cm，体重 86.5kg，腰围 98cm，BP 132/86mmHg，FPG 6.3mmol/L，血脂四项 TC 6.52mmol/L、TG 2.16mmol/L、HDL-C 1.45mmol/L、LDL-C 3.22mmol/L，血常规、尿常规、大便常规、肝肾功能正常，全科医师诊断为超重，检查肝脏 B 超显示轻度脂肪肝；人体身体成分测定体脂率为 31.2%。判断无急症，一般状况良好。建议首先进行体重管理。

　　王某基本情况如下：运动能力身体素质中等，曾经是校足球队运动员。工作 2 年，体重平均每年增加 5kg，平时住在单位宿舍，步行 10 分钟上班，早餐一般吃汉堡、面包，中晚餐在饭堂就餐，下班一般宅家追剧，经常点夜宵外卖（炸鸡、火锅），喜欢喝啤酒，不抽烟，夜晚大约 23：30 睡觉。母亲身体健康，无肥胖症。

　　请给庞某：

　　1. 设计一个合理的减重营养处方。

　　2. 设计一个合理的减重运动处方。

任务一　超重与肥胖症健康信息采集

　　超重与肥胖症的健康信息采集内容包括：①症状：包括是否有怕热、多汗、疲劳、头晕、头痛、腹胀、气喘或其他不适；②体征：体重、血压、BMI、腰围、皮褶厚度、体脂成分测定、下肢水肿或其他特殊不适等；③生活方式指导：主要了解每天主食量、饮食偏颇、肉类、脂类摄入量，运动强度、频率及时间，吸烟量，饮酒品种、频率及量等；心理社会因素，如家庭情况、工作环境、文化程度及有无精神创伤史等；是否有按医嘱完成调整；④用药情况：具体药物品种、服用量及次数等使用情况，及依从性，有无药物不良反应；⑤辅助检查：如空腹血糖值、肝脏B超、胰岛素、TG、TC、HDL-C、LDL-C、颈动脉彩超及其他；⑥此次随访分类、转诊、下次随访日期。

社区肥胖症随访服务表见表15-1。从表头开始填写，姓名、编号一栏需与"居民健康档案"一致。具体填表方法如下：

1. 编号后"□□□-□□□□□"，前3个空格是村（居）民委员会编号，后5个空格是居民个人序号，由建档机构根据建档顺序编制。

2. 以随访方式为例，有1门诊、2家庭、3电话三种方式，填写时需要如实将随访方式的序号填在后面的"□"里，其他带有"□"栏的填写方式是一样的。初次填写容易出现的错误是在序号上打勾，这是不符合医疗文书的记录规定的。

3. 症状栏如出现表中8种以外的症状，需在下面的其他标注出来；③填写测量值如血压、体重、检验指标不需要记录单位，但是心电图、眼底、肌电图神经传导速度检查需直接誊抄检查报告结果并注明检查时间。

4. 饮食偏颇主要是指荤素喜好、烹饪喜好，如蒸煮油炸、辛辣或清淡，脂类摄入量主要是指烹饪用油。

5. 饮酒种类主要是指白酒、葡萄酒、烈性酒（白酒除外）、啤酒、米酒等，并需记录具体酒精度。

6. 药物不良反应如填2，则需要在有后面写出具体不良反应情况。

7. 此次随访分类是对本次随访调查结果的总体判断。如体重下降达到预期则填1控制满意；如体重下降未达到设定目标值，且出现较大波动则填2控制不满意；如出现药物不良反应则填3；如出现新的并发症则填4。

8. 转诊需要患者填写转诊原因、转入机构名称及科别。

门诊随访频率的要求如下：①对于体重管理达标者可1个月随访一次；②对于体重管理未达标患者应2周随访一次；③对于体重管理良好者，可每年检查一次辅助检查项目；对体重管理不良且出现合并症者，在全科医师的指导下增加检查频率及次数；④符合转诊条件的建议按照转诊要求操作。

【任务解答】

表 15-1　　　　　　　　　　肥胖症随访服务记录表

姓名：庞×　　　　　　　　　　　　　　　　　　编号：□□□-□□□□□

随访日期	××××年××月××日	年　月　日	年　月　日	年　月　日
随访方式	1门诊 2家庭 3电话 □1	1门诊 2家庭 3电话 □	1门诊 2家庭 3电话 □	1门诊 2家庭 3电话 □

续表

症状	1 无症状 2 怕热 3 多汗 4 疲劳 5 头晕 6 头痛 7 腹胀 8 气喘	□1/□/□/□/ □/□/□/□ 其他	□/□/□/□/ □/□/□/□ 其他	□/□/□/□/ □/□/□/□ 其他	□/□/□/□/ □/□/□/□ 其他
体征	血压/mmHg	132/86			
	体重/kg	86.5			
	BMI/（kg/m²）	27.3			
	腰围/cm	98			
	皮褶厚度/cm	—			
	体脂成分测定/%	31.2			
	下肢水肿	无			
	其他	—			
生活方式指导	日吸烟量/支	—/—	—	—	—
	日饮酒种类/量（两）	—/—	—	—	—
	运动锻炼	0次/周 0分钟/次 0次/周 0分钟/次	次/周 分钟/次 次/周 分钟/次	次/周 分钟/次 次/周 分钟/次	次/周 分钟/次 次/周 分钟/次
	日主食/两	—	—	—	—
	饮食偏颇	汉堡、面包、火锅、炸鸡			
	肉类摄入量（两）	估算4			
	脂类摄入量/g	—			
	心理调整	1良好2一般3差 □1	1良好2一般3差 □	1良好2一般3差 □	1良好2一般3差 □
	遵医行为	1良好2一般3差 □1	1良好2一般3差 □	1良好2一般3差 □	1良好2一般3差 □
辅助检查	空腹血糖值/（mmol/L）	6.3			
	肝脏B超	轻度脂肪肝			
	胰岛素/（uIu/mL）	—			
	TG/（mmol/L）	2.16			
	TC/（mmol/L）	6.52			
	HDL-C/（mmol/L）	1.45			
	LDL-C/（mmol/L）	3.22			

续表

辅助检查	颈动脉彩超	—			
	其他检查	—			
	检查时间	年　月　日			
用药情况	药物名称1	—			
	用法用量	每日　次　每次　mg	每日　次　每次　mg	每日　次　每次　mg	每日　次　每次　mg
	药物名称2				
	用法用量	每日　次　每次　mg	每日　次　每次　mg	每日　次　每次　mg	每日　次　每次　mg
	药物名称3				
	用法用量	每日　次　每次　mg	每日　次　每次　mg	每日　次　每次　mg	每日　次　每次　mg
	减肥产品	种类：— 用法和用量：	种类： 用法和用量：	种类： 用法和用量：	种类： 用法和用量：
	服药依从性	1 规律 2 间断 3 不服药 □3	1 规律 2 间断 3 不服药 □	1 规律 2 间断 3 不服药 □	1 规律 2 间断 3 不服药 □
	药物不良反应	1 无 2 有　□	1 无 2 有　□	1 无 2 有　□	1 无 2 有　□
此次随访分类		1 控制满意 2 控制不满意 3 不良反应 4 并发症□	1 控制满意 2 控制不满意 3 不良反应 4 并发症□	1 控制满意 2 控制不满意 3 不良反应 4 并发症□	1 控制满意 2 控制不满意 3 不良反应 4 并发症□
转诊	原因				
	机构及科别				
下次随访日期		1 周后			

健康管理师签名：　　　　　　　　　　　　　　　　随访医生签名：

任务二　超重与肥胖症营养处方设计

对于超重与肥胖症，营养处方的设计包含四个步骤。第一步就是要判断肥胖度及活动强度，第二步就是要根据肥胖度和活动强度计算每日所需总热量；第三步是要估算目前每日总摄入量，评价目前总摄入量与推荐每日总热量的差距；第四步，推荐适宜的营养处方。

一、判断肥胖度及活动强度

1. 计算肥胖度

（1）计算 BMI 值，公式如下：

$$BMI = 体重（kg）/身高^2（m^2）$$

（2）查表判断肥胖度，见本书项目十任务五"肥胖症的健康管理"表 10-18。人体体重分级为：低体重（消瘦）、正常体重、超重和肥胖（Ⅰ、Ⅱ、Ⅲ度）。

2. 判断活动强度。

采用中国营养学会 DRIs 中建议的身体活动强度分级标准，见表 15-2。

表 15-2 **中国营养学会 DRIs 中建议的身体活动强度分级标准**

	工作时间分配	工作内容举例
轻身体活动	75%时间坐或站立	办公室工作、修理电器、讲课
	25%时间站着活动	售货员、酒店服务员、实验室操作等
中身体活动	25%时间坐或站立	学生日常活动、机动车驾驶
	75%时间特殊职业活动	电工安装、车床操作、金工切割
重身体活动	40%时间坐或站立	非机械化农业劳动、炼钢、舞蹈
	60%时间特殊职业活动	体育运动、装卸、采矿等

二、计算每日所需总热量

1. 确定病人能量供给目标

根据表 15-3 成人能量供给量，确定单位体重的能量供给目标。

表 15-3 **成人能量供给量** 单位：kcal／（kg·d）

	消瘦	正常	超重	肥胖
重度身体活动	45~50 (188.36~209.29)	40 (167.43)	35~40 (146.5~167.43)	35 (146.5)
中度身体活动	40 (167.43)	35 (146.5)	30~35 (125.58~146.5)	30 (125.58)
轻度身体活动	35 (146.5)	30 (125.58)	25 (104.65)	20~25 (83.72~104.65)
卧床休息	30 (125.58)	20~25 (83.72~104.65)	20 (83.72)	15~20 (62.79~83.72)

注：括号内数据为换算成 kJ／（kg·d）的数据。

2. 计算理想体重。理想体重计算公式如下：

男性理想体重（kg）＝［身高（cm）－100］×0.9

女性理想体重（kg）＝［身高（cm）－100］×0.85

3. 根据理想体重计算每日所需总能量，公式如下：

每日所需总能量＝理想体重（kg）×单位体重与身体活动能量供给量

4. 一个食物交换份=90kcal（376.73kJ），按照总能量计算相应的食物交换份。

5. 根据三大营养素比例计算每种营养素的分量。一般建议碳水化合物总能量的比例55%~60%，脂肪占总能量的比例25%~30%、蛋白质占总能量的比例为 10%~15%。如表 15-4 所示，每 1 个食物交换份间可等量换算，即每份食物所含热量是相同的。例如 25g 大豆与 500g 蔬菜所含热量相同。也可查找项目十任务五"肥胖症的健康管理"表 10-21 常见食物热量表计算食物克数。

表 15-4　　　　　　　　　　　　每单位交换食物的营养价值

组别	类别	交换份数*	每份质量	能量/kcal	蛋白质/g	脂肪/g	糖类/g
谷薯组	谷薯类	1	25	90**	2.0	1	20.0
果蔬组	蔬菜类	1	500	90	5.0	—	17.0
	水果类	1	200~250	90	1.0		21.0
肉蛋组	大豆类	1	25	90	9.0	4.0	4.0
	乳类	1	160	90	5.0	5.0	6.0
	肉蛋类	1	50	90	9.0	6.0	
热能组	硬果类	1	15	90	4.0	7.0	2.0
	油脂类	1	10	90	—	10	—
	食糖类	1	20	90	—	—	20

注：*注意应扣除一个食物交换份，作为水果蔬菜基础热量。

食物交换份一般以 1/2 份、1 份为最小单位，故计算时可适当调整四舍五入。

**90kcal=376.73kJ。

三、估算目前每日总摄入量

评价目前总摄入量与推荐每日总热量的差距。如差距较大，建议缓慢减少热量摄入，避免过度节食。可先在实际的每日总摄入量减少 500kcal（2092.93kJ）的方法，逐渐减至每日所需总能量。如差距不大，直接采用计算所得的每日总摄入量。

四、推荐适宜的营养处方

确定饮食供给餐次和能量比例。可早、中、晚餐 1/5、2/5、2/5 比例；或 1/3、1/3、1/3 比例。

【任务解答】

庞某营养处方设计思路如下：

1. 判断肥胖度及活动强度

（1）计算庞某的肥胖度

BMI=体重（kg）/身高^2（m^2）=86.5/1.78^2=27.3kg/m^2

查表 10-18 庞某属于超重。

（2）查表15-2判断身体活动强度为：轻身体活动。

2. 计算每日所需总热量

（1）根据表 15-3 确定庞某单位体重的能量供给目标 25kcal/kg 或 104.65kJ/kg。

（2）计算庞某理想体重（kg）=［身高（cm）-100］×0.9=［178（cm）-100］×0.9=70kg

（3）计算每日所需总能量=理想体重（kg）×单位体重与身体活动能量供给量
$$=70×25=1750kcal$$

（4）计算相应的食物交换份=1750÷90=19.4≈19 份。

（5）设定三大营养素比例。碳水化合物占总能量的比例55%、脂肪占总能量的比例25%、蛋白质占总能量的比例为15%。计算时要考虑扣除 1 份蔬菜热量。

碳水化合物=19×55%≈10 份；脂肪=19×25%≈5 份；蛋白质=19×15%≈3 份

3. 估算目前每日总摄入量

庞某喜欢吃汉堡、面包，经常点夜宵外卖（炸鸡、火锅），喜欢喝啤酒，都是高热量食物，每日摄入量估计超过所需总能量太多，故应先戒掉高热量食物即可以每日减少 500kcal，然后逐渐过渡到目标总热量。

4. 推荐适宜的营养处方

确定三餐能量比例 1/3、1/3、1/3。选择喜爱的食物，注意避免食物陷阱，见表 15-5。

表 15-5 每日所需热量表

食物大类	早餐	中餐	晚餐
碳水化合物类	4	3	3
油脂类	1	2	2
蛋白类	1	1	1
果蔬类	0	0.5	0.5

任务三 超重与肥胖症运动处方设计

超重与肥胖的运动处方设计包含以下几个步骤。

一、排除运动禁忌证

对于超重或肥胖症者，尤其是日常很少身体活动的人，运动前应进行健康初筛问卷调查，判断有无运动禁忌证。见项目十任务五"肥胖症的健康管理"表10-22。

二、设定运动目标，计算每次运动消耗量。

1kg 人体脂肪约含 29260kJ 热量，故如若 1 周内减重 0.25~0.5kg，需要每日减少能量摄入 1045~2090kJ。能量摄入的减量程度因人而异，一般而言每周 1kg 的减肥速度人体耐受度较好，也就是每天需要减少能量 1000kcal（4185.85kJ）左右。如身体耐受好可适当增加，但一般总体需要控制在 1000~1500kcal（4185.85~6278.78kJ）。所以除了减重的营养处方，还需要被管理者坚持运动锻炼来增加能量消耗。

三、被管理者的运动能力测试

运动处方的制订需要包含心肺耐力（有氧耐力）、肌肉适能（肌肉耐力与肌肉力量）、关节灵活性或柔韧性、运动技能类素质内容，故应先对被管理者的运动能力评估测试，此项需要运动指导师帮助完成。

四、设计运动处方

排除运动禁忌证后，可根据身体活动目标量设计运动处方。完整的运动处方必须包含运动频率、运动强度、运动时间、运动种类。

1. 运动频率

对于久坐或静态生活方式者，初始阶段运动不宜过于频繁，以每周 3~4 次运动频率为宜；当规律运动 4~6 周进入适应阶段以及维持阶段，可保持每周 3~5 次运动频率。

运动频率及运动进度参考见表 15-6。

表 15-6　　　　　　　　　　　　　运动频率及运动进度参考

	起始阶段	适应阶段	维持阶段
目标	产生最少肌肉酸痛、不适及创伤	逐渐增加运动刺激，以显著地改善心肺功能	长远地维持改善的心肺功能
强度（上限）	40%~60% 的 HRRmax	50%~80% 的 HRRmax	70%~80% 的 HRRmax
所需时间	4~6 周	4~8 个月	持续
频度	一周 3~4 个时段	一周 3~5 个时段	一周 3~5 个时段
进度	缓慢	较快	缓慢

2. 运动强度

有氧运动的强度易于计算，判断运动强度可以用代谢当量（MET）指标，也可以用最大心率百分比判断，以上这两种方法详见项目十任务五。

无氧运动的强度不好判断，可以采用心率储备法（HRR法）计算，又称卡氏公式，以达到期望运动强度的目标心率来判断运动强度，也是运动指导师最常用的指标。HRR法通过心率衡量运动消耗，心率慢代谢慢，体内能量消耗少，心率快代表着能量消耗大，且考虑个体差异，更为常用：

运动时的目标心率=［（220-年龄）-静态心率]×期望运动强度（%）+静态心率。

3. 运动时间

一般建议运动前热身10~15min，再进行30~40min的有氧运动和（或）抗阻力训练，结束前再进行10min左右的放松运动。

4. 运动种类

运动种类的选择要充分考虑被管理者的喜好、承受度，不同的运动方式有不同的健身效果，根据每个人的健身目的可选择适合的种类。

【任务描述】

庞某，男，26岁，常规单位年度体检，身高178cm，体重86.5kg，腰围98cm，BP 132/86mmHg，FPG 6.3mmol/L，血脂四项 TC 6.52mmol/L、TG 2.16mmol/L、HDL-C 1.45mmol/L、LDL-C 3.22mmol/L，血常规、尿常规、大便常规、肝肾功能正常，全科医师诊断为超重，检查肝脏B超显示轻度脂肪肝；人体身体成分测定体脂率为31.2%。判断无急症，一般状况良好，建议首先进行体重管理。

庞某基本情况如下：工作2年，体重平均每年增加5kg，平时住在单位宿舍，步行10分钟上班，早餐一般吃汉堡、面包，中晚餐在饭堂就餐，下班一般宅家追剧，经常点夜宵外卖（炸鸡、火锅），喜欢喝啤酒，不抽烟，夜晚大约23：30睡觉。母亲身体健康，无肥胖症。

请给庞某：1. 为庞某设计一个合理的减重营养处方。

2. 为庞某设计一个合理的减重运动处方。

1. 健康问卷初筛问答，判断庞某有无运动禁忌，见表15-7。

表15-7　　　　　　　　　　　　健康初筛问卷

一个日常很少身体活动的人，在决定参加运动锻炼时需要回答下列问题	是	否
①是否因心脏的某些疾患，有专科医生建议你限制身体活动的强度？		√
②活动时是否感到胸痛？		√
③在过去的1个月中，不活动时，是否有过胸痛？		√
④是否有过因头晕而失去平衡，甚至失去知觉的情况？		√
⑤有没有骨关节系统的疾病，运动是否加重病症？		√

续表

一个日常很少身体活动的人，在决定参加运动锻炼时需要回答下列问题	是	否
⑥现在是否服用降压或治疗心脏病的药物？		√
⑦有没有其他身体健康的理由影响你参加运动锻炼？		√
⑧年龄满 70 岁。		√

2. 设定运动目标，计算每次运动消耗量。

庞某体重为超重，平时身体状况良好，但无运动锻炼经验，故设定以最小运动量 250kcal（1046.46kJ）为初始每日运动消耗量。

3. 被管理者的运动能力测试：运动能力身体素质中等，曾经是校足球队运动员。

4. 设计运动处方

运动处方见表 15-8。

表 15-8 运动处方

运动目标	每日运动消耗量 250kcal（1046.46kJ）
运动频率	第一周运动 3 次；如能适应，第二周运动 4 次；第 3、4 周运动 5 次。
运动强度	1. 运动强度设定中等运动强度； 2. 无氧运动以中等强度运动 61%~70% 设定目标心率。 运动时的目标心率 = [（220-年龄）-静态心率]×期望运动强度（%）+静态心率 最低 = [（220-26）-70]×61%+70=146 最高 = [（220-26）-70]×70%+70=157 目标心率为 146~157 次/min 达到中等运动强度。
运动时间	一般建议运动前热身 10~15min，再进行 30~40min 的有氧运动和（或）抗阻力训练，结束前再进行 10min 左右的放松运动。
运动种类	1. 有氧运动查表 10-23 中等强度运动项目； 　例如跑步 6.4km/h，水平硬表面，每 10min 消耗 42kcal（175.81kJ），运动 40min，42×4=168kcal（703.24kJ） 2. 剩下运动量=目标消耗量-有氧运动消耗量=250-168=82kcal（343.22kJ），仍以 5MET 中等强度计算，每 10min 消耗 42kcal（175.81kJ），那么剩下运动量 82kcal（343.22kJ）做无氧运动只要保持 146~157 次/min 心率 20min 即可达标。
运动顺序	1. 运动前热身 10~15min； 2. 20 分钟目标心率维持在 146~157 次/min 抗阻力训练，佩戴运动手表则可更为便捷观察心率变化； 3. 再进行 40min 的 5MET 有氧运动； 4. 结束前再进行 10min 左右的放松运动。

附录 中英文对照表

16PF, Catteii the Sixteen Personality Pactor Text or Questionnaire, 卡特尔人格测试

ACEI, Angiotensin Converting Enzyme Inhibitor, 血管紧张素转换酶抑制剂

ACS, Acute Coronary Syndrome, 急性冠状动脉综合征

ADL, Activities of Daily Living, 日常生活活动

AIDS, Acquired Immune Deficiency Syndrome, 艾滋病

ALT, Alanine Aminotransferase, 谷丙转氨酶

ARB, Angiotensin Ⅱ Receptor Antagonist, 血管紧张素Ⅱ受体拮抗剂

ASCVD, Arteriosclerotic Cardiovascular Disease, 动脉粥样硬化性心血管疾病

AST, Aspartate Aminotransferase, 谷草转氨酶

ATP, Adenosine Triphosphate, 三磷酸腺苷

BADL, Basic Activities of Daily Living, 基础性日常生活活动

BMI , Body Mass Index, 身体质量指数

Bronchial Carcinoma, 支气管肺癌

CA, Malignancy, Cancer, 恶性肿瘤、癌症

CA199, Carbohydrate Antigen 199, 糖类抗原199

CA242, Carbohydrate Antigen 242, 糖类抗原242

CA50, Carbohydrate Antigen 50, 糖类抗原50

CABG, Coronary Artery Bypass Grafting, 冠状动脉旁路移植术

Carcinoma of Breast, 乳腺癌

CBR, Community-based Rehabilitation, 社区康复

CCB, Calcium Channel Blockers , 钙通道阻滞剂

CDM, Chronic Disease Management, 慢性非传染性疾病管理

CEA, Carcinoembryonic Antigen, 癌胚抗原

Cervical Spondylosis, 颈椎病

CH24, Carbohydrate Antigen CH 24, 糖类抗原CH24

CHNS, China Health and Nutrition Survey, 中国健康营养调查

CK, Creatine Kinase, 肌酸激酶

CK-MB, Creatine Kinase MB, 肌酸激酶同工酶

Colorectal Cancer, 结直肠癌

COPD, Chronic Obstructive Pulmonary Disease, 慢性阻塞性肺疾病

CRP, C Reactive Protein, C反应蛋白

CT，Computed X-ray Tomography ，计算机 X 线断层扫描

cTn，Cardiac Troponin，心肌肌钙蛋白

CTRM，Chinese Traditional Rehabilitation Medicine，中国传统康复疗法

DKA，Diabetic Ketoacidosis，糖尿病酮症酸中毒

DM，Diabetes Mellitus，糖尿病

DPP-4i，Dipeptidyl Peptidase Ⅳ Inhibitors，二肽基肽酶Ⅳ抑制剂

DSA，Digital Subtraction Angiography，数字减影血管造影

DXA，Dualenergy X-ray Absorptiometry，双能 X 线吸收法

EBV，Epstein-Barr Virus，人类疱疹病毒第四型或 EB 病毒

ECG，Electrocardiogram，心电图

EPQ，Eysenck Personality Questionnaire，艾森克人格问卷

Esophagus Cancer，食管癌

FAP，Familial Adenomatous Polyposis，家族性腺瘤性息肉病

FBG，Fasting Blood Glucose，空腹血糖

FEV1，Forced Expiratory Volume in one second，一秒钟用力呼气容积

FVC，Forced Vital Capacity，用力肺活量

Gastric Cancer，胃癌

GFR，Glomeruar Filtration Rate，肾小球滤过率

GGT，Glutamyl Transpeptidase，谷氨酰转肽酶

GI，Glycemic Index，升糖指数

GLP-1，Glucagon Like Peptide-1，胰高血糖素样肽-1

GLP-1 RA，Glucagon Like Peptide-1 Receptor Agonist，胰高血糖素样肽-1 受体激动剂

HAMA，Hamilton Anxiety Scale，汉密尔顿焦虑量表

HAMD，Hamilton Depression Scale，汉密尔顿抑郁量表

HbA1c，Glycosylated Hemoglobin A1c，糖化血红蛋白

HDL，High-density Lipoprotein，高密度脂蛋白

Hepatocarcinoma，肝癌

HHS，Hyperosmolar Hyperglycemic State，高渗性非酮症糖尿病昏迷

Hp，Helicobacter pylori，幽门螺杆菌

HSL，Hormone-sensitive Lipase，激素敏感性甘油三酯脂肪酶

HUA，Hyperuricemia，高尿酸血症

IA-2A，Human Protein Tyrosine Phosphatase Antibody，人抗蛋白酪氨酸磷酸化抗体

IAA，Insulin Autoantibody，抗胰岛素抗体

IADL，Instrumental Activities of Daily Living，工具性日常生活活动

ICA，Insular Cellular Antibody，抗胰岛细胞抗体

ICD，International Classification of Diseases，国际疾病分类

ICS，Inhaled Corticosteroids，吸入型糖皮质激素

IFG，Impaired Fasting Glucose，空腹血糖受损

IGR，Impaired Glucose Regulation，糖调节受损

IGT，Impaired Glucose Tolerance，糖耐量减低

IOF，International Osteoporosis Foundation，国际骨质疏松基金会

IVDD，Intervertebral Disc Degeneration，椎间盘退行性病变

LDL，Low-density Lipoprotein，低密度脂蛋白

LES，Life Event Scale，生活事件量表

Lp（a），Lipoprotein a，脂蛋白 a

MET，Metabolic Equivalent of Energy，梅脱

MMPI，Minnesota Multiphasic Per-sonality Inventory，明尼苏达多项人格测验

MMSE，Mini-mental State Examination，简易智力状态检查

MR，Magnetic Resonance，磁共振

MRA，Magnetic Resonance Angiography，磁共振血管造影

MSU，Monosodium Urate，单钠尿酸盐

NAFL，Nonalcoholic Simple Fatty Liver，非酒精性单纯性脂肪肝

NAFLD，Nonalcoholic Fatty Liver Disease，非酒精性脂肪肝病

NASH，Nonalcoholic Steatohepatitis，非酒精性脂肪性肝炎

NCDs，Noninfectious Chronic Disease，慢性非传染性疾病

NDI，the Neck Disability Index，颈椎功能障碍指数量表

NSAIDs，Nonsteroidal Antiinflammatory Drugs，非甾体抗炎药

OGTT，Oral Glucose Tolerance Test，口服葡萄糖耐量试验

OP，Osteoporosis，骨质疏松症

OSTA，Osteoporosis Self-assessment Tool for Asians，亚洲人骨质疏松自我筛查

OT，Occupational Therapy，作业疗法

PCI，Percutaneous Coronary Intervention，冠状动脉介入治疗

PCOS，Polycystic ovary syndrome，多囊卵巢综合征

PEF，Peak Expiratory Flow，呼气流量峰值

PPI，Proton Pump Inhibitor，质子泵抑制剂

PT，Physical Therapy，物理疗法

PT，Psychological Therapy，心理治疗

QOL，Quality of Life，生命质量

RE，Rehabilitation Engineering，康复工程

REA，Rehabilitation Evaluation and Assessment，康复功能评定

Recovery，恢复

Rehabilitation，康复

RN，Rehabilitation Nursing，康复护理

Sarcoma，肉瘤

SAS，Self-Rating Anxiety Scale，焦虑自评量表

SAS，Sleep Apnea Syndrome，睡眠呼吸暂停综合征

SCL-90，Symptom Check List 90，90 项症状自评量表

SD，Standard Deviation，标准差

SDS，Self-rating depression scale，抑郁自评量表

SGLT2i，Sodium-glucose Cotransporter 2 Inhibitor，钠-葡萄糖共转运蛋白 2 抑制剂

ST，Speech Therapy，言语治疗

SUA，Serum Uric acid，血清尿酸

SW，Social Work，社会工作

T1DM，Type1 Diabetes Mellitus，1 型糖尿病

T2DM，Type2 Diabetes Mellitus，2 型糖尿病

TC，Total Cholesterol，总胆固醇

TCD，Transcranial Doppler，经颅彩色多普勒

TG，Triglyceride，甘油三酯

TIA，Transient Ischemic Attack，短暂性脑缺血发作

TZD，Thiazolidinedione，噻唑烷二酮

UKPDS，United Kingdom Prospective Diabetes Study，英国前瞻性糖尿病研究

WAIS-RC，Wechsler Adult Intelligence Scale ，韦氏成人智力测验

WHO，World Health Organization，世界卫生组织

WHR，Waist to Hip Ratio，腰臀比